受験生の皆さんへ

　過去の問題に取り組む目的は、(1)出題傾向(2)出題方式(3)難易度(4)合格点を知り、これからの受験勉強に役立てることにあります。出題傾向などがつかめれば目的は達成したことになりますが、それを一歩深く進めるのが、受験対策の極意です。

　せっかく志望校の出題と取り組むのですから、本番に即した受験対策の場に活用すべきです。どうするのか。

　第一は、実際の入試と同じ制限時間を設定して問題に取り組むこと。試験時間が六十分なら六十分以内で挑戦し、時間配分を感覚的に身に付ける訓練です。

　二番目は、きっちりとした正答チェック。正解出来なかった問題は、正解できるまで、徹底的に攻略する心構えが必要です。間違えた場合は、単なるケアレスミスなのか、知識不足が原因のミスなのか、考え方が根本的に間違えていたためのミスなのか、きちんと確認して、必ず正解が書けるようにしておく。

　正答が手元にある過去問題にチャレンジしながら、正解できなかった問題をほったらかしにする受験生もいます。そのような受験生に限って、他の問題集をやっても、間違いを放置したまま、次の問題、次の問題と単に消化することだけに走っているのではないかと思います。過去問題であれ問題集であれ、間違えた問題は、正解できるまで必ず何度も何度も繰り返しチャレンジする。これが必勝の受験勉強法なことをお忘れなく。

入試問題検討委員会

【本書の内容】

1. 本書は過去6年間の問題と解答を収録しています。獣医学科の試験問題です。
2. 英語・数学・化学・生物の第Ⅰ期及び第Ⅱ期の問題と解答を収録しています。尚、大学当局より非公表の問題は掲載していません。
3. 当社の本書解説執筆陣は、現在直接受験生を教育指導している、すぐれた現場の先生方です。
4. 本書は問題と解答用紙の微細な誤りをなくすため、実物の入試問題を各大学より提供を受け、そのまま画像化して印刷しています。

　尚、本書発行にご協力いただきました先生方に、この場を借り、感謝申し上げる次第です。

酪農学園大学

	〔第Ⅰ期〕	問題	解答	〔第Ⅱ期〕	問題	解答
平成30年度 [第Ⅰ期 A日程・ Ⅱ期試験掲載]	英　語	1	61	英　語	29	63
	数　学	13	66	数　学	42	69
	化　学	15	73	化　学	44	75
	生　物	20	77	生　物	51	79
	解答用紙					82
平成29年度 [第Ⅰ期 A日程・ Ⅱ期試験掲載]	英　語	1	64	英　語	33	68
	数　学	16	72	数　学	47	74
	化　学	18	76	化　学	49	78
	生　物	24	80	生　物	55	82
	解答用紙					83
平成28年度 [第Ⅰ期 A日程・ Ⅱ期試験掲載]	英　語	1	55	英　語	27	58
	数　学	16	62	数　学	42	64
	化　学	18	66	化　学	44	67
	生　物	22	69	生　物	50	71
平成27年度 [第Ⅰ期 A日程・ Ⅱ期試験掲載]	英　語	1	59	英　語	30	63
	数　学	17	66	数　学	46	68
	化　学	19	70	化　学	48	71
	生　物	25	73	生　物	54	75
平成26年度 [第Ⅰ期 A日程・ Ⅱ期試験掲載]	英　語	1	60	英　語	29	68
	数　学	16	77	数　学	46	79
	化　学	18	81	化　学	48	83
	生　物	23	85	生　物	53	86
平成25年度 [第Ⅰ期 A日程・ Ⅱ期試験掲載]	英　語	1	55	英　語	29	60
	数　学	15	66	数　学	42	68
	化　学	17	70	化　学	44	71
	生　物	23	73	生　物	49	74

平成30年度

問　題　と　解　答

平成30年度

英 語

問題

30年度

第 1 期 A 日程

問題 I

次の英文を読み、設問および空欄に最も適したものをそれぞれ選び、記号で答えよ。

Human beings have always had a complicated relationship with food. Staying alive from day to day requires our bodies to keep a lot of systems running just so, but most of them—circulatory, respiratory, endocrine—operate without our having to give them a second thought. Eating is different. Like sex, it's a voluntary thing. And like sex, it's a *sine qua non* (necessity) to keep the species going. So nature rigs the game, making sure we pursue them both by making sure we can't resist them. In the case of food, that can spell trouble. Nature never planned for what could happen when unchecked appetites were suddenly matched by unchecked resources. But we're seeing it now.

Postindustrial humans—as any trip to an all-you-can-eat buffet will tell you—have become a soft, sedentary, overfed lot. It's not just that 67% of the U.S. population is either overweight or obese (including about 17% of children ages 12 to 19); it's that we know that fact full well and seem helpless to control ourselves. We lose weight and routinely regain it; we vow to eat healthfully and almost always lapse. Our doctors warn us about our rising blood pressure and creeping cholesterol, and we get briefly spooked—until we're offered the next helping of cheesecake or curly fries, our appetite shouts down our reason and we're at it again.

Just why is our appetite so powerful a driver of our behavior, and, more important, how can we bring it to heel? If that question has long defied easy answers, it's no wonder. Understanding all the aspects of a process as complex as appetite—one that involves taste, smell, sight, texture, brain chemistry, gut chemistry, metabolism and, most confounding of all, psychology—is very difficult. But as scientists probe the brain, the stomach and the substances that link them, they're solving the puzzle of appetite. The solution may begin with a substance that is often called the hunger hormone, ghrelin.

First identified in 1999, ghrelin is produced in the gut in response to the body's regular meal schedules—and, according to some theories, the mere sight or smell of food—and is designed to give rise to the empty feeling we recognize as the desire to eat. When ghrelin hits the brain, it heads straight for three areas: the hindbrain, which controls the body's automatic, unconscious processes; the hypothalamus, which governs metabolism; and the mesolimbic reward center in the midbrain, where feelings of pleasure and satisfaction are processed. That's a neural triple play that guarantees that when ghrelin talks, the brain will listen.

Humans are creatures of dietary habit; our appetites follow the clock. Dr. David Cummings, an associate professor of medicine at the University of Washington, has conducted studies in which he measured ghrelin levels in people's blood every 20 min. and found that they reliably spike as mealtimes approach. Add or subtract a daily meal, and you soon gain or lose a surge.

One of the reasons gastric-bypass surgery can work in severely obese people—apart from the fact that it reduces the carrying capacity of the stomach—is that it also appears to turn down the ghrelin spigot. An Italian study even looked at ghrelin in anorexics and found that levels of the hormone were chronically high—a chemical alarm that self-starvers trained themselves to ignore. This research confirmed ghrelin's role in driving appetite, both when we really need to eat and when we merely expected to.

If ghrelin was all there was to it, we would happily eat ourselves to death. But even as one system is gunning our hunger higher, another is standing by to slow things down. Scientists have now identified several substances that travel northward from the gut to signal that the stomach is full and suppress appetite. The first is a peptide released by the upper intestine called cholecystokinin (CCK), which sends a fleeting message of satiety to the brain. But it's the two hormones that follow, GLP-I and PYY, that really slam on the brakes: they not only tell your brain that you've had enough but also tell your stomach not to move more food into the intestines, where the real business of digestion takes place, until what's there has been broken down some.

Adapted From

McCann, Matthew Fenton. "The Science of Appetite"

TIME Your Body: A User's Guide, 2008.

1. Human being's relationship with food is complicated because _____.

　　A. digestion is very troublesome although it's a free act

　　B. despite the fact that eating is voluntary it's one of many processes that is hardwired into the brain

　　C. the will to eat is stronger than the number of resources available

　　D. available foodstuffs are unlimited whereas the will to eat is limited

2. The dietary habit of postindustrial humans demonstrates that _____.

　　A. overeating is an impossible thing to stop given the abundant resources available

　　B. people are able to exercise control over themselves and their sources of nourishment

　　C. obesity, high blood pressure and cholesterol are not solely the products of a sedentary life style but also of free will

　　D. it's not the quantity or frequency of food intake but what we eat that counts

3．"To bring appetite to heel" means _____．

　A．to control the quality of food we eat through free choice

　B．to control the will to eat through understanding our brain-stomach connection

　C．to increase our appetite by eating more food

　D．to focus all of our understanding solely on the chemistry of the gut

4．The hormone ghrelin is produced by the body in order to _____．

　A．reward human beings who voluntarily starve their bodies

　B．stimulate our appetites before meals and reward us with feelings of satiation after eating

　C．dampen sensitivity to food in three areas of the brain: the hindbrain, hypothalamus and midbrain

　D．reduce our desire to consume food so that we feel full

5．Dr. Cummings found that ghrelin levels _____．

　A．are independent of food intake

　B．are dependent on the mesolimbic reward center in our brain

　C．follow regular 20-minute intervals by spiking repeatedly in individuals

　D．surge like clockwork before meals by corresponding to the times of our food consumption

6．Severely obese people can be said to _____．

　A．suffer from ghrelin deficiency

　B．demonstrate fine control over what and how much they eat

　C．display extraordinarily high levels of ghrelin

　D．be able to remove their spigots through invasive gut surgery

7. The expression "gunning our hunger" refers to _____.

    A. the fact that our hormones can stimulate our hunger

    B. how much satisfaction our bodies can produce after gaining sustenance

    C. the process whereby our appetites are suppressed through abstinence from food

    D. our desire to eat which is being slowed down

8. Stimulating the production of cholecystokinin in grossly overweight people may be an advantage if they seek weight loss because the peptide CCK _____.

    A. fills up the stomach and moves down into the intestine

    B. signals the brain to reduce the physiological need to eat food

    C. helps to break down food in the intestines

    D. briefly reduces the production of GLP-I and PYY which help to stimulate appetites

9. The two hormones GLP-I and PYY _____(1)_____ so that the body can complete the process of _____(2)_____.

    A. (1) increase ghrelin levels   (2) circulation

    B. (1) decrease ghrelin levels   (2) respiration

    C. (1) strengthen metabolic needs   (2) secretion

    D. (1) diminish appetites   (2) digestion

10. The author of this article believes that understanding the process of appetite is difficult because _____ .

  A．of ghrelin's simple and uncomplicated relationship with hunger

  B．there is a complex interplay between ghrelin, CCK, GLP-I, PYY and our brain

  C．of the myriad of psychological factors that are easily understood

  D．hunger is utterly enigmatic

問題Ⅱ

次の英文を読み、設問および空欄に最も適したものをそれぞれ選び、記号で答えよ。

Humans seem to acquire language in a manner different from other types of behavioral learning. The onset of language learning is sudden (around the age of 2). If we do not learn to speak between the ages of 2 and 6, it appears that we lose the ability to speak normally the rest of our lives. All this evidence suggests that we have a "language organ" which other species do not possess, a segment of our brain which is triggered by a stage of development, much the same as walking is.

A simple way to disprove this Innateness Hypothesis, as linguists call it, is to demonstrate that other species have the capacity to speak but for some reason simply have not developed speech. A logical candidate for such a species is the chimpanzee, which shares 98.4% of the human genetic code. Chimpanzees cannot speak because, unlike humans, their vocal cords are located higher in their throats and cannot be controlled as well as human vocal cords.

Chimps and gorillas can easily learn up to 120 different arbitrary symbols if taught those signs using conventional reinforcement techniques. Trainers teach chimps these symbols by taking the chimp's hand and forming the symbol, then giving the chimp a food treat if he does it himself on the correct cue. It takes as many as 100 tries to get a chimpanzee to correctly form one sign. All symbols thus far have been absolute symbols whose meaning do not vary with context.

Kanzi, an unusually intelligent Bonobo chimp trained at Georgia State University, was remarkable in that he learned to use around 200 symbols on a portable electronic symbol board, a computer with buttons in the shape of absolute arbitrary symbols rather than manual signs. More interestingly, Kanzi learned how to use this board while watching his foster mother, Matata, being taught by traditional reinforcement methods. So Kanzi did learn how to use arbitrary symbols without being taught, although he did observe direct reinforcement of each symbol during the process and the symbols were taught one at the time.

The evidence for the mastery of syntax is not so convincing. While chimpanzees can learn to order their symbols to get what they want, it is not clear that they have mastered syntax. The reason is that when they initiate communication, even adult chimps often abandon the order they have learned and phrases such as, "Fight mad Austin," a famous utterance of Kanzi's friend Panbinisha. Here the order doesn't seem to matter. Apparently Panbinisha was trying to express, "there was a fight at Austin's and someone (Austin?) was mad".

There have been occasional reports of chimps signing new combinations of words in an acceptable order in response to new situations. Washoe, for example, once was in a boat on a pond when she encountered her first duck. She signed *water bird*. This could be a new compound noun or it could be two separate responses to seeing the water and a bird. The problem is that we have no way of measuring the chimp's intent.

The maximum number of lexeme symbols (simple nouns, verbs, and adjectives) is interesting, too. The brightest chimpanzees master fewer than 200 of these symbols by adulthood. Human children know about 50 by the time they are 18 months old, when they begin learning nouns, verbs, and adjectives at the rate of about 5 per day. So the maximum achievement in symbol acquisition among other primates is more than matched by human children before the onset of language acquisition. In fact, the type of phrases spoken by chimpanzees and gorillas also resemble those spoken by children before they acquire their first language: "give orange" or "give Bobby orange" (without the pronoun *me*) are common expressions of children before the onset of language learning.

The results suggest that while chimpanzees and gorillas are far more intelligent than anyone had imagined during the first half of last century, they are not capable of human language. Rather, they have a primitive version of the semantic ability children use before that explosion of language learning. Even though we are 98.4% genetically identical to chimpanzees, the difference is nonetheless qualitative, not quantitative. That is, the difference does not involve the amount of intelligence we have, but human beings seem to have a different kind of intelligence.

Compiled From

"Can Chimpanzees Talk?" *alphaDictionary.com*

Web. Jun. 30, 2017.

11. How many signs can a brilliant simian acquire?

A. about 50

B. about 100

C. about 120

D. about 200

12. Which of the following statements can be signed by apes?

    A. "get away"

    B. "dead fish"

    C. "I'm hungry"

    D. "banana in the basket"

13. What does the Innateness Hypothesis imply?

    A. Apes and monkeys are able to speak if they are patiently taught to do so.

    B. Dissimilar to other animals, humans are programmed to speak.

    C. Young children suddenly start riding bicycles.

    D. Teachers do not have to have the first language class.

14. Chimps can _____.

    A. master syntax

    B. learn any kind of symbols

    C. express exact intention

    D. learn to use simple implements without being taught

15. In this passage, what are vocal cords?

    A. lines connecting microphones

    B. rules of language

    C. organs of speech

    D. musical tunes

16. Who described an insane clash?

    A. Panbinisha

    B. Kanzi

    C. Matata

    D. Washoe

17. Chimps cannot speak because _____.

    A. they have 1.6% difference in their genetic code from humans

    B. they can learn only 200 symbols at most

    C. their organs for vocalization are not in the place of the throat lower enough to control

    D. they are far less intelligent than humans

18. What is the conventional reinforcement technique?

    A. A trainer teaches apes to form signs with their hands and gives them food treats when they perform correctly.

    B. A trainer instructs apes to do performances while whipping them.

    C. A trainer teaches apes to express their feelings and ideas by pressing buttons of a keyboard.

    D. A trainer shows apes how to use the sign language that humans use.

19. What does "arbitrary" in the third paragraph mean?

    A. random

    B. logical

    C. consistent

    D. objective

20. Which of the following statements is true about Primates' talk?

    A. Humans will not be able to speak properly if they don't learn to speak by seven years old.

    B. Gorillas cannot learn more symbols than chimpanzees.

    C. Some chimps can learn nouns, verbs, and adjectives at the rate of about five per day.

    D. Some apes can arrange subjects, verbs, and objects properly.

問題Ⅲ

次の各文の（　　）から、最も適した語（句）を選び、記号で答えよ。

21. A marathon race appeals to many people（A. because of   B. since it is   C. it is   D. on account of）open to men and women of diverse ages and athletic abilities.

22. From 1946 to 1949,（A. the lawyer   B. was the lawyer   C. the lawyer who   D. he was the lawyer）William H. Hastie served as governor of the Virgin Islands.

23. Around the world（A. ever   B. yet   C. there   D. it）may be as many as a million earthquakes in a single year.

24. The city of Los Angeles（A. is covered   B. covering   C. that covers   D. covers）over 460 square miles.

25. Tape recordings and computers have made（A. it easier   B. it is easier   C. easier than   D. easier）to store data conveniently and accurately.

26. A pipeline network（A．totaling　　B．total　　C．totals　　D．it totals）4,300 miles provides natural gas from Texas to homes and industries on the East Coast.

27. Robots programmed to perform a given task（A．without　　B．lack C．not having　　D．minus）the flexibility and adaptability of human beings.

28. A comprehensive report on the online retailer's follow up service（A．is conducting B．is being conducted　　C．has conducted　　D．have been conducted）by an independent research firm.

29. If not（A．satisfaction　　B．satisfying　　C．satisfied　　D．satisfy）with your purchase from the wireless service provider, you may request a 100 percent refund of the purchase price.

30. The local car plant is going to expand its production line（A．with　　B．about C．to　　D．over）the next three years as it closes factories in other parts of the country.

問題Ⅳ

次の各文を英語に訳しなさい。

31. 多くの子犬は生後たった１か月で売られるので、病気に対する免疫力が低い。

32. 2010年、宮崎県は口蹄疫の発生で大きな被害に遭った。

数　学

問題　　　　30年度

第１期Ａ日程

1．次の各問いに答えよ。

(1)　$x=\dfrac{7}{2-\sqrt{3}i}$ のとき，$3x^3-14x^2+30x-10$ の値を求めよ。ただし，i は虚数単位とする。

(2)　白玉15個，赤玉5個が入っている袋から玉を1個取り出し，色を調べてから元に戻す。これを5回続けて行うとき，4回以上赤玉が出る確率を求めよ。

(3)　定数 a が $0<a<1$ のとき，x の方程式 $\log_{a^2}(a^2-x^2)-\log_a ax\geqq 0$ を解け。

(4)　△OAB において，OA＝3，OB＝2，∠AOB＝60°，垂心を H とする。ベクトル $\overrightarrow{OA}$ と $\overrightarrow{OB}$ を用いて，ベクトル $\overrightarrow{OH}$ を表せ。

(5)　2次関数 $f(x)$ が $f(0)=0$，$\displaystyle\lim_{h\to 0}\dfrac{f(h)}{h}=-2$，$\displaystyle\lim_{h\to 0}\dfrac{f(2+h)-f(2)}{h}=2$ を満たすとき，$f(x)$ を求めよ。

(6)　関数 $f(x)=\displaystyle\int_c^x(3t^2+2at+b)dt$ は，$x=1$，$x=3$ で極値をとり，$f(2)=18$ である。このとき，実数の定数 a，b，c の値を求めよ。

2．座標平面上の原点を O，y 軸上にある2点を A(0, a)，B(0, $a+b$)，x 軸上を動く点を P(x, 0) とし，$a>0$，$b>0$，$x>0$ とする。∠APO＝α，∠BPA＝θ，$\tan\theta=t$ とおくとき，次の各問いに答えよ。

(1)　t を a，b，x を用いて表せ。

(2)　θ が最大となるときの t と x を a，b を用いて表せ。

(3)　上の(2)のもとで，$b=2a$ であるときの θ，α の値を求めよ。

3. 数列 $\{a_n\}$ の初項から第 n 項までの和を S_n とする。この数列が

$$a_2 = 1, \quad a_4 = 30, \quad S_n = (n-1)(n-3)a_{n+1} \quad (n = 1, 2, 3, \cdots) \quad \cdots ①$$

によって定まるとき，

(Ⅰ) a_n と S_n を n を用いて表した式，

(Ⅱ) $P = S_4 \times S_5 \times S_6 \times \cdots \times S_{102}$ の値の整数部分の桁数，

を求めたい。下記の ▢ の中に適する式または値を入れよ。なお，$\log_{10} 2 = 0.3010$，$\log_{10} 3 = 0.4771$ とする。

『(Ⅰ) まず，a_1, a_3 および S_1, S_2, S_3 の値を $S_n = a_1 + a_2 + \cdots + a_n$ と ① を用いて求めると，

$S_1 = a_1 = \boxed{\quad(1)\quad}$，$S_2 = \boxed{\quad(2)\quad}$，$S_3 = \boxed{\quad(3)\quad}$，$a_3 = \boxed{\quad(4)\quad}$ となる。

次に，$n \geq 4$ のときを考える。$S_n - S_{n-1} = a_n$ の式に ① を代入し，$n - 3 \neq 0$ であるから，a_{n+1} と a_n の間の関係式

$$\left(\boxed{\quad(5)\quad} \right) a_{n+1} = \left(\boxed{\quad(6)\quad} \right) a_n \quad \cdots ②$$

を得る。ここで ② の両辺に $\left(\boxed{\quad(7)\quad} \right)$ を掛けると，

$$\left(\boxed{(5)と同じ} \right)\left(\boxed{(7)と同じ} \right) a_{n+1} = \left(\boxed{(7)と同じ} \right)\left(\boxed{(6)と同じ} \right) a_n \quad \cdots ③$$

となる。③ より数列 $\left(\left(\boxed{(7)と同じ} \right)\left(\boxed{(6)と同じ} \right) a_n \right)$ は，そのすべての項が同じ値である定数列であることがわかり，その定数の値は a_4 の値を用いると，$\boxed{\quad(8)\quad}$ である。

よって，$n \geq 4$ のときの a_n と S_n は，

$$a_n = \boxed{\qquad(9)\qquad}$$

$$S_n = \boxed{\qquad(10)\qquad} \quad \cdots ④$$

と表される。

(Ⅱ) ④ を用いて，P の値は $P = \dfrac{1}{100} \times \boxed{\quad(11)\quad}$ となる。P の常用対数の値から，P の値の整数部分は $\boxed{\quad(12)\quad}$ 桁である。一方，P を 16 進法で表したとき，その整数部分は $\boxed{\quad(13)\quad}$ 桁となる。』

化 学

問題

30年度

第1期A日程

（1） 次の文章を読んで、続く問いに答えよ。

　窒素 N_2 は、乾燥空気中に体積で約78％含まれている。(ア)窒素は、実験室では亜硝酸アンモニウムを含む水溶液を加熱して得られ、工業的には液体空気を分留することによって得られている。

　窒素の重要な化合物として硝酸がある。硝酸を実験室でつくるには、硝酸ナトリウムに濃硫酸を加えて加熱すると得られる。工業的には、硝酸は（ ① ）法で製造される。この方法では、まず、アンモニアを空気と混合し、白金触媒を用いて800〜900℃に加熱すると、窒素の酸化物である（ ② ）と水が生成する。この（ ② ）は、温度が低下すると、さらに空気酸化されて（ ③ ）となる。このようにして得た（ ③ ）を水と反応させると硝酸が得られ、（ ② ）が生成する。

　硝酸は、無色、揮発性の液体であり、強い酸性を示し、酸化作用が強い。(イ)濃硝酸は、銅や銀と反応して（ ③ ）を発生する。しかし、鉄やアルミニウムなどは濃硝酸には溶けない。これは、金属表面にち密な酸化被膜が生じ、内部を保護するためであり、金属のこのような状態を（ ④ ）という。

1） 空欄（ ① ）〜（ ④ ）にあてはまる語句または物質名を記せ。

2） 下線部 (ア) の反応を、化学反応式で記せ。

3）（ ① ）法によりアンモニアから硝酸が製造されるまでの反応を、1つの化学反応式にまとめて示せ。

4） 下線部 (イ) について、銀と濃硝酸の反応を化学反応式で記せ。

5）（ ① ）法によって硝酸をつくるとき、標準状態（0℃、1.013×10^5 Pa）において、100 Lのアンモニアを原料とした場合、理論的に何 g の硝酸をつくることができるか。計算結果は、有効数字3桁で表せ。ただし、アンモニアは理想気体とし、標準状態で1 mol は22.4 Lとする。原子量は、H＝1.00、N＝14.0、O＝16.0 を用いよ。

（2）　次の文章を読んで、続く問いに答えよ。必要があれば原子量として次の値を用いよ。

H＝1.0、C＝12.0、O＝16.0

　　A、B、Cは、いずれも炭素、水素、酸素のみからなる化合物であり、同じ分子式をもち、分子量は88である。それぞれの化合物11.0 mgを元素分析したところ、炭素が6.0 mg、水素が1.0 mg、酸素が4.0 mg含まれていることがわかった。

　　Aを加水分解すると、DとEが得られた。Eは、工業的には酸化亜鉛を触媒として一酸化炭素と水素を高温・高圧下で反応させて得られる。

　　Bを加水分解すると、FとGが得られた。(ア)硫酸酸性の二クロム酸カリウム水溶液を用いてGを酸化すると、Hが生じた。Hは、フェーリング液を加えて加熱すると赤色沈殿が生じた。Hをさらに酸化すると、炭素数が減少することなくDが得られた。Dに炭酸水素ナトリウム水溶液を加えると、(イ)気体が発生した。一方、Fは、刺激臭のあるカルボン酸であり、水によく溶け、アンモニア性硝酸銀水溶液を還元して銀を析出した。

　　Cは、水溶液中でわずかに電離して弱酸性を示す。また、Cは分枝した炭素骨格を有するアルコールを強く酸化すると得られた。

1）A〜Cの共通の分子式を示せ。

2）下線部（イ）において発生した気体は何か。電子式で示せ。

3）A、B、Cの構造式を示せ。

4）D、E、F、G、Hの化合物の名称を答えよ。

5）下線部（ア）の反応を、イオン反応式で示せ。ただし、GとHは示性式で書くこと。

（3）　エテンはエチレンともいい、石油化学工業において重要な気体である。ナフサあるいは天然ガス由来のエタンを原料としてエチレンを製造する。化学反応とエネルギーの視点から、後者の原料によるエチレン製造について考えてみよう。原子量は C＝12.0、H＝1.0 とする。次の各問いに答えよ。

1）気体のエタン 60.0 g を完全燃焼すると 3122 kJ の発熱がある。エタンの燃焼熱を求め、熱化学方程式で答えよ。ただし、生成する水は液体とする（以下の問いでも同様）。反応熱の値は整数値とせよ。

2）炭素（黒鉛）および水素の燃焼熱は、それぞれ 394 kJ/mol および 286 kJ/mol である。エタンの生成熱（kJ/mol）を求め、熱化学方程式で表せ。ただし、反応熱の値は整数値とせよ。

3）エチレンの燃焼熱は 1411 kJ/mol である。以下の式（1）は、エタンからエチレンと水素が生成する反応を熱化学方程式で表したものであり、この反応は吸熱反応であることが知られている。Q 値（$Q>0$）を整数値で答えよ。

$$C_2H_6（気）＝C_2H_4（気）＋H_2（気）－Q \text{ kJ} \qquad\qquad \text{式（1）}$$

4）温度 27℃（300 K）で毎分 200 L（1.00×10^5 Pa）のエタンを、高温触媒層に流入させ、式(1)の反応の平衡状態としたところ、高温触媒層から温度 37℃（310 K）で毎分 238 L（1.00×10^5 Pa）のエタン、エチレン、および水素の混合ガスが流出したとする。このとき、気体は全て理想気体とすると、エタンの何％がエチレンに変化したか。整数値で答えよ。

5）4）の高温触媒層において、式（1）の反応で使用されるエネルギーは毎分何 MJ か。有効数字 2 桁の数値で答えよ。ただし、反応熱は反応温度によらないものとし、温度上昇に使われるエネルギーは考えなくてもよい。また、計算には 3）および 4）で得られた整数値、および気体定数 R として 8.3×10^3 Pa・L/（K・mol）を用いること。なお単位 MJ は単位 kJ の 1000 倍である。

6）触媒を用いた反応について、次の①～⑤の記述について、正しいものには○を、間違っているものには×を解答欄に記せ。

　　① 活性化エネルギーを低くすることができる。

　　② 正反応を促進し、逆反応を抑えることで、反応を有利に進めることができる。

　　③ 発生する反応熱は触媒を用いても変化しない。

⑷ 反応の前後において触媒自身は変化しない。

⑸ 原料の C–H 結合の結合エネルギーを変えるため、反応速度を高めることができる。

（4） 次の文章を読んで、続く問いに答えよ。

　　(a)沸騰した純水に、0.50 mol/L の塩化鉄 (Ⅲ) 水溶液 10 mL を加え、よくかき混ぜて赤褐色の
コロイド溶液 100 mL を得た。次に、(b)この溶液の全量をセロハン袋に入れ、十分な量の純水
を入れたビーカーに長時間浸し、セロハン袋内の塩化物イオンを除去した。その後、セロハン
袋内の溶液の全量を取り出し、純水を加えて、溶液の体積を 200 mL とした。(c)このコロイド
溶液の浸透圧 (Π) を 27 ℃（300 K）で測定したところ、1.245×10^2 Pa であった。(d)このコロイ
ド溶液に少量の電解質を加えたところ、沈殿を生じた。

1) 下線部 (a) で起きている反応を化学反応式で記せ。

2) 下線部 (a) における赤褐色のコロイド溶液にレーザー光線を当てると光の通路が輝いて見
　 えた。この現象を何というか。また、この現象が起こる理由を 30 字以内で記せ。

3) 下線部 (a) における赤褐色のコロイド溶液を暗視野顕微鏡（限外顕微鏡）で観察したとこ
　 ろ、粒子が不規則に運動している様子が観察された。この運動を何というか。また粒子が不
　 規則に運動している理由を 30 字以内で記せ。

4) 下線部 (b) の操作を何というか。

5) ①下線部 (d) のような性質を示すコロイドを一般に何というか。②また、このような沈殿
　 が生じることを何というか。

6) 下線部 (c) のコロイド粒子 1 個は、平均何個の鉄 (Ⅲ) イオンを含んでいるか、有効数字 2
　 桁で答えよ。ただし、浸透圧 Π 〔Pa〕と体積 V 〔L〕、コロイド粒子の物質量 n 〔mol〕、気体
　 定数 $R = 8.3 \times 10^3$ Pa・L/（K・mol）、温度 T 〔K〕との間には、次式のような理想気体の状態
　 方程式と同様の関係 $\Pi V = nRT$ が成立し、また加えた塩化鉄 (Ⅲ) の鉄原子すべてがコロイド
　 を形成しているものとする。

生　物

問題　30年度

第1期A日程

(1) 次の文章を読み、各問に答えよ。

　多細胞生物の個々の細胞は、同じ細胞または同じ種類の細胞が集まり組織を形成し、いくつかの組織がまとまり（　①　）を形成し、それらが有機的につながり、個体を構成している。ア同じ種類の細胞が互いを認識し、組織を形成する構造の基礎となるのが膜タンパク質での結合である。

　動物の組織には、大きく分けてからだの表面をおおう（　②　）、組織間の結合やからだの支持にあたる（　③　）、筋肉を構成する（　④　）、さまざまな情報を伝える（　⑤　）の4つがある。

　その中で、からだの表面をおおう（　②　）の細胞における下線アの結合には、大きく分けて3種類ある。膜を貫通している接着タンパク質により小さな分子も通れないほど密着して結合する密着結合、イ細胞膜の接着タンパク質と細胞内にある細胞骨格が連結タンパクを介して結合し、組織に伸縮性や強度を与える固定結合、隣接した細胞の細胞質が中空のタンパク質によりつながり、ここを低分子の物質や無機イオンが直接移動するギャップ結合である。ウ脊椎動物の発生段階で、背側の外胚葉から神経管が形成される時には、細胞層のつなぎかえが起こる。この時にも（　②　）の細胞の固定結合に関係する接着タンパク質（細胞接着分子）が関係する。

1) ①～⑤に当てはまる最も適切な語を記せ。

2) 下線アのこの細胞どうしの結合の名称を記せ。

3) 下線イの固定結合は、接着結合、デスモソーム、ヘミデスモソームに分類できる。以下の表a～fに入る語を記せ。

結合名	接着タンパク質	結合している細胞骨格
接着結合	(a)	(b) フィラメント
デスモソーム	(c)	(d) フィラメント
ヘミデスモソーム	(e)	(f) フィラメント

4) 下線ウの細胞層のつなぎかえのときに、主に関係する細胞接着分子どうしの結合を促すイオンの名称を記せ。

⑵　次の文章を読み、各問に答えよ。

　　特定の DNA 領域を複製・増幅させる手法である PCR 法（ポリメラーゼ連鎖反応法）では、
　ァDNA（鋳型 DNA）、プライマー、DNA ポリメラーゼ、ヌクレオチドなどを含む反応液を作
り、これを数十秒〜数分ずつ 3 つの異なる温度に保持する操作を繰り返す。PCR 法による
DNA の複製は生体中での DNA 複製と同様に　ィ半保存的複製であり、　ゥ増幅された DNA の
大きさはアガロースゲル電気泳動法にて確認できる。

1）下線部アに関し、その操作の詳細を以下の I 〜 III に記した。それぞれの操作を行った際、
　　反応液内で起こる出来事として最も適切なものを以下のア〜オから選べ。
　　I：反応液を 94℃ にて保持する。
　　II：反応液を 55℃ にて保持する。
　　III：反応液を 72℃ にて保持する。

　　ア．鋳型 DNA が数塩基対ほどの断片にまで分解する。
　　イ．プライマーが鋳型 DNA の特定の塩基配列に結合する。
　　ウ．鋳型 DNA の二重らせん構造がほどけ、一本鎖になる。
　　エ．鋳型 DNA の塩基配列に従ってヌクレオチドが配列され、新しい DNA 鎖が作られる。
　　オ．DNA 鎖の安定化のためにキャップ構造とポリ A が付加される。

2）ある哺乳類の DNA の塩基配列の一部を以下の図 1 に示した（相補鎖は省略した）。下線
　　部アに関し、PCR 法にてこの図の DNA を相補鎖も含めて増幅させる場合、最適なプライ
　　マーの塩基配列を次のア〜クから選べ。複数のプライマーが必要な場合は複数の記号を選ん
　　でもよい。また図 1 とア〜クの 5′ と 3′ は、それぞれ DNA 鎖の 5′ 末端と 3′ 末端を示す。

5´CCCACCCACACACCTAAAGTTTATTTAAGAGACCAACCGAGGCTCTTCCTGGTTT
TTAGGAAGAAGACTGGTATGGGGAAATGTGTTCCTTGCTAATTCTTCCAAGCCATG
GCGCTTCCCAACAAATTCTTCCTTTGGTTTTGCTGCTTTGCCTGGCTCTGTTTTCCT
ATTAGCCTTGATTCTCTGCCTTCTAGGGGAGAAGCTCAGATTGTAGCTAGGACTGCG
TTGGAATCTGAGGCTGAGACTTGGTCCTTGCTGAACCATTTAGGTGGGAGACACAGA
CCTGGTCTCCTTTCCCCTCTCTTAGAATTTCAGTTACATAAAGGAGTTGGCCCTGCT
CCTTGACTTGCATTTTACTTTGCATGGTACTCAATATCCAAACAAACCTGGTGCTT
GATCTTACTGTTTATTCCTAATGCCCTCATGGGTT3´

図1

ア．5´CCCACCCACACACCTAAAGT3´

イ．5´ACTTTAGGTGTGTGGGTGGG3´

ウ．5´GGGTGGGTGTGTGGATTTCA3´

エ．5´TGAAATCCACACACCCACCC3´

オ．5´TCCTAATGCCCTCATGGGTT3´

カ．5´AACCCATGAGGGCATTAGGA3´

キ．5´AGGATTACGGGAGTACCCAA3´

ク．5´TTGGGTACTCCCGTAATCCT3´

3）下線部イに関する次の文を読み、①～⑥に当てはまる最適な数値を記せ。ただし最も簡単な整数の比に直して解答すること。

　　DNA の複製様式が半保存的であることを示すため、メセルソンとスタールは大腸菌を ^{15}N を含む培地（^{15}N 培地）で何代も培養しその DNA に含まれる窒素のほとんどを ^{15}N に置き換え、その後 ^{14}N を含む培地（^{14}N 培地）に移して分裂・増殖させた。次にこの大腸菌から DNA を抽出し、密度勾配遠心分離法によって ^{15}N のみを含む DNA、^{14}N と ^{15}N を半分ずつ含む DNA、及び ^{14}N のみを含む DNA に分け、それぞれの存在比を調べた。

　　この検討にて、もし DNA の複製が保存的（全保存的）であれば、^{14}N 培地に移された後5回分裂した大腸菌では、^{15}N のみを含む DNA、^{14}N と ^{15}N を半分ずつ含む DNA、^{14}N のみを含む DNA の存在比はそれぞれ（　①　）：（　②　）：（　③　）となる。しかし DNA の複製が半保

存的であれば、¹⁴N培地に移した後5回分裂した大腸菌では、その存在比はそれぞれ（ ④ ）：（ ⑤ ）：（ ⑥ ）となる。

4）下線部ウに関する次の文を読み、以下のaとbの問いに答えよ。

　ウシのある染色体上にA_1とA_2のみを対立遺伝子に持つ一遺伝子座があり、A_1のDNA領域の大きさは400 bp（塩基対数が400）である。またA_2はA_1に500 bpの挿入が起こったものである。このとき、それぞれ個体1と個体2を交配して個体3～6を得るとともに、個体1～6のDNAを鋳型DNAとして6種の反応液（それぞれ反応液1から6とする）を作り、PCR法を行った。ただし本実験の反応液にはA_1とA_2のDNA領域を同時に増幅できるプライマーが含まれ、鋳型DNAにA_1とA_2の領域が含まれる場合は両方とも、いずれかの領域のみが含まれる場合はその領域だけが増幅される。またPCR法を行った後、各反応液についてアガロースゲル電気泳動法を行った。この手法では、緩衝液内においたゲルの1から6のウェル（ゲルのくぼみ）に、それぞれPCR法が終了した反応液1から6を順番に入れ、ゲルを図2に示した向きでプラス電極とマイナス電極ではさみ、通電・泳動した。図2のゲル上の各バンドは、この電気泳動によって得られたバンドを示す。ただしゲル上のバンドはあるDNA染色法で検出したが、この方法ではバンドの染色の濃さや太さなどからバンドに含まれるDNA量を正確に判断することはできない。また本実験では欠失などの突然変異は起こらないものとする。

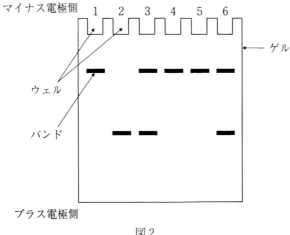

図2

ａ．図２の結果から、この遺伝子座についてそれぞれ個体１と２の遺伝子型として最適なもの
　を記せ。遺伝子型は「A_1A_1」のように記述し、対立遺伝子が一つしかない場合は、その対立
　遺伝子のみを記せ。

ｂ．個体１～６の性別に関し、最適な記述を以下のア～キから全て選べ。

　ア．１は雄である。　　イ．２は雄である。　　ウ．３は雄である。

　エ．４は雄である。　　オ．５は雄である。　　カ．６は雄である。

　キ．図２の結果から個体１～６の性別は判断できない。

(3) 次の文章を読み、各問に答えよ。

　植物は（　ア　）の変化を感じ取り、花芽を形成する。花芽形成には植物体内で合成される（　イ　）ホルモンが関与する。この（　イ　）ホルモンの実体が明らかにされるには、光周性に異常を示す突然変異体を利用した分子生物学的研究の進展を待たねばならなかった。双子葉類のモデル植物であるシロイヌナズナや単子葉類のモデル植物であるイネが用いられ、花芽形成に必要な遺伝子座が同定された。シロイヌナズナでは、花芽形成に関与する（　ウ　）遺伝子がつくる（　ウ　）タンパク質が（　イ　）ホルモンの正体であることが明らかにされた。
　一方、シロイヌナズナは花器の形態形成の仕組みの解明にも寄与している。花器官の形成には、（　エ　）遺伝子がはたらいており、3つの遺伝子A、B、Cが関与しているABCモデルが提唱されている。これら3つの遺伝子がつくるタンパク質の組み合わせによって、がく片など各種の花器官がつくられる。開花した花器を真上から見ると、同心円状に外側から内側に向かって、がく片、花弁、おしべ、めしべが形成され、それぞれ領域1、領域2、領域3、領域4とする。このとき、A遺伝子が単独で作用するとがく片を、A遺伝子とB遺伝子がともに作用すると花弁を、B遺伝子とC遺伝子がともに作用するとおしべを、C遺伝子が単独で作用するとめしべを形成することが分かっている。また、A遺伝子が欠損した場合、C遺伝子が領域1と2に作用するようになり、C遺伝子が欠損した場合には、A遺伝子が領域3と4で作用するようになることが分かっている。

1）文中の（ア）～（エ）に入る最も適切な語を記せ。

2）文中の（　イ　）ホルモンの正体である（　ウ　）タンパク質は、植物の a どこでつくられ、b どこを通り、c どこに運ばれるのか、下線a～cに対応する語を記せ。

3）文中の（　ウ　）遺伝子に相当するイネの遺伝子を記せ。

4）A遺伝子、B遺伝子、C遺伝子がそれぞれ欠損した場合、領域1～4に何が形成されるのか、以下の表のa～lに入る花器官名を記せ。

表

欠損遺伝子	領域1	領域2	領域3	領域4
A	(a)	(b)	(c)	(d)
B	(e)	(f)	(g)	(h)
C	(i)	(j)	(k)	(l)

(4) 次の文章を読み、各問に答えよ。

　外界から刺激を受容する器官を受容器といい、ア 受容器ごとに受容できる刺激は決まっている。耳は空気の波である音波の機械受容器である。空気の波動は鼓膜の振動に置き換えられ、つち骨、きぬた骨、（　①　）からなる耳小骨の振動に置き換えられる。（　①　）はうずまき管の入り口である（　②　）に連結し、これを振動させることで、うずまき管を満たす（　③　）に波動を起こす。（　③　）の波はうずまき管内の基底膜を振動させ、基底膜の上にある（　④　）器の聴細胞の（　⑤　）がおおい膜とふれあい、聴細胞は興奮する。この電位変化が接続する聴神経繊維の興奮を導く。

　聴覚を有する動物は聴覚が行動と密接につながっている。イ コウモリは鳴き声が反射して生じる反射音を聴覚でとらえ、餌となる昆虫や障害物の位置を正確に知る。これに対し、ウ クサカゲロウやヤガはコウモリからの捕食を逃れることができる。このようなエ 行動は習わずとも生まれつき備わっている。

1）文中の①～⑤にあてはまる最も適切な語を記せ。
2）下線アについて、それぞれの感覚受容器が受容できる刺激のことをその受容器の何と呼ぶか記せ。
3）下図は、異なる周波数の音が基底膜の異なる場所を振動させることを示す。この図をもとにヒトの耳で音の高低を区別する仕組みを「聴細胞」と「聴神経繊維」という単語を用いて60字程度で説明せよ。

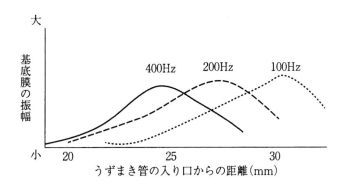

4) 下図 a は小さな音を受容したときの聴覚神経の膜電位を示した。では、大きな音を受容した際の膜電位の最適な波形を b〜f の中から選べ。なお縦軸の電位幅は a〜f ですべて同じとする。

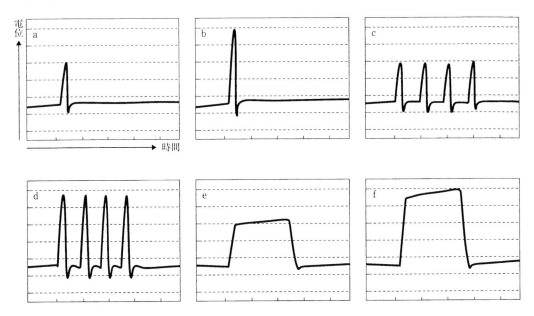

5) 下線イについて、このようなコウモリの行動の名称を記せ。
6) 下線ウについて、クサカゲロウやヤガがコウモリから逃れるためにとる行動を1文で説明せよ。
7) 下線エについて、動物に生まれながらに備わっている行動の名称を記せ。

(5) 次の文章を読み、各問に答えよ。

　　ある日本の池に生息するブルーギルの個体数を推測するため以下の調査を行った。

Ⅰ：ブルーギルを 20 匹採取した。その際、採取した場所、時刻を記録した。

Ⅱ：採取したブルーギル全てに印をつけ、元の池に戻した。

Ⅲ：数日後、Ⅰで採取した同じ時刻、同じ場所でブルーギルを 40 匹採取した。

Ⅳ：採取した 40 匹の中に 9 匹、Ⅱでつけた印を確認した。

　1）このような個体数の調査法を何というか名称を記せ。

　2）この調査において、Ⅱでブルーギルに印をつけるときに最も必要な注意点を 2 つ記せ。

　3）Ⅲの「同じ場所、同じ時刻」というような条件で調査を行う理由を、「活動時間」、「行動範囲」という言葉を必ず用い、70 字程度で簡単に述べよ。

　4）この調査法による個体総数の推定式を、「A：推定個体総数」「B：最初の捕獲総数」「C：2 回目の捕獲総数」「D：2 回目で確認された印付き個体数」として、A を B、C、D を用いた数式（A＝の式）で表せ。

　5）この池のブルーギルの推定個体総数を求めよ。ただし解答欄には計算結果を四捨五入し整数で記せ。

　6）ブルーギルのような特定外来生物に指定されている魚類を 2 種記せ。

　7）ブルーギルのような特定外来生物に指定されている生物種はどれくらいか。次の中から 1 つ選べ。

　　ア：20 種類以下　　イ：約 40 種類　　ウ：約 60 種類　　エ：80 種類以上

　8）現在日本の港湾地区で頻繁に確認されている「ヒアリ」は特定外来生物に指定されているか、されていないか。いる、いないで記せ。

　9）特定外来生物を指定、監督する省庁を漢字で記せ。

　10）次の中で特定外来生物を全て選び記号で記せ。

　　ア：ミヤコタナゴ　　イ：ヤンバルテナガコガネ　　ウ：アマミノクロウサギ

　　エ：アベサンショウウオ　　オ：ウチダザリガニ

英 語

問題

30年度

第２期

問題Ⅰ

次の英文を読み、設問および空欄に最も適したものをそれぞれ選び、記号で答えなさい。

When you head out to the desert, David Strayer is the kind of man you want behind the wheel. He never texts or talks on the phone while driving. He doesn't even approve of eating in the car. A cognitive psychologist at the University of Utah who specializes in attention, Strayer knows our brains are prone to mistakes, especially when multitasking and dodging distractions. Among other things, his research has shown that using a cell phone impairs most drivers as much as drinking alcohol does. Strayer is in a unique position to understand what modern life does to us. An avid backpacker, he thinks he knows the antidote: Nature.

On the third day of a camping trip in the wild canyons near Bluff, Utah, Strayer is mixing up an enormous iron kettle of chicken enchilada pie while explaining what he calls the 'three-day effect' to 22 psychology students. Our brains, he says, aren't tireless three-pound machines; they're easily fatigued. When we slow down, stop the busywork, and take in beautiful natural surroundings, not only do we feel restored, but our mental performance improves too. Strayer has demonstrated as much with a group of Outward Bound participants, who performed 50 percent better on creative problem-solving tasks after three days of wilderness backpacking. The three-day effect, he says, is a kind of cleaning of the mental windshield that occurs when we've been immersed in nature long enough. On this trip he's hoping to catch it in action, by hooking his students—and me—to a portable EEG, a device that records brain waves.

'On the third day my senses recalibrate—I smell things and hear things I didn't before,' Strayer says. The early evening sun has saturated the red canyon walls; the group is mellow and hungry in that satisfying, campout way. Strayer, in a rumpled Tshirt and with a slight sunburn, is definitely looking relaxed. 'I'm more in tune with nature,' he goes on. 'If you can have the experience of being in the moment for two or three days, it seems to produce a difference in qualitative thinking.'

Strayer's hypothesis is that being in nature allows the prefrontal cortex, the brain's command center, to dial down and rest, like an overused muscle. If he's right, the EEG will show less energy coming from 'midline frontal theta waves' —a measure of conceptual thinking and sustained attention. He'll compare our brain waves with those of similar volunteers who are sitting in a lab or hanging out at a parking lot in downtown Salt Lake City.

While the enchiladas are cooking, Strayer's graduate students tuck my head into a sort of bathing cap with 12 electrodes embedded in it. They suction-cup another 6 electrodes to my face. Wires sprouting from them will send my brain's electrical signals to a recorder for later analysis. Feeling like a beached sea urchin, I walk carefully to a grassy bank along the San Juan River for ten minutes of restful contemplation. I'm supposed to think of nothing in particular, just watch the wide, sparkling river flow gently by. I haven't looked at a computer or cell phone in days. It's easy to forget for a few moments that I ever had them.

Strayer is most interested in how nature affects higher order problem solving. His research builds on the attention restoration theory proposed by environmental psychologists Stephen and Rachel Kaplan at the University of Michigan. They argue that it's the visual elements in natural environments—sunsets, streams, butterflies—that reduce stress and mental fatigue. Fascinating but not too demanding, such stimuli promote a gentle, soft focus that allows our brains to wander, rest, and recover from what Olmstead called the 'nervous irritation' of city life. 'Soft fascination...permits a more reflective mode,' wrote the Kaplans—and the benefit seems to carry over when we head back indoors.

A few months after our Utah trip, Strayer's team sent me the results of my EEG test. The colorful graph charted the power of my brain waves at a range of frequencies and compared them with samples from the two groups that had stayed in the city. My theta signals were indeed lower than theirs; the soft fascination of the San Juan River had apparently quieted my prefrontal cortex, at least for a while.

So far, says Strayer, the results are consistent with his hypothesis. But even if the study bears it out, it won't offer anything like a full explanation of the brain-on-nature experience. Something mysterious will always remain, Strayer says, and maybe that's as it should be. 'At the end of the day,' he says, 'we come out in nature not because the science says it does something to us, but because of how it makes us feel.'

Adapted From

Williams, Florence. 'This Is Your Brain on Nature,'

National Geographic, January, 2016. Vol. 229, No. 1.

1. David Strayer is a good driver because _____.

    A. he is easily distracted when he is behind the wheel

    B. he specializes in attention and understands that multitasking causes distractions

    C. he approves of texting and eating in his car

    D. he is a backpacker and knows desert roads in Utah well

2. The 'three-day effect' is _____.

  A. the improved well-being and mental performance that result from spending at least three days camping in nature

  B. a type of qualitative thinking that is measured by an EEG

  C. the name of the camping trip the psychology students took to Bluff, Utah

  D. a wilderness backpacking adventure for Outward Bound participants created by David Strayer

3. What is one claim about being in nature that is **not** mentioned in the passage?

  A. While in nature, the brain's prefrontal cortex is able to rest, and this results in feeling restored.

  B. Mental performance improves in people that spend at least three days immersed in nature.

  C. Multitasking and distractions cause more fatigue while camping in nature.

  D. Human senses such as sight and smell become sharper after taking Strayer's formula.

4. The portable EEG device _____.

  A. is able to measure and recalibrate human senses

  B. proved that using a cell phone while driving is as distracting as drinking alcohol

  C. measures midline frontal theta waves

  D. was used by Strayer to demonstrate multitasking to Outward Bound participants

5. The graduate students attach a sort of bathing cap with electrodes to the author's head because they want to _____.

A．measure distraction-induced fatigue

B．record the brain's electrical signals while immersed in nature

C．record the electrical signals produced by the sense of vision in nature

D．observe and analyze the natural setting along the San Juan River

6. The attention restoration theory attempts to explain _____.

A．that it was proposed by Stephen and Rachel Kaplan at the University of Michigan

B．the reasons why natural surroundings are beneficial to the brain

C．the reasons why the 'nervous irritation' of city life is so fascinating

D．how the visual elements in natural environments cause mental fatigue

7. What do the results of the author's EEG test show?

A．The two groups in the city had samples inconsistent with Strayer's research.

B．The colorful graph showed a consistency between the author's brain waves and the samples from the two groups in the city.

C．The soft fascination of the San Juan River permanently quieted the author's prefrontal cortex.

D．Calming the mind in nature resulted in lower theta signals, indicating a rested prefrontal cortex.

8. Strayer thinks that even if his hypothesis is proven, it will not provide a complete explanation of the brain-on-nature experience because _____.

    A. the results were not always consistent with the hypothesis

    B. the brain is so mysterious that science is able to offer only a partial explanation

    C. his hypothesis is based on emotions and not science

    D. the brain-on-nature experience is not quantifiable by science

9. Stephen and Rachel Kaplan believe that the visual elements in natural environments _____.

    A. relax the brain and allow for a more reflective condition

    B. are as fascinating as the 'nervous irritation' encountered in city life

    C. induce stress and mental fatigue

    D. are stimuli that create visual fatigue because of their soft focus

10. What is the main idea of Professor Strayer's hypothesis?

    A. Being in nature for a prolonged time is good for the brain because it allows the prefrontal cortex to relax.

    B. Wilderness backpacking and extended camping trips have less distractions than urban settings.

    C. Human brains easily make mistakes and become fatigued because of multitasking.

    D. Differences in qualitative thinking in nature are demonstrated by better conceptual thinking and sustained attention.

問題Ⅱ

次の英文を読み、設問および空欄に最も適したものをそれぞれ選び、記号で答えよ。

Nothing fills the movie theaters like the end of the world, which may be why Hollywood keeps turning out apocalypses. Yet most big screen disaster scenarios pale in comparison to the genuine cataclysm that befell Earth some 66 million years ago, when a 6-mile-wide asteroid slammed into our planet. It left behind a roughly 120-mile-wide crater in the Yucatan and wreaked global environmental havoc. Many scientists believe this was the event that wiped out the dinosaurs and about 80 percent of all animal species. Events of this magnitude are rare, but astronomers assure us something similar will happen again.

Nature provided a little reminder on Feb 15, 2013. First, a 56-foot-diameter rock exploded without notice above the Siberian city of Chelyabinsk, releasing the energy of more than 30 Hiroshima-size atomic bombs. Later that day, a totally unrelated 150-foot-wide asteroid named 2012 DA14 made a close approach, coming within about 17,000 miles of hitting us—some 5,000 miles closer than many TV and weather satellites.

Astronomers believe millions more large, undiscovered and potentially deadly asteroids lurk out there and could catch us unawares. Testifying before Congress a month after Chelyabinsk and 2012 DA14's flyby, NASA chief Charles Bolden said that if we had just a few weeks' notice before an impeding asteroid impact, he could offer only one word of advice: "Pray."

John Remo, a 73-year-old physicist living in New Mexico, finds that remark troubling. For Remo, a scientist at the Harvard-Smithsonian Center for Astrophysics, Bolden's statement serves as a painful reminder that we, as a country and a world community, have done little to prepare humankind to fend off asteroids bound for Earth, even though it's within our means to do so.　We have the rockets and technical know-how, but have not yet put the pieces together—or mustered the will to do so.

For the past two decades, Remo has devoted himself to rectifying that oversight. In particular, he's focused on the option of "last resort," which may, in extreme circumstances, be our first and only resort: using nuclear blasts in outer space to push a menacing asteroid out of harm's way and onto a benign trajectory.　His most recent research has helped quantify the amount of push a nuclear device could deliver in a dire emergency, when no other technology could save us.

In other words, the same devices that laid waste to Hiroshima and Nagasaki and brought the world to the brink of destruction might offer our only means of salvation in the face of an asteroid-induced Armageddon.　It comes down to a question of awareness and resolve, Remo says. "Can we humans do what the dinosaurs could not—amass our expertise and technological resources in the defense of our planet?"

Adapted From

Nadis, Steve. "HOW TO STOP A KILLER ASTEROID"

Discover, March 2015

11. According to the article, a genuine cataclysm is _____.

　　A. quite common in Earth's history

　　B. less severe than what Hollywood portrays

　　C. more terrible than Hollywood can imagine

　　D. smaller in scale than what is shown on the screen at movie theaters

12. The apocalypse that occurred 66 million years ago _____.

   A. was a mass extinction event

   B. wasn't large in magnitude

   C. will never happen again

   D. wouldn't have killed all of the dinosaurs

13. According to the article, humans and dinosaurs _____.

   A. are similar because of our high probability of surviving an asteroid strike

   B. are different because of humanities' superior expertise and technological resources

   C. resemble each other because of both species' limited organizational ability and lack of industry

   D. are unlike each other because humans only have broad technical know-how whereas dinosaurs had the resolve to successfully defend the planet

14. Chelyabinsk is famous for _____.

   A. releasing the energy of more than 30 Hiroshima-size atomic bombs

   B. its beautiful nature

   C. making a close approach to asteroid 2012 DA14

   D. being targeted by a large asteroid which exploded above the city in 2013

15. Charles Bolden is _____.

    A. a scientist who is optimistic that Earth's technology can repel an asteroid strike

    B. an astronomer who believes that Earth is in no danger of an asteroid collision

    C. a NASA employee who is pessimistic about Earth's readiness in the advent of imminent danger from outer space

    D. a very holy man who believes in the power of prayer

16. The sentence, "We have the rockets and technical know-how, but have not yet put the pieces together" refers to _____.

    A. America's advanced state of development

    B. NASA's readiness in case of an asteroid strike

    C. the world's inability to prepare for a dire threat from space

    D. John Remo's poor attempt at protecting humanity from disaster

17. John Remo wants to _____.

    A. obliterate asteroids using nuclear technology

    B. use conventional weapons to annihilate potential asteroid threats

    C. move harmful asteroids out of their trajectory so they miss hitting the Earth

    D. calculate the amount of nuclear material required to blow up dangerous asteroids

18. John Remo's on-going research _____ Charles Bolden's statement.

A. agrees with

B. refutes

C. supports

D. is on-side with

19. The article refers to Hiroshima and Nagasaki because those cities _____.

A. have the means to save the Earth

B. could bring the Earth closer to its destruction

C. are a reminder of the cordial side of nuclear technology

D. were once destroyed by a technology which could also help save humanity from Armageddon

20. What is the most suitable alternative title for the article?

A. Hollywood Has Produced Another Apocalyptic Blockbuster

B. Nuclear Weapons May Be Our Salvation in Asteroid Encounters

C. Asteroids and Dinosaurs Get Their Way

D. Remo's Optimism in the Event of an Asteroid Strike Is Daunting

問題Ⅲ

次の各文の（　）から、最も適した語（句）を選び、記号で答えよ。

21. Schools, shopping and transportation are（A．from　　B．within　　C．among
　　D．by）walking distance of the apartment.

22. Fat is not digested in the stomach（A．but　　B．that　　C．and
　　D．although）in the small intestine.

23. Prairie dogs make their homes in fields and prairies（A．where can
　　B．where can they　　C．where they can　　D．can where they）hide their
　　young under bushes or among tall grasses.

24. Some economists argue that fluctuations in the economy（A．resulting
　　B．which result　　C．these results　　D．result）from political events.

25. New York's Statue of Liberty was designed to be a beacon for vessels and a
　　monument（A．with　　B．as well　　C．in addition to　　D．the two）.

26. The importance of myth within a culture（A．as reflected　　B．reflected
　　C．is reflected　　D．reflected there）in the status of storytellers.

27. The use of small airplanes enables Idaho's forestry department to survey the forests,
　　（A．potato farmers dusting　　B．and dusting potato farmers
　　C．potato farmers to dust　　D．and potato farmers dust）their crops, and
　　tourists to reach remote areas of the state.

28. The company managers wanted me to observe the negotiation but told me not to say (A. someone   B. anything   C. anyone   D. something) during the proceedings.

29. Commuters walking up the stairs at train and subway stations are (A. too B. less   C. much   D. never) common today than ten years ago.

30. An annual maximum of five weeks' sick leave is allowed and paid in (A. view B. favor   C. accordance   D. comparison) with current company rules and regulations.

問題Ⅳ

次の各文を英語に訳しなさい。

31. 私が2年前に会った盲導犬は、視覚障がいを持っている飼い主と良い関係を築いていた。

32. 家畜の間で簡単に広がりやすいので、獣医師はそのウィルスの取扱いに注意深くならなければならない。

数　学

問題

第2期

1．次の各問いに答えよ。

(1) i は虚数単位とする。$\left(\sqrt{2}+i\right)^6+\left(\sqrt{2}-i\right)^6$ を計算せよ。

(2) $\pi<\theta<2\pi$ のとき，不等式 $\cos 2\theta<\sin\theta+1$ を解け。

(3) 曲線 $y=x^3-3x^2-6x+6$ に接し，傾きが3である直線の方程式をすべて求めよ。

(4) 定積分 $\displaystyle\int_{\frac{1-\sqrt{2}}{2}}^{\frac{1+\sqrt{2}}{2}}(4x^2-4x-1)dx$ を求めよ。

(5) 不等式 $\log_2(x^2-x-6)-\log_2(2x-5)\leqq 1$ を解け。

(6) x 軸上を動く点 P が $x=0$ の位置にある。1個のさいころを振り，1または2の目が出たときは P を正の方向に1だけ進め，それ以外の目が出たときは P を負の方向に2だけ進めるものとする。さいころを6回続けて振ったとき，P の x 座標が0以上である確率を求めよ。

2．1辺の長さが1の正四面体 OABC において，$\overrightarrow{OA}=\vec{a}$，$\overrightarrow{OB}=\vec{b}$，$\overrightarrow{OC}=\vec{c}$ とする。辺 AB を $t:(1-t)$ $(0<t<1)$ に内分する点を L，辺 OC を $3:1$ に内分する点を M，$\overrightarrow{LO}$ と $\overrightarrow{LM}$ のなす角を θ とする。このとき，以下の手順で，内積 $\overrightarrow{LO}\cdot\overrightarrow{LM}$ が最小となるときの $\cos\theta$ の値を求めたい。次の文章中の空欄に式または値を入れよ。

『$\overrightarrow{LO}$，$\overrightarrow{LM}$ を $\vec{a}$，$\vec{b}$，$\vec{c}$，t を用いて表すと，

$$\overrightarrow{LO}=\boxed{\quad(1)\quad}\vec{a}+\boxed{\quad(2)\quad}\vec{b}$$

$$\overrightarrow{LM}=\boxed{\quad(3)\quad}\vec{a}+\boxed{\quad(4)\quad}\vec{b}+\boxed{\quad(5)\quad}\vec{c}$$

となる。

内積 $\overrightarrow{LO}\cdot\overrightarrow{LM}$ を t を用いて表すと，

$$\overrightarrow{LO}\cdot\overrightarrow{LM}=\boxed{\qquad(6)\qquad}$$

となる。これを平方完成すると，

$$\overrightarrow{LO}\cdot\overrightarrow{LM}=(t-\boxed{\quad(7)\quad})^2+\boxed{\quad(8)\quad}$$

となる。

よって，$t=\boxed{\ (7)と同じ\ }$ のとき，最小値 $\boxed{\ (8)と同じ\ }$ をとる。

このとき，

$$|\overrightarrow{LO}|=\boxed{\quad(9)\quad}，\quad|\overrightarrow{LM}|=\boxed{\quad(10)\quad}$$

となるから，

$$\cos\theta=\boxed{\quad(11)\quad}$$

となる。』

3．2つの数列 $\{x_n\}$，$\{y_n\}$ を

$$x_1=2，\quad y_1=1$$

$$x_{n+1}=\frac{1}{2}(x_n-py_n)，\quad y_{n+1}=-px_n+\frac{1}{2}(1-p)y_n \quad (n=1,\ 2,\ 3,\ \cdots)$$

によって定めるとき，次の各問いに答えよ。ただし，p は定数で，$0<p<\dfrac{1}{2}$ とする。

(1) $x_{n+1}+\alpha y_{n+1}=\beta(x_n+\alpha y_n)$ を満たす α，β の組を2組求めよ。

(2) 上の(1)で求めた α，β の各組について，数列 $\{x_n+\alpha y_n\}$ の一般項を求めよ。

(3) $p=0.02$ のとき，$y_n\geqq0$ となる最大の自然数 n を求めよ。ただし，$\log_{10}2=0.3010$，$\log_{10}1.7=0.2304$ とする。

化 学

問題

30年度

第2期

（1） 次の文章を読んで、続く問いに答えよ。

　　周期表の2族元素のカルシウム、ストロンチウム、バリウム及びラジウムの4元素は、
（　①　）金属とよばれる。

　　カルシウムは、地殻中では石灰岩の主成分である（　②　）として多く産出する。（　②　）
は、二酸化炭素を含む水にはわずかに溶け、（　③　）が生成する。（　③　）は固体としては
存在せず、水溶液中のみに存在する。

　　石灰岩地帯では、二酸化炭素を含んだ雨水や地下水に（　②　）が溶け、（　③　）が生成す
る。この水溶液から二酸化炭素が放出されると、再び（　②　）が生成する。このような変化
が長期にわたって繰り返され、地下に大きな洞窟（鍾乳洞）が形成される。

　　（　②　）を約1000℃に加熱すると、生石灰と呼ばれる（　④　）が生成する。このとき発
生する二酸化炭素は、工業的に塩化ナトリウムから炭酸ナトリウムを製造する（　⑤　）法に
おいて利用されている。

　　一方、（　④　）は、乾燥剤に用いられ、水と反応して発熱し、（　⑥　）を生じる。

1） 空欄（　①　）～（　⑥　）にあてはまる語句または物質名を記せ。

2） マグネシウムとカルシウムを比較したとき、次の (a)～(d) の記述について、マグネシウム
　のみにあてはまる場合にはA、カルシウムのみにあてはまる場合にはB、マグネシウムとカ
　ルシウムの両方にあてはまる場合にはC、マグネシウムとカルシウムの両方ともあてはまら
　ない場合にはDを記せ。

　　(a)　常温で水と反応する

　　(b)　硫酸塩は水に溶けにくい

　　(c)　炎色反応を示す

　　(d)　水酸化物は弱塩基である

3） 次の (i) と (ii) の操作でおきる変化を、それぞれ化学反応式で示せ。

　　(i)　（　③　）の水溶液に希硫酸を加えると白濁する。

　　(ii)　（　⑥　）の水溶液に二酸化炭素を通じると白濁する。

(2) 次の文章を読んで、続く問いに答えよ。ただし、ファラデー定数を $9.65×10^4$ C/mol、標準状態（0℃、$1.013×10^5$ Pa）における気体1 molの占める体積を22.4 Lとする。また、必要があれば原子量として次の値を用いよ。H＝1.00、C＝12.0

　酸化還元反応を利用して電気エネルギーを取り出す装置を電池という。電池では、酸化される反応と還元される反応を異なる場所で行わせ、その間を導線で結び、電子の流れを電流として取り出す。このとき、負極では（ ① ）される反応がおき、正極では（ ② ）される反応がおこる。また、両極間の電位差を電池の（ ③ ）といい、電池内で起こる酸化還元反応に直接関わる物質を（ ④ ）という。

　近年、環境への影響が少ないエネルギー源として燃料電池が注目されている。図1は電解液としてリン酸水溶液を用いた水素―酸素型燃料電池の原理を示したものである。外部から負極には水素を、正極には酸素を供給すると、(ア)負極では、水素が水素イオンとなり、これが電解液を移動して、(イ)正極で酸素と反応して水を生成する。

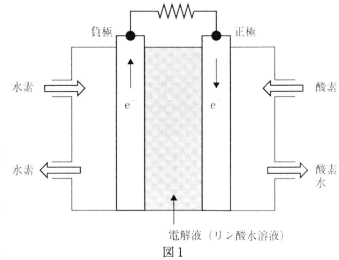

図1

　この電池によって得られるエネルギーの一部は電気エネルギーとして利用され、残りは熱エネルギーとして放出される。
　(ウ)この電池を2.0 Aで3860秒間使用したとき、消費した水素の体積は、標準状態で1.12 Lであった。
　燃料電池は水素を燃料としているため、発電のときには二酸化炭素を発生しない。しかし実際には、(エ)メタンガスと水蒸気を化学反応（水蒸気改質）させるなどにより燃料となる水素を得ており、このとき二酸化炭素が発生する。この化学反応においては、同時に発生した熱を利用することでエネルギーを有効に利用し、二酸化炭素の発生量を少なくしている。

1) 空欄 （ ① ）〜（ ④ ） に適切な語句を記入せよ。

2) 下線部 ㈠ と ㈢ の反応を電子 e^- を含むイオン反応式で記せ。また、この水素—酸素型燃料電池の全体の反応を表す適切な化学反応式を記せ。

3) 下線部 ㈣ において、この電池は、水素の反応によって得られたエネルギーのうち、何%を電気エネルギーに変換できたことになるか、整数値で答えよ。ただし、流れた電流の効率は100%だったと仮定する。

4) 下線部 ㈤ の変化を化学反応式で示せ。

5) 下線部 ㈣ の条件において、メタンガスを用いた水蒸気改質により必要な水素1.12 L を生成するには、メタンガスが少なくとも何 g 必要か。計算結果は、有効数字3桁で答えよ。

(3) 次のⅠ～Ⅲの文章を読み、続く問いに答えよ。ただし、原子量は、H＝1、C＝12、O＝16、S＝32とする。

Ⅰ．溶液中のイオンを別のイオンと交換するはたらきをもつ合成樹脂をイオン交換樹脂という。(ア)一般にスチレンと p-ジビニルベンゼン（図1）の共重合体にスルホ基などの（ ① ）性の官能基を導入したものを陽イオン交換樹脂という。この樹脂に塩化ナトリウム水溶液を入れると、（ ② ）が流出してくる。また、スチレンと p-ジビニルベンゼンの共重合体に（ ③ ）性の官能基を導入したものを陰イオン交換樹脂という。この樹脂に塩化ナトリウム水溶液を入れると、（ ④ ）水溶液が流出してくる。

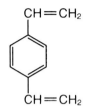

図1　p-ジビニルベンゼンの構造

Ⅱ．α-アミノ酸は、分子中の炭素原子に酸性の（ ⑤ ）基と、塩基性の（ ⑥ ）基が結合した化合物で、水中では（ ⑦ ）イオンとして存在する。そして酸性溶液中では（ ⑧ ）イオン、塩基性溶液中では（ ⑨ ）イオンに変化する。

また、アミノ酸の水溶液があるpHになると、（ ⑦ ）イオン、（ ⑧ ）イオン、（ ⑨ ）イオンの電荷の総和が全体として0になる。このときのpHをそのアミノ酸の（ ⑩ ）という。また、α-アミノ酸は、図2のような一般式で表すことができ、R部分の構造により、（ ⑩ ）が異なる。

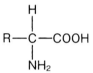

図2　α-アミノ酸の一般構造

Ⅲ．強酸性陽イオン交換樹脂の詰まったカラムに強酸性（pH 2.5）の緩衝液を流し、樹脂のスルホ基から水素イオンを完全に解離させた状態にした。そこに以下の表1の3つのアミノ酸の混合溶液を強酸性にして、この陽イオン交換樹脂の詰まったカラムに通し、全て樹脂に吸着させた（図3）。その後、(イ)このカラムに緩衝液を順次pHを上げながら流していくと、（ ⑩ ）に達したアミノ酸から順番に樹脂との吸着力を失って溶出した（図3）。

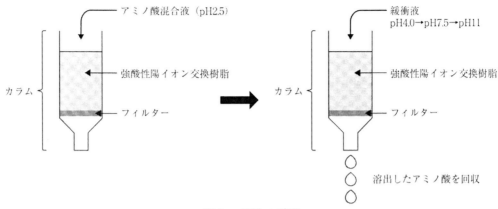

図3　実験の手順

表1

α-アミノ酸の名称	R部分の構造式
セリン	$-CH_2OH$
グルタミン酸	$-(CH_2)_2COOH$
リシン	$-(CH_2)_4NH_2$

1) 空欄（ ① ）～（ ④ ）にあてはまる最も適切な語句または物質名を書け。

2) 下線部(ア)の反応について、スチレン208gに物質量比「スチレン：p-ジビニルベンゼン＝9：1」になるようにp-ジビニルベンゼン（図1）を混合し、共重合させたポリスチレン樹脂を濃硫酸で処理すると、何gのポリスチレンスルホン酸樹脂が得られるか、整数値で答えよ。ただし、濃硫酸でポリスチレンのベンゼン環のパラ位のみが60％スルホン化されるものとする。

3) 空欄（ ⑤ ）～（ ⑩ ）にあてはまる最も適切な語句を書け。

4) 水溶液中のα-アミノ酸は、pHの違いによっていくつかのイオンの形をとる。グルタミン酸において、強酸性溶液中で主に存在するイオンと、強塩基性溶液中で主に存在するイオンの構造式を図2にならって書け。

5) 下線部(イ)において、表1に示した3つのアミノ酸はどのような順番で溶出されるか、次のA～Fの中から1つ選び、記号で答えよ。

　　A　セリン→グルタミン酸→リシン
　　B　セリン→リシン→グルタミン酸

C　グルタミン酸→セリン→リシン

D　グルタミン酸→リシン→セリン

E　リシン→セリン→グルタミン酸

F　リシン→グルタミン酸→セリン

（4）　次の文章を読んで、続く問いに答えよ。ただし、時間の〔分〕を表す単位記号を〔min〕とする。

　　酢酸メチルと希塩酸を混合して全量100 mLとした溶液をガラス容器に入れ、ゴム栓をして、温度を25℃に保ちながら酢酸メチルの加水分解を行った。酢酸メチルの初濃度（$t=0$ min）を0.80 mol/Lとし、反応開始後、一定時間ごとに反応液1.0 mLを取り出し、それを0.20 mol/L水酸化ナトリウム水溶液で中和滴定を行い、表1の結果を得た。ただし、この濃度の酢酸メチルは完全に水に溶解しており、反応溶液内の物質の蒸発はないものとする。また、加水分解反応による体積変化は無視できるものとする。

表1　反応時間と0.20 mol/L水酸化ナトリウム水溶液の滴定量

反応時間 t〔min〕	0	10	20	40	60	80	320	640	1280	2560
滴定量〔mL〕	2.4	2.7	3.0	3.4	3.8	4.1	5.1	5.5	5.5	5.5

　　ある時間間隔Δtにおける酢酸メチルの濃度変化をΔCとし、その時間における初期の酢酸メチルの濃度をCとすると、酢酸メチルの加水分解の平均反応速度vは、

　　　　$v=-\Delta C/\Delta t=kC$

で表される。ただし、kは反応速度定数である。

1）酢酸メチルの加水分解反応を化学反応式で示せ。

2）反応開始後10 minまでのデータから反応速度定数を求めよ。ただし、計算結果は有効数字1桁で示し、単位も記せ。

3）平均反応速度vは、時間経過にともなってどのように変化するか。以下のA〜Cの中から1つ選び、記号で答えよ。

　　　　A　大きくなる　　　B　変化しない　　　C　小さくなる

4）25℃において加水分解反応が平衡に達した時の酢酸メチルの濃度〔mol/L〕を求めよ。計算結果は、有効数字2桁で示せ。ただし、酢酸の電離は無視できるものとする。

5）55℃で同じ実験を行った場合、中和に必要な0.20 mol/L水酸化ナトリウム水溶液の滴下量が5.1 mLとなる時間t〔min〕を、表1のデータから計算して求めよ。計算結果は、整数値で答えよ。ただし、この加水分解反応では、温度が10℃上昇するごとに平均反応速度が2.0倍増加するものとする。

生　物

問題　30年度

第2期

(1) 次の文章を読み、各問に答えよ。

　健康なヒトの血液の重さの約（　①　）%は血しょうで残りが血球である。ア血しょうと血球では含まれるイオンの割合が異なる。血球の中で最も数が多いのが赤血球である。赤血球には イヘモグロビンというタンパク質があり酸素を結合し運搬する。ウヘモグロビンは2個のα鎖と2個のβ鎖が組み合わさって作られる。エヘモグロビンのβ鎖をコードするDNA塩基配列が変化することで、ヘモグロビンの酸素結合能が低下する疾患もある。一方で二酸化炭素は赤血球のもつ酵素の働きで（　②　）イオンに変換され、血しょう中に放出され運搬される。

　異なるヒトの血液を混ぜ合わせると赤血球は互いにくっついて小さなかたまりになることがある。この現象を凝集といい、血液型の判定に用いる。血液に含まれ、凝集を起こすタンパク質をオ凝集素という。カA型のヒトは凝集素βをもち、B型のヒトは凝集素αをもつ。

　血小板は赤血球の次に多い血球成分である。血小板は傷口に集まり血液凝固に関わる。その際、水に溶けにくい繊維状のタンパク質である（　③　）や他の血球と共に、血ぺいを形成する。（　③　）は、（　④　）イオンと凝固因子のはたらきで血しょう中の成分から生じる（　⑤　）とよばれる酵素により形成される。一方、傷の修復とともに（　⑥　）というしくみがはたらき、傷をふさいでいた血ぺいは溶かされ取り除かれる。

問1　文中の①〜⑥に当てはまる最も適切な語、または数値を記せ。なお①については下一けたを5とする。

問2　下線アについて、下図は血しょうと赤血球内のイオン組成を示す。以下の問いに答えよ。

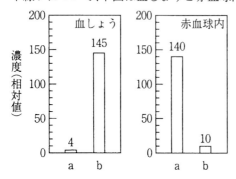

1) 図中のa、bはナトリウムイオンまたはカリウムイオンである。どちらがどちらに該当するかイオンの名称を記せ。
2) 血しょうと異なるイオン環境を赤血球内に作るために働く、物質の運搬様式の名称を記せ。

問3　下線イについて、下図の2本の曲線は二酸化炭素濃度が高いときと低いときのヘモグロビンの酸素解離曲線であり、それぞれは肺もしくは肝臓での二酸化炭素濃度に該当する。ヘモグロビン全体のうち、肝臓で酸素を解離したものの割合は何%か整数で答えよ。なお肺と肝臓の酸素濃度は下図においてそれぞれ100と30（相対値）とする。

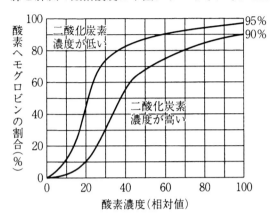

問4　下線ウのように、複数のペプチド鎖が組み合わさってできるタンパク質の立体構造を何というか。その名称を記せ。

問5　下線エについて、ヘモグロビンβ鎖をコードするDNA塩基配列の変化が原因で赤血球の形に異常がみられる疾患の名称を記せ。

問6　下線オについて、凝集素を作る細胞の名称を記せ。

問7　下線カについて、以下の問いに答えよ。
1）O型の人の持つ凝集素は以下のどれか選べ。
　　a. α　　b. β　　c. α、β　　d. 凝集素を持たない。
2）A型の人は、酵素Aにより凝集素αと結合する凝集原A'が赤血球の細胞膜に付加され、B型の人は、酵素Bにより凝集素βと結合する凝集原B'が付加される。では、O型の人の酵素について、以下のa～dから選べ。
　a. 酵素Aのみをもつ。　　b. 酵素Bのみをもつ。　　c. 酵素AおよびBをもつ。
　d. 酵素A、B共にもたない。

(2) 次の文章を読み、各問に答えよ。

　　動物が外界からの刺激を受容する器官を（　①　）といい、（　①　）で受容することのできる刺激の種類を（　②　）という。哺乳類の耳は2つの感覚である聴覚と平衡（感）覚をつかさどり、聴覚の（　①　）はうずまき管であり、平衡覚の（　①　）はからだの傾きを受容する（　③　）とからだの回転を受容する（　④　）である。ア哺乳類の耳は耳殻（耳介）から内側に向かい、外耳、中耳、および内耳の3つに区分され、耳の（　①　）は内耳に存在する。

　　音の振動は耳殻で集められ外耳道を通り鼓膜を振動させ、その振動は中耳に存在する3つの耳小骨を（　⑤　）骨、（　⑥　）骨、（　⑦　）骨の順に伝わり、うずまき管の前庭階の入り口に相当する（　⑧　）に伝わる。うずまき管内のリンパ液の振動は、うずまき管内の基底膜を振動させ、コルチ器（官）の（　⑨　）と接触する聴細胞の感覚毛を変形させ聴細胞を興奮させて、この興奮が聴神経により（　⑩　）に伝わると、そこで聴覚が生じる。

1）　文中の①〜⑩に当てはまる最も適切な語を記せ。
2）　下線アに関する下記の問に答えよ。

　　子牛は呼吸器疾患（病原体による肺炎、気管支炎などの病気）から中耳炎（中耳内の炎症）に移行することがある。重度な中耳炎の場合には斜頸（中耳炎側の耳を下に首を傾けた状態）になる。
呼吸器疾患から中耳炎に移行し、その後斜頸になるまでを、耳の構造と平衡覚を関連させて80字程度で説明せよ。

(3) 次の文章を読み、各問に答えよ。

　植物は体外から無機物を取り込み、体内で有機物をつくる。このはたらきのことを（　①　）という。様々な物質の（　①　）が知られており、大気中の二酸化炭素を利用する（　②　）と根から吸収した硝酸イオンなどを利用する（　③　）とがある。
　はじめに（　②　）について説明する。植物は光合成によって大気中の二酸化炭素を利用し、炭水化物などをつくる。光合成は植物細胞の_ア_葉緑体内の（　④　）と（　⑤　）において、それぞれ光を必要とする反応と光を必要としない反応が行われている。（　④　）では $12\,H_2O + 12\,NADP^+ + 光エネルギー \rightarrow 12\,NADPH + 12\,H^+ + 6\,O_2$ という反応が、（　⑤　）では $12\,NADPH + 12\,H^+ + 6\,CO_2 \rightarrow (C_6H_{12}O_6) + 6\,H_2O + 12\,NADP^+$ という反応が行われる。
　つぎに（　③　）を説明する。植物は土壌中の生態系を活用しながら、根から硝酸イオンやアンモニウムイオンなどを吸収し、植物体内でタンパク質や核酸などをつくる。土壌中では、動植物の遺体や排泄物から生じるアンモニウムイオンが（　⑥　）イオンを経て、硝酸イオンとなる。_イ_この一連の変化には、土壌中の細菌が関与しており、この変化の過程を（　⑦　）作用という。この（　⑦　）作用によって生じた土壌中の硝酸イオンは植物で利用される一方、（　⑦　）作用に関与した土壌中の細菌とは別の種類の（　⑧　）細菌のはたらきによって大気中に N_2 として放出される。ところで、大気中には体積にしておよそ78％の N_2 が存在し、大半の生物は利用することができない。しかし、_ウ_土壌細菌の中には植物の根に共生し大気中の N_2 を取り込み、利用するものが存在する。このはたらきを（　⑨　）という。

1) 文中の①〜⑨に入る最も適切な語を記せ。
2) 下線アの葉緑体に含まれる光合成色素について、光の波長とその吸収の度合いとの関係性を下図に示した。図中の光合成色素Xの名称を記せ。

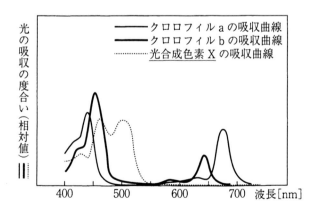

3）下線イには2種類の土壌細菌が関与している。土壌細菌名を2つ記せ。

4）下線ウの土壌細菌名を記せ。

5）光合成により、グルコースが130 gできるとき、何 gの二酸化炭素が使われるのか記せ。ただし、H、CおよびOの原子量はそれぞれ1、12、16とする。なお、解答は小数第3位以下を切り捨てよ。

6）ある植物が土壌から吸収した窒素の60％をタンパク質合成に利用し、植物体内で18 gのタンパク質を合成した。合成されたタンパク質の窒素含有率を16％とし、根から吸収された窒素の供給源はすべて硝酸イオンに由来していた場合、植物に吸収された硝酸イオンは何 gか記せ。ただし、NとOの原子量はそれぞれ14と16とする。なお、解答は小数第3位以下を切り捨てよ。

(4) 次の文章を読み、各問に答えよ。

　地球上に最初の生物が出現したときは、生物の細胞に損傷をあたえる紫外線や宇宙線が直接地表に届いていた。そのため、生物は紫外線などが届きにくい海洋中で生活していた。
　約4億年前の（　①　）紀の化石に、現在最も古い陸上植物と考えられている（　A　）が出現した。化石から（　A　）は高さ10cm程度の植物で、葉や根が無く、枝分かれした茎の先端に（　②　）がついているのが観察される。この植物の最大の特徴は植物体の内部の組織に（　③　）が無いことである。
　（　①　）紀から続く（　④　）紀になると（　⑤　）植物の祖先と考えられる、根や葉が分化していない古生マツバラン類の（　B　）が出現した。（　B　）は高さ20～50cmで（　A　）と同様に葉や根が無いが、（　③　）をもっている。

1）生命が誕生する以前の有機物の生成過程を何進化というか記せ。

2）文中のA、Bに当てはまる最も適切な生物の名称を記せ。

3）文中の①～⑤に当てはまる最も適切な語を記せ。

4）クロロフィルaとクロロフィルbをもつことや細胞分裂の特徴などから、陸上で生活する植物の祖先と考えられている生物を、次のア～オから1つ選べ。
　　ア．シャジクモ類　　イ．ツノゴケ類　　ウ．タイ類　　エ．セン類
　　オ．ヒカゲノカズラ類

(5)　次の【問題1】から【問題5】のA〜Cの各記述を読み、それぞれの記述について正しいもの
に〇、誤っているものに×を記せ。ただしそれぞれの問題について、A、B、Cの解答が全て合っ
ていた場合のみ正答とする。

【問題1】

A：DNAを構成する元素はC、H、O、N、Pのみである。

B：哺乳類の細胞と大腸菌のどちらでも、細胞中の物質に占める割合（質量比）が最も多いの
　　はタンパク質である。

C：1つの細胞のDNAに含まれる4種の塩基について、全ての塩基の総数に対するAとT
　　の合計数の割合とGとCの合計数の割合はどの生物でも必ず等しい。

【問題2】

A：DNAにはデオキシリボース、RNAにはリボースという異なる糖が含まれる。

B：緩衝液内の2電極間にある寒天ゲルにDNA断片を入れて通電すると、DNA断片は陰極
　　へ移動する。

C：ある動物（核相$2n$）の1つの精子に含まれるDNAの量は、この動物のG_2期の1つの体
　　細胞に含まれるDNAの量の4分の1である。

【問題3】

A：RNAを構成する元素の種類は、DNAを構成する元素の種類と全く同じである。

B：AUGはメチオニンに対応するコドンであるが、同時に転写を開始する開始コドンでもあ
　　る。

C：HIVはレトロウイルスであり、リンパ球（T細胞）に感染すると、自身のDNAを逆転写
　　し、RNAとしてリンパ球の染色体に挿入する。

【問題4】

A：タンパク質を構成する元素はC、O、H、Nのみである。

B：アフリカツメガエルの中胚葉誘導では、予定内胚葉に由来するタンパク質が必要である。

C：ビコイドタンパク質は、ショウジョウバエの前後軸の形成に関わる主要な因子として未受
　　精卵に蓄えられている。

【問題5】

A：それぞれ D と d、E と e の対立遺伝子をもつ2遺伝子座が同一の常染色体上にある。遺伝子型が $DdEe$ の個体から複数の配偶子が生じ、DE、De、dE、de の遺伝子型を持つ配偶子の数の比が1：3：3：1となれば、組換え価は30％である。

B：ある動物の一遺伝子座に体色を黄色にする対立遺伝子 Y と白色にする y があり、黄色（Y）が白色（y）に対し優性である。このとき遺伝子型が Yy の黄色の個体どうしを交配し、子の数をいくら増やしても、生じる黄色と白色の子の数の比が2：1であれば、Y は劣性の致死遺伝子である。

C：ハーディ・ワインベルグの法則が成り立つとき、単一遺伝子の異常による赤緑色覚異常が男性の1％であるヒト集団では、女性の1.98％が保因者（潜在性色覚異常）である。

(6) 次の文章を読み、各問に答えよ。

　ある種のショウジョウバエについて赤眼をもつ純系と白眼をもつ純系を作成し、次の実験1と実験2を行った。ただし赤眼の形質と白眼の形質は、それぞれある遺伝子座を占める2つの対立遺伝子Aとaのみに制御されており、これらの対立遺伝子はそれらのすぐ隣にある転写制御に関わるDNA領域Sの作用により、眼の眼色に関わる細胞のみで発現することが分かっている。また実験2では、注入される遺伝子Aと領域Sはともに注入を受ける細胞のいずれか1本の染色体に必ず1コピー挿入されるものとし、挿入される染色体上の位置はその発現に影響しないものとする。さらに遺伝子の注入を受ける細胞がもとからもっている全ての遺伝子の機能は、挿入される遺伝子によって損なわれることはなく（例えば、遺伝子の注入を受ける個体がもとからもっている遺伝子の途中に注入された遺伝子が挿入され、機能が損なわれることなどはない。）、加えて実験1、2では乗換えは起こらないものとする。

【実験1に関する記述】それぞれ純系の赤眼の雌と白眼の雄を交配すると、F_1は全て赤眼であった。このF_1どうしを交配して得られたF_2では、次の表1に示す結果が得られた。

表1

交配	F_2の眼色及び性別とそれぞれの個体数			
	赤眼の雌	赤眼の雄	白眼の雌	白眼の雄
$F_1 \times F_1$	119	60	0	61

【実験2に関する記述】純系の赤眼の雄のDNAから領域SとともにAの領域をひとつのDNA断片として分離し、純系の白眼の雌と白眼の雄を交配して得られた初期胚の中の1個の細胞（将来生殖細胞に分化する細胞）に注入した。この胚からは白眼の雄（T_0）が生じた。次にT_0と純系の白眼の雌を交配したところ、赤眼と白眼の個体がそれぞれ複数生じた。このうち赤眼の個体をT_1とし、T_1の雌雄を交配すると、次の表2のような結果となった。

表2

交配	$T_1 \times T_1$の子の眼色及び性別とそれぞれの個体数			
	赤眼の雌	赤眼の雄	白眼の雌	白眼の雄
$T_1 \times T_1$	89	90	31	30

問1　実験1の結果から、A の a に対する関係を表す最適な語をア〜オから1つ選べ。

　　ア．優性　　イ．劣性　　ウ．不完全優性　　エ．伴性　　オ．致死

問2　導入して得られた T_0 の個体が白眼となるのはなぜか。最適な理由を45字以内で記述

　　せよ。記述の文末は「〜ため。」とすること。

問3　実験1と2の結果から、以下の【記述】の①〜④に当てはまるように「性」または「常」

　　の漢字を入れよ。

【記述】

F_1 の雌では A は（　　①　　）染色体上にある。

F_1 の雄では A は（　　②　　）染色体上にある。

T_1 の雌では A は（　　③　　）染色体上にある。

T_1 の雄では A は（　　④　　）染色体上にある。

問4　実験1と2の結果から、以下の【記述】の①〜④に当てはまる最適な遺伝子型を<u>全て記</u>

　　<u>せ</u>。ただし遺伝子型は「Aa」のように記し、片方の対立遺伝子がない場合は「$A-$」のよう

　　にせよ。また対立遺伝子が両方ともない場合は「$--$」とすること。

【記述】

　T_1 の雌雄の交配から生じた赤眼の雌の個体群では、もとからあった眼色に関わる遺伝子に

ついての遺伝子型は（　　①　　）である。また新しく挿入された遺伝子についての遺伝子型

は（　　②　　）である。

　T_1 の雌雄から生じた白眼の雄の個体群では、もとからあった眼色に関わる遺伝子について

の遺伝子型は（　　③　　）である。また新しく挿入された遺伝子についての遺伝子型は

（　　④　　）である。

英　語

解答　30年度

第1期

I

〔解答〕

1. B　　2. A　　3. B　　4. B　　5. D
6. C　　7. A　　8. B　　9. D　　10. B

〔出題者が求めたポイント〕

1. 第1段落第4文＋第3段落第3文
　（be hardwired into the brain「脳に組み込まれている」）
2. 第1段落第8文(unchecked resources ≒ the abundant resources available)～第2段落
3. bring ～ to heel「～をひざまずかせる」
4. 第4段落第1～2文
5. 第5段落第1～2文
　like clockwork「(時計のように)規則正しく」
6. 第6段落第1文
7. gunning our hunger higher の形全体から考える。
8. 最終段落(physiological「生理学的な」)
9. 最終段落最終文
10. 第4段落最終文(triple play ≒ interplay「相互作用」)

〔全訳〕

　人間は昔からずっと食べ物と複雑な関係を持って来た。生命を日々保ち続けることは、身体がたくさんのシステムを慎重に動かし続けることを要求する。しかしその大半(循環器系、呼吸器系、内分泌腺)は、我々が特に考える必要なく作動している。食事はそうではなく、セックスと同様に自発的行為である。さらにセックスと同様に、種の存続の必須条件である。それゆえに、自然はこのゲームを不正操作して、我々がやらずにはいられないようにすることによって、我々に両行為を確実に追求させるのだ。食事の場合、これがトラブルをもたらす。無制限の食欲が突然、無制限の資源と一致するとどういうことが起こり得るか、自然は考慮していなかった。しかし我々は現在、それを目の当たりにしている。

　脱工業化時代の人類が、デスクワーク主体の意気地なしで過食の群れになっていることは、どこか食べ放題に行ってみれば分かることである。アメリカ国民の67％(12～19歳の子供では約17％)が過体重または肥満のいずれかであるというだけでなく、我々はその事実を十分に知りながら、絶望的に自制できないようだ、ということだ。我々は減量しては、いつもリバウンドする。健康的な食事をしようと誓い、ほぼ漏れなく挫折する。血圧の上昇や忍び寄るコレステロールについて医者に警告され、一瞬ギョッとするが、それも、チーズケーキやクルクルポテトのお代わりを出されるまでの話。食欲が理性に勝って、我々はまたやらかしている。

　一体、食欲はなぜこんなに強力に我々の行動を突き動かしてくるのか？ そして、もっと大切なのは、どうすれば我々は食欲を支配できるのか？ この疑問に簡単な答えが出ないのは当然だ。食欲のように複雑なプロセスの全側面を理解することは、非常に困難である。食欲に関係しているのは、味覚、嗅覚、視覚、触感、脳の化学成分、腸内の化学成分、新陳代謝、そして最も面倒くさい心理である。しかし科学者たちは、脳、胃、そしてその2つをつなぐ物質を調べるにつれて、食欲の謎を解明しつつある。解決の糸口となるのは、空腹ホルモンと呼ばれることも多い物質「グレリン」かもしれない。

　1999年に初めて発見されたグレリンは、身体の定期的な食事の予定に応じて(および、一部の理論によれば、食べ物を見たり嗅いだりするだけで)、腸内で作られ、我々が食欲だと認識する空腹感を生じさせることを目的としている。グレリンが脳に達すると、3つの部位に直行する。後脳(身体の自動的・無意識的変化を制御)、視床下部(新陳代謝を制御)、そして、中脳辺縁報酬中枢(快感・満足感を処理)である。この神経系のトリプルプレーによって、グレリンがメッセージを発すると、脳は必ず言うことを聞くようになるのだ。

　人間は食習慣を持つ生き物であり、その食欲は時計に従っている。David Cummings 博士(ワシントン大学医学部准教授)はさまざまな実験を行って、20分ごとに血中のグレリン値を測定し、食事時間が近づくとグレリン値は有意に上昇することを発見した。1日の食事を増減すると、グレリンもすぐに増減する。

　重度の肥満患者に胃バイパス手術が効く理由の1つは、手術が胃の運搬量を減らすという事実は別として、手術がグレリン栓を細くしていることもあるようだ。イタリアの研究は拒食症患者のグレリン値も調査し、彼らのグレリン値が慢性的に高いことを発見した。これは拒食症患者が無視するように自己訓練している化学的警告である。この研究から分かったのは、本当に食べる必要がある時、単に食べたい時の両方において食欲を促進するグレリンの役割である。

　もしグレリンしか存在していなければ、我々は楽しく食べ続けて死んでしまうだろう。しかし、食欲を全開にするシステムがあれば、減速させるために待機しているシステムもある。科学者たちが現在特定しているいくつかの物質は、腸から上方へ移動し、満腹だというシグナルを出し、食欲を抑制する。

　そのうちの1つは腸上部から出るペプチドで、コレシストキニン(CCK)と呼ばれる。このペプチドは一瞬、満足感を脳に伝える。しかし、その後に GLP-I とペプチド YY と呼ばれる 2つのホルモンが続き、実際に(食欲に)急ブレーキをかける。この2つは脳に満腹感を伝えるだけでなく、胃にこれ以上食べ物を腸に運ばないようにも伝える。腸で実際の消化作業が行われ、最終的に、腸にあるものは分解されるのだ。

Ⅱ

〔解答〕

11. D　　12. B　　13. B　　14. D　　15. C

16. A　　17. C　　18. A　　19. A　　20. A

〔出題者が求めたポイント〕

11. 第4段落第1文

（simian「類人猿」＝ ape、primates「霊長類」、
chimp ＝ chimpanzee）

12. 第6段落第3文 water bird と同じ構造の表現

13. Innateness Hypothesis「生得仮説」

dissimilar to ～「～とは異なり」（≒ unlike ～）

14. 第4段落（implement「道具」）

15. vocal cords「声帯」＝ organs of speech「発声器官」

16. 第5段落第3・5文

（mad ＝ insane、fight ＝ clash「喧嘩」）

17. 第2段落最終文

18. 第3段落第2文

19. arbitrary ≒ random「任意の」（それ自体に必然性
がなく、偶然に決められている、ということ）

20. 第1段落第3文

〔全訳〕

　人間の言語習得法は、他の種類の行動学習とは異なる
ようだ。言語習得は2歳くらいに突然始まる。人間は2
～6歳の間に話すようにならないと、正常に話す能力を
その後一生失うようだ。こうしたあらゆるデータから分
かるように、人間は他の種にはない「言語器官」を有し
ている。これは脳の一部であり、歩行と大体同じ発達段
階で始動する。

　言語学者たちが言うこの生得仮説を反証する単純な方
法は、他の種も言語を話す能力を持ってはいるが、何ら
かの理由で言語が発達していないと証明することであ
る。そうした種に当然選ばれる候補者はチンパンジーで
ある（チンパンジーは人間の遺伝情報の98.4％を共有し
ている）。チンパンジーが言語を話せないのは、人間と
は違って、声帯が喉の中の高い位置にあるため、人間の
声帯ほどには制御できないからである。

　チンパンジーとゴリラは、伝統的な記憶強化法を使っ
て教われば、異なる任意の記号を最大120個も簡単に習
得できる。調教師がチンパンジーにこれらの記号を教え
る方法は、チンパンジーの手を取って記号を作り、正し
い合図に基づいてチンパンジーが自分で出来たら御褒美
に食べ物を与える、というものである。チンパンジーに
1つの記号を正しく作らせるには、100回も試す必要が
ある。現在までのところ、記号はすべて、絶対的記号（文
脈に応じて意味が変わらない記号）である。

　異常に知能が高いボノボであり、ジョージア州立大学
で訓練を受けた Kanzi が注目に値する点は、約200の
記号を使えるようになった際に、携帯型のコンピュータ
記号ボード（完全に任意の記号の形をしたボタンのつい
たパソコン）を使い、手話に頼らなかった点である。さ
らに興味深いのは、Kanzi はこのボードの使い方を習得
するのと同時に、乳母の Matata が伝統的な記憶強化法

で教わっているのを見ていた。したがって、Kanzi は任
意の記号の使い方を独学したのだ。もっとも、その途中
でそれぞれの記号の直接的強化を観察してはいたし、記
号は一度に一つずつ教わってはいたが。

　（これに対して）統語習得に関するデータにはあまり説
得力がない。チンパンジーは記号を並び替えて、ほしい
ものを手に入れられるが、統語を習得しているとは言い
難い。なぜならば、チンパンジーは意思疎通を開始する
時、成体であっても習得した語順を放棄して、「戦う 怒
る オースティン」のような句にすることが多いからだ
（これは Kanzi の友達の Panbinisha による有名な発話
である）。ここでは語順は重要ではないようだ。おそら
く Panbinisha は「オースティンが戦っていて、誰か（オ
ースティン？）が怒った」と言いたかったのだろう。

　時折報じられるように、チンパンジーは容認可能な順
番に単語を新たに並び替えて、新しい状況に反応する。
たとえばチンパンジーの Washoe は、かつて池でボー
トに乗っていた時、初めて鴨に出会い、「水 鳥」という
記号を作った。これは新たな複合名詞かもしれないし、
水と鳥を見たという2つの別個の反応かもしれない。し
かし困ったことに、我々にはチンパンジーの意図を測る
方法が全くない。

　記号の語彙素（単純名詞、動詞、形容詞）の最大数もま
た興味深い。最も賢いチンパンジーは成体になるまでに
これらの記号の200弱を習得している。人間の子供は1
歳半になるまでに約50を習得しており、この頃になる
と1日5つのペースで名詞・動詞・形容詞の習得を開始
する。したがって、人間以外の霊長類の記号習得が最も
成功した場合は、言語習得開始以前の人間の子供に匹敵
する以上である。実際、チンパンジーやゴリラが話す種
類の語句は、第一言語習得以前の子供が話す語句にも似
ている。「ミカン ちょうだい」「ミカン ボビー ちょうだ
い」（代名詞の me の欠落）は言語習得開始以前の子供に
よく見られる表現である。

　これらの結果が示唆するように、チンパンジーやゴリ
ラは20世紀前半には誰も想像できなかったほどに知能
が高いのだが、人間の言語は使えない。もっと正確に言
えば、チンパンジーやゴリラは、言語習得の飛躍的向上
以前の子供が使う原始的言語能力を有している。人間は
チンパンジーと遺伝子上98.4％同一だとはいえ、その
違いは質的なものであって、量的なものではない。つま
り、この違いに人間の有する知能の量が関わっているの
ではなく、人間は別種の知能を持っているようだ。

Ⅲ

〔解答〕

21. B　　22. A　　23. C　　24. D　　25. A

26. A　　27. B　　28. B　　29. C　　30. D

〔出題者が求めたポイント〕

21. be open to ～「～に開かれている」

22. the lawyer と William H. Hastie は同格。

　　served as ～「～として働いた」は述語動詞。

酪農学園大学（獣医）30 年度 （63）

23. there is ～ 構文の is が may be に変わった形。
24. cover の第 3 文型
25. make の第 5 文型(it = to store ...)
26. 現在分詞句の後置修飾(provides が述語動詞)
27. programmed to ... は過去分詞句の後置修飾で、lack が述語動詞。
28. 現在進行形の受動態
29. 従属接続詞の直後で S ＋ be が省略された形(If not satisfied with ... = If you are not satisfied with ...)
30. over the next three years「今後 3 年間にわたって」

Ⅳ
〔解答〕
31. Many puppies are sold only one month after their birth, so they have low immunity to diseases.
32. In 2010, Miyazaki Prefecture suffered a great deal from the occurrence of the FMD〔foot-and-mouth disease〕.
〔出題者が求めたポイント〕
31. 子犬＝ puppy、子猫＝ kitten くらいは覚えておきたい。「生後たった 1 か月で」は only one month after they are born でも可(語順に注意)。「～に対する免疫力」= immunity to ～ は作文としては難しい。
32. 口蹄疫＝ FMD〔foot-and-mouth disease〕（専門用語では aftosa / aphthous fever）を受験生に求めるのは酷である。

第 2 期

Ⅰ
〔解答〕
1．B　　2．A　　3．C　　4．C　　5．B
6．B　　7．D　　8．B　　9．A　　10．A
〔出題者が求めたポイント〕
1．第 1 段落第 4 文
2．第 2 段落
3．C．「疲労感が増す」は不適。
4．第 4 段落第 2 文
5．第 5 段落第 1 ～ 3 文
6．第 6 段落第 2 ～ 3 文
7．第 7 段落第 2 ～ 3 文
8．最終段落
9．第 6 段落最終文
10．第 4 段落第 1 文＋第 7 段落最終文
〔全訳〕
　あなたが砂漠に向かうならば、David Strayer に運転してもらいたいだろう。彼は運転中に携帯でメールしたり話したりは一切せず、車内で食事をすることさえ認めない。注意力を専門分野とする認知心理学者(ユタ大学教授)の Strayer は知っている。人間の脳は同時作業をしていたり、邪魔なものを避けたりしている時に特に、間違いを犯しやすい。とりわけ、彼の研究が示すように、携帯電話の使用は飲酒と同程度に大半のドライバーに悪影響を与える。Strayer は現代的生活が人間に与えている影響を理解する独特な立ち位置にいる。熱心なバックパッカーである彼の考えでは、対抗手段がある。自然である。
　ユタ州ブラフ近くの荒れ果てた渓谷でキャンプ旅行の 3 日目に、Strayer は鶏のエンチラーダパイが入った巨大な鉄鍋を混ぜながら、彼が言うところの「3 日効果」を心理学専攻の学生 22 名に説明中である。彼によれば、人間の脳は疲れ知らずの 1.5 kg の機械ではなく、簡単に疲れてしまう。もっとのんびりして、見せ掛けだけのつまらない仕事をやめ、周りの自然の美しさにじっくり見入れば、元気を取り戻せるだけでなく、知的能力も改善する。Strayer がこれを証明した相手は、海外に行った実験参加者グループであり、彼らは 3 日間、荒野でバックパック旅行をした後では、創造的問題解決課題の正解率が 50 ％ 上昇した。彼によると、3 日効果とは心のフロントガラスを掃除するようなもので、これは自然の中に十分長く漬かっていると発生する。この旅行で、彼は 3 日効果が発動している瞬間をとらえようとしていた。その手段として、彼は教えている学生たち(そして私)に携帯型脳波測定器を取り付けたのだ。
　「3 日目に私の五感は再調整され、以前には嗅げなかった匂いが嗅げたり、聞けなかった音が聞こえたりするのです」と Strayer は言う。夕陽は渓谷の壁面を真っ赤に満たしていく。グループはキャンプ生活に満足しながら、くつろぎつつ、お腹を空かせている。しわくちゃなＴシャツを着て、うっすらと日焼けした Strayer は、完

全にくつろいでいるように見える。「自然にもっと波長を合わせてるんですよ」と彼は続ける。「こんな経験を2～3日すれば、思考の質に違いが生じると考えられます」。

Strayer の仮説では、自然の中にいることによって、前頭前皮質（脳の司令部に相当する）は、酷使された筋肉のようにペースを落として休むことができる。もし彼が正しければ、脳波測定器上では「正中線前頭骨シータ波」から出るエネルギーが少なくなる。これは、概念的思考と集中力持続の指標となる。彼は我々の脳波を、実験室に座っていたり、ソルト・レイク・シティーの繁華街の駐車場でたむろしたりしている同様のボランティアの脳波と比較する予定である。

エンチラーダが煮えている間に、Strayer が教えている大学院生たちは、電極 12 本が組み込まれている一種の水泳帽を私の頭にかぶせ、さらに6本の電極を私の顔に吸着カップで張りつけた。電極から伸びている針金は、私の脳の電気信号を記録計に送信し、これが後の分析に用いられる。私は浜辺に打ち上げられたウニになったような気持ちで、リラックスして瞑想しながら10分間、サンファン川の草むした土手沿いを気を付けながら歩いている。私は特に何も考えずに、広くきらめく川がゆったりと流れているのをただ眺めることになっている。長い間、パソコンも携帯も見ていない。そもそもパソコンや携帯を持っていたことすら、一瞬、簡単に忘れてしまう。

Strayer の最大の関心は、自然が高次の問題解決にどのように影響を与えるか、である。彼の研究の基礎にある注意力回復理論の提唱者は環境心理学者の Stephen Kaplan と Rachel Kaplan（ミシガン大学）である。彼らによれば、自然環境の中にある視覚要素（夕陽、小川、蝶など）によって、ストレスと精神疲労が減少する。こうした刺激は、魅力的なのに、そこまで大変ではなく、穏やかに柔らかに集中力を高め、その結果、脳は横道に外れ、休憩し、Olmstead 言うところの都市生活的「神経過敏」から回復可能になる。「柔らかな陶酔状態によって（中略）内省モードがより一層発動するのです」と Kaplans 夫妻は記しており、それによる利益は室内生活に戻っても持ち越されるようだ。

ユタ旅行の数ヶ月後、Strayer のチームは私に脳波測定器の検査結果を送ってくれた。カラフルなグラフは私の脳波周波数をチャート化し、都市部に残っていた2グループのサンプルと比較していた。私のシータ波は確かに彼らより低かった。サンファン川による柔らかな陶酔状態は、私の前頭前皮質を少なくともしばらくの間、静めていたようだ。Strayer によれば、現在までのところ、検査結果は彼の仮説と一致している。しかし、この実験によって証明されたとしても、自然に触れた脳という経験を十分に説明するにはほど遠い。

Strayer によれば、神秘的な要素は常に残るであろうし、ひょっとすると、それがあるべき姿なのかもしれない。「結局のところ、我々が外に出て自然に触れたがるのは、自然に何らかの効果があると科学が言っているか

らではなく、我々がそう感じるからなんですよ」と彼は述べる。

Ⅱ

〔解答〕

11. C　　12. A　　13. B　　14. D　　15. C
16. C　　17. C　　18. B　　19. D　　20. B

〔出題者が求めたポイント〕

11. 第1段落第1～2文
12. 第1段落第2～4文
13. 最終段落最終文
14. 第5段落第2文
15. 第3段落第2文
　（in the advent of imminent danger「差し迫った危険の到来時に」）
16. 第4段落第2～3文
17. 第5段落第2文
18. 第3段落第2文＋第5段落最終文
19. 最終段落第1文
20. 最終段落第1文

〔全訳〕

世界の終わりほど映画館をいっぱいにするものはなく、これこそがハリウッドが世界の破滅に関する映画を作り続けている理由かもしれない。しかし、映画館で放映される破局のシナリオの大半は、約 6,600 万年前に地球を襲った本物の破局と比べると色褪せて見える。当時、幅約 10 km の小惑星が地球に衝突したのだ。その結果、幅約 200 km の隕石孔がメキシコのユカタン州に残り、地球的な環境破壊を引き起こした。多くの科学者の考えでは、この出来事によって恐竜および全動物種の約 80 ％が絶滅した。この規模の出来事は稀ではあるが、天文学者たちは似たようなことが再び起こると我々に断言している。

Nature 誌はちょっとした覚え書きを 2013 年 2 月 15 号に掲載した。まず、直径約 15 m の岩石がシベリアのチェリャビンスク市上空で突然爆発し、ヒロシマで使われた原爆の 30 倍以上のエネルギーを放射した。そして、同日さらに、それとは全く無関係な幅 45 m の小惑星（2012 DA14）が接近し、残り約 27,000 km で地球に直撃するところまで来ていた。これは多くのテレビ衛星や気象衛星よりも約 8,000 km 地球に近い。

天文学者たちによれば、未発見で命に関わる危険性があるさらに大きな小惑星が数百万個潜んでおり、人類を不意に襲う可能性がある。NASA 長官の Charles Bolden は、チェリャビンスク上空の爆発と 2012 DA14 の接近飛行の1ヶ月後に国会で証言し、仮に小惑星衝突まで数週間しか猶予期間がなかったら、彼ができる唯一の助言は「祈る」ことしかないと述べた。

John Remo（ニューメキシコ州在住の物理学者：73 歳）はこの発言に悩まされている。ハーバード - スミソニアン天体物理学センター勤務の科学者である Remo からすれば、Bolden の発言は次のことを痛々しく思い

出させるものである。すなわち、我々は国家としても国際社会としても、地球に向かって来る小惑星を人類が回避する準備をほとんどしてこなかった。そうするだけの手段があるにもかかわらず、である。人類にはロケットも専門知識もあるのに、情報の総合理解や、そうするための意志の結集をまだ行っていない。

過去20年間、Remo はこの看過の矯正に専念してきた。特に彼が重点的に取り組んでいたのは「最終手段」の選択肢である。これは極限状況では、我々の最初にして唯一の手段になるかもしれない。すなわち、大気圏外での核爆発を利用して、迫り来る小惑星を安全な所に押し出し、無害な軌道に乗せるのだ。彼の最新研究は、他のテクノロジーでは人類を救えないような緊急事態において核爆弾が与える衝撃の数量化に役立っている。

換言すれば、ヒロシマとナガサキを破壊し、世界を破滅寸前に追いやったのと同じ核爆弾が、小惑星による終末に直面した人類の唯一の救済手段を与えてくれるかもしれないのだ。要するに意識と決意の問題になるのだ、と Remo は述べる。「人類は、恐竜にはできなかったこと、すなわち、専門知識と技術資源の結集を行って、地球を守れるのか、ということです」。

Ⅲ
〔解答〕

21. B	22. A	23. C	24. D	25. B
26. C	27. C	28. B	29. B	30. C

〔出題者が求めたポイント〕
21. within walking distance of ～「～から徒歩圏内で」
22. not A but B の構文
23. fields and prairies「野原や大草原」を先行詞とする関係副詞 where の文
24. that 節中の fluctuations in the economy に対する述語動詞。
25. A and B as well「AとBの両方」(= both A and B)
   beacon「(点滅する光で船や飛行機を導く)灯台。
26. A is reflected in B「A は B に反映されている」
27. enables Idaho's forestry department to survey the forests, potato farmers to dust their crops, and tourists to reach remote areas of the state.
   という共通関係
28. told me not to say anything
   「私に何も言わないように言った」
   (= told me to say nothing)
29. than と組む比較級が必要
30. in accordance with rules and regulations「規則に従って」

Ⅳ
〔解答〕
31. The seeing-eye dog I saw two years ago had established a good relationship with its visually-challenged owner.
32. Animal doctors have to be careful in dealing with the virus because it easily spreads among livestock.

〔出題者が求めたポイント〕
31. 盲導犬は seeing-eye dog または guide dog。
   「視覚障がいを持っている」は何らかの婉曲的表現が望ましい(blind「盲目の」は差別語)。
   「2年前に会った」「飼い主と良い関係を築いていた」は時間差があるので、過去形と過去完了形で表す。
32. 獣医師＝ vet(erinarian) は学部的に知っていてほしい単語だが、簡単な表現で逃げることも可能
   (参考：眼科＝ ophthalmologist ＝ eye doctor)。

酪農学園大学（獣医）30年度 （66）

数　学

解答　30年度

第1期

1

〔解答〕

(1)	(2)	(3)
$6+\sqrt{3}\,i$	$\dfrac{1}{64}$	$\dfrac{a}{\sqrt{a^2+1}} \leqq x < a$

(4)	(5)	(6)
$\dfrac{1}{9}\overrightarrow{OA}+\dfrac{2}{3}\overrightarrow{OB}$	x^2-2x	$a=-6,\ b=9,\ c=-1$

〔出題者が求めたポイント〕

(1) $x=\dfrac{7}{2-\sqrt{3}\,i}$ が解の1つである x の2次方程式を
用意し，与式を割って次数下げする。

(2) 反復試行の確率を求める問題。

(3) 対数の不等式である。底を統一して真数を比べると
き，底が $0<a<1$ なので不等号の向きが変わること
に注意する。

(4) 三角形の垂心は頂点から対辺への垂線の交点。
$\overrightarrow{OH}=x\overrightarrow{OA}+y\overrightarrow{OB}$ とおいて，垂直⇒内積＝0を用い
て，x と y を求める。

(5) $f(x)$ は2次関数なので，$f(x)=ax^2+bx+c$ とお
き，条件から $a,\ b,\ c$ を求める。このとき，

微分係数の定義式 $\displaystyle\lim_{h\to 0}\dfrac{f(a+h)-f(a)}{h}=f'(a)$

を利用することもできる。

(6) $\dfrac{d}{dx}\displaystyle\int_a^x f(t)dt=f(x)$ を利用する。
$f(x)$ は3次関数なので，極値を与える x の値は
$f'(x)=0$ の異なる2つの実数解である。

〔解答のプロセス〕

(1)　$x=\dfrac{7}{2-\sqrt{3}\,i}$

$=\dfrac{7(2+\sqrt{3}\,i)}{(2-\sqrt{3}\,i)(2+\sqrt{3}\,i)}$

$=\dfrac{7(2+\sqrt{3}\,i)}{7}$

$=2+\sqrt{3}\,i$ のとき

$x-2=\sqrt{3}\,i$ であるので

$(x-2)^2=(\sqrt{3}\,i)^2$ より

$x^2-4x+4=-3$

よって，$x^2-4x+7=0$ が成り立つ。

$3x^3-14x^2+30x-10=f(x)$ とおくと，
$f(x)$ を x^2-4x+7 で割ることにより

$$
\begin{array}{r}
3x-2 \\
x^2-4x+7\overline{\smash{\big)}\,3x^3-14x^2+30x-10} \\
\underline{3x^3-12x^2+21x} \\
-2x^2+9x-10 \\
\underline{-2x^2+8x-14} \\
x+4
\end{array}
$$

$f(x)=(x^2-4x+7)(3x-2)+x+4$ と表せる。

$x=\dfrac{7}{2-\sqrt{3}\,i}$ のとき，$x^2-4x+7=0$ であるから，

$f\left(\dfrac{7}{2-\sqrt{3}\,i}\right)=\dfrac{7}{2-\sqrt{3}\,i}+4=2+\sqrt{3}\,i+4$

$=\boxed{6+\sqrt{3}\,i}$

(2)　白玉15個，赤玉5個が入っている袋から玉を1個
取り出すとき，これが赤玉である確率は $\dfrac{5}{20}=\dfrac{1}{4}$ で
ある。玉を1個取り出し，もとにもどすことを5回く
り返すとき，4回だけ赤玉が出る確率は，

${}_5C_4\left(\dfrac{1}{4}\right)^4\left(1-\dfrac{1}{4}\right)^1={}_5C_4\cdot\dfrac{3}{4^5}$

5回赤玉が出る確率は，

$\left(\dfrac{1}{4}\right)^5=\dfrac{1}{4^5}$

したがって，求める4回以上赤玉が出る確率は

${}_5C_4\cdot\dfrac{3}{4^5}+\dfrac{1}{4^5}=\dfrac{16}{4^5}=\boxed{\dfrac{1}{64}}$

(3)　$0<a<1$　……① のとき
$\log_{a^2}(a^2-x^2)-\log_a ax\geqq 0$　……② を解く。

②について，底の条件より，
$a^2>0$ かつ $a^2\neq 1$ かつ $a>0$ かつ $a\neq 1$
であるが，①によりこれらは全て成り立つ。

また，②について真数の条件により，
$a^2-x^2>0$　……③かつ $ax>0$　……④である。

③より $x^2-a^2<0$ から
$(x+a)(x-a)<0$
$\therefore\quad -a<x<a$

また，①，④より $x>0$ であるから
$0<x<a$　……⑤

⑤のもとで②を変形すると

$\dfrac{\log_a(a^2-x^2)}{\log_a a^2}-\log_a ax\geqq 0$ より

$\dfrac{\log_a(a^2-x^2)}{2}-\log_a ax\geqq 0$

両辺を2倍して，$\log_a(a^2-x^2)-2\log_a ax\geqq 0$

よって，$\log_a(a^2-x^2)-\log_a a^2x^2\geqq \log_a 1$

$\therefore\quad \log_a\dfrac{a^2-x^2}{a^2x^2}\geqq\log_a 1$

底が $0<a<1$ なので，$\dfrac{a^2-x^2}{a^2x^2}\leqq 1$

両辺に $a^2x^2(>0)$ をかけて，$a^2-x^2\leqq a^2x^2$

$a^2\leqq(a^2+1)x^2$ なので，$\dfrac{a^2}{a^2+1}\leqq x^2$

①より $0<\dfrac{a}{\sqrt{a^2+1}}<a$　および⑤により

$\boxed{\dfrac{a}{\sqrt{a^2+1}}\leqq x<a}$

(4) $\overrightarrow{OA}=\vec{a}$, $\overrightarrow{OB}=\vec{b}$ とし,

$\overrightarrow{OH}=x\vec{a}+y\vec{b}$ ……①とする。

H は △OAB の垂心なので

$\overrightarrow{OH}\perp\overrightarrow{AB}$, $\overrightarrow{AH}\perp\overrightarrow{OB}$ である。

よって,

$\overrightarrow{OH}\cdot\overrightarrow{AB}=\overrightarrow{OH}\cdot(\overrightarrow{OB}-\overrightarrow{OA})$

$=(x\vec{a}+y\vec{b})\cdot(\vec{b}-\vec{a})$

$=x\vec{a}\cdot\vec{b}-x|\vec{a}|^2+y|\vec{b}|^2-y\vec{a}\cdot\vec{b}=0$

ここで,$\vec{a}\cdot\vec{b}=3\times2\times\cos60°=3$ であるので

$3x-9x+4y-3y=0$

$\therefore\quad y=6x$ ……②

また,$\overrightarrow{AH}\cdot\overrightarrow{OB}=(\overrightarrow{OH}-\overrightarrow{OA})\cdot\overrightarrow{OB}$

$=(x\vec{a}+y\vec{b}-\vec{a})\cdot\vec{b}$

$=x\vec{a}\cdot\vec{b}+y|\vec{b}|^2-\vec{a}\cdot\vec{b}=0$

$3x+4y-3=0$

$\therefore\quad 3x+4y=3$ ……③

②,③を連立して解くと

$x=\dfrac{1}{9}$, $y=\dfrac{2}{3}$

①に代入して,$\overrightarrow{OH}=\dfrac{1}{9}\vec{a}+\dfrac{2}{3}\vec{b}$であるので

$\boxed{\overrightarrow{OH}=\dfrac{1}{9}\overrightarrow{OA}+\dfrac{2}{3}\overrightarrow{OB}}$

(5) 2 次関数 $f(x)$ を $f(x)=ax^2+bx+c(a\neq0)$ とおく。

$f(0)=0$ より,$c=0$ ……①

$\displaystyle\lim_{h\to0}\dfrac{f(h)}{h}=-2$ より,$\displaystyle\lim_{h\to0}\dfrac{ah^2+bh+c}{h}=-2$

①より,$\displaystyle\lim_{h\to0}\dfrac{ah^2+bh}{h}=-2$

$\displaystyle\lim_{h\to0}(ah+b)=-2$

$\therefore\quad b=-2$ ……②

したがって,①,②より,$f(x)=ax^2-2x$ ……③

さらに,$\displaystyle\lim_{h\to0}\dfrac{f(2+h)-f(2)}{h}=2$ より,

$\displaystyle\lim_{h\to0}\dfrac{a(2+h)^2-2(2+h)-(4a-4)}{h}=2$

$\displaystyle\lim_{h\to0}\dfrac{a(4+4h+h^2)-4-2h-4a+4}{h}=2$

$\displaystyle\lim_{h\to0}\dfrac{ah^2+4ah-2h}{h}=2$

$\displaystyle\lim_{h\to0}(ah+4a-2)=2$

$4a-2=2$

$\therefore\quad a=1$

③により,$\boxed{f(x)=x^2-2x}$

(注) 微分係数の定義を用いることもできる。

$f(0)=0$ なので,$\displaystyle\lim_{h\to0}\dfrac{f(h)}{h}=-2$ より

$\displaystyle\lim_{h\to0}\dfrac{f(0+h)-f(0)}{h}=-2$

よって,$f'(0)=-2$ ……㋐

$f'(x)=2ax+b$ だから,$f'(0)=b=-2$

また,$\displaystyle\lim_{h\to0}\dfrac{f(2+h)-f(2)}{h}=2$ より

$f'(2)=2$ だから,$f'(2)=4a+b=2$ ……㋑

㋐,㋑より $a=1$, $b=-2$ が得られる。

(6) $f(x)=\displaystyle\int_c^x(3t^2+2at+b)dt$ ……① の両辺を x に

ついて微分すると,

$f'(x)=\dfrac{d}{dx}\displaystyle\int_c^x(3t^2+2at+b)dt$

$=3x^2+2ax+b$ ……② である。

$f(x)$ は $x=1$,$x=3$ で極値をとるので,2 次方程式

$f'(x)=0$ は $x=1$,3 を解にもつ。

よって,解と係数の関係から,

$1+3=-\dfrac{2a}{3}$ かつ $1\times3=\dfrac{b}{3}$

$\therefore\quad a=-6$, $b=9$

したがって,$f'(x)=3x^2-12x+9$ である。

このとき,$f(x)=\displaystyle\int(3x^2-12x+9)dx$

$=x^3-6x^2+9x+C$（C は積分定数）

となるので

$f(2)=2^3-6\cdot2^2+9\cdot2+C=18$ より $C=16$

よって,$f(x)=x^3-6x^2+9x+16$

さらに,①より $f(c)=\displaystyle\int_c^c(3t^2+2at+b)dt=0$ だから

$f(c)=c^3-6c^2+9c+16=0$

$(c+1)(c^2-7c+16)=0$

$c^2-7c+16=0$ の判別式 $D<0$ により,実数解は

$c=-1$

以上から,$\boxed{a=-6,\ b=9,\ c=-1}$

2

〔解答〕

(1)	(2)
$\dfrac{bx}{x^2+a(a+b)}$	$t=\dfrac{b}{2\sqrt{a(a+b)}}$, $x=\sqrt{a(a+b)}$

(3)
$\theta=\dfrac{\pi}{6}$, $\alpha=\dfrac{\pi}{6}$

〔出題者が求めたポイント〕

(1) $\theta=(\theta+\alpha)-\alpha$ と考えて正接の加法定理を用いる。

(2) x の分数式のとる値を調べる場合なので,相加・相乗平均の不等式を用いる。

(3) $\tan\theta\left(0<\theta<\dfrac{\pi}{2}\right)$ の値から θ を求めるので,$\dfrac{\pi}{6}$,$\dfrac{\pi}{4}$,$\dfrac{\pi}{3}$ のいずれかであろうと分かる。

〔解答のプロセス〕

(1) 正接の加法定理により
$\tan\theta$
$= \tan\{(\theta+\alpha)-\alpha\}$
$= \dfrac{\tan(\theta+\alpha)-\tan\alpha}{1+\tan(\theta+\alpha)\tan\alpha}$
……①

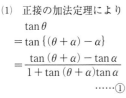

ここで，
$\tan\theta = t,\ \tan\alpha = \dfrac{a}{x},\ \tan(\theta+\alpha) = \dfrac{a+b}{x}$

なので，①により
$t = \dfrac{\dfrac{a+b}{x}-\dfrac{a}{x}}{1+\dfrac{a+b}{x}\cdot\dfrac{a}{x}}$

∴ $\boxed{t = \dfrac{bx}{x^2+a(a+b)}}$

(2) (1)の結果の分子・分母を $x(\neq 0)$ で割ると,
$t = \dfrac{b}{x+\dfrac{a(a+b)}{x}}$ ……②

$x>0,\ \dfrac{a(a+b)}{x}>0$ であるから，相加・相乗平均の不等式により

$x+\dfrac{a(a+b)}{x} \geq 2\sqrt{x\cdot\dfrac{a(a+b)}{x}} = 2\sqrt{a(a+b)}$

等号は $x = \dfrac{a(a+b)}{x}$，つまり $x^2 = a(a+b)$ より $x = \sqrt{a(a+b)}$ のとき成り立つ。

したがって，$x+\dfrac{a(a+b)}{x} \geq 2\sqrt{a(a+b)}$ より

$0 < \dfrac{1}{x+\dfrac{a(a+b)}{x}} \leq \dfrac{1}{2\sqrt{a(a+b)}}$

∴ $0 < \dfrac{b}{x+\dfrac{a(a+b)}{x}} \leq \dfrac{b}{2\sqrt{a(a+b)}}$

（等号は $x=\sqrt{a(a+b)}$ のとき成り立つ）

よって，②より t は $x=\sqrt{a(a+b)}$ のとき最大となり，その値は $\dfrac{b}{2\sqrt{a(a+b)}}$ である。

題意より θ は $0<\theta<\dfrac{\pi}{2}$ をみたすので θ が最大のとき $\tan\theta$ が最大となる。

以上より，θ が最大となるとき $\boxed{t = \dfrac{b}{2\sqrt{a(a+b)}}}$ であり，このときの x は $\boxed{x=\sqrt{a(a+b)}}$

(3) (2)のもとで $b=2a$ のとき
$t = \tan\theta = \dfrac{2a}{2\sqrt{a(a+2a)}} = \dfrac{a}{\sqrt{3a^2}} = \dfrac{1}{\sqrt{3}}$

$0<\theta<\dfrac{\pi}{2}$ だから，$\boxed{\theta = \dfrac{\pi}{6}}$

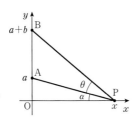

$\tan\alpha = \dfrac{a}{x} = \dfrac{a}{\sqrt{a(a+2a)}} = \dfrac{a}{\sqrt{3a^2}} = \dfrac{1}{\sqrt{3}}$

$0<\alpha<\dfrac{\pi}{2}$ だから，$\boxed{\alpha = \dfrac{\pi}{6}}$

3

〔解答〕

(1)	(2)	(3)	(4)	(5)	(6)	(7)	(8)
0	1	0	-1	$n-1$	$n-3$	$n-2$	60

(9)	(10)	(11)	(12)	(13)
$\dfrac{60}{(n-3)(n-2)}$	$\dfrac{60(n-3)}{n-2}$	60^{99}	175	145

〔出題者が求めたポイント〕

(1)～(6) $S_n = (n-1)(n-3)a_{n+1}$ と $S_n - S_{n-1} = a_n$ を用いれば簡単である。

(7) 漸化式 $a_{n+1}\times f(n+1) = a_n \times f(n)$ をみたす数列 $\{a_n \times f(n)\}$ は，すべての項が $a_1 \times f(1)$ と同じ値になる。
漸化式 $a_{n+1}\times f(n+2) = a_n \times f(n)$ の場合は，間の $f(n+1)$ を補って
$a_{n+1}\times f(n+2) \underline{\times f(n+1)} = a_n \times \underline{f(n+1)} \times f(n)$
とすれば，数列 $\{a_n \underline{\times f(n+1)} \times f(n)\}$ のすべての項が $a_1 \times f(2) \times f(1)$ と同じ値になる。

(8) 数列 $\{(n-2)(n-3)a_n\}$ は，$n \geq 4$ のときすべての項が $\{2\cdot 1\cdot a_4\}$ に等しい。

(9), (10) (8)により a_n が，①により S_n が求まる。

(11) P の値の整数部分は，$10^n \leq P < 10^{n+1}$ となったとき，$n+1$ 桁と分かる

(12) P を16進法で表したとき，その整数部分は，$16^m \leq P < 16^{m+1}$ となったとき $m+1$ 桁と分かる。

〔解答のプロセス〕

(I) $S_n = (n-1)(n-3)a_{n+1}$
$(n=1, 2, 3, \cdots)$ ……① で，

$n=1$ とすると
$S_1 = 0 \times (-2) \times a_2 = 0$
$a_1 = S_1$ により $a_1 = \boxed{0}$
$S_2 = a_1 + a_2 = 0+1 = \boxed{1}$

①で $n=3$ とすると
$S_3 = 2\times 0 \times a_4 = \boxed{0}$

また，$S_3 = a_1+a_2+a_3$ より
$0 = 0+1+a_3$ ∴ $a_3 = \boxed{-1}$

$S_n - S_{n-1} = a_n$ $(n\geq 4)$ に①を代入して
$(n-1)(n-3)a_{n+1} - (n-2)(n-4)a_n = a_n$ より
$(n-1)(n-3)a_{n+1} = \{1+(n-2)(n-4)\}a_n$
∴ $(n-1)(n-3)a_{n+1} = (n-3)^2 a_n$

$n-3 \neq 0$ であるので，両辺を $n-3$ で割ると
$(\boxed{n-1})a_{n+1} = (\boxed{n-3})a_n$ ……②

②の両辺に $(\boxed{n-2})$ をかけると
$(n-1)(n-2)a_{n+1} = (n-2)(n-3)a_n$ ……③

$b_n = (n-2)(n-3)a_n$ $(n=4, 5, 6, \cdots)$ とすると
③より $b_{n+1} = b_n$ となるので

数列 $\{b_n\}$ は公比 1 の等比数列であり
$$b_4 = (4-2)(4-3)a_4$$
$$= 2 \cdot 1 \cdot 30 = 60 \text{ となるから,}$$
数列 $\{b_n\}$ はすべての項が 60 である定数列である。
よって数列 $\{(n-2)(n-3)a_n\}$ もすべての項が $\boxed{60}$ である定数列である。
したがって, $(n-2)(n-3)a_n = 60$ だから
$n \geqq 4$ のとき, $a_n = \boxed{\dfrac{60}{(n-2)(n-3)}}$

また, $a_{n+1} = \dfrac{60}{(n-1)(n-2)}$ だから, ①により

$$S_n = (n-1)(n-3) \cdot \frac{60}{(n-1)(n-2)}$$
$$= \boxed{\frac{60(n-3)}{n-2}}$$

（Ⅱ） $P = S_4 \times S_5 \times S_6 \times \cdots \times S_{102}$

$$= \frac{60 \cdot 1}{2} \times \frac{60 \cdot 2}{3} \times \frac{60 \cdot 3}{4} \times \cdots \times \frac{60 \cdot 99}{100}$$

$$= \frac{60^{99}}{100} = \frac{1}{100} \times \boxed{60^{99}}$$

$$\log_{10} P = \log_{10}\left(\frac{1}{100} \times 60^{99}\right)$$
$$= \log_{10} 10^{-2} + 99 \log_{10} 60$$
$$= -2 + 99(\log_{10} 10 + \log_{10} 2 + \log_{10} 3)$$
$$= -2 + 99(1 + 0.3010 + 0.4771)$$
$$= 174.0319 \text{ より}$$

$10^{174} < P < 10^{175}$ であるから
P の整数部分は $\boxed{175}$ 桁。
また, $16^n \leqq P < 16^{n+1}$ となると,
P を 16 進法で表したとき, その整数部分は $(n+1)$ 桁とわかる。
⑦より $\log_{10} 16^n \leqq \log_{10} P < \log_{10} 16^{n+1}$
$\log_{10} 2^{4n} \leqq 174.0319 < \log_{10} 2^{4(n+1)}$
$4n \times 0.3010 \leqq 174.0319 < 4(n+1) \times 0.3010$

$$n \leqq \frac{174.0319}{1.204} < n+1$$

$n \leqq 144.54\cdots < n+1$ より
整数 n は $n = 144$
したがって, 16 進法では $\boxed{145}$ 桁

第2期

1

〔解答〕

(1)	(2)	(3)
-46	$\dfrac{7}{6}\pi < \theta < \dfrac{11}{6}\pi$	$y = 3x + 11, \ y = 3x - 21$

(4)	(5)	(6)
$-\dfrac{4\sqrt{2}}{3}$	$3 < x \leqq 4$	$\dfrac{73}{729}$

〔出題者が求めたポイント〕

(1)〜(6)のすべてが易しい。1つも落とせない。

(1) $\sqrt{2}+i, \ \sqrt{2}-i$ をそれぞれ 6 乗してもよいが, 式を見やすくするために文字に置換して,
3次式の式変形
$$a^3 + b^3 = (a+b)(a^2 - ab + b^2)$$
または
$$a^3 + b^3 = (a+b)^3 - 3ab(a+b)$$
を用いる方がよい。

(2) 2倍角の公式を用いて $\sin\theta$ の不等式に直せばよいが, $\pi < \theta < 2\pi$ に注意する。

(3) 曲線 $y = f(x)$ 上の $x = t$ の点における接線の傾きは $f'(t)$ であるから, $f'(t) = 3$ をみたす t を求める。

(4) $\displaystyle\int_\alpha^\beta (x-\alpha)(x-\beta)dx = -\frac{1}{6}(\beta-\alpha)^3$

が使えるのだろうと予想できても, $4x^2 - 4x - 1$ の x^2 の係数 4 を忘れやすいので注意する。

(5) はじめに真数の条件をきちんと考えておく。

(6) 1 または 2 の目が 4 回か 5 回か 6 回出るときの反復試行の確率を求める。

〔解答のプロセス〕

(1) $\sqrt{2}+i = A, \ \sqrt{2}-i = B$ とおくと

与式 $= A^6 + B^6$
$= (A^2)^3 + (B^2)^3$
$= (A^2 + B^2)(A^4 - A^2 B^2 + B^4)$ ……①

である。

$A^2 = (\sqrt{2}+i)^2 = 2 + 2\sqrt{2}i - 1 = 1 + 2\sqrt{2}i$
$B^2 = (\sqrt{2}-i)^2 = 2 - 2\sqrt{2}i - 1 = 1 - 2\sqrt{2}i$

より

$A^4 = (1 + 2\sqrt{2}i)^2 = 1 + 4\sqrt{2}i - 8 = -7 + 4\sqrt{2}i$
$B^4 = (1 - 2\sqrt{2}i)^2 = 1 - 4\sqrt{2}i - 8 = -7 - 4\sqrt{2}i$
$A^2 B^2 = (1 + 2\sqrt{2}i)(1 - 2\sqrt{2}i) = 1 + 8 = 9$

①に代入して,

与式 $= (1 + 2\sqrt{2}i + 1 - 2\sqrt{2}i)$
$\qquad\qquad \times (-7 + 4\sqrt{2}i - 9 - 7 - 4\sqrt{2}i)$
$= 2 \times (-23)$
$= \boxed{-46}$

(2) 2倍角の公式により
$\cos 2\theta = 1 - 2\sin^2\theta$ であるので
与不等式は $1 - 2\sin^2\theta < \sin\theta + 1$ となるから,

$$2\sin^2\theta + \sin\theta > 0$$
$$\sin\theta(2\sin\theta + 1) > 0$$
$$\therefore \quad \sin\theta < -\frac{1}{2}, \quad \sin\theta < 0$$

$\pi < \theta < 2\pi$ の範囲では,

θは $\boxed{\dfrac{7}{6}\pi < \theta < \dfrac{11}{6}\pi}$

(3) $y = x^3 - 3x^2 - 6x + 6 = f(x)$ とする.

曲線 $y = f(x)$ 上の点 $(t, f(t))$ における接線の傾きが3

となるときの t は, $f'(t) = 3$ より $3t^2 - 6t - 6 = 3$

$$3t^2 - 6t - 9 = 0$$
$$3(t+1)(t-3) = 0$$
$$\therefore \quad t = -1, \ 3$$

よって, 傾きが3である接線の接点は

$$f(-1) = -1 - 3 + 6 + 6 = 8,$$
$$f(3) = 27 - 27 - 18 + 6 = -12 \text{ より}$$

$(-1, \ 8)$ と $(3, \ -12)$ であるから,

求める直線の方程式は

$y - 8 = 3(x+1)$ と $y + 12 = 3(x-3)$ より

$$\boxed{y = 3x + 11, \ y = 3x - 21}$$

(4) $4x^2 - 4x - 1 = 0$ とすると, これをみたす x の値は

$$x = \frac{4 \pm \sqrt{16 + 16}}{8} = \frac{4 \pm 4\sqrt{2}}{8} = \frac{1 \pm \sqrt{2}}{2}$$

であるので

$$4x^2 - 4x - 1 = 4\left(x - \frac{1-\sqrt{2}}{2}\right)\left(x - \frac{1+\sqrt{2}}{2}\right)$$

とかける. よって,

$$\text{与式} = \int_{\frac{1-\sqrt{2}}{2}}^{\frac{1+\sqrt{2}}{2}} 4\left(x - \frac{1-\sqrt{2}}{2}\right)\left(x - \frac{1+\sqrt{2}}{2}\right)dx$$

$$= 4\left\{-\frac{1}{6}\left(\frac{1+\sqrt{2}}{2} - \frac{1-\sqrt{2}}{2}\right)^3\right\}$$

$$= -\frac{2}{3}(\sqrt{2})^3 = \boxed{-\frac{4\sqrt{2}}{3}}$$

(5) 真数条件より

$x^2 - x - 6 > 0$ ……① かつ $2x - 5 > 0$ ……②

である.

①を解くと $x < -2, \ 3 < x$, ②を解くと $x > \dfrac{5}{2}$ であ

るから, ①かつ②となる x は $x > 3$ ……③である.

③のもとで不等式

$\log_2(x^2 - x - 6) - \log_2(2x - 5) \leqq 1$ を解く.

$\log_2(x^2 - x - 6) \leqq \log_2 2 + \log_2(2x - 5)$ より

$\log_2(x^2 - x - 6) \leqq \log_2 2(2x - 5)$

底 $2 > 1$ より $x^2 - x - 6 \leqq 2(2x - 5)$

整理すると $x^2 - 5x + 4 \leqq 0$ となるので,

$(x - 1)(x - 4) \leqq 0$

③との共通部分 $\boxed{3 < x \leqq 4}$ である.

(6) サイコロを1回振るとき, 1または2の目が出る,

つまり, Pが正の方向に1進む確率は $\dfrac{2}{6} = \dfrac{1}{3}$

よって, Pが負の方向に2進む確率は $1 - \dfrac{1}{3} = \dfrac{2}{3}$ で

ある.

サイコロを6回振ってPを動かすとき, Pの x 座標

が0以上である場合は, 1または2の目が4回以上出

る場合なので, 求める確率は

$$_6C_4\left(\frac{1}{3}\right)^4\left(\frac{2}{3}\right)^2 + {}_6C_5\left(\frac{1}{3}\right)^5\left(\frac{2}{3}\right)^1 + {}_6C_6\left(\frac{1}{3}\right)^6$$

$$= \frac{15 \times 4}{3^6} + \frac{6 \times 2}{3^6} + \frac{1}{3^6}$$

$$= \frac{73}{3^6} = \boxed{\frac{73}{729}}$$

2

〔解答〕

(1)	(2)	(3)	(4)	(5)	(6)
$-1+t$	$-t$	$-1+t$	$-t$	$\dfrac{3}{4}$	$t^2 - t + \dfrac{5}{8}$

(7)	(8)	(9)	(10)	(11)
$\dfrac{1}{2}$	$\dfrac{3}{8}$	$\dfrac{\sqrt{3}}{2}$	$\dfrac{3}{4}$	$\dfrac{\sqrt{3}}{3}$

〔出題者が求めたポイント〕

空間ベクトルの問題である. 図を描いておけばていねい
な誘導があるので手はとまらないはず.

なお, (7)で L が AB の中点の場合と分かり, 二等辺三
角形 OLC をとり出すと, $|\overrightarrow{\mathrm{LO}}|, |\overrightarrow{\mathrm{LM}}|$ を求める計算は少
くて済むが, ベクトルの絶対値の計算によっても大した
ことはない.

(11)については, 内積 $\overrightarrow{\mathrm{LO}} \cdot \overrightarrow{\mathrm{LM}}$ を定義でも表すことによ
り $\cos\theta$ の値が得られる. この問題も完答したい.

〔解答のプロセス〕

$\overrightarrow{\mathrm{LO}} = -\overrightarrow{\mathrm{OL}}$

$\quad = -\{(1-t)\overrightarrow{\mathrm{OA}} + t\overrightarrow{\mathrm{OB}}\}$

$\quad = -(1-t)\vec{a} - t\vec{b}$

$\quad = (\boxed{-1+t})\vec{a} + (\boxed{-t})\vec{b}$

$\overrightarrow{\mathrm{LM}} = \overrightarrow{\mathrm{OM}} - \overrightarrow{\mathrm{OL}}$

$\quad = \dfrac{3}{4}\overrightarrow{\mathrm{OC}} - \overrightarrow{\mathrm{OL}}$

$\quad = (\boxed{-1+t})\vec{a} + (\boxed{-t})\vec{b} + \boxed{\dfrac{3}{4}}\vec{c}$

よって,

$\overrightarrow{\mathrm{LO}} \cdot \overrightarrow{\mathrm{LM}}$

$= ((-1+t)\vec{a} - t\vec{b}) \cdot ((-1+t)\vec{a} - t\vec{b} + \dfrac{3}{4}\vec{c})$

$= (-1+t)^2|\vec{a}|^2 - t(-1+t)\vec{a}\cdot\vec{b} + (-1+t)\dfrac{3}{4}\vec{a}\cdot\vec{c}$

$\quad - t(-1+t)\vec{a}\cdot\vec{b} + t^2|\vec{b}|^2 - \dfrac{3}{4}t\vec{b}\cdot\vec{c}$

ここで

$|\vec{a}|^2 = |\vec{b}|^2 = 1$

$\vec{a}\cdot\vec{b} = \vec{b}\cdot\vec{c} = \vec{a}\cdot\vec{c} = 1 \times 1 \times \cos 60° = \dfrac{1}{2}$ だから,

$$\overrightarrow{\mathrm{LO}}\cdot\overrightarrow{\mathrm{LM}}$$

$$= (-1+t)^2 - t(-1+t)\cdot\frac{1}{2} + (-1+t)\frac{3}{4}\cdot\frac{1}{2}$$
$$\qquad\qquad - t(-1+t)\cdot\frac{1}{2} + t^2 - \frac{3}{4}\,t\cdot\frac{1}{2}$$

$$= \boxed{t^2 - t + \frac{5}{8}}$$

$$= \left(t - \boxed{\frac{1}{2}}\right)^2 + \boxed{\frac{3}{8}}$$

よって，$t = \dfrac{1}{2}$ のとき最小値 $\dfrac{3}{8}$ をとる。

このとき

$$\overrightarrow{\mathrm{LO}} = -\frac{1}{2}\vec{a} - \frac{1}{2}\vec{b}, \quad \overrightarrow{\mathrm{LM}} = -\frac{1}{2}\vec{a} - \frac{1}{2}\vec{b} + \frac{3}{4}\vec{c}$$

であり，

$$|\overrightarrow{\mathrm{LO}}|^2 = \left|-\frac{1}{2}\vec{a} - \frac{1}{2}\vec{b}\right|^2$$
$$= \frac{1}{4}|\vec{a}|^2 + \frac{1}{2}\vec{a}\cdot\vec{b} + \frac{1}{4}|\vec{b}|^2$$
$$= \frac{1}{4} + \frac{1}{2}\cdot\frac{1}{2} + \frac{1}{4} = \frac{3}{4}$$

$$\therefore \ |\overrightarrow{\mathrm{LO}}| = \boxed{\frac{\sqrt{3}}{2}}$$

$$|\overrightarrow{\mathrm{LM}}|^2 = \left|-\frac{1}{2}\vec{a} - \frac{1}{2}\vec{b} + \frac{3}{4}\vec{c}\right|^2$$
$$= \frac{1}{4}|\vec{a}|^2 + \frac{1}{4}|\vec{b}|^2 + \frac{9}{16}|\vec{c}|^2$$
$$\qquad + \frac{1}{2}\vec{a}\cdot\vec{b} - \frac{3}{4}\vec{b}\cdot\vec{c} - \frac{3}{4}\vec{c}\cdot\vec{a}$$
$$= \frac{1}{4} + \frac{1}{4} + \frac{9}{16} + \frac{1}{2}\cdot\frac{1}{2} - \frac{3}{4}\cdot\frac{1}{2} - \frac{3}{4}\cdot\frac{1}{2}$$
$$= \frac{9}{16}$$

$$\therefore \ |\overrightarrow{\mathrm{LM}}| = \boxed{\frac{3}{4}}$$

また，$\overrightarrow{\mathrm{LO}}\cdot\overrightarrow{\mathrm{LM}} = |\overrightarrow{\mathrm{LO}}||\overrightarrow{\mathrm{LM}}|\cos\theta$ であるので，
$\overrightarrow{\mathrm{LO}}\cdot\overrightarrow{\mathrm{LM}}$ が最小となるとき

$$\frac{3}{8} = \frac{\sqrt{3}}{2}\times\frac{3}{4}\times\cos\theta$$

$$\therefore \ \cos\theta = \frac{1}{\sqrt{3}} = \boxed{\frac{\sqrt{3}}{3}}$$

❸

〔解答〕

(1)
$(\alpha,\ \beta) = \left(1,\ \dfrac{1}{2}-p\right), \left(-\dfrac{1}{2},\ \dfrac{1}{2}+\dfrac{1}{2}p\right)$

(2)
$(\alpha,\ \beta) = \left(1,\ \dfrac{1}{2}-p\right)$ のとき $3\left(\dfrac{1}{2}-p\right)^{n-1}$,
$(\alpha,\ \beta) = \left(-\dfrac{1}{2},\ \dfrac{1}{2}+\dfrac{1}{2}p\right)$ のとき $\dfrac{3}{2}\left(\dfrac{1}{2}+\dfrac{p}{2}\right)^{n-1}$

(3)
12

〔出題者が求めたポイント〕

連立漸化式である。

$$\begin{cases} x_{n+1} = px_n + qy_n \\ y_{n+1} = rx_n + sy_n \end{cases}$$

のタイプの一般項 $x_n,\ y_n$ を求めるためのヒントが(1)である。

　等比型 $x_{n+1} + \alpha y_{n+1} = \beta(x_n + \alpha y_n)$ から

　一般項 $x_n + \alpha y_n = (x_1 + \alpha y_1)\beta^{n-1}$ が 2 通りできるので，$\{x_n\}$, $\{y_n\}$ の一般項 $x_n,\ y_n$ を求めることができる。時間内に(3)まで解くのは無理かもしれないが，特に難しい問題ではない。

〔解答のプロセス〕

(1)　$x_{n+1} = \dfrac{1}{2}(x_n - py_n) = \dfrac{1}{2}x_n - \dfrac{p}{2}y_n$ と

$$y_{n+1} = -px_n + \frac{1}{2}(1-p)y_n \text{ により}$$

$$x_{n+1} + \alpha y_{n+1}$$
$$= \left(\frac{1}{2}x_n - \frac{p}{2}y_n\right) + \alpha\left\{-px_n + \frac{1}{2}(1-p)y_n\right\}$$
$$= \left(\frac{1}{2} - \alpha p\right)x_n + \left\{-\frac{p}{2} + \frac{\alpha}{2}(1-p)\right\}y_n \quad \cdots\cdots①$$

一方，$x_{n+1} + \alpha y_{n+1} = \beta(x_n + \alpha y_n)$
$$= \beta x_n + \alpha\beta y_n \quad \cdots\cdots② \text{ であるから}$$

$$\begin{cases} \beta = \dfrac{1}{2} - \alpha p \quad \cdots\cdots③ \\ \alpha\beta = -\dfrac{p}{2} + \dfrac{\alpha}{2}(1-p) \quad \cdots\cdots④ \end{cases}$$

のとき，$n = 1,\ 2,\ 3,\ \cdots$ について，①，②は成り立つ。
③，④より，β を消去すると

$$\alpha\left(\frac{1}{2} - \alpha p\right) = -\frac{p}{2} + \frac{\alpha}{2}(1-p)$$

$$\frac{\alpha}{2} - \alpha^2 p = -\frac{p}{2} + \frac{\alpha}{2} - \frac{\alpha p}{2}$$

$$-2\alpha^2 p = -p - \alpha p$$

$p \neq 0$ なので両辺を p で割って整理すると

$$2\alpha^2 - \alpha - 1 = 0$$
$$(\alpha - 1)(2\alpha + 1) = 0$$

$$\therefore \ \alpha = 1,\ -\frac{1}{2}$$

③より，$\alpha = 1$ のとき $\beta = \dfrac{1}{2} - p$,

$$\alpha = -\frac{1}{2} \text{ のとき } \beta = \frac{1}{2} + \frac{1}{2}p$$

よって

$$\boxed{(\alpha,\ \beta) = \left(1,\ \frac{1}{2}-p\right),\ \left(-\frac{1}{2},\ \frac{1}{2}+\frac{1}{2}p\right)}$$

(2) $(\alpha,\ \beta)=\left(1,\ \dfrac{1}{2}-p\right)$ のとき

$$x_{n+1}+y_{n+1}=\left(\dfrac{1}{2}-p\right)(x_n+y_n)$$

よって，数列 $\{x_n+y_n\}$ は，初項 $x_1+y_1=3$，公比 $\dfrac{1}{2}-p$ の等比数列なので，一般項は

$$x_n+y_n=\boxed{3\left(\dfrac{1}{2}-p\right)^{n-1}} \quad \cdots\cdots ⑤$$

$(\alpha,\ \beta)=\left(-\dfrac{1}{2},\ \dfrac{1}{2}+\dfrac{1}{2}p\right)$ のとき

$$x_{n+1}-\dfrac{1}{2}y_{n+1}=\left(\dfrac{1}{2}+\dfrac{1}{2}p\right)\left(x_n-\dfrac{1}{2}y_n\right)$$

よって，数列 $\left\{x_n-\dfrac{1}{2}y_n\right\}$ は，初項 $x_1-\dfrac{1}{2}y_1=\dfrac{3}{2}$，

公比 $\dfrac{1}{2}+\dfrac{1}{2}p$ の等比数列なので，一般項は

$$x_n-\dfrac{1}{2}y_n=\boxed{\dfrac{3}{2}\left(\dfrac{1}{2}+\dfrac{1}{2}p\right)^{n-1}} \quad \cdots\cdots ⑥$$

(3) ⑤－⑥により

$$\dfrac{3}{2}y_n=3\left(\dfrac{1}{2}-p\right)^{n-1}-\dfrac{3}{2}\left(\dfrac{1}{2}+\dfrac{1}{2}p\right)^{n-1}$$

$p=0.02=\dfrac{2}{100}$ のとき

$$\dfrac{3}{2}y_n=3\left(\dfrac{1}{2}-\dfrac{2}{100}\right)^{n-1}-\dfrac{3}{2}\left(\dfrac{1}{2}+\dfrac{1}{2}\cdot\dfrac{2}{100}\right)^{n-1}$$

$$\dfrac{3}{2}y_n=3\left(\dfrac{48}{100}\right)^{n-1}-\dfrac{3}{2}\left(\dfrac{51}{100}\right)^{n-1}$$

$$\therefore \quad y_n=2\left(\dfrac{48}{100}\right)^{n-1}-\left(\dfrac{51}{100}\right)^{n-1}$$

$y_n\geqq0$ となる n を求める。

$$2\left(\dfrac{48}{100}\right)^{n-1}-\left(\dfrac{51}{100}\right)^{n-1}\geqq0$$

両辺に $100^{n-1}(>0)$ をかけて整理すると

$$2\cdot48^{n-1}\geqq51^{n-1}$$
$$2^{4n-3}\cdot3^{n-1}\geqq3^{n-1}\cdot17^{n-1}$$

両辺を $3^{n-1}(>0)$ で割ると

$$2^{4n-3}\geqq17^{n-1}$$

両辺の常用対数をとると

$$\log_{10}2^{4n-3}\geqq\log_{10}17^{n-1}$$
$$(4n-3)\log_{10}2\geqq(n-1)\log_{10}17$$
$$=(n-1)\log_{10}(1.7\times10)$$
$$=(n-1)(\log_{10}1.7+1)$$
$$(4n-3)\times0.3010\geqq(n-1)\times(0.2304+1)$$
$$1.204n-0.9030\geqq1.2304n-1.2304$$
$$0.0264n\leqq0.3274$$
$$n\leqq12.40\cdots$$

よって求める最大の自然数 n は $n=\boxed{12}$

化 学

解 答　　30年度

酪農学園大学（獣医）30年度　(73)

第1期

❶

〔解答〕

1) ① オストワルト　② 一酸化窒素
　③ 二酸化窒素　④ 不動態

2) $NH_4NO_2 \longrightarrow N_2 + 2H_2O$

3) $NH_3 + 2O_2 \longrightarrow HNO_3 + H_2O$

4) $Ag + 2HNO_3 \longrightarrow AgNO_3 + NO_2 + H_2O$

5) 281g

〔出題者が求めたポイント〕

窒素の化合物（硝酸）

2)の N_2 の実験室的製法の出題は少し珍しい。他は教科書レベルなので、しっかり解く。

〔解答のプロセス〕

1) うっかり化学式で答えないよう注意。

3) $4NH_3 + 5O_2 \longrightarrow 4NO + 6H_2O$
　$2NO + O_2 \longrightarrow 2NO_2$
　$3NO_2 + H_2O \longrightarrow 2HNO_3 + NO$
　3つの素反応を足し合わせる。

4) $Ag \longrightarrow Ag^+ + e^-$
　$HNO_3 + H^+ + e^- \longrightarrow NO_2 + H_2O$

5) $\dfrac{100}{22.4} \times 63 = 281.2 \cdots (g)$

❷

〔解答〕

1) $C_4H_8O_2$

2) $\ddot{O} :: C :: \ddot{O}$

3) A　$CH_3CH_2-\overset{\displaystyle \quad}{\underset{\displaystyle O}{C}}-O-CH_3$

　B　$H-\overset{\displaystyle \quad}{\underset{\displaystyle O}{C}}-O-CH_2CH_2CH_3$

　C　$CH_3-\overset{\displaystyle CH_3}{\underset{\displaystyle \quad}{CH}}-\overset{\displaystyle \quad}{\underset{\displaystyle O}{C}}-OH$

4) D　プロピオン酸　E　メタノール　F　ギ酸
　G　1-プロパノール　H　プロピオンアルデヒド

5) $3CH_3CH_2CH_2OH + Cr_2O_7^{2-} + 8H^+$
　$\longrightarrow 3CH_3CH_2CHO + 2Cr^{3+} + 7H_2O$

〔出題者が求めたポイント〕

有機化学，エステルの構造決定

4)，5)は変わった問題であるが、難しい問題ではない。

〔解答のプロセス〕

1) $C : H : O = \dfrac{6.0}{12} : \dfrac{1.0}{1} : \dfrac{4.0}{16} = 2 : 4 : 1$

　組成式は C_2H_4O で、分子量 88 から $C_4H_8O_2$

2) Dはカルボン酸であり、炭酸よりも強い酸である。

ゆえに、発生した気体とは、CO_2 である。

3) Eはメタノール（CH_3OH）であるから、Dは炭素数 3 のカルボン酸である。この構造は一種のみで、
　$\underset{\text{D}}{CH_3CH_2COOH} + \underset{\text{E}}{HOCH_3} \longrightarrow \underset{\text{A}}{CH_3CH_2COOCH_3}$

Fは還元性をもっていることから、ギ酸（HCOOH）である。

Gは炭素数 3 のアルコールであるが、2 段階酸化されているので、第一級アルコールである。

$\underset{\text{F}}{HCOOH} + \underset{\text{G}}{HOCH_2CH_2CH_3} \longrightarrow HCOOCH_2CH_2CH_3$

Cはカルボン酸で、枝分かれの構造をもつアルコールなので、一種しか考えられない。

$CH_3-\overset{\displaystyle \quad}{\underset{\displaystyle CH_3}{CH}}-COOH$

4) D，HはGの1-プロパノールを酸化したもの。
　化合物名の出題は稀だがおさえておきたい。

5) $CH_3CH_2CH_2OH \longrightarrow CH_3CH_2CHO + 2H^+ + 2e^-$
　$Cr_2O_7^{2-} + 14H^+ + 6e^- \longrightarrow 2Cr^{3+} + 7H_2O$
　の 2 つの半反応式を組み合わせる。

❸

〔解答〕

1) $C_2H_6(気) + \dfrac{7}{2}O_2(気)$
　$= 2CO_2(気) + 3H_2O(液) + 1561kJ$

2) $2C(黒鉛) + 3H_2(気) = C_2H_6(気) + 85kJ$

3) 136

4) 15%

5) 0.16MJ

6) ① ○　② ×　③ ○　④ ○　⑤ ×

〔出題者が求めたポイント〕

熱化学方程式，触媒

1)～3)までは平易。4)，5)にどれだけ時間をかけられるかである。

〔解答のプロセス〕

1) エタン（C_2H_6）60.0g は 2.00mol であるから、エタンの燃焼熱は 1561kJ/mol となる。

2) $2C(黒鉛) + 2O_2(気) = 2CO_2(気) + 394 \times 2kJ$

　$3H_2(気) + \dfrac{3}{2}O_2(気) = 3H_2O(液) + 286 \times 3kJ$

　$+\Big) \; -C_2H_6(気) - \dfrac{7}{2}O_2(気) = -2CO_2(気) - 3H_2O(液) - 1561kJ$

　$\overline{2C(黒鉛) + 3H_2(気) = C_2H_6(気) + 85kJ}$

3) $C_2H_6(気) + \dfrac{7}{2}O_2(気) = 2CO_2(気) + 3H_2O(液) + 1561kJ$

　$-C_2H_4(気) - 3O_2(気) = -2CO_2(気) - 2H_2O(液) - 1411kJ$

　$+\Big) \; -H_2(気) - \dfrac{1}{2}O_2(気) = -H_2O(液) - 286 \; kJ$

$$C_2H_6(気) \quad = C_2H_4(気) + H_2(気) - 136kJ$$

4)

	反応前	⟶	反応後		
	エタン	⟶	エタン	エチレン	水素
生成比	$\dfrac{2}{3}$		$\dfrac{2}{3}(1-x)$	$\dfrac{2}{3}x$	$\dfrac{2}{3}x$
物質量	$\dfrac{1.00 \times 10^5 \times 200}{300R}$	⟶	$\dfrac{1.00 \times 10^5 \times 238}{310R}$		

ここから,

$$\frac{2}{3} : \frac{2}{3}(1+x) = \frac{2}{3R} \times 10^5 : \frac{238}{310R} \times 10^5$$

$$x = \frac{47}{310} = 0.151\cdots$$

5) 反応したエタンは 15% 分であるから，求めるエネルギーは

$$\frac{1.00 \times 10^5 \times 200}{300 \times 8.3 \times 10^3} \times 0.15 \times 136 = 1.638\cdots \times 10^2 [kJ]$$

6)① 触媒により活性化エネルギーの小さい過程を通ることができるようになる。正しい。

② 触媒を加えたことで，平衡定数が変わることはない。すなわち，正反応・逆反応どちらかが促進される，ということはない。誤り。

③ 正しい。

④ 正しい。

⑤ 結合エネルギーは変化しない。誤り。

❹

〔解答〕

1) $FeCl_3 + 3H_2O \longrightarrow Fe(OH)_3 + 3HCl$

2) チンダル現象
コロイド粒子に衝突した光が散乱されるから。(21 文字)

3) ブラウン運動
溶媒分子がコロイド粒子に衝突しているから。(21 文字)

4) 透析

5) 疎水コロイド，凝析

6) 5.0×10^2 個

〔出題者が求めたポイント〕

コロイド溶液
知識問題で，教科書レベル。

〔解答のプロセス〕

2) 説明には，光がコロイド粒子に衝突することが示されるとよい。

3) 限外顕微鏡では粒子の大きいコロイド粒子は観察されるが，溶媒分子は見ることができない。これが衝突することで，コロイド粒子の軌道を変えている。

5) 電解質が少量で済むのは疎水コロイドである。よって，沈殿現象は凝析である。
水酸化鉄(Ⅲ)コロイドが疎水性，と覚えておいてもよい。

6) $n = \dfrac{\Pi V}{RT} = \dfrac{1.245 \times 10^2 \times 0.2}{8.3 \times 10^3 \times 300} = 1.00 \times 10^{-5} mol$

元々あった Fe^{3+} は，$0.50 \times \dfrac{10}{1000} = 5.0 \times 10^{-3} mol$ であるから，

$$\frac{5.0 \times 10^{-3}}{1.0 \times 10^{-5}} = 5.0 \times 10^2 (個)$$

酪農学園大学（獣医）30 年度　（75）

第2期

❶

〔解答〕

1) ① アルカリ土類　② 炭酸カルシウム
　　③ 炭酸水素カルシウム　④ 酸化カルシウム
　　⑤ アンモニアソーダ（ソルベー）
　　⑥ 水酸化カルシウム

2) (a) B　(b) B　(c) B　(d) A

3) (i) $Ca(HCO_3)_2 + H_2SO_4 \longrightarrow CaSO_4 + 2H_2O + 2CO_2$
　 (ii) $Ca(OH)_2 + CO_2 \longrightarrow CaCO_3 + H_2O$

〔出題者が求めたポイント〕

アルカリ土類（カルシウム）
教科書レベルから1歩踏み込んだ内容。演習を重ねていれば、見たことのある内容であろう。

〔解答のプロセス〕

1) ③ $CaCO_3$ から $Ca(HCO_3)_2$ の変化は、石灰水の反応としても知られている。
　 $Ca(OH)_2 + CO_2 \longrightarrow CaCO_3 + H_2O$（白濁）
　 $CaCO_3 + CO_2 + H_2O \longrightarrow Ca(HCO_3)_2$（色が消える）

2) 同じ2族元素であるが、マグネシウムはアルカリ土類に分類されていない。
　 (a) マグネシウムは熱水とは反応する。
　 (b) $MgSO_4$ は乾燥剤としても用いられる。
　 (c) Mg の単体は、火をつけると白い輝きを放って燃えるが、Mg には炎色反応がない。
　 (d) アルカリ土類の Ca は水酸化物が強塩基性となる。

3) (i) $Ca(HCO_3)_2$ で、白濁した、と出れば $CaCO_3$ を連想してしまいそうになるが、ここは $CaSO_4$ である。
　 (ii) 石灰水の白濁（CO_2 の検出）である。

❷

〔解答〕

1) ① 酸化　② 還元
　　③ 起電力　④ 活物質

2) (ア) $H_2 \longrightarrow 2H^+ + 2e^-$
　 (イ) $O_2 + 4H^+ + 4e^- \longrightarrow 2H_2O$
　 （全体の反応）$2H_2 + O_2 \longrightarrow 2H_2O$

3) 80%

4) $CH_4 + 2H_2O \longrightarrow CO_2 + 4H_2$

5) 0.200g

〔出題者が求めたポイント〕

燃料電池
近年、よく出題されているので要注意。難易度は平易

〔解答のプロセス〕

1) ①、② 電池は負極から e^- が放出され、正極に戻る。
　 そのため、負極では e^- が放出される酸化反応、正極では取り込まれる還元反応がおこる。

2) リン酸型燃料電池なので、H^+ が作られる反応とすればよい。

3) H_2 1.12L は 0.050mol であるから、流れた e^- は 0.10mol
　 これを電気量に換算すれば
　　 $9.65 \times 10^4 \times 0.1 = 9650$[C]
　 対して、実際に流れたのは、
　　 $2.0 \times 3860 = 7720$[C]
　 よって、$\dfrac{7720}{9650} = 0.80$

5) 反応比から、
　　 $\dfrac{1.12}{22.4} \times \dfrac{1}{4} \times 16 = 0.200$[g]

❸

〔解答〕

1) ① 酸　② 塩酸
　　③ 塩基　④ 水酸化ナトリウム

2) 362g

3) ⑤ カルボキシ　⑥ アミノ　⑦ 双性
　　⑧ 陽　⑨ 陰　⑩ 等電点

4) 強酸性）

$$HOOC-(CH_2)_2-\overset{\overset{H}{|}}{\underset{\underset{N^+H_3}{|}}{C}}-COOH$$

強塩基性）

$$^-OOC-(CH_2)_2-\overset{\overset{H}{|}}{\underset{\underset{NH_2}{|}}{C}}-COO^-$$

5) C

〔出題者が求めたポイント〕

イオン交換樹脂、アミノ酸

5) 吸着の原理が分かっていなくても、それぞれの等電点がどうなっているかを考えれば解ける。

〔解答のプロセス〕

2) スチレン（分子量 104）と p−ジビニルベンゼン（分子量 130）の共重合は付加重合なので、この反応で取り除かれる分子はない。
　 スチレン 208g は 2mol に相当するから、
　 p−ジビニルベンゼンは $\dfrac{2}{9}$ mol = 57.77…g 使う。
　 次に、スルホン化による質量増加は、SO_3 分なので、
　　 2[mol] × 0.60 × 80 = 96[g]
　 よって、
　　 208 + 57.77… + 96 = 361.77…

4) 強酸性下では、弱酸のカルボキシ基はイオンになれず、弱塩基のアミノ基がイオン化した状態となる。
　 強塩基性下では逆に、カルボキシ基のみがイオンとなる。

5)

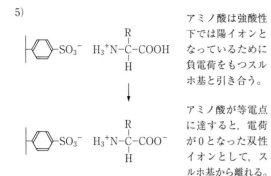

アミノ酸は強酸性下では陽イオンとなっているために負電荷をもつスルホ基と引き合う。

アミノ酸が等電点に達すると、電荷が0となった双性イオンとして、スルホ基から離れる。

「pHを上げながら」溶出していくので、(酸性アミノ酸)→(中性)→(塩基性)の順で出てくる。

4

〔解答〕
1) $CH_3COOCH_3 + H_2O \longrightarrow CH_3COOH + CH_3OH$
2) $0.008(1/min)$
3) C
4) $0.18 mol/L$
5) 40分後

〔出題者が求めたポイント〕
反応速度(一次反応)
普通の問題では反応時間と併記されているのは濃度であるが、この問題では水酸化ナトリウムの滴下量になっていることに注意。自分で濃度に換算する必要がある。

〔解答のプロセス〕
2) NaOHは反応液1.0mL中のHClと反応後のCH$_3$COOHの両方と反応している。$t=0$のときは$[CH_3COOH]=0$であるから、滴下量のうち2.4mLはHClと反応した分で、この量は反応の進行によって変化しない(H^+は触媒として働いているから)。
$t=10[min]$の滴下量 $2.7-2.4=0.3[mL]$ を CH_3COOH の濃度に換算していくと、
$t=0$　$[CH_3COOH]=0$　$[CH_3COOCH_3]=0.80$
$t=10$　$[CH_3COOH]=0.06$　$[CH_3COOCH_3]=0.74$
(単位:t[min]、他は[mol/L])
よって、$\dfrac{0.06[mol/L]}{10[min]} = k \cdot \dfrac{0.80+0.74}{2}$

$k = \dfrac{0.06}{10 \times 0.77} = 0.0077\cdots[1/min]$

3) 反応速度定数は時間によって変化しないが、平均反応速度は濃度Cの減少にともなって小さくなる。
4) 640〜2560minのデータで滴下量が変化しないのは反応が平衡に達したためである。CH_3COOHの濃度を求めていくと、

$C \times 1 \times \dfrac{1}{1000} = 0.20 \times 1 \times \dfrac{3.1}{1000}$

$C = 0.62[mol/L]$

反応比から、$[CH_3COOCH_3] = 0.18 mol/L$
5) 10℃ごとに反応速度が2.0倍なので、55℃(+30℃)では8.0倍となる。よって、5.1mLとなるまでの時間も$\dfrac{1}{8}$となるから、$320 \times \dfrac{1}{8} = 40[min]$

生 物

解 答

30年度

第1期

❶

〔解答〕

1）①器官　②上皮組織　③結合組織
　　④筋組織　　⑤神経組織
2）接着結合
3）(a)カドヘリン　(b)アクチンフィラメント
　　(c)カドヘリン　(d)中間径フィラメント
　　(e)インテグリン　(f)中間径フィラメント
4）カルシウムイオン(Ca^{2+})

〔出題者の求めるポイント〕

動物の組織，細胞接着，細胞骨格など

1）～4）動物の組織，細胞接着，細胞骨格などに関する基本知識を問う出題。これらに関する出題は現行課程になってから頻出であり，確実に得点したい。

　　動物の組織は大きく4つに分かれ，ここで問われる細胞接着は，そのうち主として上皮組織と結合組織に関わっている。細胞接着では接着タンパク質が重要な役割を果たし，密着結合ではクローディン，接着結合やデスモソームではカドヘリン，ヘミデスモソームではインテグリンがはたらいている。なかでもカドヘリンにはE型，N型があり，同じ型どうしでないと結合を形成しない。E型は神経胚期の表皮の細胞で，N型は神経板の細胞で発現し，両生類の神経胚期の神経管形成に関与することなども知られている。

　　また，接着結合に関与するカドヘリンは細胞骨格のアクチンフィラメントと結合するが，デスモソームの場合は円盤状構造を経て中間径フィラメントに結合する。ギャップ結合では，隣接した細胞質が中空のコネクソンで連結し，無機イオンなど低分子物質の移動に関与する。一方，ヘミデスモソームではたらくインテグリンは，細胞と細胞外基質とを接着し，細胞内の円板状の構造を介して中間径フィラメントと結合している。

❷

〔解答〕

1）Ⅰ.ウ　Ⅱ.イ　Ⅲ.エ
2）ア，カ
3）①1　②0　③31
　　④0　⑤1　⑥15
4）a.個体1：A_2A_2　個体2：A_1
　　b.イ，エ，オ

〔出題者の求めるポイント〕

PCR法，DNAの複製様式など

1）PCR法に関する基本知識を問う出題。

　　PCR法(ポリメラーゼ連鎖反応法)では3段階の反応を繰り返すことで，目的とするDNA鎖の大量増幅が行われる。各段階の内容は以下の通りである。

第1段階：2本鎖DNAの解離

　　試料をおよそ95℃に加熱することにより，塩基間の水素結合が切れ，1本ずつのヌクレオチド鎖に解離する。

第2段階：プライマーの結合

　　試料の温度を55℃～60℃に保持することにより，DNA合成開始の起点となる短いヌクレオチド鎖プライマーが鋳型鎖に結合する。

第3段階：ヌクレオチド鎖の伸長

　　試料の温度をおよそ72℃に保持することにより，好熱性のDNAポリメラーゼによって新たなヌクレオチド鎖が伸長される。

　　上記の3段階を1サイクルとして行うことにより，理論的には1サイクルごとにDNA断片の数が2倍に増幅されることになる。

2）プライマーの設計に関する出題。近年の入試で頻出である。PCR法で用いられるプライマーは，増幅したい2本鎖DNA領域の両端に結合するように2種類準備する。ヌクレオチドの新生鎖は5'末端側から3'末端側へと伸長するため，図1のDNA鎖の増幅では3'末端側に相補的な配列をもつプライマーが結合し，図1の相補鎖の増幅では，図1の5'末端側と同じ配列をもつプライマーが相補鎖の3'末端側に結合することになる。

3）DNAの複製様式に関する出題。密度勾配遠心法の原理とともに，各複製様式により生じるDNA鎖の様子を理解しておきたい。

　　(全)保存的複製では，複製時に元のDNA鎖はそのまま残り，新生鎖が生成する。したがって，n回複製が行われると，^{15}Nのみを含む2本鎖DNAが1組残り，^{14}Nと^{15}Nを半分ずつ含む2本鎖DNAは生じずに，^{14}Nのみを含む2本鎖DNAは2^n-1組生成する。

　　一方，半保存的複製では，複製時に2本鎖DNAは1本鎖へと解離し，それぞれが鋳型となり，その相補鎖が新生する。したがって，n回複製が行われたとき，^{15}Nのみを含む2本鎖DNAは存在せず，^{14}Nと^{15}Nを半分ずつ含む2本鎖DNAが2組残り，^{14}Nのみを含む2本鎖DNAが2^n-2組生成する。

4）ゲル電気泳動結果の読み取りに関する出題。DNAは水溶液中でマイナスの電荷を帯びるため，プラス電極側へと泳動する。その際，短いDNA鎖ほど泳動距離が大きくなることからDNA鎖の長さを読み取る。よって，泳動結果からプラス極側に近いバンドがA_1を，遠いバンドがA_2を表すことがわかる。また，試料にバンドが2本現われているものがあることから，分析は各個体の体細胞DNAに対して行い，2本の個体はヘテロ接合体であると推測できる。

　　もしウェル1のウシがA_2A_2，ウェル2がA_1A_1であったと仮定すると，F_1のウェル3～6は全てへ

テロ接合体となるためバンドも2本となるが，ウェル4，5はバンドが1本である。A_1はF_1であるウェル3〜6のウシは全てもっており，A_2は持っていない個体もいることから，性染色体であるX染色体上の遺伝子ではないかと推測できる。F_1全員に渡されている遺伝子の由来は母方のX染色体であり，バンドが1つしか出ていないF_1のウシは片方がY染色体である雄であると考えられる。

雄 A_2 ＼ 雌 $A_1 A_1$	X　A_1	X　A_1
X　A_2	XX　$A_1 A_2$ バンド2本	XX　$A_1 A_2$ バンド2本
Y	XY　A_1 バンド1本	XY　A_1 バンド1本

❸

〔解答〕

1) （ア）日長　　（イ）花成
   （ウ）FT　　（エ）ホメオティック
2) （a）葉　　（b）師管　　（c）茎頂
3) Hd3a遺伝子
4) （a）めしべ　　（b）おしべ　　（c）おしべ
   （d）めしべ　　（e）がく　　（f）がく
   （g）めしべ　　（h）めしべ　　（i）がく
   （j）花弁　　（k）花弁　　（l）がく

〔出題者の求めるポイント〕

花芽形成，ABCモデルなど

1)〜3) 花芽形成に関する基本知識を問う出題。植物の花芽形成に関わる花成ホルモン（フロリゲン）の存在は，1930年頃から示唆されてきた。短日植物のオナモミを用いた実験などから，葉が日長を感知して花成ホルモンを合成し，それが師管を通って茎頂へと移動して作用するという機序が考えられたが，その実体は最近まで不明であった。

2005年以降になって，長日植物のシロイヌナズナではFTタンパク質が，短日植物のイネではHd3aタンパク質が，それぞれ主要な花成ホルモンとしてのはたらきを担うことが解明された。さらにそれらによる遺伝子発現のしくみも解明が進んでいる。

4) ABCモデルについての典型的な出題。問題文中の説明から，A〜Cの各遺伝子が欠損した個体では，領域1〜4で次の各遺伝子が発現することがわかる。これをもとに各領域で形成される構造を考えると次のようになる。

		領域1	領域2	領域3	領域4
A遺伝子欠損	形成される構造	めしべ	おしべ	おしべ	めしべ
	発現する遺伝子	Cのみ	B+C	B+C	Cのみ
B遺伝子欠損	形成される構造	がく片	がく片	めしべ	めしべ
	発現する遺伝子	Aのみ	Aのみ	Cのみ	Cのみ
C遺伝子欠損	形成される構造	がく片	花弁	花弁	がく片
	発現する遺伝子	Aのみ	A+B	A+B	Aのみ

❹

〔解答〕

1) ①あぶみ骨　　②卵円窓　　③リンパ液
   ④コルチ　　⑤感覚毛
2) 適刺激
3) 基底膜は高音でうずまき管の入口側が，低音で奥側が振動し，聴細胞が興奮する。それが聴神経繊維へ伝わり，音の高低として区別される。(63字)
4) d
5) 反響定位（エコ（ー）ロケーション）
6) コウモリからの距離が遠いときには方向転換をし，距離が近いときには急降下をする。
7) 生得的行動

〔出題者の求めるポイント〕

耳の構造，聴覚のしくみ，動物の行動など

1)〜3) 刺激の受容，聴覚のしくみに関する基本知識を問う出題。この問題では触れられていないが，うずまき管内部が前庭階，鼓室階，うずまき細管へと分かれること，リンパ液の振動が前庭階から鼓室階へと伝わり，その間にうずまき細管内の基底膜が振動すること，傾きや回転を感知するしくみも押さえておきたい。

4) 聴神経細胞の膜電位変化（活動電位）は，基底膜上の聴細胞に生じた興奮が，それに接続する聴神経細胞へと伝達されて生じる。そして，聴覚神経は多数の聴神経細胞から成るため，生じる膜電位変化の大きさは，個々の聴神経細胞に生じた膜電位変化が統合されたものとして現れる。

聴細胞，聴神経細胞は，ともに細胞ごとの閾値の大きさが異なり，受容される音が大きくなるにつれて，より多くの聴細胞が興奮し，多くの神経細胞へと興奮が伝達される。また，刺激が強くなるにつれ，個々の聴細胞に生じる膜電位変化（活動電位）の頻度は増加し，聴神経細胞の膜電位変化の頻度も増加する。したがって，大きな音を受容した際の聴神経に生じる膜電位変化（活動電位）は大きくなり，かつ発生する頻度が増加する。

5)6) コウモリの獲物探索のメカニズムと，その獲物となるヤガの回避行動は，近年の入試の頻出事項である。コウモリは超音波の鳴き声を発しながら飛び，その鳴き声が獲物に当たってもどる反響音を感知して，獲物との距離と相対速度の情報を得ている。このしくみを反響定位（エコーロケーション）と呼ぶ。一方，ヤガの感覚細胞には，閾値の高いものと閾値の低いものが存在し，コウモリからの距離がある程度離れているときには，閾値の低い感覚細胞のみが，距離が近いときには両方の感覚細胞が反応する。その結果，コウモリから離れているときには方向転換をし，近いときには急降下をすることが知られている。

酪農学園大学（獣医）30 年度　（79）

⑤
〔解答〕
1）　標識再捕法
2）　・印をつけたことにより，その後のブルーギルの
　　行動に影響が与えられないこと。
　　・印がブルーギルの行動や時間の経過にともなっ
　　て消失しないこと。
3）　生物は活動時間内でも時間帯で行動範囲が異なる
　　場合が多く，採取時刻や場所が異なると捕獲率が変化
　　し，捕獲総数から求める推定個体総数に誤差を生じる
　　から。(73字)
4）　$A = \dfrac{B \times C}{D}$
5）　89 匹
6）　オオクチバス，カダヤシ
7）　エ
8）　いる
9）　環境省
10）　オ
〔出題者の求めるポイント〕
標識再捕法，特定外来生物など
1）〜3）　標識再捕法に関する出題。個体群の大きさは
　　一般に個体数で表すが，個体群中の個体数をすべて数
　　えることは困難であるため，推定数を用いる。個体数
　　の推定法には，区画法と標識再捕法があり，前者は植
　　物やフジツボ，貝類などの固着性動物に用いられ，後
　　者は魚類や鳥類などの移動度の大きい生物に用いられ
　　る。
4）5）　A：B＝C：D の関係式を用いる。
6）〜9）　本来の生息地から異なる場所に人為的に運び
　　込まれて定着した生物を外来生物といい，中でも特に
　　既存の生態系などに大きな影響を及ぼす可能性がある
　　生物を侵略的外来種と呼ぶ。特定外来生物とは，その
　　中でも特に外来生物法により環境省からの指定を受
　　け，栽培，飼育，移動などが規制されている生物であ
　　る。特定外来生物には，代表的なものとして，ブルー
　　ギルのほかに，オオクチバス（ブラックバス），カダヤ
　　シ，ウシガエル，カミツキガメ，グリーンアノール，
　　アライグマ，ジャワマングース，ウチダザリガニ，ヒ
　　アリなどがある。
10）　ミヤコタナゴは関東地方の一部に生息する小型淡
　　水魚であり，ヤンバルテナガコガネは，沖縄本島北部
　　に生息する日本最大の甲虫である。また，アマミノク
　　ロウサギは鹿児島県の奄美大島及び徳之島の２島にの
　　み分布し，アベサンショウウオは両生類で，京都府，
　　兵庫県，福井県の一部の極めて狭い地域にのみ分布す
　　る。これらはいずれも天然記念物であり，絶滅の危機
　　に瀕している。

【第２期】

①
〔解答〕
問1　①55　②重炭酸　③フィブリン
　　　④カルシウム（Ca^{2+}）　⑤トロンビン　⑥線溶
問2　1）a：カリウムイオン、b：ナトリウムイオン
　　　2）能動輸送
問3　65%
問4　四次構造
問5　鎌状赤血球貧血症
問6　抗体産生細胞(プラズマ細胞)
問7　1）c　2）d
〔出題者が求めたポイント〕
動物の組織、細胞接着、細胞骨格など
問1〜2は基本的な知識問題である。
問3　肺では二酸化炭素が排出されるので、血液中の二
　　酸化炭素濃度は組織に比べて濃度が低い。よって左側
　　のグラフが肺、また右側のグラフが肝臓における酸素
　　解離曲線とわかる。肺は二酸化炭素濃度が低く、酸素
　　濃度は100（相対値）であるので、グラフより酸素ヘモ
　　グロビンの割合は95% と読むことができる。また肝
　　臓では二酸化炭素濃度が高く、酸素濃度は30（相対値）
　　とあり、グラフよりヘモグロビンの割合は30% であ
　　ることがわかる。問題文章中に「ヘモグロビン全体の
　　うち」とあるように、単純に肺における酸素ヘモグロ
　　ビンの割合から、肝臓での酸素ヘモグロビンの割合を
　　引くだけで、肝臓にて酸素を解離した割合を出せる。
　　95% − 30% = 65%
問5　DNA 上の塩基がたった１つ突然変異で変わった
　　だけで、β鎖の６番目に指定するアミノ酸がグルタミ
　　ン酸からバリンへと変わり、この１つのアミノ酸の変
　　化でタンパク質の構造まで変わり、ヘモグロビン同士
　　が繊維状のポリマーを形成するために、赤血球の形状
　　が鎌状になる。鎌状の赤血球は柔軟性に乏しいため、
　　細い血管を通ると赤血球が壊れたり、血管を詰まらせ
　　たりするため、血流の阻害を起こす。この遺伝子をヘ
　　テロでもつ人はマラリアに感染した場合、正常なヘモ
　　グロビン遺伝子をホモでもつ人よりも生存率が高いこ
　　とが知られる。
問6、7　血液型は赤血球の細胞膜上にある糖鎖の型(凝
　　集原)で分類されている。

	A 型	B 型	AB 型	O 型
凝集原(抗原)	A	B	AB	なし
凝集素(抗体)	β	α	なし	$\alpha\beta$

②
〔解答〕
1）①受容器、②適刺激、③前庭、④半規管、⑤つち、
　　⑥きぬた、⑦あぶみ、⑧卵円窓、
　　⑨おおい膜、⑩大脳の聴覚中枢(聴覚野)
2）中耳の耳管は気圧調整のために咽頭につながり、時

に呼吸器疾患の感染が広がると中耳炎になる。中耳と内耳は隣接するため、内耳の前庭まで炎症が広がると平衡覚に異常を起こす。(82字)

〔出題者が求めたポイント〕

動物の環境応答、耳の構造

1）耳の構造および聴覚成立のしくみについての基本的な知識問題である。頻出問題であるので、問題の文章ごと内容をおさえておきたい。

2）ユースターキー管、エウスタキオ管、耳管はどれも同語である。ユースターキー管は咽頭につながる。高層ビルの最上階までエレベーターで一気に昇ったり、飛行機で離陸した時など、鼓膜気圧変化により音が聞こえづらくなった経験はあるだろうか。鼻をつまみ、口を閉じた状態で空気を出そうとすると、耳の気圧が変化し、音が聞こえやすくなるのは、(またはあくびのようなしぐさをするなど)耳管が咽頭に続いており、空気を中耳に送ることができるからである。喉頭炎や呼吸器疾患により、耳管が炎症で閉じると気圧調整がしにくく、耳が聞こえにくくなるのも、耳管と咽頭の解剖学的な位置が理由となる。

❸
〔解答〕

1）①同化、②炭酸同化、③窒素同化、④チラコイド、⑤ストロマ、⑥亜硝酸、⑦硝化、⑧脱窒素、⑨窒素固定

2）カロテノイド(βカロテン)

3）亜硝酸菌、硝酸菌

4）根粒菌

5）190.66g

6）21.25g

〔出題者が求めたポイント〕

代謝、光合成、窒素固定、窒素同化など

1～4）同化についての基本的な知識問題である。

5）光合成の式は
$6CO_2 + 12H_2O \longrightarrow C_6H_{12}O_6 + 6O_2 + 6H_2O$ であり、二酸化炭素 6×44g につき、グルコース180gができる。よって 264：180 ＝ X：130、すなわち
180X＝264×130、X＝190.666…

6）生成されたタンパク質18g中に含まれる窒素は16%であるので、18×0.16＝2.88gが窒素である。吸収した窒素の60%がタンパク質に使用されたとのことで、吸収した窒素(100%)量を出すには 2.88÷60×100＝4.8である。吸収された窒素は実際、NO_3^- の硝酸イオンの形であるので、窒素量から硝酸イオンの量を出すには 4.8÷14×(14＋16×3)＝4.8÷14×62＝15.7714…。計算式を1つにまとめると 18×0.16÷60×100÷14×62≒21.25％

❹
〔解答〕

1）化学進化

2）A：クックソニア、B：リニア、アグラオフィトン

3）①シルル、②胞子のう、③維管束、④デボン、⑤シダ

4）ア

〔出題者が求めたポイント〕

生命史など

1～3）化石の名称などはやや難易度は高いが、それ以外は基本的な知識問題であるので、おさえておきたい。

4）藻類の中でもシャジクモ類から植物へと進化しただろうと考えられている。根拠として①藻類は核膜を残したまま細胞分裂をするが、シャジクモ類と植物では核膜を消失させて細胞分裂をする特徴を持っている。②藻類では鞭毛が左右にわかれるが、シャジクモ類と植物の鞭毛は2本が平行に並んでいる。③分子系統学的にDNA分析の結果シャジクモ類と植物は近いことが示されている。現生のシャジクモ類の中でもシャジクモかコレオケーテが祖先に近いといわれている。

❺
〔解答〕

問1　A○、B×、C×　　問2　A○、B×、C○
問3　A○、B○、C×　　問4　A×、B○、C×
問5　A×、B○、C○

〔出題者が求めたポイント〕

DNA、RNA、発生、メンデル遺伝、ハーディーワインベルグの法則など

問1 B：どちらも水が最も多い。C：細胞中に含まれる全塩基に対するAとTの割合や、GとCの割合については、生物によって変わる。Aの割合はTと等しく、またGの割合はCと等しいことは全生物で共通である。

問2 B：DNAやRNAは緩衝液中で負(－)に帯電するので、＋極に流れる。C：精子は減数分裂により、G_1 期の体細胞のDNA量に比べて半分量である。また G_2 期の体細胞はDNA合成期(S期)を経た後なので、DNA量は G_1 期の二倍量である。よって、G_2 期の体細胞のDNA量は、精子のDNA量に比べて4倍の量をもつ。

問3　C：HIVウイルスなどのレトロウイルスは、自身がもつRNAから逆転写によりDNAを作り、感染した細胞にDNAとして染色体に挿入する。

問4　A：S(硫黄)を含む。メチオニン、システインのアミノ酸がもつ。B：予定内胚葉に由来するノーダルタンパク質によって中胚葉が誘導される。またこのノーダルタンパク質も、予定内胚葉由来の β カテニン、VegT、Vg-1によって発現促進されている。
C：ショウジョウバエの未受精卵の時点ではビコイドmRNAが卵の前部、ナノスmRNAが後部となる部

分に蓄えられている。受精後に翻訳されて、前部はビコイドタンパク質が、および後部はナノスタンパク質の濃度が各々最も高く分布するため、体の前後軸が決定される。

問5　A：組換え価は$(1+1) \div (1+4+4+1) \times 100 = 25\%$である。B：$Yy \times Yy = YY : Yy : yy = 1 : 2 : 1$である。Yのホモ接合体（YY）が致死性の場合、子供は$Yy : yy = 2 : 1$でしか生まれない。C：赤緑色覚異常は性染色体であるX染色体上の遺伝子によって遺伝する。この赤緑色覚異常の遺伝子をaとする（野生型をAとする）。男性はXYであり、問題文中から赤緑色覚異常の男性はヒトの集団で1％ということから男性の集団の中では$X^A : X^a = 0.99 : 0.01$となる。
女性はX染色体を2本もつので、集団内の遺伝子頻度は　$X^A X^A : X^A X^a : X^a X^a = (0.99 \times 0.99) : 2(0.99 \times 0.01) : (0.01 \times 0.01)$。よって女性の保因者（$X^A X^a$）は全体の0.0198であるので、1.98％となる。

⑥

〔解答〕

問1　ア

問2　遺伝子導入したのは将来生殖細胞になる細胞であり、眼を構成する細胞には導入していないため。(44字)

問3　①性、②性、③常、④常

問4　① aa、② AA, A−、③ a−、④ −−

〔出題者が求めたポイント〕

メンデル遺伝、伴性遺伝、遺伝子導入など

問1　F_1が全て赤眼であったことから、aに対してAは優性であるとわかる。

問2　T_0がもつ生殖細胞には遺伝子が導入されているが、それ以外の体細胞は親の遺伝子しか持っていない。

問3　表1のF_1同士を交配した結果に白眼の雄が出現せず、雄と雌とで表現型に差があることから伴性遺伝ではないかと考えられる。赤眼の雌を$X^A X^A$、白眼の雄を$X^a Y$とすると、F_1は$X^A X^a$の雌と$X^A Y$の雄ができ、問題文中にもあるすべてが赤眼であったことと合致する。またF_1同士を交配して得られる次世代の遺伝子型は$X^A X^A : X^A X^a : X^A Y : X^A Y = 1 : 1 : 1 : 1$となり、表現型では赤眼の雌：赤眼の雄：白眼の雌：白眼の雄$= 2 : 1 : 0 : 1$となり、問題中の表1を簡単な比で表したものと合致する。
一方、T_1同士を交配して得られた次世代の表現型の比を表2から見ると、優性遺伝子の表現型と劣性遺伝子の表現型の比が3：1となり、性差もみられなかったことから、導入した遺伝子がT_1の常染色体上に入ったことが推測される。また表現型の比から、T_1の雌雄ともにヘテロ型の遺伝子型であることが推測できる。

問4　実験2について、純系の白眼同士の親からT_1同士を交配してできた次世代まで、X染色体上にa遺伝子があり、遺伝により引き継がれている。導入した

遺伝子は性染色体上の遺伝子には作用していないので、問題で問われているもとからあった遺伝子について①と③はX染色体上の遺伝子型を答える。T_1の雌（A−）×T_1の雄（A−）からは雌雄ともにAA：A−：−−$= 1 : 2 : 1$の割合で次世代がうまれ、表現型は赤眼：白眼$= 3 : 1$となる。よって赤眼の雌の遺伝子型はAAかA−であり、白眼の雄の遺伝子型は−−である。

獣医（1）

英 解 1

2018年度
酪農学園大学

英 語 解 答 用 紙

注意：※印欄は記入しないこと。

問題 I

1	
2	
3	
4	
5	
6	
7	
8	
9	
10	

※

問題 III

21	
22	
23	
24	
25	
26	
27	
28	
29	
30	

※

問題 II

11	
12	
13	
14	
15	
16	
17	
18	
19	
20	

※

問題 IV

31	
32	

※

獣医学類

受験番号

採点

この解答用紙は153％に拡大すると、ほぼ実物大になります。

酪農学園大学（獣医）30 年度 （83）

獣医（7）

数 解 1

2018年度
酪 農 学 園 大 学

数 学 解 答 用 紙

1（答のみ）	(1)	(2)	(3)
	(4)	(5)	(6) $a=$ 　, $b=$ 　, $c=$

2

(1) 計算と答

(2) 計算と答

(3) 計算と答

3（答のみ）	(1)	(2)	(3)	(4)	(5)	(6)	(7)
	(8)	(9)	(10)	(11)	(12)	(13)	

獣医学類

受験番号

採点

この解答用紙は 153％に拡大すると、ほぼ実物大になります。

酪農学園大学（獣医）30年度 （84）

獣医(15)

化 解 1

2018年度
酪 農 学 園 大 学

化 学 解 答 用 紙

(1) 1) ① ② ③ ④

2) 3)

4) 5) g

(2) 1) 2)

3) A B C

4) D E F G

H

5)

(3) 1)

2)

3) $Q=$ 4) % 5) MJ/min

6) ① ② ③ ④ ⑤

(4) 1)

2) 現象 理由

3) 運動 理由

4) 5) ① ② 6) 個

獣医学類

受験番号

採点

この解答用紙は 153％に拡大すると、ほぼ実物大になります。

2018年度
酪農学園大学

生 物 解 答 用 紙

(1) 1) ① ② ③ ④ ⑤
2)
3) (a) (b) フィラメント (c) (d) フィラメント (e) (f) フィラメント
4) イオン

(2) 1) Ⅰ Ⅱ Ⅲ 2)
3) ① ② ③ ④ ⑤ ⑥
4) a 個体1 個体2 b

(3) 1) (ア) (イ) (ウ) (エ)
2) a b c 3)
4) (a) (b) (c) (d) (e) (f) (g) (h) (i) (j) (k) (l)

(4) 1) ① ② ③ ④ ⑤
2)
3)
4) 5)
6)
7)

(5) 1)
2) 注意点1 注意点2
3)
4)
5) 匹 6) 名称1 名称2
7) 8) 9) 10)

獣医学類 受験番号 採点

この解答用紙は153%に拡大すると、ほぼ実物大になります。

酪農学園大学（獣医）30年度 (86)

獣医(2)

英解 1

2018年度
酪農学園大学

英 語 解 答 用 紙

注意：※印欄は記入しないこと。

問題 I

1	
2	
3	
4	
5	
6	
7	
8	
9	
10	

※

問題 III

21	
22	
23	
24	
25	
26	
27	
28	
29	
30	

※

問題 II

11	
12	
13	
14	
15	
16	
17	
18	
19	
20	

※

問題 IV

31	
32	

※

獣医学類

受験番号

採点

この解答用紙は153％に拡大すると、ほぼ実物大になります。

酪農学園大学（獣医）30 年度 （87）

獣医（8）

数 解 1

2018年度
酪 農 学 園 大 学

数 学 解 答 用 紙

1 (答のみ)	(1)	(2)	(3)	
	(4)	(5)	(6)	

2 (答のみ)	(1)	(2)	(3)	(4)	(5)
	(6)	(7)	(8)	(9)	(10)	(11)

3

(1) 計算と答

(2) 計算と答

(3) 計算と答

獣医学類

受験番号

採点

この解答用紙は 153％に拡大すると、ほぼ実物大になります。

酪農学園大学（獣医）30年度　（88）

獣医(17)

化 解 1

2018年度
酪 農 学 園 大 学

化 学 解 答 用 紙

(1) 1)

①	②	③
④	⑤	⑥

2)

(a)	(b)	(c)	(d)

3)

(i)
(ii)

(2) 1)

①	②	③	④

2)

下線部(ｱ)の反応	下線部(ｲ)の反応
電池全体の反応	

3) _____ %　　4) _____　　5) _____ g

(3) 1)

①	②	③	④

2) _____ g　　3)

⑤	⑥	⑦
⑧	⑨	⑩

4)

強酸性溶液中で主に存在するイオン	強塩基性溶液中で主に存在するイオン

5) _____

(4) 1) _____

2) _____　　3) _____　　4) _____ mol/L　　5) _____ min

獣医学類　　受験番号 _____　　採点 _____

この解答用紙は153％に拡大すると、ほぼ実物大になります。

酪農学園大学（獣医）30年度 （89）

獣医(13)

生 解 1

2018年度
酪 農 学 園 大 学

生 物 解 答 用 紙

(1) 問1) ① ② ③ ④
⑤ ⑥

問2) 1) a ｲｵﾝ b ｲｵﾝ 2)

問3) ％ 問4) 問5)

問6) 問7) 1) 2)

(2) 1) ① ② ③ ④ ⑤
⑥ ⑦ ⑧ ⑨ ⑩

2)

(3) 1) ① ② ③ ④ ⑤
⑥ ⑦ ⑧ ⑨

2) 3) 細菌名1 細菌名2

4) 5) g 6) g

(4) 1) 2) A B

3) ① ② ③ ④ ⑤

4)

(5) 問題1 A B C 問題2 A B C 問題3 A B C
問題4 A B C 問題5 A B C

(6) 問1) 問2)

問3) ① ② ③ ④

問4) ① ② ③ ④

獣医学類

受験番号

採点

この解答用紙は153％に拡大すると、ほぼ実物大になります。

平成29年度

問題と解答

平成29年度

英 語

問題

29年度

第 1 期 A 日程

問題 I

　次の英文を読み、設問および空欄に最も適したものをそれぞれ選び、記号で答えよ。

Elon Musk

Engineer, Inventor, Explorer (1971-)

South African entrepreneur Elon Musk is known for founding Tesla Motors and SpaceX, which launched a landmark commercial spacecraft in 2012.

Synopsis

Born in South Africa in 1971, Elon Musk became a multi-millionaire in his late 20s when he sold his start-up company Zip2 to a division of Compaq Computers.　He achieved more success by founding X.com in 1999, SpaceX in 2002 and Tesla Motors in 2003. Musk made headlines in May 2012 when SpaceX launched a rocket that would send the first commercial vehicle to the International Space Station (the ISS).　In 2016, SpaceX successfully landed its reusable Falcon 9 rocket booster on a SpaceX drone ship. This was the first time a rocket booster returned to the Earth after sending its cargo into space.

Early Life

Born and raised in South Africa, Elon Musk purchased his first computer at age 10.　He taught himself how to program, and when he was 12, he made his first software sale of a game he created called Blastar.　At age 17, in 1989, he moved to Canada to attend Queen's University, but he left in 1992 to study business and physics at the University of Pennsylvania.　He graduated with an undergraduate degree in economics and stayed for a second bachelor's degree in physics.　After leaving that university, Elon Musk headed to Stanford University in California to pursue a Ph.D. in energy physics. However, his move was timed perfectly with the Internet boom, and he dropped out of Stanford after just two days to become a part of it, launching his first company Zip2

Corporation. An online city guide, Zip2 was soon providing content for the new Web sites of both the New York Times and the Chicago Tribune, and in 1999 a division of Compaq Computer Corporation bought Zip2 for $307 million in cash and $34 million in stock options.

An Earnest Entrepreneur

Also in 1999, Musk founded X.com, an online financial services and payments company. An X.com acquisition the following year led to the creation of PayPal as it is known today, and in October 2002 PayPal was acquired by eBay for $1.5 billion in stock. Before the sale, Musk owned 11 percent of PayPal stock.

Artificial Intelligence

Elon Musk's concerns about the dangers of artificial intelligence have been well publicized, but the SpaceX and Tesla founder says that of all the companies currently working on self-aware computers, there's only one whose efforts actually worry him. Speaking on stage at Recode's Code Conference, Musk was asked by *The Verge's* own Walt Mossberg whether he was worried specifically about the efforts of big tech players like Google and Facebook currently pivoting to AI research. "I won't name names," Musk said, "but there's only one." Mossberg pressed the question, wondering whether the company that kept the Tesla boss up at night was not one currently preoccupied with developing its own car. With a wan smile and a lengthy glance at the floor, Musk repeated his answer, suggesting his eye was on Google. "There's only one." Musk also used the interview to explain his decision to set up the Open AI non-profit last year to help avoid a scary Skynet future, one he stressed wasn't about competition with his fellow tech pioneers, but to avoid a future in which we're all crushed under the heel of an angry computer king. "I don't know a lot of people who love the idea of living under a despot," he said, positing a future in which artificial intelligence—or the people controlling it—outstrip our capabilities by orders of magnitude.

Adapted From

"Elon Musk Biography." *The Biography.com Website*. Ed. Biography.com
Editors. A & E Television Networks, n.d. Web. 14 June 2016.

McCormick, Rich. "Elon Musk: There's Only One AI Company That
Worries Me." *The Verge*. Vox Media, 02 June 2016. Web. 07 June 2016.

1．According to the reading, what was Elon Musk's first money making venture?

　　A．Tesla Motors

　　B．SpaceX

　　C．Zip2

　　D．Blastar

2．According to the reading, which of the following is **not** true?

　　A．Elon Musk entered three different universities.

　　B．Elon Musk had millions of dollars in the late 1990s.

　　C．The Falcon 9 rocket booster can send things into space more than once.

　　D．The first company Elon Musk created was Tesla Motors.

3．How did Elon Musk learn computer programming?

　　A．He learned it in a class at Queen's University.

　　B．He purchased a computer and figured it out for himself.

　　C．At age 12, he wrote a computer program called Blastar.

　　D．He learned it in a class at the University of Pennsylvania.

4. What company does Walt Mossberg work for?

   A. Google

   B. Facebook

   C. The Code

   D. The Verge

5. Which company was immediately created from the profits of the sale of X.com?

   A. PayPal

   B. Zip2

   C. SpaceX

   D. Tesla Motors

6. Elon Musk created Open AI to _____.

   A. provide competition for his fellow tech pioneers

   B. help create a computer king

   C. help prevent a frightening future

   D. provide us with a despot

7. According to the reading, which of the following is **not** true?

   A. Zip2 was purchased by a computer maker.

   B. One of Elon Musk's companies turned into a popular online payment system.

   C. Elon Musk earned a Ph.D. in energy physics from Stanford University.

   D. Major newspapers used material created by Elon Musk's company for their online content.

8. According to the reading, how many different countries has Elon Musk lived in?

   A. two

   B. three

   C. four

   D. five

9. According to the reading, which of the following is **not** true about SpaceX?

   A. It was the first private company to launch cargo that rendezvoused with the ISS.

   B. It launched a rocket that came back to the Earth and landed on an unmanned ship.

   C. It was in the news in 2012.

   D. It sent Elon Musk to the International Space Station in 2012.

10. Elon Musk became a part of _____ just after quitting graduate school.

   A. the ".com" bubble

   B. Stanford University

   C. a Ph.D. program in energy physics

   D. Tesla Motors

問題 Ⅱ

次の英文を読み、設問および空欄に最も適したものをそれぞれ選び、記号で答えよ。

The most famous stone monument from prehistory is Stonehenge. Located in South West England on the Salisbury Plain, Stonehenge is a large ring of upright boulders, known as standing stones. Some of the remaining standing stones are connected by lintels, which are themselves huge boulders placed horizontally on top of two stones, creating a circular set of archways in the middle of a natural, undeveloped landscape. Many of the stones used to build Stonehenge are called bluestones, and are only located in the Preseli Mountains in Wales, U.K. These stones, weighing many tons each, were somehow transported to the site of Stonehenge some 250 kilometers away. These are some of the hardest stones known to exist, and they quickly make modern rock cutting tools dull and useless. How those stones were quarried, transported and why they were used by the engineers of Stonehenge remains a mystery. These unknowns remain basically because the people who made Stonehenge did not possess any writing system to record their ideas and thoughts. Stonehenge is one of the greatest technological achievements of the New Stone Age, and many scientists in the modern era have studied it in order to figure out its function and the methods of construction used to build it. Many of these studies have shed light on why it was created, and it is now generally agreed that it is an astronomical device. Researchers estimate that it took about 1,600 years to build, between approximately 3,100 BC and 1,500 BC.

In the mid-1960s, British astronomer Professor Gerald Hawkins (1928-2003) published his breakthroughs concerning Stonehenge in the academic journal *Nature* and in a book called *Stonehenge Decoded*. In his publications Professor Hawkins detailed how the measurements of the layout of Stonehenge were plotted, and in combination with astronomical data, were input into an IBM 704 mainframe computer. This data was input into the computer using punch cards, and this type of research was pioneering at the time due to the rarity of computers. The results are astonishing, and because the IBM 704 was able to calculate both the coordinates of the objects in the sky and the plotted layout of the site, Professor Hawkins declared that Stonehenge was indeed a Neolithic computer. Professor Hawkins conjectured that the archways of Stonehenge, which resembled open doorways to him, must have a scientific meaning that goes beyond the explanation that it was just a temple or place of worship. The results from the IBM 704 supported the ideas of Professor Hawkins. His research uncovered several facts concerning Stonehenge and its builders, namely that it was constructed according to precise calculations, and that it is an extremely complex machine. His research also showed that the engineers of Stonehenge possessed advanced ideas concerning mathematics, an interest in time patterns, and a deep understanding of the movements of celestial objects. One example of this deep understanding occurs every year at sunrise on the summer solstice, which happens between June 20th and June 22nd. On this day, the Sun rises along the main axis of Stonehenge and sits on top of the Heel Stone. Stonehenge also tracks the cyclical movements of the Moon and the Sun as they rise and set. In addition to the summer solstice, Stonehenge also marks the rise of the Sun at the winter solstice, the spring equinox, and the fall equinox. Stonehenge's orientation also marks the setting of the Sun during these extreme and mean points of the seasons in the northern hemisphere. In terms of the Moon, Stonehenge tracks its complicated movements back and forth along the horizon, and marks four extremes in relation to its motion. Therefore, it seems as though Stonehenge functions as a sort of astronomical calendar, which helped the people of that time to understand and prepare for the changing of the seasons, and when to plant crops and harvest them. The engineers of

Stonehenge must have spent many hundreds of years observing the night sky and investigating its many patterns and countless stars.

Another pioneer in the scientific studies of Stonehenge was Professor Alexander Thom (1894-1985), a Scottish engineer. He studied at the University of Glasgow and was a professor at Oxford University. Professor Thom, most famous for his discovery of the 'megalithic yard' (2.72 feet or 0.83 meters) dedicated his life to exploring the mysteries of Stonehenge and other stone monuments found around England. After surveying over 300 stone monuments in England, Professor Thom discovered that the 'megalithic yard' was used as a common form of measurement at these sites. These results were initially published in the *Journal of the Royal Statistical Society* in 1955, and then in his book called *Megalithic Sites in Britain*, which was published in 1967. Further scientific results were published in his book *Megalithic Lunar Observatories* in 1971. Professor Thom proved through his surveys that Stonehenge and other stone monuments in England contain calculated designs in which the stones are aligned with one another and are aligned with the planets in the night sky.

Due to the passage of time and an absence of historical records, we may never know who actually built Stonehenge. One group that has been proposed to be the architects of Stonehenge are the Druids, a highly educated class whose roots lie with the Celtic people. The Druids were known to have gathered and performed rituals there. However, the Druids were a group of people from the Iron Age, and were therefore later arrivals to Stonehenge. Although they may have understood the functions of this New Stone Age machine, they did not create it. Although we may never know for certain who built Stonehenge, it must be said that those responsible for its planning and construction possessed knowledge of advanced mathematics and astronomy that surpassed our assumed understanding of prehistoric people. We now understand that there is an alignment between the patterns of the monument and the patterns of the stars, and that the first computers were made out of stones.

11. What is one claim about Stonehenge that is **not** mentioned in the above article?

A. The bluestones from the Preseli Mountains were used at Stonehenge as lintels in order to create archways into the night sky.

B. Stonehenge is aligned with the star patterns found in the night sky.

C. The method of transport of the bluestones from the Preseli Mountains to Stonehenge remains unknown.

D. Recent scientific studies of Stonehenge have implied a yet unknown complexity in the thought of prehistoric humans.

12. What is the megalithic yard?

A. It is one of the many locations in England where prehistoric stone formations exist in alignment.

B. It is a form of measurement prehistoric humans used in the construction of stone monuments.

C. It is a type of stone monument that was discovered through the research of Professor Alexander Thom.

D. It is the measurement of the patterns found in time and the patterns found in space.

13. What is the main idea of the article?

    A. The creation of Stonehenge was undertaken by people that were not aware that they were building an astronomical device.

    B. Modern science has demonstrated that Stonehenge is a prehistoric astronomical computer that shows advanced intelligence existed in early humans.

    C. Modern computers are now used to search for ancient computers, such as Stonehenge and other stone formations around the world.

    D. The calculations of the movements of celestial objects in ancient humans created the necessity of building a computer out of stones.

14. Our current understanding of the history of Stonehenge is limited because_____.

    A. the stones have been worn away by time

    B. the people who built it had no written language

    C. it was built as a secret

    D. of a lack of computers

15. Stonehenge is to (1)_____ as a (2)_____ is to biology.

    A. (1) archaeology   (2) telescope

    B. (1) prehistory   (2) computer

    C. (1) astronomy   (2) microscope

    D. (1) mythology   (2) theory

16. The research of Dr. Gerald Hawkins was groundbreaking because it _____.

  A. showed that an interest in time patterns by early humans led to the discovery that Stonehenge was indeed a New Stone Age computer

  B. calculated the degrees of precision necessary for a prehistoric culture to build such an astronomical device

  C. proved through research using modern computers that Stonehenge is aligned with the night sky and is therefore a New Stone Age computer

  D. illuminated startling similarities between Stonehenge and the IBM 704 mainframe computer

17. The alignment of Stonehenge with the night sky_____.

  A. proved to early humans that an understanding of astronomy leads to the idea that the changing of the seasons are random events

  B. is an example of mythological explanation from prehistory

  C. was patterns plotted to mark the archways leading to space

  D. assisted early humans in understanding the changing of the seasons by marking solstices and equinoxes

18. What can we conclude about the research of Dr. Alexander Thom?

  A. Stonehenge was designed by astronomers aware of mythological explanations.

  B. Stone monuments located in England were measured by the megalithic yard.

  C. Stone monuments located in England are aligned to each other by invisible curved lines.

  D. Early humans possessed knowledge of the night sky though they had not developed handwriting.

19. The builders and architects of Stonehenge must have been_____.

   A．Druids

   B．aware of the negative consequences of building a computer out of stones

   C．good at conceptualizing abstract thought

   D．originally from the Preseli Mountains

20. What is the best title for the above article?

   A．The Time Gods

   B．Stonehenge: A New Stone Age Computer

   C．Mythological Explanations of Stonehenge

   D．The Bluestones of Stonehenge

問題Ⅲ

次の各文の（　　）から、最も適当な語（句）を選び、記号で答えよ。

21. Picasso was concerned with how（A．representing　　B．to represent

   C．represented　　D．represent）the essential qualities of an object without

   using conventional forms.

22.（A．Potters make　　B．The making　　C．The making of pottery

   D．To make pottery）earthenware, pots, and dishes out of clay.

23. According to one school of thought, art is the representation of

   （A．that is being perceived of　　B．that is perceived　　C．what it is perceived

   D．what is perceived to be）beauty.

24. When they finally found their lost child, the boy was （A. confusing much

B. more confusing   C. confused much   D. more confused）

than frightened.

25. Having received over eighty percent of the vote, Marianne Elliot became the first

woman （A. to be   B. was to   C. she was   D. who she） elected mayor

of Dolton City.

26. If the increase in population （A. will continue   B. continues

C. would continue   D. had continued） at its present rate, the number of people

in the world will double approximately every 35 years.

27. In bacteria and in other organisms, （A. and it is   B. it is   C. which is

D. where is） the DNA that provides the genetic information.

28. It is difficult to （A. keep on about   B. keep in to   C. keep up with

D. keep on at） the competition from overseas companies when they are able to hire

workers at less than a fifth of what we have to pay.

29. A university student's grades are regarded as （A. congenital   B. congenial

C. confessional   D. confidential） information in the U.S., so even parents who

pay the tuition cannot ask to see them.

30. Some property owners complained about building a bike path around the lake, but the county commissioners felt it was well（A．allocating　　B．satisfied　C．spent　　D．worth）the money.

問題Ⅳ

次の日本文の意味を表すように（　　）内の語（句）を並べ換え、解答欄には2番目と7番目にくる語（句）の記号だけを答えよ。

31. この県のその地域では普通のことだが、祖父は火葬されずに埋葬された。

As（イ．is　　ロ．of　　ハ．usual　　ニ．prefecture　　ホ．this　　ヘ．in　ト．part　　チ．the）, my grandfather was buried without cremation.

32. 事実は、一般法則に結び付けられなければ、愚かなものである。（ルイ・アガシー）

Facts（イ．into　　ロ．things　　ハ．connection　　ニ．are　　ホ．until　ヘ．general　　ト．stupid　　チ．brought　　リ．with some）law.

33. バラク・オバマ氏は、広島を訪れ演説をした最初の米国現職大統領となった。

Barack Obama（イ．the first　　ロ．Hiroshima　　ハ．became　ニ．president to　　ホ．visit　　ヘ．give a　　ト．U.S.　　チ．incumbent　リ．and）speech.

34. 壊死は、感染症により細胞が破壊された時、もしくは血液の供給が遮断された時に起こる。

Necrosis（イ．when they　　ロ．by infection or　　ハ．are　　ニ．their blood　ホ．place　　ヘ．when　　ト．off　　チ．cells　　リ．destroyed　　ヌ．are cut　ル．takes　　ヲ．from）supply.

35. 正常細胞は、遺伝暗号に従い規則的に再生する。

Normal （イ. manner in　ロ. cells　ハ. reproduce in　ニ. accordance

ホ. with　ヘ. genetic　ト. a methodical）coding.

数 学

問題

29年度

第 1 期 A 日程

1．次の各問いに答えよ。

(1) 定積分 $\int_0^3 (|x^2-2x|-x)dx$ を求めよ。

(2) 3次方程式 $\frac{1}{6}x^3-2x+2+a=0$ が異なる3個の実数解をもつとき，定数 a の値の範囲を求めよ。

(3) $0°<\theta<90°$ とする。$\tan\theta+\dfrac{1}{\tan\theta}=\dfrac{5}{2}$ のとき，$\dfrac{1}{\sin\theta}+\dfrac{1}{\cos\theta}$ の値を求めよ。

(4) $\dfrac{(1+2i)(a+bi)}{2-3i}=3+4i$ を満たす実数 a，b の値を求めよ。ただし，i は虚数単位とする。

(5) 大，中，小3個のさいころを投げるとき，それぞれの出る目を a，b，c とする。$\dfrac{a}{b+c}$ が整数となる場合は何通りあるか。

(6) 300以下の自然数に，7または12の倍数で，21で割り切れないものはいくつあるか。

2．等比数列 $\{a_n\}$ と $\{b_n\}$ は同じ公比 r をもち，関係式

$$(a_{n+1})^2+4(b_{n+1})^2=9a_nb_n \quad (n=1,2,3,\cdots)$$

を満たしている。$a_1=a>0$，$b_1=b>0$，$r>0$ とするとき，次の各問いに答えよ。

(1) $t=\dfrac{b}{a}$ とおき，r^2 を t の式で表せ。

(2) t の値が変化するとき，r^2 の最大値とそのときの t の値を求めよ。

(3) r^2 が最大値をとるとき，$c_n=\sqrt{\dfrac{a_nb_n}{2b^2}}$ で定義される数列 $\{c_n\}$ の第 n 項が1000以上となる最小の n の値を求めよ。ただし，$\log_{10}2=0.3010$，$\log_{10}3=0.4771$ とする。

酪農学園大学（獣医）29年度 （17）

3．3辺の長さが AB=5，BC=7，CA=3 である △ABC の外心を O とするとき，

（Ⅰ）ベクトル $\overrightarrow{AO}$ をベクトル $\overrightarrow{AB}$ と $\overrightarrow{AC}$ を用いて表した式，

（Ⅱ）外接円の弧 BAC の長さ，

を求めたい。下記の文中の □ の中に適切な式または値を入れよ。

『（Ⅰ）実数 s，t を用いて，ベクトル $\overrightarrow{AO}$ を

$$\overrightarrow{AO}=s\,\overrightarrow{AB}+t\,\overrightarrow{AC} \quad \cdots ①$$

と表し，辺 AB，AC の中点をそれぞれ M，N とする。

まず，内積 $\overrightarrow{AB}\cdot\overrightarrow{AC}$ の値を求めると，$\cos A=$ □(1) であるから，

$$\overrightarrow{AB}\cdot\overrightarrow{AC}= \boxed{\quad(2)\quad}$$

となる。

次に，$\overrightarrow{OM}$ は，①を用いると，

$$\overrightarrow{OM}=(\boxed{\quad(3)\quad})\overrightarrow{AB}+(\boxed{\quad(4)\quad})\overrightarrow{AC}$$

となり，$\overrightarrow{OM}$ と $\overrightarrow{AB}$ の内積の式から，s，t の関係式

$$\boxed{\qquad(5)\qquad}=5 \quad \cdots②$$

を得る。$\overrightarrow{ON}$ についても，上の $\overrightarrow{OM}$ と同様の計算を行うと，s，t の関係式

$$\boxed{\qquad(6)\qquad}=3 \quad \cdots③$$

を得る。

こうして，②と③より s，t の値が

$$s=\boxed{\quad(7)\quad}，\quad t=\boxed{\quad(8)\quad}$$

と求められ，$\overrightarrow{AO}$ は，

$$\overrightarrow{AO}=\boxed{\ (7)と同じ\ }\overrightarrow{AB}+\boxed{\ (8)と同じ\ }\overrightarrow{AC}$$

と表される。

（Ⅱ）上の（Ⅰ）の結果より，外接円の半径は □(9) であり，弧 BAC に対する中心角は

□(10) 度であることがわかる。よって，求める弧 BAC の長さは □(11) となる。』

化　学

問題

29年度

第 1 期 A 日程

(1) 次の文章を読んで、続く問いに答えよ。

　　硫黄は、周期表の 16 族に属し、（　①　）個の価電子をもつ。単体の硫黄には、（　②　）硫黄、単斜硫黄、（　③　）状硫黄などの（　④　）がある。

　　硫黄は、空気中で点火すると青い炎をあげて燃え、有毒な（　⑤　）を生じる。（　⑤　）は、多くの場合には還元剤としてはたらき、紙や繊維などの漂白剤に利用されるが、硫化水素のような強い還元剤と反応するときには酸化剤としてはたらく。

　　酸化バナジウム（V）を触媒にして、（　⑤　）を空気中の酸素と反応させて、（　⑥　）が得られる。（　⑥　）を濃硫酸に吸収させて発煙硫酸とし、これを希硫酸で薄めて濃硫酸とする。このような硫酸の工業的製法を（　⑦　）式硫酸製造法、または（　⑦　）法ともいう。

1）空欄（　①　）〜（　⑦　）にあてはまる語句または数字を記せ。ただし、物質を答えるときには、化学式ではなく物質名を用いること。

2）下線部について、（　⑤　）と硫化水素の反応を化学反応式で表せ。

3）上述した（　⑦　）式硫酸製造法により、硫黄 8.0 kg をすべて硫酸に変えたとすると、質量パーセント濃度が 98% の濃硫酸を何 kg 得ることができるか。ただし、原子量は、H＝1.0、O＝16、S＝32 とし、計算結果は有効数字 2 桁で表せ。

(2) 次の文章を読んで、続く問いに答えよ。ただし、ベンゼン環の構造式は、記入例にならって表せ。また、必要があれば原子量として次の値を用いよ。

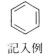
記入例

H = 1.0、C = 12.0、O = 16.0

化合物A、B、Cは、いずれも炭素、水素、酸素だけからなる分子量150の芳香族化合物である。これらの化合物の元素分析値は、いずれも炭素72.0%、水素6.7%である。

化合物Aを加水分解すると、安息香酸と化合物Dが生成する。化合物Dを二クロム酸カリウムと硫酸を用いて注意深く酸化すると、アセトアルデヒドが生成する。

化合物Bを加水分解すると、分子式$C_8H_8O_2$を有する化合物Eとメタノールを生成する。化合物Eを過マンガン酸カリウムで酸化すると、p-キシレンを酸化して得られるものと同一の2価カルボン酸が生成する。

化合物Cを加水分解すると、化合物Fと酸性を示す化合物Gが生成する。化合物Fは、金属ナトリウムと反応して水素を発生するが、塩化鉄(Ⅲ)水溶液による呈色反応を示さない。また、化合物F中の芳香環の水素原子1個を塩素原子で置換すると、3種類の異性体が生じる。化合物Fを無水酢酸と反応させると化合物Cが生じる。化合物Gは、化合物Dの十分な酸化によって得ることができる。

1) 化合物A~Cの共通の分子式を答えよ。
2) 化合物A~Eの構造式を書け。
3) 下線部に関し、化合物Fから化合物Cへの変化を構造式による化学反応式で表せ。

(3) 次の文章を読んで、続く問いに答えよ。

　大気中に存在する二酸化炭素 CO_2 の溶解によって、清浄な雨水であっても酸性を示すことについて考えてみよう。

　CO_2 は、20℃、$1.0×10^5$ Pa の条件下で、純水 1.0 L に $3.9×10^{-2}$ mol 溶解する。現在の大気中での CO_2 濃度は体積組成で 0.040％といわれている。一般的に溶解度の小さい気体では、(ｱ)温度が一定であれば一定量の溶媒に溶ける気体の質量（あるいは物質量）は、その気体の圧力（混合気体の場合は分圧）に比例する。これらのことから、20℃、$1.0×10^5$ Pa の大気が接する純水 1.0 L に溶解する CO_2 の物質量は、（　①　）mol となる。

　溶解した CO_2 の一部は、次のように水 H_2O と反応して炭酸 H_2CO_3 となる。

$$CO_2 + H_2O \rightleftarrows H_2CO_3 \qquad\qquad 反応式(1)$$

このとき、希薄な水溶液では水の濃度 $[H_2O]$ は常に一定とみなすことができるため、平衡定数に組み入れてまとめると、以下の平衡定数 K_1 が得られる。ただし、[　] は平衡状態における各分子・イオンのモル濃度である。

$$K_1 = \frac{[H_2CO_3]}{[CO_2]} \qquad\qquad 式(1)$$

さらに弱酸である H_2CO_3 は、炭酸水素イオン HCO_3^- と炭酸イオン CO_3^{2-} に電離する。

$$H_2CO_3 \rightleftarrows H^+ + HCO_3^- \qquad\qquad 反応式(2)$$
$$HCO_3^- \rightleftarrows H^+ + CO_3^{2-} \qquad\qquad 反応式(3)$$

　これらの反応式(2)と反応式(3)の化学平衡に関しては、それぞれ以下の平衡定数 K_2 と K_3 が得られる。

$$K_2 = (　②　) \qquad\qquad 式(2)$$
$$K_3 = (　③　) \qquad\qquad 式(3)$$

なお、$K_1 = 2.6×10^{-3}$ であるため、水溶液中に存在する CO_2 の大部分は、分子として存在することになる。

式 (1) と (2) の積において $K_1 \times K_2 = K_{12}$ とする。また、CO_2 の溶解によってのみ pH が低下すると考えた場合、$[H^+] = [HCO_3^-]$ と近似することができることから、平衡定数 K_{12} の文字式を水素イオン濃度 $[H^+]$ について整理すると、

$$[H^+] = (\quad ④ \quad) \qquad\qquad\qquad 式 (4)$$

が得られる。

この式 (4) より (イ)清浄な雨水の pH を求めることができる。

1) 下線部 (ア) にあてはまる最も適切な法則名を示せ。

2) 空欄 (①) の数値を求め、有効数字 2 桁で記入せよ。

3) 空欄 (②) 〜 (④) にあてはまる最も適切な文字式を記入せよ。

4) 下線部 (イ) に関して、2) で求めた有効数字 2 桁の数値を用いて pH を求めよ。ただし、$K_{12} = 10^{-6.4}$ (mol/L)、$\log_{10} 2 = 0.30$ とし、計算結果は有効数字 2 桁で示せ。

(4) 次の固体に関する文章を読み、続く問いに答えよ。

　一般に、原子、分子、イオンなどの粒子が規則正しく配列した構造をもつ固体を結晶という。陽イオンと陰イオンが（　①　）力によって引き合う結合をイオン結合という。イオン結合でできた結晶はイオン結晶と呼ばれ、陽イオンと陰イオンが交互に規則正しく立体的に配列している。イオン結晶は、陰イオンどうしが接触し、陽イオンと陰イオンが接触しないと不安定となる。反対に、より多くの逆符号の電荷をもつイオンと接触することで安定となる。ここでイオン結晶の例として塩化ナトリウムの結晶構造を考える。

　塩化ナトリウムのイオン結晶は、1個の陽イオンの周囲に（　②　）個の陰イオンが配置し、1個の陰イオンの周囲にも（　②　）個の陽イオンが配置している構造をとっている。このイオン結晶の単位格子に含まれる陽イオンと陰イオンの数は、それぞれ4個ある。単位格子の各頂点に位置するイオンは$\frac{1}{8}$個、各面の中心に位置するイオンは（　③　）個、各辺の中心に位置するイオンは（　④　）個が単位格子内に含まれている。

1）文章中の空欄（　①　）～（　④　）にあてはまる語句または数値（整数または最も簡単な分数）を答えよ。
2）塩化ナトリウムの結晶の単位格子を示すものを、下図のA～Eの中から一つ選び、記号で答えよ。

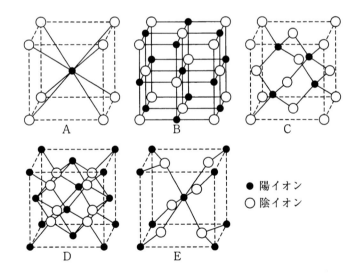

3）塩化ナトリウム型の単位格子をもつ結晶において、単位格子の1辺の長さをL、陽イオンの半径をr_1、陰イオンの半径をr_2としたとき、Lをr_1およびr_2の関数式として表せ。ただし、陽イオンと陰イオンは互いに接しているとする。

4）下線部に関して、陰イオンどうしが接触し、かつ陽イオンと陰イオンも接触した場合が、イオン結晶の安定の限界である。このことを考慮すると、塩化ナトリウム型の結晶が安定なイオン結晶となるためには、$\dfrac{r_1}{r_2}$はどのような範囲の値であることが必要か。ただし、$r_2 > r_1$とする。また、$\sqrt{2}$ や $\sqrt{3}$ のような無理数は、そのまま使用すること。

生　物

問　題

29年度

第１期Ａ日程

(1) 次の文章を読み、正しいものに〇、誤っているものに×を記せ。

①ヒトの大脳では皮膚感覚の中枢よりも運動の中枢の方が、より後方に位置している。

②大脳や小脳の外層（皮質）は、灰白色をしていて灰白質と呼ばれる。ここは、神経細胞の細胞体が集まっている。

③魚類では中脳は発達しているが、小脳は発達していない。

④両生類では小脳が発達しているが、鳥類では小脳の発達は低い。

⑤ヒトの中脳は、本能、欲求、感情などの動物の基本的な生命活動に関係している。

⑥ヒトの左脳は、右半身の活動を支配するとともに、左半身からの感覚情報の処理を行っている。

⑦神経伝達物質はシナプス小胞でつくられ、軸索の末端からシナプス間隙に放出されて隣接する神経細胞に興奮を伝えたり、興奮を抑える働きをしている。

⑧多くの神経細胞の軸索末端では、１種類の神経伝達物質をシナプス間隙に放出する。

⑨小脳は運動の調節を行う脳であるが、中脳は呼吸運動、心臓の拍動を調節する脳である。

⑩大脳は成人の脳で最も大きく、脳の重さのほとんどを占める。

(2) 次の文章を読み、①～⑩に当てはまる最も適切な語を答えよ。

　ある地域に生息する同種の個体のまとまりを個体群という。異なる個体群が異なる環境のもとで生息している場合、個体群ごとに形態的な特徴が異なる場合がある。このようにある環境の下で生存・繁殖に有利な特性を備えていることを（　①　）という。個体群の特徴を捉えるうえで重要な尺度の一つとして個体群密度がある。個体群密度を計測する方法は、ある一定面積内の個体数を数える（　②　）法や捕獲した個体に標識をつけ、放逐後再捕獲する標識再捕法がある。標識再捕法において、標識をつけて放逐した個体数が10個体、再捕獲した個体数が6個体、再捕獲された内、標識付きの個体が2個体の場合、その地域における個体数は（　③　）個体と推定される。個体数の増えていく様子を示す曲線は個体群の成長曲線という。食物などの制限がない場合、成長曲線は制限なく増加する（　④　）曲線となるが、現実には食物などの資源には限りがあるため、成長曲線は時間と共に一定の値に近づく（　⑤　）曲線となる。（　⑤　）曲線における上限の個体群密度を（　⑥　）という。

　異なる種の個体群間では資源をめぐり種間競争が起きる場合がある。ある種が生態系の中で占めている位置を（　⑦　）といい、個体群間で（　⑦　）の類似度が高いと種間競争は激しくなる。種間競争の結果、一方の種が片方の種を駆逐することを（　⑧　）則という。一方、（　⑦　）を変化させることで2種の個体群が共存する場合もある。これを（　⑨　）といい、共存するために変化させた（　⑦　）を（　⑩　）という。

(3) 次の文章を読み、各問に答えよ。

ある植物の純系1（遺伝子型が$aaBB$）と純系2（遺伝子型が$bbAA$）との間で、F$_1$（雑種第一代）を得ることができた。次にこのF$_1$を自殖させた結果、F$_2$植物をたくさん得ることに成功した。なお、遺伝子型と表現型の関係は次の通りである。種子の形を丸くする遺伝子Aはしわにするaに対し、優性である。また、種子の色を黄色にする遺伝子Bは緑色にするbに対し優性である。したがって、遺伝子型がAAやAaの種子の表現型は丸くなり、aaの種子はしわとなる。同様に、遺伝子型がBBやBbの種子は黄色となり、bbの種子は緑色となる。また、純系1と純系2における相同染色体上の対立遺伝子を図に示した。

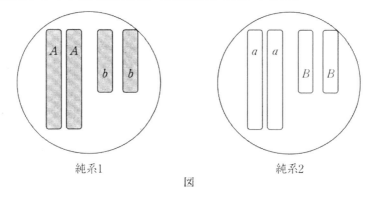

図

1）F$_1$世代の遺伝子型を記しなさい。
2）F$_1$個体が自家受精する際、雄しべや雌しべの中で配偶子を形成する。この時、形成される配偶子の遺伝子型の種類を全て記しなさい。
3）F$_1$世代が自家受精して生じる種子には、丸・黄色、丸・緑色、しわ・黄色、しわ・緑色の全ての表現型が現れた。各々の表現型の頻度を分数で答えなさい。
4）F$_1$世代を自家受精させた結果、1600個の種子が得られたとする。この中で丸・黄色の表現型を示す種子は何個あると考えられるか。期待される数を求めなさい。また、遺伝子型が$AaBb$となっている種子は何個あると考えられるか。期待される数を求めなさい。
5）F$_1$植物の花粉を培養すると、花粉由来の半数性の植物体が得られる。この半数性の植物体の染色体数を倍加した時、それらの植物体の遺伝子型をすべて記しなさい。また、染色体数を倍加させる場合に用いる薬品名も答えなさい。
6）下線部にて得られた植物がF$_1$であることを確かめるため、遺伝子型が$aabb$の劣性ホモ系統を交雑させる。この交雑をなんと呼ぶのか答えなさい。

(4) 次の文章を読み、各問に答えよ。

　①バソプレシンは②水の再吸収や血圧の調節に関わることが知られているが、その後の研究により、その他にも様々な役割を果たすことが明らかにされてきた。バソプレシンの個体レベルでの役割を明らかにするために、③バソプレシンやバソプレシンの受容体の遺伝子の発現量を極端に増加させたマウスや、これらの遺伝子を破壊したノックアウトマウスが使用される。一般に④ノックアウトマウスの表現型解析は、ヘテロ接合体間の交配で得られるノックアウトマウスと同腹仔の野生型マウスを比較することで実施される。このとき、⑤種々の遺伝子の発現量を調べることにより、目的の遺伝子により制御される生体機能を推測できる。

1）下線①について、バソプレシンを産生する細胞の細胞体が最も多く存在する脳の領域を以下のア〜オから選べ。

　　ア．脳下垂体前葉　イ．脳下垂体後葉　ウ．大脳(辺縁皮質)　エ．間脳視床下部　オ．中脳

2）下線②について、水分の再吸収を促すためにバソプレシンが作用する主な部位を以下のア〜オから選べ。

　　ア．糸球体　イ．ボーマンのう　ウ．集合管　エ．副腎髄質　オ．副腎皮質

3）下線③について、以下のaとbの問いに答えよ。

　a．このように外来遺伝子を導入した遺伝子組換えマウスの名称を答えよ。

　b．特定の臓器で目的の遺伝子を発現させるためにその臓器で発現量の多い遺伝子のプロモーターを使用する。導入遺伝子を肝臓で高発現させるのにはどの遺伝子のプロモーターを用いればよいか以下のア〜オの中から選べ。

　　　ア．ヘモグロビン　イ．アルブミン　ウ．インスリン　エ．オプシン　オ．パラトルモン

4）下線④について、マウスの産仔数が平均8匹としたときに、ある遺伝子がホモで破壊されたノックアウトマウスのオス個体を10匹得たい場合、ヘテロ接合体マウスを最低何対交配させる必要があるか記せ。なお、このノックアウトマウスは妊娠母体内で半数が遺伝子破壊を原因に死亡し、オス：メスの誕生比は1：1とする。

5）下線⑤について、以下の文章を読み、a〜cの問いに答えよ。

　　核内の ア DNA配列を基にRNAポリメラーゼにより合成されるmRNAの量と種類を調べることでそれぞれの遺伝子の発現量が分かる。しかしmRNAは、不安定で分解されやすいことから イ ある種のウィルスの持つ酵素を用いた反応でmRNAの配列を基にDNAを合

成し測定に用いる。

　　a．アの反応の名称を答えよ。

　　b．核内の DNA と mRNA を基に合成した DNA の構造上の違いは何か答えよ。

　　c．イの反応の名称を答えよ。

(5) 次の文章を読み、各問に答えよ。

1) 細菌などに遺伝子を導入したい場合、小型の環状DNAであるプラスミドにその遺伝子を組み込み、取り込ませることが多い。いま、以下の手順の1-5によって、図1のプラスミドを大腸菌にとりこませ、これを寒天培地上で分裂・増殖させる実験を行った。

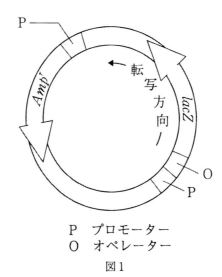

P プロモーター
O オペレーター
図1

※ Amp^r は、大腸菌の増殖を抑止する抗生物質のアンピシリンを分解する酵素の遺伝子である。
※ lacZ は X-gal を分解し、青色の物質を生じさせる β ガラクトシダーゼの遺伝子である。
※ Amp^r のプロモーターは常に活性化されているものとする。

手順

1. 形質転換溶液（大腸菌にプラスミドが入りやすくするために調製された液）を1100μL入れて氷冷しておいたマイクロチューブに、適当な条件で培養した大腸菌（βガラクトシダーゼを作れない株）を少量入れ、よくけん濁する。

2. マイクロチューブを3本用意し、それぞれa、b、cとする。次に、aのチューブに、0.1μg/μL のプラスミドを20μL、bのチューブにそれぞれ 50 mg/mL の X-gal を 80μL、25 mg/mL の IPTG を 40μL 加え、c には何も加えないでおく。IPTG は lacZ のオペレーターからリプレッサーを引き離し、lacZ の転写を開始させる薬剤である。

3. 1のけん濁液をaに500μL、cに200μL加え、氷中で10分間放置する。次に、aから200μLをbに移してよく混合する。

4．a、b、cから100μLずつ液をとり、アンピシリンを50 mg/Lとなるようにした寒天培地（Amp⁺寒天培地）と、アンピシリンを加えていない寒天培地（Amp⁻寒天培地）にそれぞれ滴下し、塗り広げる。

5．4で作製した寒天培地を37℃の恒温器で1日培養する。

結果

　　手順の4にて、a、b、cの各チューブから取った液を塗りつけたAmp⁻寒天培地では、手順5の後、それぞれ（　①　）、（　②　）、（　③　）、という結果となった。また、手順の4にてa、b、cの各チューブから取った液を塗りつけたAmp⁺寒天培地では、手順5の後、それぞれ（　④　）、（　⑤　）、（　⑥　）、という結果となった。

問い：この実験から得られた寒天培地の様子について、結果の①〜⑥に当てはまる最も適切な記述を、下記のア〜オから選び、記号で答えよ。同じものを何回選んでもかまわない。

ア．少数の白いコロニーが点在している

イ．少数の青いコロニーが点在している

ウ．多数の白いコロニーがある

エ．多数の白いコロニーがあり、その中に青いコロニーが点在している

オ．コロニーは見られない

2）1）の図1のプラスミドを次に示す手順1−5にて切断し、ここにオワンクラゲの蛍光色素タンパク質（GFP）の遺伝子を組み込み、これを取り込んだ大腸菌をAmp⁺寒天培地で分裂・増殖させる実験を行った。

手順
1. オワンクラゲのDNAからGFPの遺伝子（プロモーターを含まない）を制限酵素 *EcoRI* で切り取る。
2. 図2のようにプラスミドの *lacZ* の配列を *EcoRI* で切断する。
3. 手順1と2で得られたそれぞれのDNAをDNAリガーゼで処理する。
4. 手順3で得られたプラスミドを1）の手順に従い大腸菌にとりこませ、寒天培地上で分裂・増殖させる。
5. bのチューブの液を Amp⁺ 寒天培地に塗りつけ、培養する。

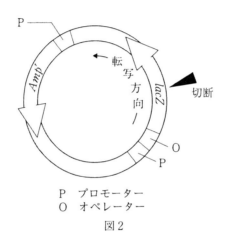

P　プロモーター
O　オペレーター
図2

問い：この実験の手順5にて得られた寒天培地には、青いコロニーと白いコロニーの両方が現れた。これらのコロニーに関する説明として、適切な記述を下記のア～オから選び、記号で答えよ。それぞれのコロニーについて、複数の記号を選んでもよい。

ア．このコロニーは、GFP遺伝子が *lacZ* の切断された位置に、転写の順方向に組み込まれたプラスミドのみを取り込んだ大腸菌から生じた。

イ．このコロニーは、GFP遺伝子が *lacZ* の切断された位置に、転写の逆方向に組み込まれたプラスミドのみを取り込んだ大腸菌から生じた。

ウ．このコロニーは、プラスミドは取り込まず、GFP遺伝子のみを取り込んだ大腸菌から生じた。

エ．このコロニーは、プラスミドも GFP 遺伝子も取り込まなかった大腸菌から生じた。

オ．このコロニーは、GFP 遺伝子が組み込まれなかったプラスミドのみを取り込んだ大腸菌
　　から生じた。

3）2）の手順5から得られた寒天培地上の白いコロニーの中には、紫外線の照射により蛍光
　を発するものと、蛍光を発さないものが混在した。蛍光を発するコロニーと、蛍光を発さな
　いコロニーの説明として適切な記述を2）の問いの記述のア〜オから選び、記号で答えよ。
　それぞれのコロニーについて、複数の記号を選んでもよい。

英 語

問題

29年度

第２期

問題 I

次の英文を読み、設問および空欄に最も適したものをそれぞれ選び、記号で答えよ。

Many people these days are concerned with the quality of our environment and with global warming. Global warming is caused by the use of fossil fuels such as gas and coal. When fossil fuels are burnt, pollution is created, especially carbon dioxide (CO_2). These pollutants rise in our atmosphere as gases, and become trapped there. As a result of the combustion of these carbon-based fuels by humans, these greenhouse gases have intensified the Earth's natural greenhouse effect, which in turn has caused global warming and climate change. Surely we can, and must, power our world with cleaner and safer alternatives. The best alternative is to embrace renewable energy. Renewable energy is derived from naturally occurring and replenishable resources such as sunlight and wind. One of the great advantages of renewable energy is that harnessing such energy does not cause pollution and a release of carbon dioxide in the atmosphere. Another great advantage that renewable energy has is that the energy sources are free and available to all. It is the technological machines, such as solar panels and wind turbines that capture this energy that are quite costly. Hydropower is a type of renewable energy that utilizes the energy that is derived from falling or flowing water. Currently, 16% of the world's energy is produced by hydropower, and that number will continue to grow. In terms of the total world output of the various sources of renewable energy, hydropower accounts for 85% of that mix. By looking at the history of hydropower one may come to understand its usage over different time periods, and realize how important energy derived from water truly is.

Perhaps the simplest water powered machine we find in history is the noria. The noria is a vertical water wheel used mainly for lifting water in order to disperse it into irrigation channels or aqueducts. The noria was built in rivers, and the rim of the wheel contains buckets or containers which collect and lift the water. The water flowing downstream in the river provides the energy necessary in order to spin the noria. Once the water in each bucket reaches the top of the wheel, it is emptied into an aqueduct or open irrigation channel and that process is continuously repeated. A more mechanically complex machine that harnessed the power of flowing water is the horizontal water wheel. This device was usually located underneath the flooring of a workshop or a mill that was built next to or above a river. As the directed flowing water moved past the wheel, the rims of the wheel, similar to the noria, collected water and caused the wheel to spin. This movement would in turn cause the millstones to operate. Millstones are large circular stones that were used for grinding wheat and other types of grains into flour, and consisted of a pair of stones. The base stone was placed horizontally at the bottom of the gristmill, which is the grinding mechanism used to turn grains into flour. The base stone was stationary, that is, it did not move. The second millstone was placed on top of the base stone, and would spin due to the power derived from the horizontal water wheel. Grains were poured into a hole at the top of the spinning millstone, and these grains would then be ground into flour between the two millstones and then the flour would fall out on the sides from between the two stones. The horizontal water wheel greatly assisted people in the past with the processing of agricultural products. A much more complex machine is the water wheel with gearing, which allowed for a great variety of ways in which the power of flowing water could be controlled and directed. The water wheel with gearing is similar to the noria in the sense that it is suspended vertically in a river, however, power is harnessed from the energy of flowing water by the axle or sets of gears or toothed wheels. These sets of gears or toothed wheels can hold and direct the energy derived from the flowing water into various types of devices, such as a trip hammer, which was used to repeatedly pound things such as iron ore that was extracted deep from the Earth by mining, or leather that was pounded to shape and soften it. Another device powered by the water wheel with gearing was the sawmill, which, when fitted with a special crank, converted the circular movement of the gears into a back and forward movement of a saw, which was then used for the cutting of wood. The use of gears in water wheels greatly revolutionized production because the speed of the river could now be controlled and so too could the speed of the machines that were harnessing the energy from the flowing water.

In our modern era, a series of inventions and scientific discoveries gradually led to the development of water turbines and the production of hydroelectric power. Hydroelectric power is the harnessing of downward flowing water through a series of water turbines and electrical generators that actually create electricity. When we speak of modern hydropower, it is this type of electricity production to which we refer. Perhaps one of the most important discoveries was made by the great English scientist Michael Faraday (1791-1867), who made many extremely important advances in the study of electromagnetism and electrochemistry. In 1831, Faraday used a magnet and a spinning copper plate to make an electric current and in doing so invented the first electric generator. The principle for creating electricity out of a magnet and a spinning copper plate is called electromagnetic induction. This discovery by Faraday led eventually to the water turbines and electrical generators in use today at hydroelectric power plants, many of which are located at dams. Today's modern day water turbines create energy based on Faraday's principle of electromagnetic induction. In modern day hydroelectric power plants, falling water which is usually stored at a dam is released through gates called penstocks. These penstocks direct the falling water onto the top of a generator, where the water falls onto the blades of a water turbine, causing a rotor to spin. This large rotor is basically a series of magnets, which surround a copper wire core that is called a stator. The spinning turbine blades cause the magnetic rotor to spin, and this spinning force around the copper wire core creates a magnetic field. Magnetic fields are caused by moving electrical currents, and these currents flow, and this flow and its accompanying voltage are directed towards generator output terminals. These generator output terminals control the flow of electricity and voltage as it is distributed onto power lines and the electricity grid of any given self-contained electrical power network. Hydroelectric power is a wonderful, green, renewable form of electricity production, and it is one solution out of many that will help solve our energy needs while at the same time protecting our environment.

1. Renewable energy is a good alternative to fossil fuels because _____.

   A. technology is advancing beyond fossil fuels

   B. fossil fuels aren't used very much anymore

   C. the machines that capture renewable energy are found everywhere

   D. the sources of renewable energy are clean and limitless

2. Hydroelectric power can help reduce the causes of global warming by _____.

   A. helping to remove CO_2 emissions from the atmosphere

   B. creating an electrical grid based on water turbines

   C. providing clean energy from a renewable resource

   D. building dams to create reservoirs filled with water

3. The greenhouse effect is partly responsible for global warming because it _____.

   A. was created by humans

   B. traps pollutants created from fossil fuels such as CO_2 in the atmosphere

   C. releases CO_2 and other pollutants into space

   D. naturally cools the Earth

4. In what ways do the noria and the horizontal water wheel differ?

   A. The noria relies on the force of flowing water to operate while the horizontal water wheel does not.

   B. The noria is used to transport water to a different location while the horizontal water wheel uses the power from water to power grinding stones.

   C. The noria is made of wood while the horizontal water wheel is made of stone.

   D. The horizontal water wheel was found close to rivers while the noria was not.

5. Which of the following is **not** true about the water wheel with gearing?

   A. The gears helped control the speed of the machines and the river.

   B. The mechanism used for the sawmill converted circular motion into a straight back and forward motion.

   C. The water wheel with gearing was placed vertically in rivers.

   D. The complex gearing system slowed down the speed of production.

6. It can be inferred from this article that if 85% of all renewable energy is generated by hydropower, then the remaining 15% _____.

A. must be produced by solar and wind power

B. is generated by fossil fuels such as oil

C. is produced by all of the other types of renewable energy sources

D. is a mix of every type of available energy source

7. According to this passage, Michael Faraday's discovery led to _____.

A. the invention of generator output terminals

B. the creation of our modern day water turbines and electrical generators

C. a renewed interest in millstones and gearing systems

D. a dilemma concerning the use of renewable energy sources

8. Modern water turbines _____.

A. store the energy of the flowing water in their blades

B. capture the energy of the flowing water and cause a rotor to spin

C. resemble the noria because they are vertically placed under water

D. create magnetic fields that interrupt the flow of electricity

9. The principle of electromagnetic induction _____.

A. was put to use in Faraday's invention of an electric generator

B. was theorized by Faraday as the result of his interest in hydropower

C. states that a copper plate should be used as an energy source

D. proves that flowing water is not a renewable energy source

10. What is the most suitable title for this article?

   A. The Causes of Global Warming

   B. The Coming Revolution of Renewable Energy

   C. Michael Faraday's Contributions to Science

   D. The History of Water-Power Utilization

問題 Ⅱ

次の英文を読み、設問および空欄に最も適したものをそれぞれ選び、記号で答えよ。

Owls are mysterious creatures that have been revered by people throughout the ages. Owls feature prominently in folklore around the globe. They are often associated with the spirit world and gods. In many native beliefs owls are treated as godlike spirits that can bring both good luck and protection, or warn of danger and death. For this reason, they are treated with respect, tinged with a certain degree of fear.

Keeping close proximity to the owl allows its physical characteristics to be studied, which help explain the development of its role in myth and legend. The first thing that is most striking about this bird is its eyes. Unlike familiar birds that we come across in everyday life such as poultry or pigeons which have their eyes located bilaterally on the head, owls' eyes have a more human-like visage. The eyes are located at the front of the head for binocular vision. This trait allows them to perceive depth, which gives us a big hint about the role they play in the ecosystem. Owls are hunters. Perception of depth allows them to estimate how far away their prey is before they strike.

Another striking feature of the owl's eyes is their stillness. The owl's eyes are mesmerizing. You can lose yourself if you look for too long into their calm golden orbs. Physiologically speaking, the animal cannot move its eyes about like a human. Instead it has to move its entire head around to be able to see in different directions. For example, its body may be pointed forwards but its head may be turned backwards 180 degrees so that it can see directly behind it.　More amazing, however, is that the maximum rotation of its head has been estimated to be around 270 degrees.　This characteristic seems unnatural and otherworldly to human beings who can only turn their head 90 degrees from a forward facing position, but is very unique to the owl.　When the raptor is hunting, it enables the bird to pinpoint its prey with minimal body movement.

Next, the advantageous shape of the owl's head must also be mentioned for the role it plays when the animal is hunting prey in inky, non-illuminated conditions.　If its head is examined face-on, then it appears to be almost flat and in the shape of a pressed heart or apple.　This shape focuses sound to the raptor's ears, which helps it identify the source of forest sounds.　Unlike human or other animal ears, the owl's ears are not symmetrically lined up.　This is a bonus for its natural prey-tracking system because by turning its head back and forth like radar, it can determine the exact location of the prey even if its powerful eyes cannot see it in jet-black surroundings.

The owl's wings are also designed to support its role as a stealthy predator.　If wingspan and body size are estimated, the wings are unnaturally large and out of proportion to its body.　Some species of owl such as the most common great horned owl can have a wingspan of up to 1.5 meters long with a body size of up to 63 centimeters. This characteristic allows for a quiet and swift flight.　Owls are silent killers.　They can glide through the tree canopy and strike down prey before they are detected.　The ability to move silently is especially beneficial at night when its nocturnal prey is active.

Finally, we can't discount its reptilian-like legs.　Owl's feet have unnaturally large talons designed for one job: seizing and killing prey.　It can swoop down and carry off prey as large as a rabbit.　The prominent talons allow it to hold and pierce the victim's body.　This explains why the owl belongs to the raptor family.　The word "raptor" means "to seize" which sums up its uncanny ability to capture and carry off prey.

Owls are predators that defy the human diurnal cycle by hunting and being most active in the night. Their association with darkness has given them a certain amount of mystique. In Celtic culture the owl is traditionally treated as one aspect of the goddess bringing a message of death. To see an owl is very unlucky indeed and contains the omen that the individual's death is near. This negative aspect can be contrasted to the Ainu belief, which views the bird as more of a protector spirit. The Ainu believe that owls look after us and can also warn us of future danger. So whichever side of the coin is turned, seeing an owl is considered to be a fortuitous meeting and will certainly get our attention for better or for worse.

11. Owls have been both respected and feared by native peoples because _____.

    A. they are considered to be just lucky animals

    B. they only bring ill fortune

    C. they look like the gods and often answered their wishes

    D. they are thought to be spirits that brought with them both providence and death

12. In comparison to poultry, owl's eyes are uniquely suited to its role as predator because the _____.

    A. small-sized eyes help camouflage eyeball movement

    B. eyes are located on either side of its head to detect movement

    C. frontally located eyes allow it to estimate distance from a target

    D. saucer shape is unlike human eyes

13. Owls are considered to be otherworldly beings because _____.

   A．their fierce eyes are arresting

   B．they have an almost human-like visage

   C．their large body is mesmerizing

   D．their flat-faced head can be swiveled more than 180 degrees

14. The flat shape of the owl's head _____.

   A．aids it in locating prey

   B．is symmetrical like a human's head

   C．helps it to blend in with the background

   D．is similar in form to some vegetables

15. In order to hunt animals at night the owl's body is _____.

   A．in proportion with its flight muscles for lift

   B．out of proportion with its large wings for stealth

   C．much larger than its wings for speed

   D．miniscule compared with its giant eyes for enhanced vision

16. Raptors like the owl have unnaturally large ___(1)___ to ___(2)___.

   A．(1) heads   (2) look for prey

   B．(1) claws   (2) grab and kill their victims

   C．(1) wings   (2) fly at slow speeds

   D．(1) eyes   (2) see at dawn

17. Owls are ___(1)___ compared with humans who are ___(2)___.

    A．(1) diurnal　　　　　(2) nocturnal

    B．(1) active in the day　(2) active at night

    C．(1) nocturnal　　　　(2) day creatures

    D．(1) prey　　　　　　(2) predators

18. The Ainu regard the owl as _____.

    A．a lucky totem

    B．a harbinger of death

    C．both friend and foe

    D．a guardian

19. The Celts believe the owl is a _____.

    A．go-between for gods and men

    B．human being

    C．form of a female god that brings news of a person's death

    D．predator that hunts at night

20. The most suitable title for this essay is _____.

    A．Owls Are Beautiful Creatures That Make Dangerous Pets

    B．Owls and Pigeons Are Both Beautiful but Stealthy Predators

    C．Poultry Should Not Be Afraid of the Owl

    D．The Owl, a Fortuitous yet Mystical Creature

問題Ⅲ

次の各文の（　　）から、最も適当な語（句）を選び、記号で答えよ。

21.（A．But　　B．Although　　C．Nevertheless　　D．In spite of）plant breeding did not become a scientific discipline until the end of the nineteenth century, its beginnings are very old.

22. Bartholdi's statue, "Liberty Enlightening the World,"（A．which it stands B．stands it　　C．stands　　D．which stands）on an island in New York Harbor, was a gift of the French government.

23. Guglielmo Marconi invented a wireless telegraph device that（A．made possible B．made it possible　　C．possibly made it　　D．it possibly made）the transmission of radio signals across long distances.

24.（A．Renovated　　B．Renovate　　C．Renovation　　D．Renovating）the old factory will be cheaper than building a new one.

25. They were surprised that the total cost of the project（A．being B．in which it was　　C．was　　D．which was）higher than they had expected.

26. Not all rainwater（A．falls　　B．was falling　　C．has fallen　　D．falling）from a cloud reaches the ground; some of it is lost through evaporation.

27. The most elaborate of all bird nests is the large, domed communal structure

（A．built　　B．to build　　C．is built　　D．built by）social weaverbirds.

28. Our company is considering（A．introducing　　B．introduce　　C．to introduce

D．introduced）a new system under which documents on trademark files can be

easily accessed.

29. Carl's promotion after such a short time is not（A．likely　　B．often　　C．only

D．mostly）unfair, but it will be bad for the morale of the office.

30. All of the protective head gear（A．that　　B．where　　C．who　　D．what）

is used in our factory is made in Sweden and is of the highest quality.

問題Ⅳ

次の日本文の意味を表すように（　　）内の語（句）を並べ換え、解答欄には２番目と７番目に
くる語（句）の記号だけを答えよ。

31. その会社は食べ物と着る物を必要としている人々を支援することを期待されている。

The company（イ．those　　ロ．need of　　ハ．is　　ニ．to　　ホ．who

ヘ．food　　ト．are　　チ．in　　リ．help　　ヌ．expected）and clothing.

32. 今この瞬間に起きていることはすべて、これまでに行ってきた選択の結果である。（ディー
パック・チョプラ）

Everything that（イ．is　　ロ．result　　ハ．this　　ニ．made　　ホ．moment is

ヘ．choices　　ト．a　　チ．of　　リ．the　　ヌ．happening at　　ル．you have）

in the past.

33. 最近では、本を読む時間がある人、あるいは読みたいと思っている人は少なくなってきている。

These days, (イ. read　ロ. people　ハ. books　ニ. the time or
ホ. fewer　ヘ. inclination to　ト. have).

34. 診断とは、症状の精査により病気を特定する過程である。

Diagnosis (イ. symptoms　ロ. careful　ハ. examination　ニ. of
ホ. the process of　ヘ. identifying　ト. is　チ. a disease by).

35. 硬直性けいれんは、一般的に上皮小体疾患もしくは食物中のビタミンD不足と関連している。

Tetany is commonly (イ. the diet　ロ. diseases　ハ. associated
ニ. parathyroid　ホ. with　ヘ. or a　ト. in　チ. vitamin D
リ. of　ヌ. lack).

数　学

問題

第 2 期

29年度

1．次の各問いに答えよ。

(1) $\dfrac{a+bi}{1+\dfrac{\sqrt{2}}{\sqrt{-3}}-\dfrac{\sqrt{-2}}{\sqrt{3}}}=3$ を満たす実数 a，b の値を求めよ。ただし，i は虚数単位とする。

(2) $\sin x-\cos y=\dfrac{1}{3}$，$\cos x+\sin y=\dfrac{5}{3}$ のとき，$\sin(x-y)$ の値を求めよ。

(3) a は正の整数で $a\neq1$，n は整数で $n\neq0$ とする。関数 $f(x)=a^x+a^{-x}$ が $\{f(x)\}^2=f(2x+n)+2$ を満たすときの x を n を用いて表せ。

(4) $y=x(x-1)$ と $y=ax$ $(a>0)$ で囲まれる図形の面積が x 軸で 2 等分されているときの a の値を求めよ。

(5) △OAB において，辺 OA の中点を M，辺 OB を 4：1 に内分する点を N とする。線分 BM と線分 AN の交点を P とするとき，ベクトル $\overrightarrow{OP}$ を $\overrightarrow{OA}$ と $\overrightarrow{OB}$ を用いて表せ。

(6) 3 桁の正の整数について，百の位を x，十の位を y，一の位を z とし，x，y，z の積を A とする。奇数になる A の総和を X，偶数になる A の総和を Y としたとき，$\dfrac{X}{Y}$ の値を求めよ。

2．$a_1=1$，$a_{n+1}=9a_n{}^3$ $(n=1,2,3,\cdots)$ で定まる数列 $\{a_n\}$ について，次の各問いに答えよ。

(1) $\log_3 a_n$ を n の式で表せ。

(2) $P_n=a_1{}^2\times a_2{}^4\times a_3{}^6\times\cdots\times a_n{}^{2n}$ のとき，$\log_3 P_n$ を求めよ。

3．下記の文中の
□
 の中に適切な式または値を入れよ。

『(ⅰ) 3次方程式 $x^3+ax^2+bx+c=0$ の解を α, β, γ とすると，因数定理より，

等式 $x^3+ax^2+bx+c=(x-\alpha)(x-\beta)(x-\gamma)$ が成り立つ。よって，

$\alpha+\beta+\gamma=$ (1) ，$\alpha\beta+\beta\gamma+\gamma\alpha=$ (2) ，$\alpha\beta\gamma=$ (3) という関係が求まる。

(ⅱ) (ⅰ)の結果を用いて，表面積が 72，すべての辺の長さの和が 48 の直方体の体積の最大値，およびそのときの 3 辺の長さを求めたい。

ひとつの頂点に集まる 3 辺の長さを α, β, γ とすると，

$\alpha+\beta+\gamma=$ (4) ，$\alpha\beta+\beta\gamma+\gamma\alpha=$ (5) である。

直方体の体積 $\alpha\beta\gamma=V$ $(V>0)$ と置くとき，α, β, γ は x の 3 次方程式

$\qquad$ (6) $-V=0$ $\qquad$ …①

の 3 個の正の実数解である。ここで，

$\qquad y=$ (6)と同じ $\qquad$ …②

$\qquad y=V$ $\qquad$ …③

とおく。

②より，$y'=$ (7) であり，増減表から，$x=$ (8) ，(9) で極値をもつことがわかる。

よって，①が 3 個の実数解（重解を含む）をもつことは，②のグラフと③の直線が 3 個もしくは 2 個の共有点をもつことで，このときの y のとりうる値の範囲が V のとりうる値の範囲である。

こうして，V のとりうる値の範囲は，$0<V\leqq$ (10) と求まり，

V の最大値は (10)と同じ である。

また，V が最大値をとるときの直方体の 3 辺の長さは，

((11) ，(12) ，(13)) と求まる。』

化　学

問題

29年度

第2期

(1)　次の文章を読んで、続く問いに答えよ。

　　周期表17族の元素は（　①　）と呼ばれ、（　②　）個の価電子を持つため、（　③　）価の陰イオンになりやすいという特徴を持つ。（　④　）は（　①　）に属する元素の単体で、常温では刺激臭を持つ黄緑色の気体である。この気体を実験室で作るには、(ア)酸化マンガン（Ⅳ）に濃塩酸を加えて加熱するのが一般的である。

　　この反応で得られた気体の中には、（　④　）の他に不純物が含まれている。そのため、（　④　）を捕集する前に、ふたつの洗気ビンを通過させることで不純物を取り除く。まず、ひとつ目の洗気ビンには（　⑤　）を入れ、（　⑥　）を除去する。ふたつ目の洗気ビンには（　⑦　）を入れ、（　⑧　）を除去する。（　④　）は水に少し溶けるので、ふたつの洗気ビンを通した後に、（　⑨　）置換で捕集する。

　　（　④　）は水に少し溶けると、その一部が水と反応し、（　⑥　）と弱酸の（　⑩　）を生じる。(イ)（　⑩　）およびその塩は強い酸化作用を持つ。

　　1）空欄（　①　）～（　⑩　）に適切な語句または数字を記入せよ。ただし、物質を答えるときには、化学式ではなく物質名を用いること。

　　2）下線部 (ア) の変化を化学反応式で書け。

　　3）下線部 (イ) に関して、（　⑩　）はどのような用途や目的で広く使用されているか。簡潔に答えよ。

(2) 次の文章を読み、続く問いに答えよ。必要があれば、原子量は、H＝1.0、O＝16.0、Na＝23.0、Cl＝35.5 を用いよ。

電気エネルギーを与えて強制的に酸化還元反応を起こすことは電気分解と呼ばれ、様々な工業的技術に利用されている。

例えば、陽極を（　①　）、陰極を（　②　）として、硫酸酸性の硫酸銅（Ⅱ）水溶液を電気分解すると (ア)粗銅から純銅を得ることができる。このとき、粗銅に含まれている銅よりイオン化傾向の小さい金や銀などの金属は、単体のまま陽極の下に（　③　）として沈殿する。

また、水酸化ナトリウムは、工業的に塩化ナトリウム水溶液の電気分解で作られている。現在では、(イ)純度の高い水酸化ナトリウムを得るために、電解槽を陽イオン交換膜で区切り、陽極側に塩化ナトリウム飽和水溶液、陰極側に水を入れ、陽極に炭素電極、陰極に鉄電極を用いて電気分解を行う。電気分解後の陰極側の水溶液を濃縮することで、水酸化ナトリウムの固体が得られる。

1）空欄（　①　）〜（　③　）に適切な語句を記入せよ。

2）下線部 (ア) に関して、電気分解を利用して不純物を含む金属から純粋な金属を精製する方法の名称を答えよ。

3）下線部 (イ) に関して、陽極と陰極における反応を電子 e⁻ を用いた反応式でそれぞれ示せ。

4）下線部 (イ) に関して、5.0 A で 16 分 5 秒間電気分解したとき、陰極側で発生する気体の標準状態における体積（L）を求めよ。ただし、生じる気体の電解質溶液への溶解は無視する。また、ファラデー定数 $F＝9.65×10^4$ (C/mol)、標準状態における 1 mol の気体の体積は 22.4 L とし、計算結果は有効数字 2 桁で答えよ。

5）4）の条件で得られる水酸化ナトリウムの質量（g）を有効数字 2 桁で答えよ。

(3) 気象や生物などの自然現象を考える上で、地球上に豊富にある空気や水の密度についての基礎的知識を整理しておくことは重要である。空気の組成は窒素（N_2）、酸素（O_2）、および水蒸気（H_2O）であると単純に仮定して具体的に考えてみる。ただし、原子量は、H＝1.0、N＝14.0、O＝16.0 とする。さらに、空気に気体の状態方程式 $PV=nRT$ を適用することが可能であるとする。ここで、P は気体の圧力 [Pa]、V は気体の体積 [L]、n は気体の物質量 [mol]、R は気体定数 $8.31×10^3$ [Pa・L/(K・mol)]、T は気体の温度 [K] である。以下の各問いに答えよ。

1) 気体の平均モル質量 [g/mol] を M とするとき、その気体の密度 [g/L] を P、R、T、および M を用いて表せ。

2) 空気に水蒸気が含まれず、その組成が窒素 80.0％、酸素 20.0％とした場合、その平均モル質量 [g/mol] はいくらになるか。有効数字3桁の数値で示せ。

3) 全圧が $1.013×10^5$ Pa、温度が 300 K とした場合、2）で示した空気の密度は（ ① ）g/L 程度である。このように空気の密度は水の密度（約 1000 g/L）と比較して非常に低い。この空欄（ ① ）に入れる数値として、以下の (A)～(F) の中から最も値が近いものを選び、記号で答えよ。

　　(A) 0.060　　(B) 0.12　　(C) 0.60　　(D) 1.2　　(E) 6.0　　(F) 12

4) 全圧が $1.013×10^5$ Pa で一定の場合、空気の密度と温度の関係はどのようになるか。次の模式図の A～C の中から最も近いものを選び、その記号を答えよ。なお、横軸は温度 [℃] を示し、縦軸は密度の相対値を示している。

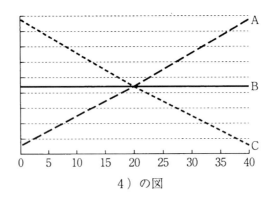

4）の図

5）気体の圧力が$1.013×10^5$ Paで一定の場合、水（固体と液体）の密度と温度の関係はどのようになるか。次の模式図のA〜Iの中から最も近いものを選び、記号で答えよ。なお、横軸は温度［℃］を示し、縦軸は密度［kg/L］を示している。

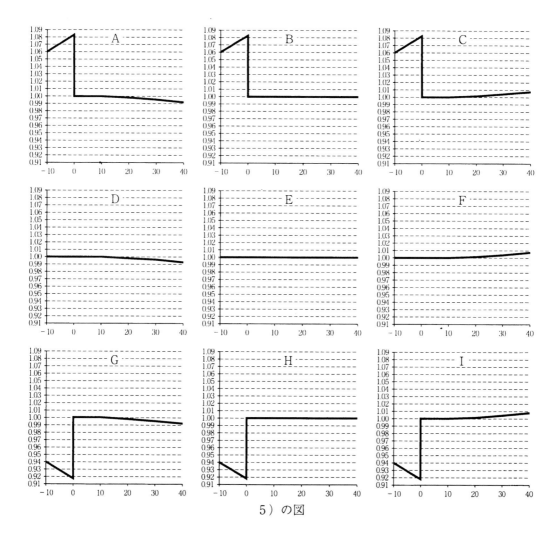

5）の図

6）雨の直後のように湿った空気が“重苦しく”感じる時がある。このことについて考えてみる。大気圧と温度が等しいと仮定した場合、乾いた空気と比較すると、湿った空気は（　②　）と考えられる。このことは気象のメカニズムにとって重要である。

(i) 空欄（　②　）に入れる文として、以下の (A)～(C) の中から最も適切なものを選び、記号で答えよ。

(A) 実際にも重たく、その密度はわずかに高い

(B) 実際には重たくも軽くもなく、その密度は等しい

(C) 実際には軽く、その密度はわずかに低い

(ii) 下線部の理由を簡潔に記述せよ。

(4) 次の文章を読んで、続く問いに答えよ。

スクロース（ショ糖）は、植物中に豊富に存在する二糖類であり、調理で用いられている代表的な甘味料である。スクロースは、下記に示すようにα-（ ① ）とβ-（ ② ）が脱水縮合した構造を有する。

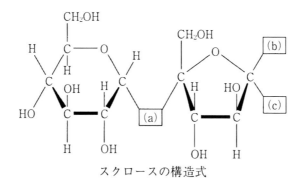

スクロースの構造式

スクロースは（ ③ ）液を還元しないが、希酸または（ ④ ）という酵素で加水分解すると（ ① ）と（ ② ）の等量混合物になる。この等量混合物は（ ⑤ ）と呼ばれる。（ ⑤ ）は（ ③ ）液を還元して、Cu_2O の赤色沈殿を生成する。

1) スクロースの構造式中の空欄 (a)～(c) に適切な原子または原子団を記入せよ。
2) 文章中の空欄（ ① ）～（ ⑤ ）に適切な語句を記入せよ。
3) ある量のスクロース水溶液を完全に加水分解し、十分な量の（ ③ ）液を加えて加熱したところ、9.2 g の Cu_2O が得られた。この反応において単糖 1 mol から Cu_2O 1 mol が得られたとすると、このスクロース水溶液中には何 g のスクロースが含まれているか。ただし、原子量は、H = 1.0、C = 12.0、O = 16.0、Cu = 63.5 とし、計算結果は有効数字 2 桁で表せ。

生 物

問題

29年度

第2期

(1) 文中の①〜⑨に当てはまる最も適切な語を答えよ。

　動物は刺激に対する反応として様々な行動をする。行動のうち、経験や学習がなくても生じる行動を（　①　）行動といい、経験を積んで生じる行動を（　②　）行動をいう。（　①　）行動を引き起こす外部からの刺激を（　③　）刺激という。体内で合成された（　④　）と呼ばれる化学物質が（　③　）刺激となって同種の個体に特有の（　①　）行動を引き起こすことがある。ただし、行動が起きる場合には（　⑤　）づけが必要な場合が多く、（　③　）刺激だけで行動が起きるとは限らない。

　単純な（　②　）行動としては、繰り返す刺激に対して反応を減少させたり、除去していく（　⑥　）と呼ばれる現象がある。また、発育初期の限られた時期に記憶する（　②　）行動は刷込みと呼ばれ、刷込みが成立する時期を（　⑦　）という。また、ある目的に対し、無方向な行動と誤りを繰り返すことで記憶する行動を（　⑧　）という。一方、迷路実験において、空間把握能力に関わる（　⑨　）が損傷しているネズミでは、（　⑧　）による（　②　）行動が成立しないことが確認されている。

(2) 次の文章を読み、以下の問いに答えよ。ただし文章中の C_2、C_4 は、炭素原子の数が2および4ということを示している。

グルコースが呼吸で分解される過程で放出されるエネルギーは ATP に蓄えられる。この過程は A、B、C の3つに分けて考えられている。

グルコース1分子は A の過程によって分解されると2分子のピルビン酸になるが、この過程で（ ① ）酵素が働いて（ ② ）が切り離され、NAD^+ に渡される。

その後、B の過程でピルビン酸は（ ③ ）に入り、（ ① ）反応や（ ④ ）反応によって C_2 化合物に変えられる。C_2 化合物は C_4 化合物と結合して（ ⑤ ）酸になる。その後（ ⑥ ）が加わり、酵素の働きによって（ ① ）反応や（ ④ ）反応が次々に起こって、再び C_4 化合物を生じる。これらの反応過程で、ピルビン酸は完全に分解され、（ ⑦ ）と多量の H^+ や e^- が生じる。

A の過程と B の過程で生じた NADH や $FADH_2$ などは（ ③ ）の内膜まで運ばれ、C の過程によって（ ⑧ ）と結合して（ ⑥ ）を生じる。ATP 合成酵素は C の過程で取り出されたエネルギーを用いて ATP を合成する。

1）①〜⑧に最も適切な語を入れよ。

2）グルコース1分子について、文中の A、B、C の過程ではそれぞれ ATP を最大何分子生成するか。ただし、それぞれの過程で ATP を使う過程があれば、それらを差し引いて ATP が何分子生成するのか記せ。

(3) 次の文章を読み、各問に答えよ。

　　被子植物のおしべの薬内には、花粉母細胞があり、それが①細胞分裂によって②4個の細胞を作る。これらの細胞は、その後、4個それぞれが体細胞分裂を1回行い、成熟花粉となる。成熟花粉がめしべの柱頭につくと、発芽して（　ア　）を伸ばし、胚珠内の胚のうに向かう。伸長した花粉管内には、2個の（　イ　）と（　ウ　）個の栄養核（花粉管核）がある。一方、胚のうには、珠孔側に（　エ　）個の卵細胞と（　オ　）個の助細胞があり、その反対側には3個の（　カ　）があり、中央細胞には2個の（　キ　）がある。

1）下線①の細胞分裂の名称を答えなさい。

2）下線②の4個の細胞の名称を答えなさい。

3）文中のア～キに入る最も適切な語、または数字を記しなさい。

4）伸長した花粉管内にある2個の（　イ　）が胚のう内にある卵細胞と2個の（　キ　）とそれぞれ受精する。この受精の名称を答えなさい。

⑷ 次の文章を読み、各問に答えよ。

　ウイルスや細菌性の感染病原体を哺乳動物は免疫系という防御システムで排除する。好中球やマクロファージなどの自然免疫系の細胞は感染初期のバリアとして機能する。ショウジョウバエなどの節足動物にも存在するトル様受容体は細菌の細胞壁や線毛の構成成分やウイルスのDNAやRNAの認識に関わる。一方でT細胞やB細胞などの（　①　）免疫系の細胞は極めて多様な異物、即ち抗原それぞれに対して選択的に反応できる仕組みを持っている。B細胞はH鎖とL鎖からなる（　②　）と総称されるタンパク質でできた抗体を産生する。ア抗体の多様性は抗原を認識する可変部位をコードする遺伝子が再構成される際、断片の組み合わせにより獲得される。イ病原体が侵入すると、その病原体のもつ抗原を認識する抗体を産生するB細胞が急激に増加し、抗体産生細胞となる。T細胞は抗体同様の多様性を有するT細胞受容体を持つが、単独では抗原を認識できない。樹状細胞などの抗原提示細胞が発現する（　③　）抗原に結合し提示された異物を認識する。一方で、ウ臓器移植の際、同じ種の生物間の移植であっても、殆どのケースで免疫細胞による強力な拒絶反応が生ずる。そのため移植された患者は免疫抑制剤を服用せざるを得ない。T細胞にはインターフェロンやインターロイキンなどの液性分子を産生し、他の免疫細胞の機能を制御するヘルパーT細胞と、ウイルス感染細胞などを排除する（　④　）が含まれる。これらT細胞やB細胞は活性化すると、一部が（　⑤　）細胞となり、病原体の2度目の侵入に対して素早くかつ大きく反応することができる。エ抗体、T細胞受容体、インターフェロンやインターロイキンはいずれもタンパク質であり、その構造は核内の遺伝子に遺伝暗号としてコードされている。これら遺伝暗号の異常は免疫不全の原因となる。

　1）文中の①〜⑤に最も適切な語を答えよ。

　2）下線アについて、限られた遺伝子から多様な抗体を作り出す仕組みを解明し、ノーベル医学・生理学賞を受賞した研究者の氏名を答えよ。

　3）下線イについて、抗体による免疫は、キラーT細胞などによる細胞性免疫に対して何というか名称を答えよ。

　4）下線ウについて、移植片の細胞が持つタンパク質が自己のものとほとんど同じであるにもかかわらず、移植片に対して強力な拒絶反応を生ずる主たる理由を25字以内で記述せよ。

5）下線エについて、コドン表とアミノ酸の略号表を参考に、以下のア～ウの問いに答えよ。

コドン表

1番目の塩基	2番目の塩基				3番目の塩基
	U	C	A	G	
U	UUU F UUC F UUA L UUG L	UCU S UCC S UCA S UCG S	UAU Y UAC Y UAA stop UAG stop	UGU C UGC C UGA stop UGG W	U C A G
C	CUU L CUC L CUA L CUG L	CCU P CCC P CCA P CCG P	CAU H CAC H CAA Q CAG Q	CGU R CGC R CGA R CGG R	U C A G
A	AUU I AUC I AUA I AUG M	ACU T ACC T ACA T ACG T	AAU N AAC N AAA K AAG K	AGU S AGC S AGA R AGG R	U C A G
G	GUU V GUC V GUA V GUG V	GCU A GCC A GCA A GCG A	GAU D GAC D GAA E GAG E	GGU G GGC G GGA G GGG G	U C A G

アミノ酸

A	アラニン	M	メチオニン
C	システイン	N	アスパラギン
D	アスパラギン酸	P	プロリン
E	グルタミン酸	Q	グルタミン
F	フェニルアラニン	R	アルギニン
G	グリシン	S	セリン
H	ヒスチジン	T	トレオニン
I	イソロイシン	V	バリン
K	リシン	W	トリプトファン
L	ロイシン	Y	チロシン

ア．コドン表のUの示す塩基は何か答えよ。

イ．遺伝情報をもとに翻訳によりタンパク質が合成されるが膜タンパク質や分泌性のタンパク質が翻訳される細胞内小器官の名称を答えよ。

ウ．図1はヒトのインターフェロンγの翻訳領域のみを抽出し構築した塩基配列である。25番目のアミノ酸の名称を答えよ。なお開始コドンがコードするアミノ酸を1番目とする。また図1はセンス鎖の塩基配列で、開始コドンを下線で示した。

5'-<u>ATG</u> AAATATACAAGTTATATCTTGGCTTTTCAGCTCTGC
ATCGTTTTGGGTTCTCTTGGCTGTTACTGCCAGGACCCAT
ATGTAAAAGAAGCAGAAAACCTTAAGAAATATTTTAATGC
AGGTCATTCAGATGTAGCGGATAATGGAACTCTTTTCTTA
GGCATTTTGAAGAATTGGAAAGAGGAGAGTGACAGAAA
AATAATGCAGAGCCAAATTGTCTCCTTTTACTTCAAACTTT
TTAAAAACTTTAAAGATGACCAGAGCATCCAAAAGAGTG
TGGAGACCATCAAGGAAGACATGAATGTCAAGTTTTTCA
ATAGCAACAAAAAGAAACGAGATGACTTCGAAAAGCTGA
CTAATTATTCGGTAACTGACTTGAATGTCCAACGCAAAGC
AATACATGAACTCATCCAAGTGATGGCTGAACTGTCGCCA
GCAGCTAAAACAGGGAAGCGAAAAAGGAGTCAGATGCT
GTTTCGA GGTCGAAGAGCATCCCAGTAA-3'

図1

(5) 下記の問いに答えよ。

1）以下の文章を読み、①と②に当てはまる最も正しい語を下記の語群から選び、記号で答えよ。

　（　①　）らは、（　②　）を用いた遺伝の研究の結果から、組換えは各遺伝子間において一定の割合で起こることを明らかにした。遺伝子座の組換えは、連鎖している2つの遺伝子座間での染色体の乗換えによって起こる。一般に、2遺伝子座間の距離が大きくなるほど組換えが起こりやすくなり、組換え価は大きな値となる。この関係を用いれば、組換え価を交配実験によって求め、2遺伝子座間の相対的な距離を推定することができる。（　①　）とともに研究を行ったスタートヴァントは、組換え価を遺伝子座間の距離として、組換え価1％を1cMと定義した。また、同一染色体上にある遺伝子座の中から3つの遺伝子座を選び、それぞれの組換え価を求める方法を三点交雑といい、各遺伝子座の染色体上における相対的な位置関係を求め、図示することができる。

語群

　　ア．モーガン　　　イ．メンデル　　　ウ．ハーシーとチェイス　　　エ．ニーレンバーグ

　　オ．大腸菌　　　カ．エンドウ　　　キ．ショウジョウバエ　　　ク．マウス

2）三点交雑に関する以下の文章を読み、下記の各問に答えよ。

　ある作物には同一の染色体上にA、B、Cの3つの遺伝子座があり、それぞれに対立遺伝子 A と a、B と b、C と c が存在する。また、A遺伝子座に a をホモに持った個体は、倒伏性の生長（倒伏性）を示し、B遺伝子座に b をホモに持った個体は光沢のある葉（光沢葉）を持ち、C遺伝子座に c をホモに持った個体は、甘い胚乳（甘胚乳）を持つことが知られている。さらにA、B、Cの各遺伝子座では、a、b、c に対して、それぞれ A、B、C が優性である。

　いま、これらの遺伝子座について純系どうしの交配から生じたこの作物について検定交雑（劣性個体との交雑）を行い、その結果を次の表に示した。このとき、この作物の遺伝子型は（　①　）と考えられ、その親の純系の作物の遺伝子型は、それぞれ（　②　）と（　③　）と考えられる。また、この検定交雑の結果から、A、B、Cの3つの遺伝子座が存在する相同染色体間にて、2回乗換えが起きたために生じた配偶子に由来する子として最も生じやすいものは、通常（　④　）と考えられる。

検定交雑から得られた子の表現型	子の数
野生型	286
倒伏性	33
光沢葉	59
甘胚乳	2
倒伏性、光沢葉	4
倒伏性、甘胚乳	44
光沢葉、甘胚乳	40
倒伏性、光沢葉、甘胚乳	272
	740

a）①～③に当てはまる最も適切な遺伝子型を記述せよ。

b）④に当てはまる最も適切な記述を下記の語群の中から選び、記号で答えよ。複数の記号を選んでもよい。

語群

　ア．野生型の表現型を持つもの

　イ．倒伏性の表現型を持つもの

　ウ．光沢葉の表現型を持つもの

　エ．甘胚乳の表現型を持つもの

　オ．倒伏性、光沢葉の表現型を兼ね備えたもの

　カ．倒伏性、甘胚乳の表現型を兼ね備えたもの

　キ．光沢葉、甘胚乳の表現型を兼ね備えたもの

　ク．倒伏性、光沢葉、甘胚乳の表現型を兼ね備えたもの

　ケ．ひとつも得られなかった

c) 文章中のA、B、Cの各遺伝子座の染色体上の位置を、下図のようにQ、R、Zで表したとき、各遺伝子の位置の順序として、最も適切なものを下記の語群から選び、記号で答えよ。また、AとB、BとC、及びAとCの各遺伝子座間の距離 (cM) を計算し、最も近似な値をそれぞれ以下の数値群から選び、記号で答えよ。

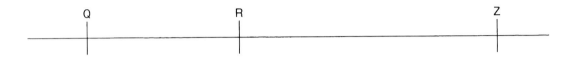

語群

　　ア．Q＝A遺伝子座　　R＝B遺伝子座　　Z＝C遺伝子座
　　イ．Q＝A遺伝子座　　R＝C遺伝子座　　Z＝B遺伝子座
　　ウ．Q＝B遺伝子座　　R＝A遺伝子座　　Z＝C遺伝子座
　　エ．Q＝B遺伝子座　　R＝C遺伝子座　　Z＝A遺伝子座
　　オ．Q＝C遺伝子座　　R＝A遺伝子座　　Z＝B遺伝子座
　　カ．Q＝C遺伝子座　　R＝B遺伝子座　　Z＝A遺伝子座

数値群

　　ア．1 cM　　　イ．5 cM　　　ウ．10 cM　　　エ．15 cM　　　オ．20 cM　　　カ．25 cM
　　キ．30 cM　　ク．35 cM　　ケ．40 cM　　コ．45 cM　　サ．50 cM

英　語

解答　　　29年度

第1期

問題Ⅰ

〔解答〕

1. D　2. D　3. B　4. D　5. A
6. C　7. C　8. B　9. D　10. A

〔出題者が求めたポイント〕

長文の内容把握　英問英答（選択式）

質問文と解答選択肢の意味あるいは考え方のヒント

1. 英文によると、イーロン・マスクの最初にお金をもうけたベンチャー事業は何だったのか。
第3パートに「12歳の時に自分が作った Blastar というゲームソフトを売った」とあるので D が正解。

2. 英文によると、正しくないのは次のどれか。
イーロンが創設した最初の会社は Telsa Motors ではなく Zip2 なので D が正しくない。

3. マスクはコンピューターのプログラミングをどうやって学んだのか。
第3パートの第2文に「独学した」とある。

4. ウォルト・モスベリが働いている会社は何か。
第5パートの第2文に Verge の名前が出ている。

5. X.com を売った利益で直後に作ったのはどの会社か。
第4パートの第2文参照。

6. イーロン・マスクは＿＿＿＿ために Open AI を作った。
A. 仲間のテクノロジーパイオニアたちに競争を起こす
B. コンピューターキングを作り出すのを助ける
C. 恐るべき未来を避けるのを助ける
D. 私たちに独裁者を与える
（第5パートの後半参照）

7. 英文によると、正しくないのは次のどれか。
第3パートに、「イーロン・マスクは入って2日後にスタンフォード大学を退学した」とあるので、博士号を取ったというのは間違い。

8. 英文によると、イーロン・マスクが住んだのは何か国か。
第3パートによると、南アフリカで生まれカナダとアメリカに住んだので3か国。

9. 英文によると、SpaceX に関して正しくないのは次のどれか。
第2パートに SpaceX は「最初の商業宇宙船を宇宙ステーションに送った」とあるので、「イーロン・マスクを送った」という D が正しくない記述。

10. イーロン・マスクは学部大学をやめたすぐ後に何に加わったのか。
第3パートに「インターネットブームに加わるために2日後に大学を中退した」とある。選択肢 A の'.com' bubble はインターネットブームのこと。

〔全訳〕

イーロン・マスク

技術者、発明家、開発者　（1971 ～）

南アフリカの起業家イーロン・マスクは Telsa Motors と SpaceX を創立したことで知られている。SpaceX は 2012 年に画期的な商業宇宙船を打ち上げた。

概要

イーロン・マスクは 1971 年に南アフリカに生まれ、始めたばかりの会社 Zip2 を Compaq Computers の一部門に売った 20 代の後半に、億万長者となった。彼は 1999 年に X.com を、2002 年に SpaceX を、2003 年に Telsa Motors を設立したことでより大きな成功を収めた。彼は、SpaceX がロケットを打ち上げた 2012 年 5 月に新聞の見出しをにぎわした。これは最初の商業宇宙船を国際宇宙ステーション(ISS)に送り出すことになるロケットだった。2016 年に SpaceX は、Falcon 9 ロケットブースターを SpaceX 無人船に降ろすことに成功した。これは、ロケットブースターが積み荷を宇宙に運んだ後に地球に帰還した、最初のできごとだった。

初期の人生

南アフリカで生まれ育ったイーロン・マスクは、10 歳で最初のコンピューターを買った。彼はプログラムの仕方を自分で覚え、12 歳の時に、Blastar という名の自分が作ったゲームソフトを初めて売った。1989 年、17 歳の時にはクイーンズ大学に入るためにカナダに移ったが、1992 年にはペンシルバニア大学でビジネスと物理学を勉強するためにカナダを離れた。経済学で学部の学位を取って卒業し、二番目の物理学の学士号を取るためにそのまま残った。この大学を出た後、イーロン・マスクはエネルギー物理学の博士号を取ろうとカリフォルニアのスタンフォード大学を目指した。しかし、彼の動きはインターネットブームに完全にタイミングが合っていて、彼はたった 2 日後にこのブームに加わろうとスタンフォードを退学し、最初の会社 Zip2 社を立ち上げた。オンラインの街ガイドである Zip2 はすぐに、ニューヨーク・タイムズとシカゴトリビューン両方の新しいウェブサイトにコンテンツを提供するようになった。1999 年に Compaq Computer Corporation の一部門が 3 億 700 万ドルのキャッシュと 3400 万ドルのストック・オプションで Zip2 を買い取った。

熱心な起業家

1999 年にはまた、オンラインによる金融サービスと支払いサービスの会社である X.com を設立した。翌年の X.com 買収が今日知られるところの PayPal 創設につながり、2002 年の 10 月に PayPal は 15 億ドルで eBay に買収された。売却する前にマスクは PayPal の株の 11 パーセントを所有した。

人工知能(AI)

人工知能の危険性に対するイーロン・マスクの懸念はよく公言されてきたが、この SpaceX と Telsa の創設者は、今日自己認識コンピューターを作っている全ての会社の中で、その開発努力が実際にもっとも彼を心配させているのは、たったひとつの会社だと言っている。Recode のコード会議の演壇に立って話した時に、マスクは the Verge のウォルト・モスベリに、最近軸足を AI に移し

つつある Google や Facebook のような大きなテクノロジー企業の開発努力について特に心配しているのかと尋ねられた。「名前を挙げることはしませんが、」とマスクは言った。「ひとつだけあります。」モスベリは、Telsa のボスを夜寝かせないでいる会社は、最近自社の車の開発に夢中になっている会社ではないのではないかと考えて質問を押しつけた。かすかな笑いを浮かべ床を長いこと見つめて、マスクは答えを繰り返し、彼の目が Google に向いていることを示唆した。「ひとつだけあります。」マスクはまた、インタビューを利用して、彼が恐ろしいスカイネット未来を避ける一助とするために、去年非営利団体 Open AI の立ち上げを決意したのだと説明した。彼が強調したものは同業のテクノロジーパイオニアたちとの競争のことではなく、私たちみんなが怒れるコンピューターキングの足の下で潰されていくような、そのような未来を避けるということだった。「私は独裁者の下で生きるという考えが大好きな人々を、多くは知りません。」と、人工知能—あるいはそれを操作する人々—が膨大な命令によって私たちの能力を凌駕する、そのような未来を仮定しながら彼は言った。

問題Ⅱ
〔解答〕
11. A 12. B 13. B 14. B 15. C
16. C 17. D 18. B 19. C 20. B
〔出題者が求めたポイント〕
長文の内容把握　英問英答（選択式）
質問文と解答選択肢の意味

11. ストーンヘンジについての主張で、英文に述べられていないのはどれか。
　A. プレセリ山からとってきたブルーストーンは夜空に入っていくアーチ型を造るために、まぐさ石として使われた。（「夜空に入っていくためのアーチ型」とは言っていない。）
　B. ストーンヘンジは夜空に見られる星の運行パターンと直線上に並んでいる。
　C. プレセリ山からストーンヘンジまでブルーストーンを運んだ方法は、依然として知られていない。
　D. ストーンヘンジの最近の科学的研究は、先史時代の人間の思考にまだ知られていない複雑さがあることを暗示している。

12. 巨石ヤードとは何か。（第3段落参照）
　A. 先史時代の石の群が一列に並んでいるイングランドの多くの場所のひとつ。
　B. 先史時代の人間が石の記念物を造った時に使った計測の形式。
　C. アレクサンダー・トム教授の調査を通じて発見された巨石記念物のタイプ。
　D. 時間の中に見られるパターンと空間の中に見られるパターンの計測法。

13. この英文の主題は何か。
　A. ストーンヘンジの建設は、天文学的な装置を作っているという自覚のない人々によって担われた。

（「自覚のない」というところが誤り）
　B. 現代科学は、ストーンヘンジが初期の人間に存在した進んだ知性を示す先史時代の天文学のコンピューターであることを論証している。
　C. 現代のコンピューターは今、ストーンヘンジや世界中の他の石の建造物のような、古代のコンピューターを調べるために使われている。（このような記述はない）
　D. 古代の人間における天体の動きの計算が、石からコンピューターを作る必要性を生み出した。（このような事実はない）

14. ストーンヘンジの歴史についての私たちの現在の理解は、＿＿＿＿限定されている。
　A. 石が年月によってすり減ってしまったので
　B. 造った人々が文字言語を持っていなかったので
　C. 秘密の内に造られたので
　D. コンピューターがないので

15. ストーンヘンジと＿（1）＿との関係は＿（2）＿と生物学との関係に等しい。
　A. (1) 考古学　　　(2) 望遠鏡
　B. (1) 先史時代　　(2) コンピューター
　C. (1) 天文学　　　(2) 顕微鏡
　D. (1) 神話学　　　(2) 理論

16. ジェラルド・ホーキンス博士の研究は革新的なものだった。なぜなら＿＿＿＿
　A. 初期人類の時間パターンに対する興味が、ストーンヘンジは本当は新石器時代のコンピューターであるという発見につながったということを、研究が示したからである。
　B. 先史時代の文化がそのような天文学的装置を作るときに必要となってくる精度を、研究が計算したからである。
　C. ストーンヘンジが夜空と直線に並んでいて、よって新石器時代のコンピューターであることを、現代のコンピューターを使った調査によって研究が証明したからである。
　D. ストーンヘンジと IBM704 メインフレームコンピューターの間の驚くべき類似性を研究が明らかにしたからである。

17. ストーンヘンジが夜空と直線的に並んでいることは、＿＿＿＿。
　A. 天文学を理解すると季節の変化は規則性のない出来事だと考えるようになるということを、初期人類に証明した
　B. 先史時代からの神話的な説明の例である
　C. 宇宙へと導くアーチに印をつけるために仕組まれたパターンだった
　D. 初期人類が至点と分点を刻みつけることによって季節の変化を理解する助けとなった。

18. アレクサンダー・トム博士の研究について、結論としてどういうことが言えるか。
　A. ストーンヘンジは神話的な説明に気づいている天文学者たちによって設計された。

B. イングランドにある巨石記念物は巨石ヤードによって計測された。

C. イングランドにある巨石記念物は目に見えない曲線で互いと連なっている。

D. 初期人類は書き文字を発達させることはなかったが、夜空の知識は有していた。（これはアレクサンダー・サムの研究ではないので誤り。）

19. ストーンヘンジの建造者、設計者は＿＿＿に違いない。

A. ドルイドの人たちだった

B. 石からコンピューターを作ることの良くない結果に気づいていた

C. 抽象的思考を概念化することに長けていた

D. もともとはプレセリ山から来た

20. この英文の適切なタイトルはどれか。

A. 時の神々

B. ストーンヘンジ―新石器時代のコンピューター

C. ストーンヘンジの神話的な説明

D. ストーンヘンジのブルーストーン

〔全訳〕

先史時代の石の遺跡で最も有名なのはストーンヘンジである。ストーンヘンジは南西イングランドのソールズベリ平原に位置し、立っている石として知られる直立した巨石の大きな円環である。遺っている直立石のいくつかはまぐさ石でつながれているが、まぐさ石というのはそれ自体が巨石で2つの石の頭部に水平に置かれ、自然な未開拓の風景の真ん中で、円形に並ぶアーチの列を作り出している。ストーンヘンジを造るのに使われた石の多くはブルーストーン（青色砂岩）と呼ばれ、U.Kのウェールズにあるプレセリ山にしかない。石はひとつの重さが何トンもあるが、250キロあまり離れたところから何らかの方法でストーンヘンジの場所に運ばれた。これらは存在する石の中で最も硬い石の部類に入り、現代の石切道具の刃をすぐに鈍く使い物にならなくする。これらの石がどのように切りだされ運搬されたのか、なぜストーンヘンジの技師たちによって使われたのかはいまだ謎である。それがわからないのは基本的に、ストーンヘンジを造った人たちがそのアイディアや考えを記録するための文字を持っていなかったからである。ストーンヘンジは新石器時代のもっとも偉大な科学技術の業績のひとつであり、多くの現代の科学者たちが、その機能や造るときに使われた建築技術を明らかにするために研究してきた。この研究の多くは、これがなぜ作られたのかに光を当ててきた。今ではしだいに、これは天文に関わる装置だということで合意が得られてきている。研究者たちは建造にだいたいBC3000年からBC1500年までのおよそ1600年かかったと推定している。

1960年代、イギリスの天文学者ジェラルド・ホーキンス教授（1928-2003）が、ストーンヘンジに関する新発見を、学術誌 Nature と Stonehenge Decoded と呼ばれる本の中で発表した。論文の中でホーキンス教授は、どのようにして、ストーンヘンジの配置の計測を地取りし、それを天文学上のデータと比較してIBM704 メイ

ンフレームコンピューターに入力したのかを、詳細に述べた。このデータはパンチカードを使ったコンピューターに入力されたが、このタイプの研究は、コンピューターがまだ珍しかったがために、その時代では先駆的なものであった。結果は驚くべきもので、IBM704は空にある物体の座標もストーンヘンジの地取りされた配置も計算することができたので、ホーキンス教授は、ストーンヘンジは実は新石器時代のコンピューターであると宣言した。開いている戸口に似ていると彼には見えたストーンヘンジのアーチ列には、単なる寺院や祈りの場所という説明を超えた科学的な意味があるに違いないと彼は推測した。IBM704の出した結果はホーキンス教授の考えを裏付けた。彼の研究はストーンヘンジとそれを建造した人たちについてのいくつかの事実を明らかにした。すなわち、これは正確な計算に従って造られたということ、そして、これは極めて複雑な機械であるということである。彼はまた、ストーンヘンジの技師たちが数学に関する進んだ思考、時間のパターンへの興味、天体の運行に関する深い知識を持っていたことを明らかにした。この深い知識の例が、毎年6月20日から22日の間にくる夏至の日の出のときに起こる。この日太陽は、ストーンヘンジの主軸に沿って上り、かかと石のてっぺんに沈む。ストーンヘンジはまた、上ったり沈んだりする月と太陽の周期的な動きも追跡している。夏至の時に加えて、ストーンヘンジは冬至、春分、秋分のときの日の出も刻みつけている。ストーンヘンジの方位はまた、北半球の季節のこれらの至点と分点の時の日の入りも刻んでいる。月については、ストーンヘンジは、地平線を行ったり来たりする月の複雑な動きを追跡し、動きに関係した4つの極点を刻みつけている。よって、ストーンヘンジは天文学のある種の計算機として機能しているかのように思われる。これは、当時の人々が季節の変化や穀物の植え付け時期や刈り取り時期を理解して備える、その助けになっていた。ストーンヘンジの技師たちは、夜空を観察し多くの運行パターンと無数の星星を調べるのに、数百年をかけたに違いない。

ストーンヘンジの科学的研究のもうひとりの先駆者は、スコットランドの技師アレクサンダー・トム教授（1894-1985）であった。彼はグラスゴー大学で勉強し、オクスフォード大学の教授をしていた。「巨石ヤード」（2.72フィートあるいは0.83メートル）の発見で最も有名なトム教授は、イングランドで見つかったストーンヘンジその他の巨石記念物の謎を探求することに生涯をささげた。イングランドの300を越える石の遺跡を調査した結果、トム教授は「巨石ヤード」がこれらの遺跡で計測の共通の形式として使われているのを発見した。この結果は初め1955年に the Journal of the Royal Statistical Society で発表され、その後1967年に出版された彼の Megalithic Sites in Britain という本の中で発表された。さらなる科学的発見が、1971年に出版された彼の本、Megalithic Lunar Observatories で発表された。トム教授は彼の研究を通じて、イングランドにあるストーンヘンジその他の巨石記念物は、お互いが一列に並ぶよ

う、そして夜空の惑星と一列に並ぶような、計算された設計を内に持っていることを証明した。

時の流れと歴史上の記録がないことによって、私たちは実際誰がストーンヘンジを造ったのかを決して知ることはないだろう。ストーンヘンジの彫刻家ではないかと言われてきたひとつの集団は、ケルト人にルーツを持つ高い技能を有する階級のドルイドである。ドルイドはそこに集まって儀式を行ってきたことが知られていた。しかし、ドルイドは鉄器時代以降の人々であり、よって後でストーンヘンジに着いた集団であった。彼らはこの新石器時代の機械の仕組みを理解はしていたかも知れないが、彼らがこれを創りだしたのではない。私たちは誰がストーンヘンジを造ったのかを正確に知ることはないだろうが、これの計画と建設に関わった人たちが、先史時代の人々に関する私たちの想像上の理解をしのぐほどの、進んだ数学と天文学の知識を持っていたことは、言っておかなければならない。私たちは今や、巨石記念物のパターンと星々のパターンがそろっていること、最初のコンピューターは石から作られたことを理解している。

問題Ⅲ
〔解答〕
21. B　22. A　23. D　24. D　25. A
26. B　27. B　28. C　29. D　30 .D
〔出題者が求めたポイント〕
選択式の総合文法問題
21.「ピカソは従来の形式を使わずに物の本質的な特質をどのように表現するかに関心を持った。」how to *do* : 〜のしかた
22.「陶工は粘土から陶器や鉢や皿を作る。」（　）内に *SV* がないと文が成り立たない。
23.「ある学派によると、芸術は美と認識されるものの表現である。」前置詞の後なので先行詞を含む関係代名詞が適切で、意味の上から動詞は受動態。
24.「彼らが迷子の子どもをついに見つけた時、少年は怯えているというより混乱していた。」主語が人間なので confused が正しい。比較級は more confused
25.「80パーセントをこえる票を獲得して、マリアンヌ・エリオットはドルトン市の市長に選ばれた最初の女性になった。」不定詞で前の名詞を修飾している。
26.「人口の伸びが現在の割合で続けば、世界の人口はおよそ35年ごとに2倍になっていくだろう。」If 節の中では未来の内容でも動詞は現在時制
27.「バクテリアや他の有機体において、遺伝子情報を与えるのは DNA である。」後に that 節があるので it is *A* that 〜という強調構文だと考える。
28.「海外の会社が私たちが払わなければならないお金の5分の1で労働者を雇うことができるときに、海外の会社からの競争に張り合うのは難しい。」A. keep on about くどくど言う　C. keep up with 張り合う、ついていく　D. keep on at うるさくせがむ
29.「アメリカでは大学の学生の成績は秘密情報とみなされるので、学費を払う親でもそれを見せてということ

はできない。」A. congenital 先天的な　B. congenial 同性質の　C. confessional 告解の　D. confidential 秘密の
30.「地主の中には湖を廻る自転車道路の建設に不満を言うものもいたが、郡の委員たちはそれは十分にお金を使う価値があると感じた。」[be worth＋名詞]〜の価値がある

問題Ⅳ
〔解答〕
31. ハ　ホ　32. ト　ハ　33. イ　ロ
34. ホ　ロ　35. ハ　ヘ
〔出題者が求めたポイント〕
整序英作文
完成した英文
31. As is usual in the part of this prefecture, my grandfather was buried without cremation.
32. Facts are stupid things until brought into connection with some general law.
33. Barack Obama became the first incumbent U.S. president to visit Hiroshima and give a speech.
34. Necrosis takes place when cells are destroyed by infection or when they are cut off from their blood supply.
35. Normal cells reproduce in a methodical manner in accordance with genetic coding.

酪農学園大学（獣医）29 年度　(68)

第2期

問題Ⅰ

〔解答〕

1. D　2. C　3. B　4. B　5. D
6. C　7. B　8. B　9. A　10. D

〔出題者が求めたポイント〕

長文の内容把握　英問英答（選択式）

質問文と解答選択肢の意味は

1. 再生可能エネルギーは、_____化石燃料のすぐれた代替である。（第1段落参照）
   A. 科学技術が化石燃料よりも進んでいるので、
   B. 化石燃料はもうあまり使われていないので、
   C. 再生可能エネルギーをとらえる機器はいたるところで見つかるので、
   D. 再生可能エネルギーの資源はクリーンで無尽蔵なので

2. 水力発電は_____によって、地球温暖化の原因を減らすのに役立つ。（第1段落参照）
   A. 大気中からCO₂排出を取り除く助けとなること
   B. 水力タービンを基にした電気グリッドを作り出すこと
   C. 再生可能な資源からクリーンなエネルギーを作り出すこと
   D. 水がいっぱいの貯水池を作るためにダムを建設すること

3. 温室効果は_____ので、地球温暖化の原因のひとつである。（第1段落参照）
   A. 人間によって作り出される
   B. 化石燃料から作り出されたCO₂のような汚染物質を大気中で捉える
   C. CO₂などの汚染物質を空気中に放出する
   D. 地球を自然に冷やす

4. 水汲み水車と水平式水車はどう違うのか。（第2段落参照）
   A. 水汲み水車は動かすのに流水の力が頼りであるが、水平式水車はそうではない。
   B. 水汲み水車は水を他の場所に運ぶのに使われるが、水平式水車は挽臼を動かすために水の力を使う。
   C. 水汲み水車は木でできているが、水平式水車は石でできている。
   D. 水平式水車は川の近くに見られたが、水汲み水車はそうではなかった。

5. ギア付き水車について正しくないのは次のどれか。（第2段落参照）
   A. ギアは機械類と川のスピードを制御するのに役立った。
   B. 製材のこぎりに使われる仕掛けが、回転運動を直線的な前後運動に変換した。
   C. ギア付き水車は川に垂直に置かれた。
   D. 複雑なギア機構が生産スピードを遅くした。（「遅くした」が誤り）

6. この英文から、再生可能エネルギーの85%が水力発電によって発電されるとしたら、残りの15%は_____

ことが推測される。（第1段落参照）
   A. 太陽光と風力によって生産されているはずである
   B. 石油などの化石燃料によって発電されている
   C. すべての他のタイプの再生可能エネルギー資源によって生産されている
   D. 使用可能なすべてのタイプのエネルギー資源の混合である

7. この英文によると、マイケル・ファラデーの発見は_____に結びついた。（第3段落参照）
   A. 発電機出力ターミナルの発明
   B. 現代の水力タービンと電気発電機の創設
   C. 石臼とギア装置に対する関心を再度呼び起こすこと
   D. 再生可能エネルギー資源に関するジレンマ

8. 現代の水力タービンは_____。（第3段落参照）
   A. 流水のエネルギーをブレードの中に蓄える
   B. 流水のエネルギーを捕まえてロータを回す
   C. 水の下に垂直に置かれているので水汲み水車に似ている
   D. 電気の流れを阻害する磁場を作り出す

9. 電磁誘導の原理は_____。（第3段落参照）
   A. ファラデーの発電機の発明に使われた
   B. ファラデーが水力電気に興味を持ったことによって理論化された
   C. 銅板がエネルギー源として使われるべきだと言っている
   D. 流水は再生可能なエネルギー源ではないと証明している

10. この英文の最も適切なタイトルはどれか。
   A. 地球温暖化の原因
   B. 来たるべき再生可能エネルギー革命
   C. マイケル・ファラデーの科学への貢献
   D. 水力活用の歴史

〔全訳〕

　近年多くの人が地球の環境の質や地球温暖化に関心を寄せている。地球温暖化はガソリンや石炭などの化石燃料を使用することによって引き起こされる。化石燃料が燃やされると、汚染物質、特に二酸化炭素（CO₂）が生み出される。これらの汚染物質は気体の形で大気中に上り、そこに閉じ込められる。人間によるこのような炭素ベース燃料の燃焼の結果、これらの温室効果ガスは地球の自然な温室効果を強め、それが今度は地球温暖化と気候変動を引き起こしている。私たちは確かに、これに代わるもっとクリーンで安全なものを使って世界を動かすことができるし、そうしなければならない。最良の代替は再生可能エネルギーを採用することだ。再生可能エネルギーは、日光や風のような自然に発生し補給も可能な資源から引き出される。再生可能エネルギーの大きな利点の1つは、このようなエネルギーを使っても汚染や大気中への二酸化炭素放出を引き起こさないことである。再生可能エネルギーの持つもうひとつの大きな利点は、エネルギー資源をすべての人が自由に使えることである。非常に経費がかかるのは、このエネルギーを捕まえるソーラーパネルや風力タービンのような科学技術機器

である。水力発電は、水の落下や流れから引き出される
エネルギーを利用するある種の再生可能エネルギーであ
る。現在、世界のエネルギーの16%は水力発電によっ
て生み出されているが、その数値は上がり続けるだろ
う。さまざまな再生可能エネルギー資源の世界的な総出
力という点では、水力発電がその混合の85%を占めて
いる。水力発電の歴史を見ることによって人は、さまざ
まな時代を超えたその有用性を理解し、水から引き出さ
れたエネルギーがいかに大事かを認識するようになるだ
ろう。

　歴史上見られるおそらくもっとも単純な水力装置は水
汲み水車である。水汲み水車は、水を汲み上げて灌漑用
の水路あるいは水道に分配するのに主に使われる垂直式
の水車である。水汲み水車は川の中に作られた。水車の
外輪には、水を集めて汲み上げるバケツや容器がついて
いる。川を流れ下る水が、水車を回すために必要なエネ
ルギーを供給する。ひとつのバケツの水が水車の頂上に
達すると、水は送水路や覆いのない灌漑水路に空けら
れ、この工程が連続して繰り返される。流水の力を使う
もっと複雑な仕組みの機械は水平式の水車である。この
装置は通常、川の横あるいは上に建てられた作業場や製
粉所の床下に設置された。引かれてきた流水が水車を通
るとき、水車の外輪が水汲み水車の時と同じく、水を集
めることによって車輪を回す。この動きで次に石臼が動
き始める。石臼というのは小麦その他の穀物を粉に挽く
のに使われた、2つの石から成る大きな丸い石のことで
ある。基部の石は製粉所の床に水平に置かれたが、これ
が穀物を粉にするのに使われる粉挽きの仕組みである。
基部の石は据えつけだった。つまり動かなかった。ふた
つめの石臼は基部の石の上に置かれ、水平式の水車から
引き出された動力によって回転した。穀物は回っている
石臼の頂部の穴に注ぎ入れられ、それから2つの石臼の
間で挽かれて粉になり、粉はふたつの石の間から脇へこ
ぼれ落ちる。水平式水車は、農産物を加工することで、
昔の人々を大いに支えた。さらに複雑な機械はギアの
ついた水車で、これは、流水の力が制御され方向づけされ
るさまざまな仕組みに使われた。ギアのついた水車は、
川の中に垂直に吊り下げられているという意味では水汲
み水車に似ているけれども、動力は、車軸やギア類や歯
のついた車輪によって、流水のエネルギーからとられて
いる。この一連のギアや歯車は、流水から引き出された
エネルギーを保ちながら、はねハンマーなど、さまざま
なタイプの装置に持って行くことができる。はねハン
マーは、採掘によって地中深くから採られた鉄鉱石や、
成型のためにたたかれた皮革を、繰り返したたいたり柔
らかくするために使われた。ギアつき水車の動力を使っ
たもうひとつの装置は製材のこぎりで、これに特殊なク
ランクが取りつけられ、ギアの回転運動がのこぎりの前
後運動に変換されてから、木材を切るために使われた。
水車にギアを使うことは非常に革命的な成果であった。
今や川の水のスピードは制御できるようになり、流水か
らのエネルギーを利用する機械のスピードも制御できる
よになったからである。

　現代においては、一連の発明や科学的発見によって、
しだいに水力タービンの発達や水力発電の製造へと向か
うようになった。水力発電は、実際に電気を発生させる
一連の水力タービンや発電機を通して、落下流水を利用
しているものである。今水力発電と言うと、このタイプ
の発電を指している。おそらく最も重要な発見のひとつ
は、電磁気学と電気化学の研究で多くの極めて重要な進
歩をもたらした偉大なイギリスの科学者、マイケル・
ファラデー（1791-1867）によってなされた。1831年、
ファラデーは電流を作るために磁石と回転する銅板を使
い、そうすることによって最初の電気発電機を発明し
た。磁石と回転する銅板から電気を発生させる原理は、
電磁誘導と呼ばれる。ファラデーのこの発見の結果、今
日では水力発電所で水力タービンと発電機が使われるよ
うになった。その多くがダムに設置されている。最近の
水力タービンはファラデーの電磁誘導の理論に基づいて
電気を作り出している。現在の水力発電所では、通常ダ
ムに貯められている流水が導水路と呼ばれる水門を通っ
て放流される。この導水路は流水を発電機の上まで持っ
て行き、そこで水が水力タービンのブレードの上に落
ち、ロータを回転させる。この大きなロータは基本的に
一連の磁石で、これがステイタと呼ばれる銅線の芯を取
り巻いている。回転するタービンブレードよって磁石
ロータが回転し、銅線の芯の周りのこの回転力が磁場を
作り出す。磁場は移動する電流によってできるもので、
この電流は流れていき、この流れとそれに伴う電圧が発
電機の出力ターミナルに導かれる。この発電機の出力
ターミナルは電気の流れと電圧を、電線や一定の自給式
電力網のグリッドに配電されるように調整する。水力発
電はすばらしい、環境に優しい、再生可能な電力生産の
形態であり、私たちのエネルギー不足を解決するのに役
立つと同時に環境を守る、多くの解決策のひとつであ
る。

問題Ⅱ
〔解答〕
11. D　12. C　13. D　14. A　15. B
16. B　17. C　18. D　19. C　20. D

〔出題者が求めたポイント〕
長文の内容把握　英問英答（選択式）
質問文と解答選択肢の意味は

11. ふくろうは＿＿＿＿ので、土地の人々に敬われも怖れ
　られもしてきた。（第1段落参照）
　A. まさに幸運の動物と見なされている
　B. 悪運をもたらすだけである
　C. しばしば人々の願いを叶えた神々のような姿をし
　　ている
　D. 天佑も死も運んだ精霊と思われている

12. 家禽と比較してみると、＿＿＿＿ので、フクロウの目
　は捕食者としての役割に他に類を見ないほど適してい
　る。（第2段落参照）
　A. 小さい目は眼球の動きをカモフラージュするのに
　　都合がいい

B. 目が動きを検知するために頭部の両側についている

C. 前面に位置した目が標的からの距離を測ることを可能にしている

D. お皿のような形が人間の目と違っている

13. フクロウは_____非現実的な存在と見なされている。（第3段落参照）

A. その獰猛な目がめだつので、

B. ほとんど人間のような様相をしているので、

C. その大きな体が魅惑的なので、

D. その平たい顔が180度以上回転させられるので、

14. フクロウの頭の平たい形は_____。（第4段落参照）

A. 獲物の位置を特定するのに役立つ

B. 人間の頭のように左右対称である

C. 背景に溶けこむのに役立つ

D. 形が何かの野菜に似ている

15. 夜間に動物の狩りをするために、フクロウの体は_____。（第5段落参照）

A. 獲物を持ち上げるために飛行筋肉と釣り合いがとれている

B. 隠密行動のために大きな翼と釣り合いがとれていない

C. スピードを出すために翼よりもはるかに大きい

D. 視力を高めるために大きな目と比べて極小である

16. フクロウのような猛禽は__(2)__ために不自然に大きい__(1)__を持っている。（第6段落参照）

A. (1) 頭　　(2) 獲物を見る

B. (1) 爪　　(2) 犠牲の獲物を掴んで殺す

C. (1) 翼　　(2) ゆっくりしたスピードで飛ぶ

D. (1) 目　　(2) 夜明けに見る

17. __(2)__人間に対し、フクロウは、__(1)__。（第7段落参照）

A. (1) 昼行性である　　　(2) 夜行性である

B. (1) 日中活動する　　　(2) 夜活動する

C. (1) 夜行性である　　　(2) 昼間の生物である

D. (1) 捕食されるものである　(2) 捕食するものである

18. アイヌはフクロウを_____と見なしている。（第7段落参照）

A. 幸運のトーテム

B. 死の先駆け

C. 友であり敵でもある

D. 守護神

19. ケルト人はフクロウを_____と考えている。（第7段落参照）

A. 神々と人間の仲介者

B. 人間

C. 人の死の知らせを持ってくる女神が形を現したもの

D. 夜中に狩りをする捕食者

20. この英文の最も適切なタイトルは「_____」である。

A. フクロウは危険なペットになる美しい生き物

B. フクロウとハトはどちらも美しく密やかな捕食者

C. 家禽類はフクロウを怖れなくともよい

D. フクロウ—幸運の、だが神秘的な生き物

〔全訳〕

　フクロウは昔からずっと人々に崇められてきた不思議な生き物である。フクロウは世界中で特に民話に登場する。彼らはしばしば霊的世界や神と結び付けられる。多くの土着信仰において、フクロウは幸運や守護をもたらすことも危険や死を警告することもできる神のような精霊として扱われている。この理由で彼らは、ある程度の怖れの気味を含みながら、敬意をもって扱われている。

　フクロウをごく近くから見るとその身体的特徴を観察できるが、それが、フクロウの役割が神話や伝説の中で発展してきた経緯を説明するのに役立つ。この鳥の中でもっとも目立つのが、その目である。私たちが日常出会う、目が頭部の両側に位置している家禽やハトなどの鳥類と違って、フクロウの目はもっと人間に近い様相を持つ。その目は両眼視のために頭部の前面に位置している。この特性によってフクロウは深度を認識することができるわけだが、これが私たちに、生態系の中でフクロウが果たしている役割についてのヒントを与えてくれる。フクロウはハンターなのである。深度を認識することによって、彼らは攻撃する前に、獲物がどれくらいの距離にいるのかを測ることができる。

　フクロウの目のもうひとつの目立つ特徴はその不動性である。フクロウの目は魅惑的だ。あなたは彼らの静かな金色の眼球を長い間見つめすぎると、ぼうっとなってしまうかも知れない。生理学的に言うと、この生き物は目を人間のようにあちこち動かすことができない。異なる方向を見ようとすると、頭全体を回さなければならない。たとえば、体が前方を向いているとして、真後ろを見ようとすると頭は180度後ろに回るだろう。しかしさらに驚くべきことに、頭の最大の旋回度は約270度と推定されている。この特性は、頭を前向きから90度しか回すことができない人間からすると異常とも非現実的とも思えるが、フクロウに特有のものである。猛禽が狩りをしている時、これがあることによって体の最小限の動きで獲物を正確に狙うことができる。

　次に、フクロウが真っ暗な光のない状態で獲物を狩るときに頭部の果たす役割からみて、フクロウの頭部が有利な形をしていることも言わなければならない。正面から観察すると、フクロウの顔は平らに近く、つぶれたハートかリンゴの形をしているように見える。この形がこの猛禽の耳に音を集中させ、森の音の出所を特定するのに役立っている。人間その他の動物の耳と違って、フクロウの耳は対称的に並んではいない。これは本来持っている獲物追跡システムのためのおまけである。なぜならフクロウは、高性能の目が漆黒の闇の中で獲物を見ることができないときでさえ、頭をレーダーのように前や後に向けることによって、獲物の正確な位置を見極めることができるからである。

　フクロウの翼もまた、隠密の捕食者としての役割を支えるように作られている。翼幅と体のサイズを測ってみると、翼は不自然に大きく、体との均整がとれていない。ごくありふれたアメリカワシミミズクのようなフクロウのいくつかの種は、長さが1.5メートルにもなる翼幅を

持つ者もあり、体のサイズが 63 センチメートルになる。この特性が静かですばやい飛行をもたらす。フクロウは無音の殺し屋である。彼らは上空を覆う木を抜けて滑空し、気づかれる前に獲物に襲いかかる。静かに動ける能力は特に、夜行性の獲物が活動する夜に有利なものとなる。

最後に、フクロウの爬虫類に似た脚を無視するわけにはいかない。フクロウの脚には一つの仕事をするように作られた不自然に大きい爪がある。その仕事とは獲物を掴んで殺すことである。フクロウはウサギほどの大きさの獲物に襲いかかって運び去ることができる。フクロウは突き出した爪によって、犠牲の獲物の体をつかんで突き刺すことができる。これがフクロウが猛禽類に属するゆえんである。猛禽の raptor という単語は、獲物をつかんで運び去る卓越した能力をまとめて表現する to seize という意味である。

フクロウは夜に狩りをし、夜に最も活動的であるという意味で、人間の昼行性の生活サイクルに対抗する捕食者である。暗闇との連想から、彼らには一定の神秘性がつきまとう。ケルトの文化では、フクロウは伝統的に、死のメッセージをもたらす女神の一面を持つものとして扱われている。フクロウに出会うのはとても不吉なことで、その人の死が近いという予言を含んでいる。この負の側面は、この鳥をむしろ守護の精霊と見るアイヌのとらえかたと対比ができる。アイヌは、フクロウは自分たちを見守っている、また、これから起こりそうな危険を自分たちに警告することができるのだと信じている。コインのどちらの面を見るにせよ、フクロウに出会うことは偶然の邂逅であり、必ず良き方あるいは悪しき方へと私たちの注意を向けさせるものだと考えられている。

問題Ⅲ
〔解答〕
21. B　22. D　23. A　24. D　25. C
26. D　27. D　28. A　29. C　30. A

〔出題者が求めたポイント〕
選択式の総合文法問題
21.「植物の品種改良は 19 世紀までは科学分野にはならなかったが、その始まりは非常に古い。」従属節を導く接続詞を選ぶ。
22.「ニューヨーク湾の島に立つバルトルディの像『自由の女神』はフランス政府からの贈り物であった。」関係代名詞の継続用法で関係詞は主格が適切。
23.「グリエルモ・マルコーニは、ラジオの信号を遠くまで送ることを可能にするような無線電信装置を発明した。」関係代名詞節の中は *SVOC* の形で、動詞 made の *O* の the transmission of radio signals が長いので *C* の possible の後に置かれている。
24.「古い工場を改築するのは新しい工場を建てるより経費が安いだろう。」主語が動名詞に導かれた名詞節になっている。
25.「彼らはプロジェクトの総費用が予想していたよりも高いことに驚いた。」surprised の後は that 節なので *SV* の形。

26.「雲から落ちるすべての雨粒が地上に届くわけではない。一部は蒸発してなくなる。」主語の rainwater を修飾しているので分詞の falling を選ぶ。
27.「すべての鳥の巣の中でもっとも精巧なのは、社会生活を営むハタオリドリによって作られる大きなドーム型の共有構造物である。」修飾されている名詞 structure と動詞 build は受動の関係。
28.「わが社は商標ファイルに関する書類が簡単に利用できるような新しいシステムを導入することを考えている。」consider の後の動詞は動名詞の形が正しい。
29.「そんなに早いカールの昇進は不公平であるばかりか、社内の士気に良くないだろう。」前後の文の内容から not only A but (also) B の形ととらえる。
30.「わが社の工場で使われている保護用のヘッドギアはスウェーデン製で高い品質を持っている。」head gear を先行詞とする主格の関係代名詞。

問題Ⅳ
〔解答〕
31. ヌ　ト　　32. ヌ　チ　　33. ロ　ハ
34. ホ　ニ　　35. ホ　リ

〔出題者が求めたポイント〕
整序英作文
31. The company is expected to help those who are in need of food and clothing.
32. Everything that is happening at this moment is a result of the choices you have made in the past.
33. These days, fewer people have the time or inclination to read books.
34. Diagnosis is the process of identifying a disease by careful examination of symptoms.
35. Tetany is commonly associated with parathyroid diseases or a lack of vitamin D in the diet.

数　学

解答　29年度

第1期

1

〔解答〕

(1) $-\dfrac{11}{6}$

(2) $-\dfrac{14}{3} < a < \dfrac{2}{3}$

(3) $\dfrac{3\sqrt{5}}{2}$

(4) $a = \dfrac{16}{5}$, $b = -\dfrac{37}{5}$

(5) 19 通り

(6) 50 個

〔出題者が求めたポイント〕

(1) 「囲まれた図形の面積」ではなくただの定積分なので，絶対値でグラフが切り返す $x=2$ でのみ範囲を分ける。

(5) a や $b+c$ が取りうる値を考えて全て数え上げた方が早い。

(6) ベン図をイメージして，どの部分を考えるのかを決めてから解くとよい。

〔解答のプロセス〕

(1) $y = |x^2 - 2x| - x$ をグラフに表すと，図のようになる。

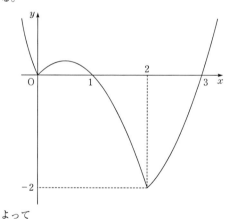

よって

$$(与式) = \int_0^2 \{-(x^2-2x)-x\}dx + \int_2^3 \{(x^2-2x)-x\}dx$$

$$= -\dfrac{11}{6}$$

(2) $\dfrac{1}{6}x^3 - 2x + 2 = -a$

$f(x) = \dfrac{1}{6}x^3 - 2x + 2$ とすると，$f'(x) = \dfrac{1}{2}x^2 - 2$

増減表をつくると

x		-2		2	
$f'(x)$	$+$	0	$-$	0	$+$
$f(x)$	↗	$\dfrac{14}{3}$	↘	$-\dfrac{2}{3}$	↗

よって

$$-\dfrac{2}{3} < -a < \dfrac{14}{3}$$

となればよいので，

$$-\dfrac{14}{3} < a < \dfrac{2}{3}$$

(3) $\tan\theta + \dfrac{1}{\tan\theta} = \dfrac{\sin\theta}{\cos\theta} + \dfrac{\cos\theta}{\sin\theta} = \dfrac{\sin^2\theta + \cos^2\theta}{\sin\theta\cos\theta}$

$$= \dfrac{1}{\sin\theta\cos\theta} = \dfrac{5}{2}$$

∴ $\sin\theta\cos\theta = \dfrac{2}{5}$

$(\sin\theta + \cos\theta)^2 = 1 + 2\sin\theta\cos\theta = \dfrac{9}{5}$

$0° < \theta < 90°$ より　$0 < \sin\theta < 1$, $0 < \cos\theta < 1$ なので

$$\sin\theta + \cos\theta = \dfrac{3}{\sqrt{5}}$$

$$\dfrac{1}{\sin\theta} + \dfrac{1}{\cos\theta} = \dfrac{\sin\theta + \cos\theta}{\sin\theta\cos\theta} = \dfrac{3\sqrt{5}}{2}$$

(4) $(1+2i)(a+bi) = (3+4i)(2-3i)$

$(a-2b) + (2a+b)i = 18 - i$

よって　$a - 2b = 18$, $2a + b = -1$

$$a = \dfrac{16}{5}, \quad b = -\dfrac{37}{5}$$

(5) $\dfrac{a}{b+c}$ が整数となる組を考えると

(i) $b+c = 2$ のとき，$(b, c) = (1, 1)$ の1組。$a = 2, 4, 6$ の3つ。よって，(a, b, c) は3組

(ii) $b+c = 3$ のとき，$(b, c) = (1, 2), (2, 1)$ の2組　$a = 3, 6$ の2組　よって，(a, b, c) は4組

(iii) $b+c = 4$ のとき，$(b, c) = (1, 3), (2, 2), (3, 1)$ の3組　$a = 4$ の1パターン。よって，(a, b, c) が3組

(iv) $b+c = 5$ のとき，$(b, c) = (1, 4)(2, 3)(3, 2)(4, 1)$ の4組。$a = 5$ の1パターン
よって，(a, b, c) は4組

(v) $b+c = 6$ のとき　$(b, c) = (1, 5)(2, 4)(3, 3)(4, 2)(5, 1)$ の5組。$a = 6$ の1パターン
よって，(a, b, c) は5組

以上から，19通り

(6) 300以下の自然数のうち
集合 A…7 の倍数，B…12 の倍数とすると
集合 A∩B は 84 の倍数で，A∩B に属する数は，全て 21 でわり切れるので，求める自然数は A のうち 3 の倍数でないものと B のうち 7 の倍数でないもの
$n(A) = 42$ でこのうち 3 の倍数でないのは 28 個
$n(B) = 25$ でこのうち 7 の倍数でないのは 22 個

よって 50 個。

❷

〔解答〕

(1) $r^2 = \dfrac{9t}{1+4t^2}$

(2) 最大値 $\dfrac{9}{4}$, $t = \dfrac{1}{2}$

(3) $n = 19$

〔出題者が求めたポイント〕

数列

一般項を代入した後は関数のように解く。(2)は微分(数学Ⅲが必要)を使っても求めることができる。

〔解答のプロセス〕

(1) $a_n = ar^{n-1}$, $b_n = br^{n-1}$ となるから

$$(ar^n)^2 + 4(br^n)^2 = 9 \cdot ar^{n-1} \cdot br^{n-1}$$

$$(a^2 + 4b^2)r^{2n} = 9abr^{2n-2}$$

よって, $r^2 = \dfrac{9ab}{a^2 + 4b^2}$

分母, 分子を $a^2 (\neq 0)$ でわって

$$r^2 = \dfrac{9 \cdot \dfrac{b}{a}}{1 + 4\left(\dfrac{b}{a}\right)^2} = \dfrac{9t}{1+4t^2}$$

(2) 右辺の分母, 分子を t でわって

$$r^2 = \dfrac{9}{\dfrac{1}{t} + 4t}$$

$t = \dfrac{b}{a} > 0$ で, $\dfrac{1}{t} > 0$, $4t > 0$ であるから相加平均,

相乗平均より

$$\dfrac{1}{t} + 4t \geqq 2\sqrt{\dfrac{1}{t} \cdot 4t} = 4$$

よって r^2 の最大値 $\dfrac{9}{4}$

等号成立は $\dfrac{1}{t} = 4t$, すなわち $t = \dfrac{1}{2}$ のとき

(3) $c_n = \sqrt{\dfrac{a_n b_n}{2b^2}} = \sqrt{\dfrac{ar^{n-1} \cdot br^{n-1}}{2b^2}} = \sqrt{\dfrac{a}{2b} \cdot r^{2n-2}}$

r^2 が最大値 $\dfrac{9}{4}$ をとるとき, $r = \dfrac{3}{2}$, $t = \dfrac{b}{a} = \dfrac{1}{2}$ であり,

$c_n = \sqrt{\dfrac{1}{2t} \cdot (r^2)^{n-1}} = \left(\dfrac{3}{2}\right)^{n-1}$ と表せるから

$c_n = \left(\dfrac{3}{2}\right)^{n-1} \geqq 1000$ となる n を求めればよい

両辺の底を 10 とする対数をとって

$$(n-1)(\log_{10} 3 - \log_{10} 2) \geqq 3$$

よって, $n \geqq \dfrac{3}{\log_{10} 3 - \log_{10} 2} + 1 \fallingdotseq 18.03\cdots$

n は自然数しか取らないので, 求める n は 19

❸

〔解答〕

(1) $-\dfrac{1}{2}$ (2) $-\dfrac{15}{2}$ (3) $\dfrac{1}{2} - s$

(4) $-t$ (5) $10s - 3t$ (6) $-5s + 6t$

(7) $\dfrac{13}{15}$ (8) $\dfrac{11}{9}$ (9) $\dfrac{7\sqrt{3}}{3}$

(10) $120°$ (11) $\dfrac{14\sqrt{3}}{9}\pi$

〔解答のプロセス〕

(1) 余弦定理から $\cos A = \dfrac{5^2 + 3^2 - 7^2}{2 \cdot 5 \cdot 3} = -\dfrac{1}{2}$

(2) $\overrightarrow{AB} \cdot \overrightarrow{AC} = 5 \cdot 3 \cdot \left(-\dfrac{1}{2}\right) = -\dfrac{15}{2}$

(3), (4) $\overrightarrow{OM} = \overrightarrow{AM} - \overrightarrow{AO} = \dfrac{1}{2}\overrightarrow{AB} - (s\overrightarrow{AB} + t\overrightarrow{AC})$

$$= \left(\dfrac{1}{2} - s\right)\overrightarrow{AB} + (-t)\overrightarrow{AC}$$

(5) 外心 O は△ABC の各辺の垂直二等分線の交点であるから, $\overrightarrow{OM} \perp \overrightarrow{AB} \Longleftrightarrow \overrightarrow{OM} \cdot \overrightarrow{AB} = 0$ である

ここで, $\overrightarrow{OM} \cdot \overrightarrow{AB} = \left\{\left(\dfrac{1}{2} - s\right)\overrightarrow{AB} + (-t)\overrightarrow{AC}\right\} \cdot \overrightarrow{AB}$

$$= \left(\dfrac{1}{2} - s\right)|\overrightarrow{AB}|^2 + (-t)\overrightarrow{AB} \cdot \overrightarrow{AC}$$

$$= \left(\dfrac{1}{2} - s\right) \cdot 25 + (-t) \cdot \left(-\dfrac{15}{2}\right)$$

$$= -25s + \dfrac{15}{2}t + \dfrac{25}{2} = 0$$

よって, $-10s + 3t + 5 = 0$ となるから, $10s - 3t = 5$

(6) 同様に

$$\overrightarrow{ON} \cdot \overrightarrow{AC} = (-s) \cdot \left(-\dfrac{15}{2}\right) + \left(\dfrac{1}{2} - t\right) \cdot 9$$

$$= \dfrac{15}{2}s - 9t + \dfrac{9}{2} = 0$$

よって, $5s - 6t + 3 = 0$ となるから, $-5s + 6t = 3$

(7), (8) ②, ③から

$$s = \dfrac{13}{15}, \quad t = \dfrac{11}{9}$$

(9) $|\overrightarrow{AO}|^2 = \left|\dfrac{13}{15}\overrightarrow{AB} + \dfrac{11}{9}\overrightarrow{AC}\right|^2$

$$= \dfrac{13^2}{15^2}|\overrightarrow{AB}|^2 + 2 \cdot \dfrac{13}{15} \cdot \dfrac{11}{9} \cdot \overrightarrow{AB} \cdot \overrightarrow{AC} + \dfrac{11^2}{9^2} \cdot |\overrightarrow{AC}|^2$$

$$= \dfrac{13^2}{9} - \dfrac{13 \cdot 11}{9} + \dfrac{11^2}{9} = \dfrac{49}{3},$$ よって半径は $\dfrac{7\sqrt{3}}{3}$

(10) $\angle BAC = 120° \left(\because \cos A = -\dfrac{1}{2}\right)$ であるから,

中心角は $240°$ となるので, 弧 BAC の中心角は $120°$

(11) 円周は $\dfrac{14\sqrt{3}}{3}\pi$ で, 弧 BAC の長さは

$$\dfrac{14\sqrt{3}}{3}\pi \times \dfrac{120}{360} = \dfrac{14\sqrt{3}}{9}\pi$$

$$-1-1+2(\sin x\cos y-\cos x\sin y)=-\frac{1}{9}-\frac{25}{9}$$

$$2\sin(x-y)-2=-\frac{26}{9}$$

よって，$\sin(x-y)=\frac{1}{2}\left\{2-\frac{26}{9}\right\}=-\frac{4}{9}$

(3) $\{f(x)\}^2=(a^x+a^{-x})^2=a^{2x}+2+a^{-2x}$

$f(2x+n)+2=a^{2x+n}+a^{-2x-n}+2$

$\{f(x)\}^2=f(2x+n)+2$ より，

$a^{2x}+a^{-2x}=a^{2x+n}+a^{-2x-n}$

$(1-a^n)\cdot a^{2x}=\left(\dfrac{1}{a^n}-1\right)a^{-2x}$

$a^{2x}\neq0$，$1-a^n\neq0$ であるから，

$$a^{4x}=\frac{\dfrac{1}{a^n}-1}{1-a^n}=\frac{1}{a^n}$$

よって，$x=-\dfrac{n}{4}$

(4) $y=x(x-1)$ と $y=ax$ で囲まれた面積を S とすると，

$$S=\int_0^{a+1}\{ax-x(x-1)\}dx$$

$$=\frac{(a+1)^3}{6}$$

$y=x(x-1)$ と x 軸で囲まれた面積を S_1 とすると，

$$S_1=\int_0^1\{-x(x-1)\}dx=\frac{1}{6}$$

題意より，$S=2S_1$ であるから，$\dfrac{(a+1)^3}{6}=\dfrac{2}{6}$

これを満たす実数 a は，$a=\sqrt[3]{2}-1$

(5) OP の延長上の AB との交点を Q とすると，チェバの定理から，

$$\frac{\mathrm{MA}}{\mathrm{OM}}\cdot\frac{\mathrm{QB}}{\mathrm{AQ}}\cdot\frac{\mathrm{NO}}{\mathrm{BN}}=1 \qquad\therefore\quad\frac{\mathrm{QB}}{\mathrm{AQ}}=\frac{1}{4}$$

メネラウスの定理から，

$$\frac{\mathrm{NB}}{\mathrm{ON}}\cdot\frac{\mathrm{AQ}}{\mathrm{BA}}\cdot\frac{\mathrm{PO}}{\mathrm{QP}}=1 \qquad\therefore\quad\frac{\mathrm{PO}}{\mathrm{QP}}=5$$

以上から，

$$\overrightarrow{\mathrm{OP}}=\frac{5}{6}\overrightarrow{\mathrm{OQ}}$$

$$=\frac{5}{6}\left(\frac{1}{5}\overrightarrow{\mathrm{OA}}+\frac{4}{5}\overrightarrow{\mathrm{OB}}\right)=\frac{1}{6}\overrightarrow{\mathrm{OA}}+\frac{2}{3}\overrightarrow{\mathrm{OB}}$$

(6) 3ケタの正の整数全体について，$A=xyz$ の総和は

$(1+2+3+\cdots+9)(0+1+\cdots+9)(0+1+\cdots+9)$
$=55^3$

で与えられる。

A が奇数となるのは，x，y，z がすべて奇数のときで，

$X=(1+3+5+7+9)^3=25^3$

となる。さらに，$55^3=X+Y$ であるから，

$Y=55^3-25^3$

よって，$\dfrac{X}{Y}=\dfrac{25^3}{55^3-25^3}=\dfrac{125}{1206}$

第2期

1

〔解答〕

(1) $a=2\sqrt{6}$，$b=3$

(2) $-\dfrac{4}{9}$

(3) $x=-\dfrac{n}{4}$

(4) $a=\sqrt[3]{2}-1$

(5) $\overrightarrow{\mathrm{OP}}=\dfrac{1}{6}\overrightarrow{\mathrm{OA}}+\dfrac{2}{3}\overrightarrow{\mathrm{OB}}$

(6) $\dfrac{125}{1206}$

〔出題者が求めたポイント〕

(2) 加法定理

$\sin(x-y)=\sin x\cos y-\cos x\sin y$ であるから，
$\sin x\cos y$，$\cos x\sin y$ の値を求めるように式変形する。

(5) 平面ベクトル

交点の位置ベクトルを利用（AP：PN＝s：1－s など）
して解いてもよい。

(6) $a^p\cdot b^q\cdot c^r$ の約数の総和が
$(1+a+a^2+\cdots+a^p)\cdot(1+b+b^2+\cdots+b^q)(1+c+\cdots+c^r)$
で与えられることを応用する。x，y，z にそれぞれ入るべき数の和を積としたものが A の和となる。

〔解答のプロセス〕

(1) $\dfrac{a+bi}{1+\dfrac{\sqrt{2}}{\sqrt{-3}}-\dfrac{\sqrt{-2}}{\sqrt{3}}}$

$=\dfrac{a+bi}{1+\dfrac{\sqrt{2}}{\sqrt{3}i}-\dfrac{\sqrt{2}i}{\sqrt{3}}}$

$=\dfrac{(a+bi)\cdot\sqrt{3}i}{\sqrt{3}i+\sqrt{2}+\sqrt{2}}$

$=\dfrac{(a+bi)\cdot\sqrt{3}(2\sqrt{2}-\sqrt{3}i)}{(2\sqrt{2})^2+(\sqrt{3})^2}$

$=\dfrac{(2\sqrt{6}a+3b)+(-3a+2\sqrt{6}b)i}{11}$

$=3$

$\therefore\begin{cases}\dfrac{2\sqrt{6}a+3b}{11}=3\\[2mm]\dfrac{-3a+2\sqrt{6}b}{11}=0\end{cases}$

これを解いて

$\begin{cases}a=2\sqrt{6}\\b=3\end{cases}$

(2) $(\sin x-\cos y)^2=\sin^2x+\cos^2y-2\sin x\cos y=\dfrac{1}{9}$

$(\cos x+\sin y)^2=\cos^2x+\sin^2y+2\cos x\sin y=\dfrac{25}{9}$

$-(\sin x-\cos y)^2-(\cos x-\sin y)^2=-\dfrac{1}{9}-\dfrac{25}{9}$

酪農学園大学（獣医） 29 年度 （75）

2

〔解答〕

(1) $\log_3 a_n = 3^{n-1} - 1$

(2) $\log_3 P_n = \left(n - \dfrac{1}{2}\right) \cdot 3^n - n^2 - n + \dfrac{1}{2}$

〔出題者が求めたポイント〕

数列，対数の基本性質

$\displaystyle\sum_{k=1}^{n} k \cdot 3^{k-1}$ のような（等差）×（等比）の和の求め方は頻出なので注意。

〔解答のプロセス〕

(1) $\log_3 a_1 = 0$

$\log_3 a_{n+1} = 3\log_3 a_n + 2$ について，特性方程式

$\alpha = 3\alpha + 2$ の解 $\alpha = -1$ を用いて，

$\qquad \log_3 a_{n+1} + 1 = 3(\log_3 a_n + 1)$

よって，$\log_3 a_n = 3^{n-1} - 1$

(2) $\log_3 P_n = 2\log_3 a_1 + 4\log_3 a_2 \cdots + 2n\log_3 a_n$

$\qquad = \displaystyle\sum_{k=1}^{n} 2k(3^{k-1} - 1)$

$\displaystyle\sum_{k=1}^{n} k \cdot 3^{k-1} = 1 \cdot 3^0 + 2 \cdot 3^1 + 3 \cdot 3^2 + \cdots + n \cdot 3^{n-1}$

$-\Big)\ 3\displaystyle\sum_{k=1}^{n} k \cdot 3^{k-1} = \qquad\quad 1 \cdot 3^1 + 2 \cdot 3^2 + \cdots + (n-1)3^{n-1} + n \cdot 3^n$

$\overline{\ -2\displaystyle\sum_{k=1}^{n} k \cdot 3^{k-1} = (3^0 + 3^1 + 3^2 + \cdots + 3^{n-1}) - n \cdot 3^n\ }$

であるから，$2\displaystyle\sum_{k=1}^{n} k \cdot 3^{k-1} = n \cdot 3^n - \dfrac{3^n - 1}{3 - 1}$

$\qquad\qquad\qquad\qquad = \left(n - \dfrac{1}{2}\right) \cdot 3^n + \dfrac{1}{2}$

これを用いて，

$\log_3 P_n = \left(n - \dfrac{1}{2}\right) \cdot 3^n + \dfrac{1}{2} - 2 \cdot \dfrac{1}{2} \cdot n(n+1)$

$\qquad\quad = \left(n - \dfrac{1}{2}\right) \cdot 3^n - n^2 - n + \dfrac{1}{2}$

3

〔解答〕

(1) $-a$　　(2) b　　(3) $-c$

(4) 12　　(5) 36

(6) $x^3 - 12x^2 + 36x$

(7) $3x^2 - 24x + 36$

(8) 2　　(9) 6　　(8)，(9)は順不同

(10) 32

(11) 2　　(12) 2　　(13) 8

〔出題者が求めたポイント〕

解と係数の関係，微分，定数分離

今回の問題では関係なかったが，②式の定義域に注意。

①式の解が直方体の三辺の長さ α, β, γ にあたるので，x は正の値として考えなければならない。

〔解答のプロセス〕

(i) (1)，(2)，(3)　与式を展開して，係数を比較すると

$\alpha + \beta + \gamma = -a$, $\alpha\beta + \beta\gamma + \gamma\alpha = b$

$\alpha\beta\gamma = -c$ となる。

(ii) (4)，(5)　直方体の三辺の長さが α, β, γ であるから，辺の長さの和は，$4(\alpha + \beta + \gamma) = 48$

表面積は $2(\alpha\beta + \beta\gamma + \gamma\alpha) = 72$

となる。よって，$\alpha + \beta + \gamma = 12$

$\qquad \alpha\beta + \beta\gamma + \gamma\alpha = 36$

(6) (4)，(5)の結果から，$a = -12$, $b = 36$ をあてはめて

$\qquad x^3 - 12x + 36x + c = 0$

$c = -\alpha\beta\gamma = -V$ であるから，

$\qquad x^3 - 12x^2 + 36x - V = 0$

(7)，(8)，(9)　$y = x^3 - 12x^2 + 36x$ として

$\qquad y' = 3x^2 - 24x + 36 = 3(x-2)(x-6)$

となるので，増減表は図のようになる。

x	0		2		6	
y'		$+$	0	$-$	0	$+$
y	0	↗	32	↘	0	↗

ここで，α, β, γ は正の実数であるから，$x > 0$ について考える。

(10) $y = x^2 - 12x^2 + 36x$ と $y = V$ が 2 つ以上の共有点をもつには，$y = x^3 - 12x + 36x$ の極大値と極小値の間の値を V が取ればよい。

よって，　$0 < V \leqq 32$

(11)，(12)，(13)

$V = 32$ のとき，α, β, γ は，$x^3 - 12x^2 + 36x - 32 = 0$ の 3 つの実数解である。

$x^3 - 12x^2 + 36x - 32 = (x-2)^2(x-8) = 0$ より，

α, β, γ は，$x = 2$（重解），8 のいずかである。

化　学

解答　29年度

第1期

1

〔解答〕
1) ① 6　② 斜方　③ ゴム　④ 同素体
　　⑤ 二酸化硫黄　⑥ 三酸化硫黄　⑦ 接触
2) $2H_2S + SO_2 \longrightarrow 3S + 2H_2O$
3) 25 kg

〔出題者が求めたポイント〕
硫黄とその化合物
単体の硫黄，二酸化硫黄の酸化還元反応，接触法，濃硫酸の生成量を問う，どれも一度は目にしたであろう問題ばかり。
1)では化学式を答えてしまうミスに注意。

〔解答のプロセス〕
1) ① 硫黄は原子番号16なので，硫黄原子の電子配置はK2L8M6となり価電子は6コである。
②③④ 硫黄の同素体は斜方・単斜・ゴム状硫黄の3種類がよく知られ，斜方・単斜硫黄はS_8。ゴム状硫黄はS_xの分子をもつ。常温・常圧では斜方硫黄が最も安定で，単斜・ゴム状硫黄を放置すると，斜方硫黄に変化していく。
⑤⑥⑦ 単体の硫黄を空気中で燃焼させると，二酸化硫黄SO_2が発生する。これをV_2O_5を触媒として酸化して三酸化硫黄を得る。
　　　$2SO_2 + O_2 \xrightarrow{V_2O_5} 2SO_3$
SO_3はH_2Oと反応して硫酸H_2SO_4となる。
この際に水を使わず濃硫酸を用いるのが接触法である。
　　　$SO_3 + H_2O \xrightarrow{H_2SO_4} H_2SO_4$

2) SO_2とH_2Sの反応では，SO_2が酸化剤，H_2Sが還元剤として作用する。

3) 硫黄S(原子量32) 8.0 kg → 原子 0.25 Kmol 分
これがすべてH_2SO_4に変わったとすると，H_2SO_4も0.25 Kmol得られるので，
$$\frac{98}{100} \times x = 0.25 \times 98$$
$$x = \underline{25 \text{ (kg)}}$$

2

〔解答〕
1) $C_9H_{10}O_2$
2) A: ベンゼン環-COOC$_2$H$_5$
B: CH$_3$-C$_6$H$_4$-COOCH$_3$
C: ベンゼン環-CH$_2$-O-CCH$_3$(=O)
D: CH$_3$CH$_2$OH
E: CH$_3$-C$_6$H$_4$-COOH
F: ベンゼン環-CH$_2$OH + (CH$_3$CO)$_2$O

3)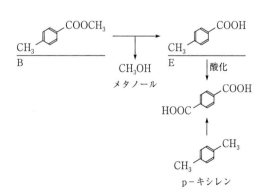

〔出題者が求めたポイント〕
有機化学(芳香族化合物)
構造決定としては難しいポイントは少ない。
ベンゼン二置換体の識別(ベンゼン環の水素を置換すると〜)やアルコールとフェノール類の識別(塩化鉄(III)での呈色)をおさえておく。

〔解答のプロセス〕
1) 分子量 150
　0.72 → 108 → C$_9$
　0.067 → 10.05 → H$_{10}$
　　　　　→ 32 → O$_2$
∴分子式は$C_9H_{10}O_2$

2)
$\underset{D}{CH_3CH_2OH} \xrightarrow{K_2Cr_2O_7} \underset{アセトアルデヒド}{CH_3CHO}$

安息香酸 C_6H_5COOH ← 加水分解 ← $\underset{A}{C_6H_5\text{-}COOC_2H_5}$

$\underset{B}{CH_3\text{-}C_6H_4\text{-}COOCH_3} \rightarrow \underset{E}{CH_3\text{-}C_6H_4\text{-}COOH}$
　　↓ CH$_3$OH メタノール
　　↓ 酸化
HOOC-C$_6$H$_4$-COOH
　　↑
CH$_3$-C$_6$H$_4$-CH$_3$　p-キシレン

注意深く酸化してアセトアルデヒドが得られるのはエタノールであるから，Dはエタノールである。
分子式から，Eはカルボン酸で酸化して得られるのが，テレフタル酸(p-キシレンを酸化して得られる2価カ

ルボン酸はテレフタル酸)であることから，パラ位に置換基をもつ構造とわかる。
Cについては3)を参照。

3)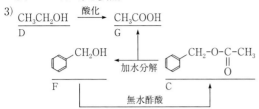

「化合物GはDの十分な酸化によって得ることができる」とあるので酢酸である。
よって，FはC_7H_8Oのアルコール，もしくはフェノール類とわかる。
金属ナトリウムと反応するが塩化鉄(Ⅲ)と呈色していないことから，フェノール類ではないことがわかるので，Fはベンジルアルコールである。
Fと無水酢酸の反応では酢酸エステルのCが生成するが，同時に酢酸が生成する。

3

〔解答〕
1) ヘンリーの法則
2) 1.6×10^{-5} (mol)
3) ② $\dfrac{[H^+][HCO_3^-]}{[H_2CO_3]}$ ③ $\dfrac{[H^+][CO_3^{2-}]}{[HCO_3^-]}$
   ④ $\sqrt{K_{12}[CO_2]}$
4) 5.6

〔出題者が求めたポイント〕
電離平衡，希薄弱酸溶液のpH
3) ④ H_2CO_3の二段階分離でもH^+が生成するが，文章ではそれを考えないものとしている。明言はされていないが，導出にK_3が登場していないこと，そもそもH_2CO_3として存在する量が少ないので，$[H^+]$の存在により反応式(2)の平衡は左に傾くことが判断材料となる。

〔解答のプロセス〕
2) 大気中のCO_2の分圧は
$$p_{CO_2} = 1.0 \times 10^5 \times \dfrac{0.04}{100} = 40 \text{ (Pa)}$$
∴ $1.0 \times 10^5 : 40 = 3.9 \times 10^{-2} : x$
$$x = 1.56 \times 10^{-5} \text{ (mol)}$$
3) $K_2 = \dfrac{[H^+][HCO_3^-]}{[H_2CO_3]}$, $K_3 = \dfrac{[H^+][CO_3^{2-}]}{[HCO_3^-]}$
$K_{12} = K_1 \times K_2$
$= \dfrac{[H_2CO_3]}{[CO_2]} \cdot \dfrac{[H^+][HCO_3^-]}{[H_2CO_3]}$
$= \dfrac{[H^+]^2}{[CO_2]}$
これを変形して，$[H^+] = \sqrt{K_{12}[CO_2]}$

4) $pH = -\log[H^+] = -\dfrac{1}{2}(\log K_{12} + \log[CO_2])$
$K_{12} = 10^{-6.4}$, $[CO_2] = 1.6 \times 10^{-5}$ (mol/L)として，

$-\dfrac{1}{2}(\log K_{12} + \log[CO_2])$
$= -\dfrac{1}{2}(-6.4 + \log 16 \times 10^{-6})$
$= -\dfrac{1}{2}(-6.4 - 6 + 4 \times 0.30)$
$= 5.6$

4

〔解答〕
1) ① クーロン(もしくは，静電(力)，静電気(力)，静電引(力)など)
   ② 6 ③ $\dfrac{1}{2}$ ④ $\dfrac{1}{4}$
2) B
3) $L = 2(r_1 + r_2)$
4) $\sqrt{2} - 1 \leqq \dfrac{r_1}{r_2} \leqq \sqrt{3} - 1$

〔出題者が求めたポイント〕
イオン結晶
4)は限界半径比を求める問題
イオン結晶は主にクーロン力によって結びつく結晶なので，同符号のイオンがある程度以上近づくと，反発が引力を上回り構造は不安定になる。
解答は結晶構造が半径比に従って変化するものとして扱ったが，変化しないものと考えると解答が変わってくる。(追記①，②参照)

〔解答のプロセス〕
3) 単位格子の立方体の一辺に注目すると，NaCl型格子では一辺上に陰イオン－陽イオン－陰イオン－…と並んでいるので
$L = 2(r_1 + r_2)$
4) NaCl型格子で，陰イオンが最も接近するのは，図のように正方形の頂点に陰イオンが配置し，そのすきまに陽イオンが入るときである。

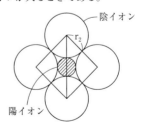

対角線について
$2(r_1 + r_2) \geqq 2r_2 \times \sqrt{2}$
∴ $\dfrac{r_1}{r_2} \geqq \sqrt{2} - 1$

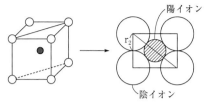

陽イオンがある程度大きくなると，結晶構造はCsCl型(問2の図ではA)へと変化する。底面と頂面の対角線を含む断面を考えて

$$2(r_1+r_2) \leq 2r_2 \times \sqrt{3}$$

$$\therefore \frac{r_1}{r_2} \leq \sqrt{3}-1$$

以上から， $\sqrt{2}-1 \leq \dfrac{r_1}{r_2} \leq \sqrt{3}-1$

〔追記〕

① 問題文には「r_1/r_2の値が大きくなると，結晶構造が変化する」と書かれていない。そのため，NaCl型のみに注目し，CsCl型への変化はないものと仮定すると，陽イオンが接触するのがNaCl型の限界である。

よって， $2r_1 \leq \sqrt{2}(r_1+r_2)$, $\dfrac{r_1}{r_2} \leq \sqrt{2}+1$

ただし，$r_1 < r_2$ であるから， $\dfrac{r_1}{r_2} < 1$ なので，

$$\sqrt{2}-1 \leq \frac{r_1}{r_2} < 1$$

となる。

② イオン結晶には，NaCl型，CsCl型以外にも閃亜鉛鉱型((問2)のCに該当)が存在するが，こちらはより r_1/r_2 が小さいイオン結晶がとる構造である。

第2期

1

〔解答〕

1) ① ハロゲン ② 7 ③ 1 ④ 塩素
　　⑤ 水 ⑥ 塩化水素 ⑦ 濃硫酸
　　⑧ 水(もしくは水蒸気) ⑨ 下方
　　⑩ 次亜塩素酸

2) $MnO_2 + 4HCl \longrightarrow MnCl_2 + 2H_2O + Cl_2$

3) 洗剤や，殺菌剤として利用される

〔出題者が求めたポイント〕

無機化学(ハロゲン)

〔解答のプロセス〕

1) ① 厳密には第6周期のアスタチンはハロゲンに含まれないことが多いので怪しいが，文脈からハロゲンが最適な答えである。
　⑥ 「塩酸」と書かないよう注意。揮発性の酸なので溶質の塩化水素が混入する。
　⑤，⑦ 順序に注意。水に通すと水蒸気が混入するので，濃硫酸を後にして取り除く

3) プールで俗に言う「塩素のにおい」の正体が次亜塩素酸である。

2

〔解答〕

1) ① 粗銅 ② 純銅 ③ 陽極泥
2) 電解精錬
3) 陽極：$Cu \longrightarrow Cu^{2+} + 2e^-$
　　陰極：$Cu^{2+} + 2e^- \longrightarrow Cu$
4) 0.56 L
5) 2.0 g

〔出題者が求めたポイント〕

電気化学(銅の電解精錬，水の電気分解)

どちらも教科書レベルの内容なので，完答も難しくない。電子の物質量を基準に生成量を考える。

〔解答のプロセス〕

1), 2), 3) 銅の電解精錬

銅は主に化合物として鉱石が産出する。化学反応を用いて金属を取り出すとどうしても不純物が混ざってしまうので，様々な精錬法が存在するが，銅では電解精錬を用いる。

粗銅を陽極，純銅を陰極として電気分解すると，銅を始めとするイオン化しやすい金属はイオンとして溶出し，イオン化しにくいもの(銀や金など，銅よりイオン化傾向の小さいもの)はイオンにならずに陽極の下に粒子としてたまっていく(陽極泥)

4) 流れた電子の mol は

　　$5.0 \times (16 \times 60 + 5) = x \times 9.65 \times 10^4$

　　$x = 5.0 \times 10^{-2}$ (mol)

陰極での半反応式は

　　$2H_2O + 2e^- \longrightarrow H_2 + 2OH^-$

であるから，発生する H_2 の体積は

$$5.0 \times 10^{-2} \times \frac{1}{2} \times 22.4 = 0.56 \,(\text{L})$$

5) 得られる NaOH の mol は，OH⁻ の mol と同量なので，

$$5.0 \times 10^{-2} \,\text{mol}$$

よって，$5.0 \times 10^{-2} \times 40 = 2.0\,\text{g}$

3

〔解答〕

1) $\dfrac{PM}{RT}$

2) 28.8 (g/mol)

3) D

4) C

5) I

6) （i） C
  （ii） 水蒸気の分子量は，18 なので，2)で求めた平均分子量 28.8 より小さい。すなわち，水蒸気のモル分率が大きい湿った空気は平均分子量が水蒸気の少ない乾いた空気よりも小さく密度も小さくなるから。

〔出題者が求めたポイント〕

状態方程式や密度の変化などが出題されているが，知識は不要である。思考を問う問題。

〔解答のプロセス〕

1) M g/mol の気体が n mol あったとすると，その密度は $\dfrac{nM}{V}$ で与えられる。理想気体の状態方程式を変形して

$$\dfrac{n}{V} = \dfrac{P}{RT} \quad \therefore \quad \dfrac{nM}{V} = \dfrac{PM}{RT}$$

2) $28 \times 0.80 + 32 \times 0.20 = 28.8$

3) $P = 1.013 \times 10^5$，$R = 8.31 \times 10^3$，$T = 300$，$M = 28.8$ として，

$$\dfrac{PM}{RT} = 1.17\cdots\cdots \quad \text{よって(D)}$$

4) P，M，R が一定であれば，密度は T に反比例する。T[K]は t[℃]を用いて，$T = t + 273.15$ で与えられるので，t が大きくなると密度は小さくなる。よって右下がりのC。

5) 1.013×10^5 Pa の条件下では水の融点は 0℃ である。さらに，0℃付近では水の固体の方が水よりも密度が小さい。
温度を上げると，状態変化を含まなければ，質量は変わらず体積が大きくなるので，グラフはゆるやかに右上がりとなる。
これらを満たすグラフはIである。

6) 1)の式から，P，T が一定ならば密度は M に比例する。
後は水蒸気の添加により M がどう変化するかを考える。

4

〔解答〕

1) (a) O   (b) H   (c) CH₂OH

2) ① グルコース   ② フルクトース
   ③ フェーリング
   ④ スクラーゼ（もしくは　インベルターゼ）
   ⑤ 転化糖

3) 11 g

〔出題者が求めたポイント〕

糖（スクロース）
教科書知識で解ける問題
3)はわり切れず計算がややこしいので，途中での有効数字に注意。

〔解答のプロセス〕

1) (b)，(c) 順不同かどうかは判断の分かれるところ。

2) グルコースやフルクトースは還元性をもつ構造に自由に変化できるため還元性をもつ。

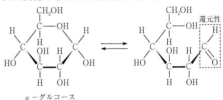

α-グルコース

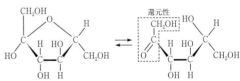

β-フルクトース（五員環）

しかし，スクロースでは変化できる構造の部分がグリコシド結合で使われているので，変形できず還元性を示さない。

3) Cu₂O，およびスクロースの式量，分子量はそれぞれ 143，342 であるから，

$$\dfrac{9.2}{143} \times 1 \times \dfrac{1}{2} \times 342 = 11.001\cdots\cdots \quad \therefore \quad 11\,\text{g}$$

Cu₂O (mol)
単糖 (mol)
スクロース (mol)

生 物

解答

29年度

第1期

❶
〔解答〕

① × ② ○ ③ × ④ × ⑤ × ⑥ × ⑦ ×
⑧ ○ ⑨ × ⑩ ○

〔出題者が求めたポイント〕

神経系, 神経細胞など。一部, 細かい知識を必要とする。

①皮膚感覚の中枢よりも運動の中枢の方が, より前方に位置する。

②灰白質は神経細胞の細胞体の集まりであり, 白質は神経細胞の軸索の集まりである。

③魚類は中脳と小脳の両方が発達している。

④両生類は中脳が発達しているが, 小脳は発達していない。鳥類は中脳と小脳が発達している。

⑤本能, 欲求, 感情などは大脳辺縁系が司る。

⑥左脳は, 延髄より下方の右半身の運動および感覚情報の処理を行う。

⑦神経伝達物質は細胞体で合成され, 輸送体によって神経終末まで運ばれたり, 神経終末の細胞膜から再吸収されたものがシナプス小胞に取り込まれて, 蓄積される。

⑨呼吸運動, 心臓の拍動を調節するのは延髄である。

❷
〔解答〕

① 個体群適応 ② 区画 ③ 30 ④ 指数
⑤ ロジスティック(S字型) ⑥ 環境収容力
⑦ ニッチ(生態的地位) ⑧ 競争的排除(ガウゼの法)
⑨ ニッチ分割(ニッチ分化, ニッチシフト)
⑩ 実現ニッチ

〔出題者が求めたポイント〕

個体群と生物群集など。

③再捕獲した6個体中, 標識付個体が2個体であるが, もともと標識した個体数が10個体である。全体をxとすると, $2:6=10:x$ ゆえに$x=30$個体。

❸
〔解答〕

1)AaBb
2)AB, Ab, aB, ab
3)丸・黄色:9/16, 丸・緑:3/16, しわ・黄色:3/16, しわ・緑色:1/16
4)丸・黄色の表現型を示す種子:900個, 遺伝子型がAaBbとなっている種子:400個
5)AABB, AAbb, aaBB, aabb 薬品名:コルヒチン
6)検定交雑

〔出題者が求めたポイント〕

遺伝など

1)純系1の配偶子の遺伝子型はAb, 純系2の配偶子の遺伝子型はaBである。F_1は純系1と純系2の配偶子同士が受精し, F_1の遺伝子型はAaBbとなる。

3)丸・黄色:丸・緑:しわ・黄色:しわ・緑色=9:3:3:1である。頻度は, 全体の中の各割合を分数として求めることができる。

4)丸・黄色の表現型を示す種子は, 全体の1600個に頻度をかければ求められる。$1600 \times (9/16) = 900$個。丸・黄色の遺伝子型の内訳はAABB:AABb:AaBB:AaBb=1:2:2:4。よって, AaBbの遺伝子型をもつ種子は900個$\times (4/9) = 400$個となる。

5)コルヒチンは細胞分裂時の紡錘体の形成を阻害するため, 2つの細胞に染色体が分配されることができず, 2倍数の染色体が1つの細胞に存在することになる。

❹
〔解答〕

1)エ
2)ウ
3)a:トランスジェニックマウス, b:イ
4)20 対
5)a:転写
b:核内のDNAにはイントロン領域があるが, mRNAを基に合成したDNAにはイントロン領域がない。
c:逆転写

〔出題者が求めたポイント〕

内分泌系, 腎臓, バイオテクノロジーなど。一部細かい知識を必要とする。

1)バソプレシンの分泌場所は脳下垂体後葉だが, 合成は間脳視床下部にある神経分泌細胞の細胞体内でされている。

2)バソプレシンの受容体が多く発現し水の再吸収を行う場所は, 高校生物範囲では集合管であるが, 遠位尿細管にも存在することが知られている。

3)ヘモグロビンは骨髄, インスリンはすい臓, オプシンは網膜, パラトルモンは副甲状腺にて, 各々発現量が多い。

4)ノックアウトマウスのオスを10個体得たいが, 半数はメスであり, さらに半数は母体内で死亡する。また, ヘテロ接合体マウス同士の交配で, 劣性ホモが産まれる確率は1/4のため, 子供は$10 \times 2 \times 2 \times 4 = 160$個体を得たい。平均産仔数が8匹であるので, $160 \div 8 = 20$対。

❺
〔解答〕

1)①ウ ②エ ③ウ ④ア ⑤イ ⑥オ
2)青いコロニー:オ, 白いコロニー:ア・イ
3)蛍光を発するコロニー:ア

蛍光を発さないコロニー：イ

〔出題者が求めたポイント〕

バイオテクノロジーなど

1) プラスミドは一部の大腸菌に取り込まれる。プラスミドを取り込んだ大腸菌は Amp 耐性を持つ。プラスミドを取り込んだ大腸菌は，IPTG があると遺伝子 lacZ を発現させ，X-gal を分解し青色物質を生じる。これらを整理すると次表のようになる

	チューブ内容物	Amp⁻寒天培地	Amp⁺寒天培地
チューブ a	大腸菌＋プラスミド	①多数の 　白いコロニー	④少数の 　白いコロニー
チューブ b	大腸菌＋プラスミド ＋X-gal＋IPTG	②多数の 　白いコロニー ＋少数の 　青いコロニー	⑤少数の 　青いコロニー
チューブ c	大腸菌のみ	③多数の 　白いコロニー	⑥増えない

①では Amp がないので，プラスミドが入っている大腸菌も，入っていない大腸菌も白いコロニーを作る。②プラスミドが入った大腸菌は，IPTG によって lacZ 遺伝子の発現により β ガラクトシダーゼが作られ X-gal を加水分解し，青いコロニーが現れる。しかしプラスミドが大腸菌に入る確率は低いので，青いコロニーは少数となる。多くの白いコロニーはプラスミドが入らなかった大腸菌が増えてできたものである。③はプラスミドがチューブに加わっていないので，プラスミドが入っていない大腸菌が増え，白いコロニーのみが現れる。④⑤⑥の寒天培地には Amp が添加されているため，プラスミドが入っていない大腸菌は増えることができない。よって，④ではプラスミドが入った大腸菌のみが増えて少数の白いコロニーが現れ，⑤では少数の青いコロニーだけが現れる。⑥ではコロニーは見られない。

2) Amp⁺寒天培地のため，プラスミドが入っていない大腸菌は増えることができない。青いコロニーが観察されることから lacZ 遺伝子の発現がされていると考えられ，lacZ 遺伝子の配列を一度は EcoR1 の酵素で切断したものの，GFP 遺伝子が入らないまま，EcoR1 の断面同士で再結合したと考えられる。白いコロニーでは，プラスミドが大腸菌に入ってはいるものの，lacZ 遺伝子の発現がされていないと考えられ，lacZ 遺伝子の間に GFP 遺伝子が入り，β ガラクトシダーゼのタンパク質の構造を壊すことで X-gal を加水分解できなくなっていることが予測できる。この時点では，プロモーターの方向と GFP 遺伝子の配列の向きが同じかどうかはわからない。

3) 白いコロニーは前述したように，lacZ 遺伝子の間に GFP 遺伝子が入っていることを示している。白いコロニーが蛍光を発するということは，導入された GFP 遺伝子の配列の向きがプロモーターの方向と同じであり，GFP 遺伝子の配列のとおりにタンパク質が翻訳されていることがわかる。コロニーが蛍光を発さないものは，導入された GFP 遺伝子の配列の向きがプロ

モーターの方向と逆であり，GFP 遺伝子の配列を逆向きに翻訳されてしまい，正常なタンパク質が作られず，蛍光を発さなかったと考えられる。

る基本的知識。

4) 体細胞は MHC 1 という，自己のタンパク質やウイルスに感染した際のウイルスの抗原をキラー T 細胞に提示する際に用いる膜タンパク質を持っている。提示する抗原と，この MHC が合わさった立体構造が，キラー T 細胞の受容体に結合するか否かで，非自己抗原か否かを認識される。たとえ，提示しているタンパク質が全く同じものであったとしても，MHC が異なれば，非自己として認識されるために，拒絶反応が起こってしまう。

第2期

1

〔解答〕

①生得的　②学習（習得的）　③鍵　④フェロモン
⑤動機　⑥慣れ　⑦臨界期　⑧試行錯誤行動　⑨脳領域

〔出題者が求めたポイント〕

動物の行動
動物の行動に関する基本的知識。
⑨空間把握能力は大脳皮質頭頂連合野にある。

2

〔解答〕

1) ①脱水素　②水素　③ミトコンドリア　④脱炭酸
　⑤クエン　⑥水，⑦二酸化炭素　⑧酸素
2) A 過程：2分子，B 過程：2分子，C 過程：34分子

〔出題者が求めたポイント〕

呼吸に関する基本的知識。
2) A 過程：2分子の ATP が使用されたあと4分子の ATP が生成されるので，差し引き2分子となる。

3

〔解答〕

1) 減数分裂
2) 花粉四分子
3) ア：花粉管　イ：精細胞　ウ：1　エ：1　オ：2
　カ：反足細胞　キ：極核
4) 重複受精

〔出題者が求めたポイント〕

被子植物の生殖に関する基本的知識。
1) 花粉母細胞の減数分裂の結果，花粉四分子ができる。各花粉の細胞内で，雄原細胞と精細胞ができる際は体細胞分裂である。3) 胚のう内の7つの細胞（1つの卵細胞，2つの助細胞，3つの反足細胞，1つの中央細胞）は，胚のう細胞の1つの核から3回連続起こる核分裂によってできる8つの核が分配されてできている細胞である。中央細胞のみが2つ核をもち，その他の細胞は1つの核をもつ。

4

〔解答〕

1) ①獲得（適応）　②免疫グロブリン
　③主要組織適合（MHC）　④キラー T　⑤記憶
2) 利根川進
3) 体液性免疫
4) 移植片の細胞膜上にある MHC が，自己と異なるため。
　（25字）
5) ア：ウラシル　イ：粗面小胞体　ウ：アスパラギン酸

〔出題者が求めたポイント〕

免疫，核酸，細胞小器官，セントラルドグマなどに関す

5

〔解答〕

1) ①：ア　②：キ
2) a) ① AaBbCc　② AABBCC　③ aabbcc
　b) エ，オ
　c) 語群　イ
　　数値群　A と B：カ　B と C：エ　A と C：ウ

〔出題者が求めたポイント〕

三点交雑
メンデル遺伝，組換え，遺伝子座など。一部，計算力が問われている。
2) b)：表にある子の数において，最も少ない数である表現型が，2回乗換えを起こした結果である。
c) もとの純系が野生型，および倒伏性・光沢葉・甘胚乳であることから，2回乗換えの結果現れた劣性の表現型において1つのみ表れた型の遺伝子が3点の真ん中（R）であり，2つ現れた型の遺伝子が3点の両側（Q または Z）となる。A と B，B と C，A と C で各々組換え価を計算する。A と B：$(59+40+33+44)/740 \times 100 = 23.78\%$，B と C：$(2+44+59+4)/740 \times 100 = 14.73\%$，A と C：$(2+40+33+4)/740 \times 100 = 10.66\%$。図より QR の区間が RZ の区間よりも短いので，QR の区間は A と C の遺伝子区間，および RZ の区間は C と B の遺伝子区間であることがわかる。遺伝子座間の距離（cM）は，組換え価と等しいので，組換え価の値を四捨五入し，解答欄にある数字に最も近い数字を選択する。

酪農学園大学（獣医）29 年度 （83）

獣医（1）

英 解 1

2017年度
酪 農 学 園 大 学

英 語 解 答 用 紙

注意：※印欄は記入しないこと。

問題Ⅰ

1	
2	
3	
4	
5	
6	
7	
8	
9	
10	

※

問題Ⅲ

21	
22	
23	
24	
25	
26	
27	
28	
29	
30	

※

問題Ⅱ

11	
12	
13	
14	
15	
16	
17	
18	
19	
20	

※

問題Ⅳ

	2番目	7番目
31		
32		
33		
34		
35		

※

受験区分	獣医学類

受験番号						採点

この解答用紙は 153％に拡大すると、ほぼ実物大になります。

酪農学園大学（獣医）29 年度 （84）

獣医(15)

化 解 1

２０１７年度
酪 農 学 園 大 学

化 学 解 答 用 紙

(1) 1) ① ② ③ ④
⑤ ⑥ ⑦

2) 3) kg

(2) 1)

2) A B C
D E

3)

(3) 1) の法則 2) ①

3) ② ③ ④ 4)

(4) 1) ① ② ③ ④

2) 3) L = 4)

受験区分 獣医学類 受験番号 採点

この解答用紙は153%に拡大すると、ほぼ実物大になります。

酪農学園大学（獣医）29年度　（85）

獣医(11)

生 解 1

2017年度
酪 農 学 園 大 学

生 物 解 答 用 紙

(1)

①	②	③	④	⑤	⑥	⑦	⑧	⑨	⑩

(2)

①	②	③	④
⑤	⑥	⑦	⑧
⑨	⑩		

(3)

1) _____　2) _____

3)
丸・黄色	丸・緑色	しわ・黄色	しわ・緑色

4)
丸・黄色の種子	AaBbを持つ種子

5)
遺伝子型	薬品名

6) _____

(4)

1) _____　2) _____

3)
a	b

4) _____ 対

5)
a	b	c

(5)

1)
①	②	③	④	⑤	⑥

2)
青いコロニー	白いコロニー

3)
蛍光を発するコロニー	蛍光を発さないコロニー

受験区分	獣医学類

受験番号		採点

この解答用紙は153％に拡大すると、ほぼ実物大になります。

2017年度
酪農学園大学

英 語 解 答 用 紙

注意：※印欄は記入しないこと。

問題Ⅰ	
1	
2	
3	
4	
5	
6	
7	
8	
9	
10	

問題Ⅲ	
21	
22	
23	
24	
25	
26	
27	
28	
29	
30	

問題Ⅱ	
11	
12	
13	
14	
15	
16	
17	
18	
19	
20	

問題Ⅳ		
31	2番目	7番目
32	2番目	7番目
33	2番目	7番目
34	2番目	7番目
35	2番目	7番目

受験区分：獣医学類

受験番号

採点

この解答用紙は153％に拡大すると、ほぼ実物大になります。

酪農学園大学（獣医）29 年度 （87）

獣医（8）

数 解 1

２０１７年度
酪 農 学 園 大 学

数 学 解 答 用 紙

1 (答のみ)	(1) $a=$, $b=$	(2)	(3)
	(4)	(5)	(6)

2

(1) 計算と答

(2) 計算と答

3 (答のみ)	(1)	(2)	(3)	(4)	(5)
	(6)		(7)		(8)
	(9)	(10)	(11)	(12)	(13)

受験区分　獣医学類

受験番号　　　　　　　採点

この解答用紙は 153％に拡大すると、ほぼ実物大になります。

酪農学園大学（獣医）29年度 （88）

獣医(17)

化　解　1

２０１７年度
酪　農　学　園　大　学

化　学　解　答　用　紙

(1)　1)

①	②	③	④
⑤	⑥	⑦	⑧
⑨	⑩		

2)

3)

(2)　1)

①	②	③

2)

3)　陽極

陰極

4)　　　　　L

5)　　　　　g

(3)　1)

2)　　　　　g/mol

3)

4)

5)

6)　(i)

(ii)

(4)　1)

(a)	(b)	(c)

2)

①	②	③	④
⑤			

3)　　　　　g

受験区分　獣医学類

受験番号

採点

この解答用紙は153％に拡大すると、ほぼ実物大になります。

酪農学園大学（獣医）29年度 （89）

獣医(13)

生 解 1

2017年度
酪 農 学 園 大 学

生 物 解 答 用 紙

(1)

①	②	③
④	⑤	⑥
⑦	⑧	⑨

(2) 1)

①	②	③
④	⑤	⑥
⑦	⑧	

2)

A	B	C

(3) 1) ☐　　2) ☐

3)

ア	イ	ウ
エ	オ	カ
キ		

4) ☐

(4) 1)

①	②	③
④	⑤	

2) ☐　　3) ☐

4) ☐

5)

ア	イ	ウ

(5) 1)

①	②

2) a)

①	②	③

b) ☐

c)

順序	A-B間	B-C間	A-C間

受験区分　獣医学類

受験番号

採点

この解答用紙は153％に拡大すると、ほぼ実物大になります。

平成28年度

問　題　と　解　答

平成28年度

英 語

問題

28年度

第1期A日程

問題 I

次の英文を読み、設問および空欄に最も適したものをそれぞれ選び、記号で答えよ。

Existence of the Tasmanian tiger remains a mystery. The Tasmanian tiger or "thylacine" as it is known, roamed in mainland Australia, Tasmania and New Guinea for thousands of years. However, climate change, together with the introduction of foreign predators such as the dingo, and most recently foxes and feral cats, not to mention human beings, pushed this apex predator to extinction. The last documented living specimen died in 1936.

The Tasmanian tiger is a mysterious animal. Firstly, its unusual morphology raises our curiosity. It looks like a canine with its long body and muscular legs. However, the stripes along its back, long fangs and powerful jaws mark it as a tiger On closer inspection, however, it has a pouch like a kangaroo. More significantly, both male and female versions of it retain the pouch. The female uses the pouch to bring up its young while the pouch in the male protects it from thick brush when running through dense rainforest.

The tiger's method of attack also supports its mysterious demeanor. Unlike a dog, it is an ambush predator. Footage and reports of tiger attacks indicate that it waits concealed in the bush before an unsuspecting prey. Pictures have been taken of the aftermath of an attack, which show the tiger is a master at precision and bites the throat and back to bring down prey. The first settlers in Australia were terrified of the tiger because of its effectiveness in hunting their poultry and sheep. The specter of public terror and pressure from the agricultural industry forced the government in the 1920s to place a bounty on its head. By the mid 1930s the tiger had turned into a phantom.

The tiger's phantom status remains to this day. Despite being declared "extinct" in 1936 when the last documented survivor in a zoo died, every year in Tasmania, the tiger's last stronghold, there are hundreds of reports of sightings of this enigmatic beast. Reported tiger sightings have been supported by the finding of prints deep in the rainforest, as well as distorted and hazy pictures. The photos, which have been provided by tourists, are open to interpretation, revealing mysterious stripes and dog-like shapes melting into a Tasmanian forest gloom. Although a phantom has been found, trapping or measures to capture another live animal since the 1930s have failed to yield any specimens. This leads us to the conclusion that the Tasmanian tiger, like many of its predecessors such as the flesh eating kangaroo or the giant, house-sized wombat, has gone for good.

Although living specimens have disappeared, the tiger has left us its bones. Digging around specimen boxes in Australian universities has revealed tiger skulls, teeth and skeletal remains. More impressive, though, has been the discovery of the holy grail of geneticist's dreams, pickled fetuses.

These finds are important for several reasons. The first reason is the quality of RNA and DNA that has been preserved. DNA has been extracted from inside tiger bones, teeth and hair. However, the quality has been degraded to such an extent that even gene sequencing is impossible. On the other hand, DNA and RNA found in pickled specimens have remained largely intact. Alcohol is a great preservative. This lends us the dream that cloning the intact DNA could lead to the rebirth of the tiger.

The dream might not be so easily achieved. Firstly, one must look at the bigger picture rather than concentrating solely on one lonely individual. The bigger picture in this case is the tiger's ecosystem. The tiger died out for a reason. The reason was that it could no longer survive in its niche ecosystem. The tiger was suddenly displaced by settlers, their sheep, dogs and threats to native wildlife that they brought with them such as the English fox. So even if a tiger was cloned, where could it be kept free from these influences?

Secondly, although the thylacine's genetic sequence was mapped in 2008, the question remains how a cloned version of it can be born when there are no longer any live, physical specimens left in captivity. Geneticists have found a clue to this puzzle by aiming their sights at its closest living relative, the Tasmanian devil. The devil is also a marsupial like the tiger. It has a pouch and is genetically compatible enough to work as a foster mother for birthing a cloned tiger. So, that problem seems surmountable.

What is unclear is whether or not a Tasmanian devil can rear a Tasmanian tiger. Is all the tiger's behavior encoded in its DNA or is some of its behavior learned? Where are the best feeding grounds? What kind of food is safe for it to eat? What can it do to develop its hunting skills? It was also a social animal, so what about its vocalizations? Answers to some or all of these questions no doubt cannot be provided by a Tasmanian devil or another substitute mother.

The third reason for a difficult rebirth of the species lies in genetic homogeneity. Even if a few individuals could be cloned and resurrected, would that lend enough genetic diversity to the new tiger's DNA to allow the species to cope with sustained changes in its ecosystem and environment? The answer to that question is "No!" It has been found that there needs to be at least a few thousand healthy individuals for a species to maintain its vigor in relation to overcoming obstacles in an ever changing environment. The few individuals that could be brought back into the wild would face a short and lonely life and perhaps give usage to a new term "re-extinction."

So, it remains to be seen whether the enthusiasm of scientists around the world is well founded. The reality of bringing back a healthy tiger species is much more difficult than first supposed.

1. The reason for the thylacine's disappearance can be explained by _____.

    A. predation by the tiger

    B. geographic changes to the Earth

    C. the introduction of an apex predator

    D. a combination of factors such as climate change and introduced species

2. The morphology of the thylacine refers to _____.

    A. its ability to change form in the rain forest

    B. the colors of its stripes

    C. the shape of its body

    D. its uncanny resemblance to the feral cat

3. The male thylacine _____.

    A. has a pocket-like abdominal receptacle to shield itself

    B. utilizes a pouch to bring up its young

    C. sabotages its intended victims in an indiscriminate way

    D. preys on human settlers with its long teeth and strong jaws

4．The reason for placing a government bounty on the thylacine's head is _____.

    A．its effectiveness as a hunter of wild game

    B．its mysterious demeanor which caught the curiosity of the first settlers

    C．the threat it posed to the settler's livestock

    D．the terror it caused to government employees

5．The Tasmanian tiger is an enigma because _____.

    A．there have been reported sightings of it after 1936

    B．it can mysteriously melt into the rainforest

    C．the extinction of many of its relatives like the flesh eating kangaroo and the giant wombat is puzzling

    D．tracks left by it provide us with hard evidence for its existence

6．Geneticist's holy grail _____.

    A．lies in the preserved DNA in Tasmanian tiger bones, teeth and hair

    B．gives us hope that the tiger can be resurrected

    C．holds the dream to sequence RNA from ancient tiger skulls

    D．forces scientists to reject their assumptions on the viability of using pickled fetuses for cloning

7. Bringing back the extinct Tasmanian tiger is a difficult objective because

_____.

A. a loss of habitat causes problems for its resettlement

B. without a mother's womb from the same species, a baby Tasmanian tiger cannot be born

C. finding intact DNA is impossible

D. of the many behavioral patterns a new Tasmanian tiger must learn

8. Genetic diversity is a boon to animal species like the Tasmanian tiger because

_____.

A. it increases the animal's ability to adapt to change in the wild

B. genetic engineering can alter the genome within one tiger species

C. its DNA is varied

D. a tiny cloned population retains the vigor to help them survive in a constantly changing environment

9. According to the author, "re-extinction" refers to _____.

A. the resurrection of the Tasmanian tiger in the wild

B. the death of the Tasmanian tiger in captivity

C. bringing the Tasmanian tiger back from the dead, only to lose it again due to poor genetic diversity

D. causing an extinct species like the Tasmanian tiger to die out

10. The author feels _____.

    A．hopeful that the Tasmanian tiger won't die out

    B．optimistic that the Tasmanian tiger will be brought back from extinction

    C．pessimistic about the Tasmanian tiger's chances for survival in captivity

    D．uncertain of the Tasmanian tiger's ability to make a come back

問題 II

次の英文を読み、設問および空欄に最も適したものをそれぞれ選び、記号で答えよ。

The following five tourist attractions are highly recommended for people who visit Montreal, Canada.

The Montreal Casino

The Montreal Casino is an around-the-clock, year-round extravaganza of gambling, food, and drink. It was freshly renovated in 2013. Built inside the pavilions of France and Quebec after the Expo 67 on the man-made Notre Dame Island in the midst of the mighty St. Lawrence River, it is a multi-level experience of roaring, tinkling fun. You can play poker, craps, slot machines, keno, and roulette there. Only for people aged 18 and over. Bring money.

The Underground City

Many people come to Montreal to shop in its wide range of international boutiques. Possibly the most famous shopping area in Montreal is the Underground City, waymarked by its official name RÉSO (from the French *réseau*, meaning network). Constantly growing, the "city"—which links many major buildings and multi-level shopping malls in the downtown area—is a shopper's paradise in any season. The major portion of the Underground City is reached via Peel and McGill metro stations on the green line, which links via passageways to Bonaventure station on the orange line. East of McGill station is another axis from Place-des-Arts metro station down through Complexe Desjardins and beyond. Safe and sheltered from the elements, the Underground City offers a huge range of goods and services, food courts, cinemas and entertainment, as well as a handy way to get from place to place without weather or traffic problems.

Notre-Dame Basilica

Montreal's Notre-Dame Basilica has nothing in common with Paris's except the name. It is a neogothic building originally built in 1829, constructed on the site of a much older and smaller church which had been outgrown by its parishioners. Work continued on the towers and the interior throughout the 19th century. Montreal's Notre-Dame is not a cathedral. The Roman Catholic cathedral is Mary Queen of the World on René-Lévesque Boulevard. Notre-Dame is noted for its lavish and beautiful interior—stained glass windows, paintings, statues, gold-tipped polychrome carvings, and rich altarpiece. It also has a notable Casavant organ and its largest bell, *le Gros Bourdon*, is the biggest on the continent. Céline Dion got married at Notre-Dame, it is typically the site of funerals of significant people such as Pierre Trudeau and Maurice Richard, and classical and choral concerts are held there. A *son et lumière* (sound and light show) that tells about the church's history is often shown in the evening. A ticket price of $5.00 is now charged to enter the church unless you are going inside to say a prayer.

Mount Royal

The lookout on top of Mount Royal is an excellent goal for an urban walk. It is part of Mount Royal Park, laid out long ago by Frederick Law Olmsted, best known for landscaping New York's Central Park. From the beautifully appointed lookout terrace, downtown Montreal is at your feet, with a view to the river and beyond to the other Monteregian Hills. Some sight lines to landmarks are marked along the parapet wall. The chalet by the lookout is open in the daytime and offers shelter and bathrooms, as do Smith House and the Beaver Lake chalet. Mount Royal is an attraction in Montreal in all seasons. In summertime it is a cool airy refuge from the heat of the city, in autumn the changing colors of the trees are a joy, and in winter there is a range of sports from cross-country skiing and snowshoeing to skating and tobogganing or inner-tubing down the slopes. The top of Mount Royal is divided between the park and two large cemeteries, the Catholic cemetery and the non-denominational Mount Royal cemetery. Both of these can be interesting walks and together they form a necropolis among the largest in the world.

The Olympic Stadium and *Espace pour la vie*

The Olympic Stadium was built for Montreal's 1976 Summer Olympics and is used today for occasional sports events and concerts. An elevator ascends the world's tallest leaning tower to a lookout on top; tickets are for sale at the base. The stadium is one of Montreal's most curious pieces of architecture and is accompanied by the Biodome (originally used for cycle racing and judo during the 1976 games). The stadium dominates an area now known as *Espace pour la vie*, which includes the Botanical Garden (best in summertime, but with large greenhouses worth a visit any time of year), the Insectarium, the Planetarium, and the Biodome; tickets can be bought to enjoy more than one of these installations during a single visit.

Adapted From

"Montreal.com-Top Attractions." *Top Montreal Attractions*

09 May 2015. Web. 22 June 2015.

11. Who cannot go into the Montreal Casino?

   A. seniors

   B. juveniles

   C. 24-year-olds

   D. Montrealers

12. Which of the following is *not* true about the Montreal Casino?

   A. It is open every day, all year.

   B. It was remodeled in 2013.

   C. It opened in 1967.

   D. You can play roulette there.

13. What is the great benefit of the Underground City?

   A. You can stay indoors.

   B. There is a green line in it.

   C. It was built before the city was built on top of it.

   D. It can be accessed by only the Peel or McGill metro stations.

14. Which of the following is **not** true about the Underground City?

   A. Its true name is RÉSO.

   B. You can go there year-round.

   C. It has weather and traffic problems.

   D. It is still expanding.

15. What is significant about the Casavant organ?

   A. It has the largest bell in North America.

   B. It is larger than *le Gros Bourdon*.

   C. It is bigger than a continent.

   D. It is the largest organ in North America.

16. Which of the following is **not** true about Mount Royal?

   A. Other hills are viewable from the lookout.

   B. You can use the restroom in the chalet.

   C. You can go downhill skiing there.

   D. It is a nice place to visit year-round.

17. What should you do if you go to the Notre-Dame Basilica?

   A. You should visit its 1,829 buildings.

   B. You should go to the Notre-Dame in Paris.

   C. You should visit the Mary Queen of the World.

   D. You should say a prayer to save $5.00.

18. What distinction does the Olympic Stadium have?

　　A．No other leaning tower in the world is as tall.

　　B．Its architecture is not interesting.

　　C．You can race bicycles in the Biodome.

　　D．It was built for the 1976 Winter Olympics.

19. The _____ is an unusual structure in Montreal.

　　A．Biodome

　　B．Planetarium

　　C．Olympic Stadium

　　D．Insectarium

20. According to the selection, how are Montreal and New York City similar?

　　A．They are both excellent urban walks.

　　B．They are both well-known for their parishioners.

　　C．They both have parks designed by the same person.

　　D．They both have large necropolises.

問題III

　次の各文の（　　）から、最も適当な語（句）を選び、記号で答えよ。

21. Along the rocky shores of Massachusetts (A．are where stretches of sandy beach

　　B．stretches of sandy beach are there　　C．are stretches of sandy beach

　　D．stretches of sandy beach are) and tidal marsh.

22. Indefinite factors such as individual and corporate behavior (A．make

B．make it   C．it makes   D．makes it) nearly impossible for economists to

forecast economic trends with precision.

23. Corn originated in the New World and thus (A．not know   B．was not known

C．did not know it   D．they did not know) in Europe until Columbus found it

being cultivated in Cuba.

24. The Industrial Revolution, by creating an alternative to life in the village,

(A. freeing from people   B. freed people from   C. people freed from

D. freedom from people) the communities in which most had always spent their

entire lives.

25. This book is very inspiring for medical students. If you don't have a copy, I

strongly recommend you to buy (A．one   B．another   C．that

D．other).

26. Chicago is the (A．three times   B．three of   C．third   D．three) largest

city in the United States and has a beautiful lakefront.

27. The company has a resort center in Snow Valley for its executives

(A．in which they   B．who like   C．which like   D．for which they) to go

skiing.

28. According to our rules and regulations, the unauthorized use or possession of alcohol (A．which   B．while   C．duration   D．period) on duty is strictly prohibited.

29. (A．That is scientific investigation   B．To investigate scientifically   C．The scientific investigation   D．Investigating scientific) of the abnormal growth of tissues is known as oncology.

30. Some historians say that if the South had not lacked essential industries, it (A．won   B．had won   C．would win   D．would have won) the American Civil War.

問題Ⅳ

次の日本文の意味を表すように（   ）内の語（句）を並べ換え、解答欄には2番目と7番目にくる語（句）の記号だけを答えよ。ただし（   ）内では、文頭にくる語（句）も小文字で示してある。

31. 我々はやむを得ない以上の思惟はめったに行わない。

We (イ．we   ロ．to   ハ．do   ニ．thinking   ホ．more   ヘ．seldom   ト．than   チ．have).

32. 彼が馬の手綱をつかむや否や、馬は走りだした。

(イ．than   ロ．by   ハ．had   ニ．it galloped   ホ．the horse   ヘ．sooner   ト．seized   チ．the bridle   リ．he   ヌ．no) off.

33. 彼は100万ドル払えばここから抜け出せると思っている。

He (イ. way　ロ. for　ハ. thinks he　ニ. a　ホ. dollars　ヘ. out

ト. can　チ. million　リ. buy　ヌ. his).

34. 10年間の干ばつによって、アメリカ南西部のシロアシハツカネズミの数が9倍に増えた。

A (イ. mice　ロ. produced　ハ. a　ニ. ninefold　ホ. ten-year

ヘ. increase　ト. in the population　チ. drought　リ. of　ヌ. deer) in

the American Southwest.

35. 日本の山岳生態系は、気候変動に対する脆弱性のため、生物多様性の危険地帯となっている。

High-mountain ecosystems in (イ. change　ロ. hotspots of　ハ. are

ニ. because　ホ. the vulnerability　ヘ. Japan　ト. against

チ. biodiversity　リ. climate　ヌ. of).

数　学

問題　　28年度

第１期Ａ日程

1．次の各問いに答えよ。

(1)　3次関数 $y=x^3-x^2-4x$ と直線 $y=x+a$ のグラフが異なる3点で交わるとき，定数 a の値の範囲を求めよ。

(2)　a は正の整数で，$y=\left(\dfrac{1}{2}\right)^{ax}$ のグラフと $y=f(x)$ のグラフは $y=x$ に関して対称である。このときの $f(x)$ を求めよ。

(3)　$0\leqq\theta\leqq\pi$ のとき，不等式 $\sin2\theta-\sqrt{2}\cos\theta<0$ を解け。

(4)　$\displaystyle\sum_{k=1}^{2n}(-1)^k k^3$ を計算せよ。

(5)　a, b, c を0でない実数とし，$c=\dfrac{-2b}{a+bi}+\dfrac{ai}{b+ai}-2i$ が成り立つとき，c の値を求めよ。ただし，i は虚数単位である。

(6)　さいころを3回振って，出た目の数を順に a, b, c とする。このとき，a, b, c を係数とする2次方程式 $2ax^2+2bx+c=0$ が重解をもつ確率を求めよ。

2．a を定数とする。x の関数 $f(x)$ が

$$f(x)=x^2\int_0^{f(a)}f(t)dt+x \quad\cdots①$$

$$\int_{-1}^1 f(x)dx=\frac{1}{2} \quad\cdots②$$

を満たすとき，次の各問いに答えよ。

(1)　関数 $f(x)$ を求めよ。

(2)　$f(a)=k$ とおき，k と a の値を求めよ。

(3)　関数 $g(x)=xf(x)$ の増減表を示し，極値を求めよ。

酪農学園大学（獣医）28 年度 （17）

3．Oを原点とする座標空間に 3 点A（0，1，−1），B（−2，0，1），C（1，3，2）がある。Cを
通り△OABを含む平面に垂直な直線が，この平面と交わる点をHとするとき，

（Ⅰ）$\overrightarrow{OH}$ の成分，

（Ⅱ）四面体 OABC の体積 V

を求めたい。下記の文中の ☐ の中に適切な式または値を入れよ。

『（Ⅰ）$\overrightarrow{OA}=\vec{a}$，$\overrightarrow{OB}=\vec{b}$ とおく。点Hは $\vec{a}$，$\vec{b}$ を含む平面上にあるから，実数 s，t を用
いて，

$$\overrightarrow{OH}=s\vec{a}+t\vec{b} \quad \cdots①$$

と表される。$\overrightarrow{HC}=\overrightarrow{OC}-\overrightarrow{OH}$ は△OABを含む平面に垂直である。よって，$\overrightarrow{HC}$ と $\vec{a}$，
$\overrightarrow{HC}$ と $\vec{b}$ の間に成り立つそれぞれの関係から s，t について 2 つの等式が得られ，これ
らから

$$s=\boxed{\quad(1)\quad}，\quad t=\boxed{\quad(2)\quad} \quad \cdots②$$

を得る。②を①に代入して，$\overrightarrow{OH}$ の成分は

$$\overrightarrow{OH}=(\boxed{\quad(3)\quad}，\boxed{\quad(4)\quad}，\boxed{\quad(5)\quad})$$

と求まる。

（Ⅱ）△OABの面積をSとし，Sと$|\overrightarrow{HC}|$ を用いて体積Vを求める。Sは $\vec{a}$，$\vec{b}$ を用いると
$S=\boxed{\quad(6)\quad}$ と求まる。また，$|\overrightarrow{HC}|=\boxed{\quad(7)\quad}$ である。よって，四面体の体積は
$V=\boxed{\quad(8)\quad}$ となる。』

化　学

問題

28年度

第1期A日程

(1) 以下の問いに答えよ。ただし、アボガドロ定数は 6.0×10^{23}/mol、原子量は N=14、O=16、Mn=55、Cu=63.5 とし、計算結果は有効数字2桁で表わせ。

　1）窒素 8.4 g と酸素 6.4 g の混合気体中に含まれる分子数は何個か。

　2）銅の密度を 8.0 g/cm³ とすると、銅原子1個あたりの体積は何 cm³ であるか。

　3）窒素分子 1.8×10^{22} 個が占める体積は、標準状態で何 L であるか。

　4）アルミニウム粉末 4.5 g を完全に燃焼させたところ、酸化アルミニウムが 8.5 g 得られた。この結果をもとにすると、アルミニウムの原子量はいくつになるか。

(2) 次の文章ⅠとⅡを読んで、続く問いに答えよ。

Ⅰ．ベンゼンを濃硝酸と濃硫酸の混合物と反応させると化合物Aが得られる。Aにスズと濃塩酸を加えて還元し、水酸化ナトリウム水溶液で処理すると化合物Bが得られる。Bを無水酢酸と反応させると（　①　）結合が生じて、分子式 C_8H_9ON の化合物Cが得られる。

Ⅱ．合成繊維のナイロン66（6,6-ナイロン）はアジピン酸と（　②　）が（　③　）重合して得られるもので、これらの分子間から水分子が脱離して（　①　）結合が形成される。いま、あるナイロン66の平均分子量を調べたところ、9.51×10^3 であることがわかった。したがって、このナイロン66の1分子あたりに含まれる（　①　）結合の数は（　④　）個である。

　1）化合物A、B、Cの構造式を記せ。

　2）空欄（　①　）〜（　③　）にあてはまる最も適切な語または化合物名を書け。

　3）空欄（　④　）にあてはまる整数を求めよ。ただし、原子量は H=1.0、C=12.0、N=14.0、O=16.0 とする。

(3) 以下の文章を読んで、続く問いに答えよ。

　　局所排気装置（ドラフトチャンバー）内において、亜硫酸ナトリウムに希硫酸を加えて ア)気体Aを発生させ、 イ)適切な方法で捕集した。回収した気体試料中に含まれている気体Aを定量するために以下の実験を行った。

　　濃度 0.10 mol/L のヨウ素溶液（ヨウ化カリウムを含む）100 mL 中に気体試料 500 mL をゆっくりと通し、気体Aを完全に吸収させた。この吸収液の 20.0 mL をビーカーに入れ、デンプンを指示薬として 0.060 mol/L のチオ硫酸ナトリウム水溶液で滴定したところ 10.0 mL を要した。

　　上記の実験で、ヨウ素溶液に気体Aを通じたとき、I_2 が酸化剤、気体Aが還元剤として作用する。したがって、それぞれの作用を表わすイオン反応式は次式のようになる。

$$I_2+（　①　）\longrightarrow（　②　）\qquad 反応式 (1)$$
$$（　③　）+2 H_2O \longrightarrow（　④　）+（　⑤　）+4 H^+ \qquad 反応式 (2)$$

また、チオ硫酸イオンは以下のような反応性を示す。

$$2 S_2O_3{}^{2-} \longrightarrow S_4O_6{}^{2-}+2 e^- \qquad 反応式 (3)$$

すなわち、上記の実験では、I_2 は（　⑥　）価の酸化剤、気体Aは（　⑦　）価の還元剤、チオ硫酸ナトリウムは（　⑧　）価の還元剤としてはたらいている。

1) 下線部ア)について、この気体の物質名を答えよ。

2) 下線部イ)について、この捕集法を答えよ。

3) 空欄（　①　）～（　⑤　）に化学式（係数含む）を記入し、イオン反応式を完成させよ。

4) 反応式(1)と(2)をもとに、ヨウ素と気体Aの反応を化学反応式で表わせ。

5) 空欄（　⑥　）～（　⑧　）に適切な整数を記入せよ。

6) 気体試料 500 mL 中に含まれていた気体Aの物質量を求めよ。ただし、計算結果は有効数字2桁で表わせ。

(4) 以下の文章を読んで、続く問いに答えよ。ただし、小問 3）と 4）の計算結果は小数第 2 位まで求め、小問 5）は整数値で表わせ。また、必要があれば、$\log 2 = 0.30$、$\log 3 = 0.48$、$\log 5 = 0.70$ を用いよ。

弱酸 HA とその塩 MA の混合水溶液は緩衝溶液になる。初濃度 C_A mol/L の HA と初濃度 C_B mol/L の MA の混合水溶液を考えよう。

$$HA \rightleftharpoons H^+ + A^- \qquad\qquad 反応式 (1)$$

$$MA \longrightarrow M^+ + A^- \qquad\qquad 反応式 (2)$$

HA は弱酸であるので、反応式 (1) のような平衡状態にある。MA は水によく溶ける電解質なので、反応式 (2) のように M^+ と A^- に完全に電離するものと見なすことができる。この混合水溶液中でも、平衡状態では下式が成り立つ。

$$K_a = \frac{[H^+] \cdot [A^-]}{[HA]} \qquad\qquad 式 (3)$$

ここで、K_a は電離定数、[ ] は平衡状態における各分子・イオンのモル濃度である。この式を [H^+] について解き、両辺の対数を取ると次式になる。

$$pH = pK_a + \log 【 ① 】 \qquad\qquad 式 (4)$$

この式をヘンダーソン・ハッセルバルヒの式という。ここで、pK_a は $-\log K_a$ を表している。

緩衝溶液中には（ ② ）、反応式 (1) の平衡は左辺に大きく偏っている。その一方、（ ③ ）、A^- の加水分解もほとんど抑えられている。したがって、

$$[HA] = C_A$$
$$[A^-] = C_B$$

と見なすことができる。

1）空欄【　①　】にあてはまる数式を、[HA]、[H$^+$]、[A$^-$] 等を用いて示せ（これらをすべて用いるとは限らない）。

2）空欄（　②　）（　③　）にあてはまる記述を、それぞれ次のa）～h）の中から選び、記号で答えよ。

　　　　a）HA の存在のため A$^-$ の加水分解が進むため

　　　　b）HA の存在のため A$^-$ の加水分解が抑えられるため

　　　　c）HA の電離により水の電離が進むため

　　　　d）HA の電離により水の電離が抑えられるため

　　　　e）MA の電離により多量の M$^+$ が存在するため

　　　　f）MA の電離により多量の A$^-$ が存在するため

　　　　g）M$^+$ の存在のため水の電離が進むため

　　　　h）M$^+$ の存在のため水の電離が抑えられるため

3）濃度 1.88 mol/L の酢酸水溶液 532 mL に、1.88 mol/L 水酸化ナトリウム水溶液 266 mL を加え、さらに純水を加えて全容を正確に 1.000 L に合わせた。この混合水溶液の pH を求めよ。ただし、酢酸の K_a 値は 2.25×10^{-5}（pK_a＝4.56）である。

4）前問の混合水溶液に塩酸を 0.10 mol 加えた時の pH を求めよ。ただし、全容に変化はないものと仮定する。

5）ヒトの血漿（けっしょう）は、炭酸 H$_2$CO$_3$ と炭酸水素イオン HCO$_3$$^-$ により pH 7.40 に保たれている。[HCO$_3$$^-$] は [H$_2CO_3$] の何倍か求めよ。ただし、ヒトの体温中において炭酸の pK_a 値は 6.10 であるものとする。

生 物

問題　　28年度

第1期A日程

(1) 下記の問に答えよ。

1) 次の①〜③に当てはまる語を答えよ。

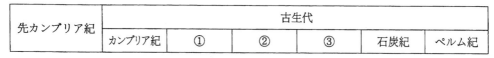

2) 種分化に関する次の文を読み、最も適切な語を答えよ。
①小さな形質の変化など種が形成されない進化。
②集団内において対立遺伝子の遺伝子頻度が世代を経ても変化しない状態。
③交配しても子孫が生殖能力を維持できないこと。

3) 図はヘモグロビンのアミノ酸置換数と分岐年代の関係を示したものである。①〜④に最も適する語を下記の語群から選択せよ。なお実線は化石から推測された分岐年代を示している。

語群
　イヌ　　サメ　　イモリ　　ニワトリ

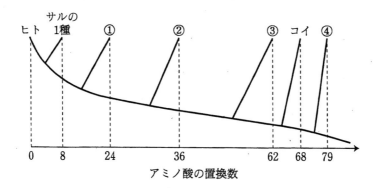

(2) ヒトの耳に関する次の文を読んで、その内容が正しければ〇、間違っていれば×をつけよ。

①外耳に入ってきた音波は鼓膜を振動させ、中耳の耳小骨で増幅されて卵円窓に伝わる。

②耳小骨はつち骨、きぬた骨、あぶみ骨より構成される。

③耳小骨からの振動はうずまき管内の前庭階に満たされたリンパ液に伝わる。

④リンパ液の振動がうずまき管の基底膜を振動させ、聴細胞の感覚毛が動くことで聴細胞に興奮が生じる。

⑤コルチ器はうずまき細管にあり、聴細胞、おおい膜からなる。

⑥うずまき細管内は内リンパ液で満たされている。

⑦低音より高音の方がうずまき管基部の基底膜を振動させる。

⑧平衡感覚は前庭神経を介して伝えられる。

⑨半規管の感覚毛は回転開始時と停止時に内リンパ液の流れを感知する。

⑩前庭の平衡石（砂）が動くことにより感覚毛が曲がり、体の傾きを感知する。

(3) 下記の各問に答えよ。

1）次の文中の①と②に当てはまる最も適切な語を、下記の語群から選べ。

　　性は性染色体の組み合わせによって決まる。性決定の様式は種によって異なり、その特徴から、雄ヘテロ型と雌ヘテロ型に分類される。雄ヘテロ型には XY 型と XO 型があり、XO型では、雄は一つの（　①　）染色体を持つ。雌ヘテロ型には ZW 型と ZO 型があり、ZO型では、雌は一つの（　②　）染色体を持つ。

　　語群

　　　X　　　Y　　　Z　　　W　　　O

2）XY 型、XO 型、ZW 型、ZO 型の性決定を行う生物として、最も適切なものを、下記の語群からそれぞれ二つずつ選び、記号で答えよ。

　　語群

　　　ア．トビケラ　　　イ．カイコガ　　　ウ．トンボ　　　エ．ショウジョウバエ　　　オ．ミノガ
　　　カ．鳥類　　　　　キ．バッタ　　　　ク．アサ

3）次の文章を読み、問に答えよ。ただし遺伝子型は、対立遺伝子 W、w、O、o、S、s の遺伝子座の順に、「$WwOoSs$」のように記述せよ。また、対立遺伝子を１種類しか持たない場合は、対立遺伝子の記号を一つだけ記せ。

　　ネコの毛色には、いくつかの遺伝子座が関与している。そのうちの一つに、他の遺伝子の働きを抑え、全身を白色にする W があり、これは常染色体上にある。また W の対立遺伝子として、他の遺伝子に制御される毛色を優先的に発現させる w があり、W が w に対して優性である。また X 染色体上に存在するある遺伝子座には、毛色をオレンジ色にする対立遺伝子 O と、黒色にする o がある。これらの対立遺伝子の間に優劣関係はなく、ヘテロ接合体ではオレンジと黒の斑紋が形成される。さらに常染色体上には、白斑に関する遺伝子座があり、白斑を形成させる対立遺伝子 S は、白斑がなくなる対立遺伝子 s に対して優性の関係にある。

①これらの情報から、オレンジ色、黒色、白色からなる斑紋を持つネコの遺伝子型を全て答えよ。

②オレンジ色、黒色、白色からなる斑紋を持つネコと、黒色のネコの交配から、オレンジ色の雄ネコが誕生したとき、その雄親と雌親の遺伝子型を答えよ。

(4) 炭水化物の合成には、光合成と化学合成があることが知られている。次の問に答えよ。

1) 次の反応式は、「光合成」か「化学合成」か「どちらでもない」か。いずれか記せ。

① $2NH_3 + 3O_2 \rightarrow 2HNO_2 + 2H_2O$

② $2H_2S + O_2 \rightarrow 2H_2O + 2S$

③ $12H_2S + 6CO_2 \rightarrow C_6H_{12}O_6 + 6H_2O + 12S$

④ $2HNO_2 + O_2 \rightarrow 2HNO_3$

⑤ $12H_2O + 6CO_2 \rightarrow C_6H_{12}O_6 + 6H_2O + 6O_2$

2) 1)の①～⑤の合成によって生活している生物を、下記の語群から一つ選び、記号で答えよ。

語群

ア．亜硝酸菌　　イ．硫黄細菌　　ウ．クロレラ　　エ．紅色硫黄細菌　　オ．酵母菌

カ．硝酸菌　　キ．シアノバクテリア　　ク．鉄細菌

3) 酸素不発生型の光合成細菌がもっている光合成色素を、次の語群から一つ選び、記号で答えよ。

語群

ア．クロロフィル　　イ．バクテリオクロロフィル　　ウ．カロテン

エ．シアン　　　　オ．キサントフィル

4) 深海の海底熱水噴出孔に生息するシロウリガイやハオリムシと共生している生物を、2)の語群から一つ選び、記号で答えよ。

5) 我々が利用している鉄鉱石が含まれている縞状鉄鉱層の形成にかかわった生物を、2)の語群から一つ選び、記号で答えよ。

6) 動物や植物の遺体や排出物などの有機物を、土壌中で分解し無機物化する物質循環の働きの一つに硝化がある。生物が行う硝化に関わる反応式を1)の①～⑤から全て選べ。また硝化に関わる生物を2)の語群から全て選び、記号で答えよ。

(5) 次の文章を読み下記の各問に答えよ。

　　ヒトの雄性配偶子形成では減数分裂が起こり単相（n）の精子が形成される。一方、雌性配偶子は卵巣内において減数分裂の第一分裂（　①　）で停止したまま一次卵母細胞として維持される。やがて生殖腺刺激ホルモンの影響により1個の一次卵母細胞のみが減数分裂を再開して排卵される。その後輸卵管に取り込まれた卵母細胞は第二分裂（　②　）で停止するが、精子の侵入の刺激により卵の核が完成すると、二つの配偶子の核が融合して卵割が始まり発生の開始となる。やがて桑実胚を経て約1週間で（　③　）となり（　④　）が形成される。

　　このような哺乳類の（　④　）の細胞は様々な組織を形成する（　⑤　）を有している。この（　④　）を取り出して（　⑤　）を維持したまま培養を可能としたのがES細胞である。ES細胞は様々な疾患の治療に期待されている。

　　ES細胞と同様に（　⑤　）を有したまま分裂能を備えるiPS細胞が京都大学の（　⑥　）らのグループによりマウスの皮膚から採取された（　⑦　）によってつくり出された。iPS細胞は胚を必要とせず、胚細胞で発現している特定の（　⑧　）を導入する。これは本人の細胞を用いることが出来るため（　⑨　）の問題が起きない。

1）文中の①〜⑨に最も適当と思われる語を入れよ。

2）ES細胞とiPS細胞を略さずに日本語で記せ。

英 語

問題

28年度

第2期

問題 I

　次の英文を読み、設問および空欄に最も適したものをそれぞれ選び、記号で答えよ。

THE HISTORY OF ADIDAS

We started in a washroom and conquered the world.　And in-between, we have scored big, but have also sometimes struggled to reach our goals.　We have done our best for the best.　We have improved and grown.　Looking ahead to the future, always remembering where we came from.　This is our story.

THE EARLY YEARS

Every great story has a beginning.　This one started in a small town in Bavaria, Germany.　After first steps in his mother's washroom, Adi Dassler, born on November 3, 1900, registered the *"Gebrüder Dassler Schuhfabrik"* in 1924 and embarked on his mission to provide athletes with the best possible equipment.　Gold medals in Amsterdam (1928, Lina Radke) and Berlin (1936, Jesse Owens) were first rewards and milestones—and only the start of our story.

FOUNDING FATHER

On August 18, 1949, Adi Dassler started over again at the age of 48, registered the *"Adi Dassler adidas Sportschuhfabrik"* and set to work with 47 employees in the small town of Herzogenaurach.　On the same day, he registered a shoe that included the registration of the soon-to-become-famous Adidas 3-Stripes.　From humble beginnings to a global success story—which was accelerated by a miracle ...

A MIRACLE IN BERN

Who would have thought that screw-in-studs on lightweight football boots would help write history? When the German national football team faced the unbeatable Hungarians in the 1954 World Cup final, they won so much more than just a trophy. Their unbelievable victory would be heard around the world for decades to come, and it made Adidas and its founder a household name on football pitches everywhere.

FINE FEATHERS MAKE FINE BIRDS 1967

What's in a name? Everything, when you name it after a *"Kaiser"*. When the Franz Beckenbauer tracksuit model celebrated its debut, it became the first piece of apparel for Adidas and opened a whole new business to a company that, so far, was famous for shoes.

THE ATHLETES' TRUST

How do you consistently earn the trust of world-class athletes through the decades? Produce innovative products that make them better for one. Adi Dassler's secret to success had an additional personal ingredient: he met with athletes (some of them even as visitors in Herzogenaurach), listened carefully to what they said and constantly observed what can be improved or even invented to support their needs. The best of the best trusted Adidas and its founder from the beginning, and that would not change throughout the decades to come.

ONE BALL FOR ALL

Footwear for gold medal winners? Check. Apparel for record breakers? Check. Now, how about something to kick with? Consider it done. In 1970, Adidas conquered yet another branch of the sporting goods industry, delivering the official ball, TELSTAR, for the 1970 FIFA World Cup. As the name TELSTAR already tells, the ball was designed to improve visibility on black-and-white TV sets. It was the beginning of a wonderful partnership, with Adidas providing the Official Match Ball to every FIFA World Cup that followed.

THE TREFOIL AND THE OLYMPIC IDEA

In 1972, the world turned to Germany when the Olympic Games opened in Munich. Just in time for the event, Adidas presented a new logo that was here to stay: the Trefoil. The Trefoil, which originally symbolized performance, now stands for lifestyle and street. Times may change, but trefoiled quality will always remain.

BECOMING A TRUE MULTI-SPORTS SPECIALIST

From Herzogenaurach to the world: the 3-Stripes kept expanding to more and more sports throughout the years. This is reflected in the broad range of athletes who trust Adidas to make them better: besides the usual suspects such as the world's best football players, like the Argentinean national team, outdoor icon Reinhold Messner climbed mountains in Adidas shoes and gymnast Nadia Comaneci scored a perfect 10, repeatedly.

DEATH OF A SHOEMAKER

Adi Dassler died on September 6, 1978. The man who almost single-handedly redefined the sporting goods industry and lifted the benchmark by a mile left behind a flourishing company. The end of one Dassler era became the start of another: Adi's son Horst, with support from his mother Käthe, took over and—among many other things—continued to master his invention, modern sports marketing.

Adapted From

"History". *Adidas-Group*. N.p., n.d. Web. 24 June 2015.

1. In what year did the well-known Adidas 3-Stripe style start?

   A. 1924

   B. 1928

   C. 1936

   D. 1949

2. How old was Adi Dassler when he died?

   A. 47

   B. 48

   C. 77

   D. 78

3. A _____ was the first thing that Adidas sold that was not a shoe.

   A. football boot

   B. soccer shoe

   C. two-piece athletic outfit

   D. 3-Stripe model

4. Things have _____ for Adidas.

 A. always been successful

 B. rarely been successful

 C. occasionally been unsuccessful

 D. often been unsuccessful

5. Two early successes for Adidas were _____.

 A. creating the TELSTAR and Trefoil

 B. that athletes won their Olympic events wearing Adidas

 C. creating the Franz Beckenbauer *Kaiser* tracksuit

 D. making soccer balls and trusting athletes

6. Why was the TELSTAR a success?

 A. It was the first Trefoil.

 B. It could easily be seen on screens.

 C. It was used in the 1970 Olympics.

 D. It could be used as apparel.

7. Before the 1972 Olympics, Adidas _____.

 A. opened a Trefoil

 B. changed its performance

 C. opened its Original collection

 D. changed its logo

8．Who won the 1954 World Cup?

    A．Germany

    B．Hungary

    C．Argentina

    D．Herzogenaurach

9．Which of the following is *not* true?

    A．The company began in a washroom.

    B．There were 47 employees when Adidas started over.

    C．The company first became famous for designing a tracksuit.

    D．Adidas has provided soccer balls for every World Cup since 1970.

10．After Adi's death, _____ ran the company.

    A．Käthe

    B．Reinhold

    C．Horst

    D．Nadia

問題II

次の英文を読み、設問および空欄に最も適したものをそれぞれ選び、記号で答えよ。

Aristotle, one of the greatest philosophers from ancient Greece, was the student of Plato and the tutor to Alexander the Great.　His father was a well-known medical doctor, and his medical background greatly influenced Aristotle.　Many of Aristotle's writings have survived to the present day, and he wrote a great number of treatises on logic, ethics, metaphysics, rhetoric, biology, zoology and science.　Today he is considered to be the founder of formal logic and the first scientist. Because he was the tutor to Alexander the Great, he received many valuable resources that helped him in his empirical investigations into nature, such as a large number of books and tools to assist him in his studies. With these resources he founded his own school, the Lyceum, and conducted empirical research of the natural world around Greece especially on the island of Lesbos. He wrote five books on his observations of animals. In his book *History of Animals*, Aristotle writes about the general nature, biology, behaviors and the zoological classifications of many different types of animals, including bears, bison, fishes and other sea creatures, bees, wasps, insects and birds.

In Book 9, chapter 7, in the *History of Animals*, Aristotle remarks that the lives of animals in many ways resemble the lives of humans. Intelligence is found in many small creatures, especially birds. Many types of birds make their own nests, and like humans who combine various types of raw matter to create suitable construction materials, birds also make use of different types of natural materials and combine them in a suitable way when constructing their nests. Birds also naturally use the strongest or hardest materials for the foundation of the nest, and use soft straw for the bed. In the case of the swallow, both parents are responsible for taking care of the young, and teach them many things including the proper care of the nest. Pigeons also build nests, and Aristotle observed that a male and female pigeon, when coupled, would stay together for the duration of their lives. The male pigeon takes a great interest in bringing up its young, and when it is time for the youngsters to move on to their own nests, he will help them by living with them for a while in these new nests.

Some large and heavy birds such as quails and partridges do not build nests in trees. They scratch a hole in the ground, lay their eggs, and then cover up the eggs with thorns or sticks which act as a security measure against predators such as hawks and eagles. After the eggs are hatched, young quails are quickly taught to leave the nest and find their own food because quails are not so good at flying and therefore the parents cannot be responsible for gathering food for the youngsters. If a hunter approaches a young brood of quails and tries to catch them, the mother will purposely pretend to act injured and will move in a stumbling or rolling manner in front of the hunter. Just when the hunter is about to catch the mother, she scrambles off and draws the hunter away from the youngsters. This gives the youngsters enough time to escape, and after the hunter has given up his hopes of catching any quails, the mother then returns to the ground nest and calls back her young.

Aristotle also observed acute intelligence in cranes. Cranes can fly great distances and high up into the sky. If they see dark clouds or a storm approaching while flying, they will return to the ground in order to protect themselves from the rain or storm. Cranes usually gather into a group which is known as a flock, and every flock has a leader that is responsible for alerting the others when there is danger. When cranes go to sleep, they rest their heads under their wings, and alternate standing on either leg. The leader of a flock of cranes will not rest his head under his wing at night because he is looking out for danger and will cry out if he sees anything.

The nests of some wild birds are built in places that are inaccessible and difficult to see. For example, the hawk builds its nest on the edge of a cliff. It does this for the security of its young, and because it is so great at flying, it is able to hunt at quite a distance from the nest and bring back food for its young. Vultures also build their nests in places that are inaccessible such as cliffs and crags and Aristotle remarks that no one has ever seen a vulture's nest or its young.

The cuckoo bird does not build its own nest, for it deposits its one egg into the nest of another bird such as a ringdove, a lark, or the green linnet. The egg is then

hatched and reared by this other bird. Because of either its beauty or its strength, the

young cuckoo thrives in this nest compared with the other youngsters born there.

Aristotle thinks that the reason why the cuckoo deposits its egg in another bird's nest

is because the cuckoo is aware of its own cowardice, and that it would be unable to

help its youngster in any emergency or provide security for any situation.

There are several species of eagles. One species of eagle, called 'the white-tailed

eagle', can be found in many places, including the edges of cities, on the plains, high

up in the mountains, and deep in the forests. Another species of eagle is known by

the name of 'the duck-killer', and it lives close to marshy lakes. The smallest species

of eagle, observed Aristotle, is also the boldest. It is known as 'the black-eagle' or

'the hare-killer'. This eagle excels at swift flight, shows great care in raising its

young, and is very clean and neat in its habits. This eagle also never shows any signs

of jealousy, and it is fearless yet it does not fight, and it is silent for it does not cry

out or scream. Eagles do not build their nests low to the ground. They build their

nests on high cliffs or ledges, or high up in trees. Once the young can fly, they are

pushed out of the nest and chased away from the local area by the parents. This is

because a pair of eagles require a large area for hunting, and too many eagles in the

same area would put a strain on the food supply. Eagles are birds of prey, meaning

they hunt other animals, and they possess excellent vision and have extremely strong

beaks and talons. Some of the animals that eagles hunt are hares, ducks, fawns,

foxes and fishes. Many eagles live a very long time, and this can be inferred from the

long duration in which a nest is taken care of and maintained. Eagles fly and soar

very high up in the sky, and they do this to gain an extensive view of the land below,

and because of this, Aristotle writes, eagles are the only birds that are said to be similar to the gods.

11. Which of the following is **not** mentioned about Aristotle?

    A．the courses he taught at the Lyceum

    B．his research interests

    C．who he studied under

    D．his ideas concerning birds

12. That bird's nesting methods are similar to humans is for Aristotle a sign that

    _____.

    A．birds have human intelligence

    B．humans are smarter than birds

    C．intelligence is not limited to just humans

    D．birds like building stuff

13. Quails and partridges do not build nests in trees because they _____.

    A．are not able to fly

    B．do not build nests

    C．are large and not so good at flying

    D．like to eat bugs found in the ground

14. Aristotle remarks that no one has seen a vulture's nest or its young because

_____.

A. there are no real vultures in Greece

B. vultures build their nests in places that humans have difficulty getting to

C. young vultures like to hide

D. people do not look for vultures

15. Which of the following is *not* a reason why Aristotle thought cranes were intelligent?

A. The leader warns the flock of danger.

B. Cranes observe the weather while flying and take appropriate action.

C. Cranes are good at building nests.

D. They sleep in a group for safety.

16. Why does a mother quail act injured in front of a hunter?

A. She is trying to be caught by the hunter.

B. She is trying to lure the hunter away from the youngsters.

C. The hunter trapped the quail.

D. The youngsters were watching her from a far away place.

17. The cuckoo deposits its egg in another bird's nest because _____.

A. it lays too many eggs

B. it is aware that it is unable to raise the youngster

C. the youngster will do well in another bird's nest

D. the cuckoo is braver than other birds

18. Eagles are referred to as birds of prey because _____.

    A. they prefer to hunt only land animals

    B. they are superior hunters

    C. once their youngsters can fly they are pushed out of the nest

    D. they nest in high places

19. Which of the following best represents the main idea of the above passage?

    A. Many birds in ancient Greece were discovered by the scientific observations of Aristotle.

    B. Nesting birds exhibit more intelligence than hunting birds.

    C. The study of the behavior of birds in ancient Greece was quite popular.

    D. Aristotle's observations of birds led him to understand that intelligence exists in other living creatures.

20. Which of the following is true for eagles?

    A. Some eagles like to kill ducks.

    B. The size of their hunting area does not matter to eagles.

    C. Eagles prefer to build their nests in cities.

    D. The ancient Greeks thought that eagles were gods.

問題III

次の各文の （　　） から、最も適当な語（句）を選び、記号で答えよ。

21. (A. When Monica Mattsson　　B. That Monica Mattsson

    C. Monica Mattsson　　D. If Monica Mattsson) made the first United States

flag is widely believed.

22. Scientists recently found some lotus seeds were able to germinate

(A. nevertheless   B. in spite of   C. despite   D. even though) they had

been dormant for about 12,000 years.

23. The capacity for flight (A. to distinguish   B. distinguishes

C. having distinguished   D. distinguishing) insects from the other inverte-

brates.

24. Sunburn, (A. where is there a painful redness of the skin

B. that a painful redness of the skin is   C. a painful redness of the skin

D. is a painful redness of the skin), is not caused by the heat but by rays of

ultraviolet light.

25. Eagles serve an important purpose in the scheme of nature (A. by preying

B. in order that preying   C. that they prey   D. than to prey) on destruc-

tive rodents, such as mice and rats.

26. New software (A. to develop   B. developing   C. is being developed

D. to be developed) to reduce employee training time.

27. Unless guests deposit their belongings in the hotel safe, the management cannot

accept (A. responsibility   B. for responsibility   C. responsibly

D. responsible) for lost or missing items.

28. With Ms. Brown's (A. cultivation   B. discipline   C. biography

　　D. background) in Chinese and business, she should not have any trouble getting

　　herself a job with an Asian-based corporation.

29. Bacteria (A. they will thrive   B. if they thrived   C. thrive

　　D. thriving) in the human intestine and assist in digestion.

30. Bats are equipped with an echolocation system enabling (A. to their

　　B. its   C. them to   D. they) navigate at night and capture insects as they

　　fly.

問題Ⅳ

　次の日本文の意味を表すように（　　　）内の語（句）を並べ換え、解答欄には２番目と７番目に

くる語（句）の記号だけを答えよ。ただし（　　　）内では、文頭にくる語（句）も小文字で示して

ある。

31. 私は一生のうちに一度も今日ほど悲しかったことはなかった。

　　At (イ．I   ロ．than   ハ．no   ニ．been   ホ．time in   ヘ．my

　　ト．I am   チ．life   リ．have   ヌ．sadder) today.

32. 空気中に浮遊するアスベストの濃度は平均95％減少した。

　　(イ．airborne   ロ．ninety-five   ハ．concentrations   ニ．of   ホ．percent

　　ヘ．were   ト．asbestos   チ．reduced by   リ．an average).

33. 化学の進歩の結果、完全な化合物を製造することが可能になった。

Advances (イ. in   ロ. that entirely   ハ. could   ニ. be   ホ. synthetic

ヘ. chemistry   ト. meant   チ. created   リ. forms).

34. タコは普通、吸盤のついた腕を使って海底をはって移動する。

Octopuses usually (イ. the sea   ロ. arms   ハ. about   ニ. crawling

ホ. move   ヘ. along   ト. suction   チ. the bottom   リ. on their

ヌ. of   ル. by   ヲ. bearing) disks.

35. 偶数の蹄を持つ動物は、食物繊維を消化するために、細菌がたくさん集まって住みつく複数
の胃袋を持っている。

Animals (イ. bacteria   ロ. even-numbered   ハ. dietary   ニ. toes

ホ. stomachs   ヘ. in which   ト. multiple   チ. with   リ. colonize

ヌ. have   ル. to   ヲ. digest) fiber.

数　学

問題

28年度

第２期

1．次の各問いに答えよ。

(1)　２つの２次方程式 $x^2+4x+2a^2=0$, $x^2-4ax-2a+6=0$ の一方だけが虚数解をもつような a の値の範囲を求めよ。ただし，$a>0$ とする。

(2)　あるボールは床にぶつかって反発するごとに，ボールの到達する高さが１回前の高さの $\frac{81}{100}$ になる。このような反発を繰り返すとき，到達する高さが元の高さの $\frac{1}{8}$ 以下になる最小の反発回数を求めよ。ただし，$\log_{10}2=0.3010$，$\log_{10}3=0.4771$ とする。

(3)　Oを原点とする xy 座標平面上に点 A(1, 4)，B(−1, 2) があるとき，$s+t=1$ を満たす実数 s，t に対してベクトル $\overrightarrow{OP}=s^2\overrightarrow{OA}+t^2\overrightarrow{OB}$ の終点Ｐが描く図形の方程式を求めよ。

(4)　$0<\theta<2\pi$ のとき，方程式 $\sin3\theta=\sin2\theta$ の解の個数を求めよ。

(5)　整式 $P(x)$ を x^2+x-2 で割ると余りが x，x^2-4 で割ると余りが $3x+4$ である。$P(x)$ を x^2-3x+2 で割ったときの余りを求めよ。

(6)　０と１の２種類の信号を送る送信機Ｔと，その信号を受ける受信機Ｒがある。Ｔでは０，１をそれぞれ $\frac{4}{9}$，$\frac{5}{9}$ の確率で送信し，Ｒでは0.9の確率で正しく信号を受信し，0.1の確率で逆の信号として受信する。Ｒが１を受信したとき，この信号のＴでの送信信号が１である確率を求めよ。

2．不等式 $x^2-2|x|+|y-1|\leqq0$ で表される領域を D とする。次の各問いに答えよ。

(1)　領域 D を，斜線を引いて図示せよ。ただし，各交点の座標を明示すること。

(2)　領域 D の面積を求めよ。

3．数列 $\{a_n\}$ の初項から第 n 項までの和を S_n とするとき，

$$a_1=1, \quad S_n=-a_n \quad (n=2, 3, 4, \cdots) \quad \cdots ①$$

で定まる a_1，a_2，a_3，$\cdots$，a_n の中から隣接しない 2 つの項を取り出して作った積 $a_j a_k (j<k)$ のすべての和 U_n を求めたい。下記の文中の _____ の中に適切な式または値を入れよ。

『　まず，$a_n (n \geqq 2)$ を求める。①で，$n=2$ とおき，a_2 の値を求めると

$a_2=$ □(1)□ $\cdots②$　を得る。$n \geqq 3$ のとき，式 $S_n=S_{n-1}+a_n$ に①を用いると，a_n と a_{n-1} の間で式 □(2)□ $\cdots③$　が成り立つ。③を a_n と a_2 の間での式に変形して②を用いると，a_n を n で表した式 $a_n=$ □(3)□ $\cdots④$　を得る。④は $n \geqq 2$ に対して成り立つ。

　次に，a_1，a_2，a_3，$\cdots$，a_n の中から異なる 2 つの項を取り出して作った積 $a_j a_k (j<k)$ のすべての和 T_n を求める。$D_n=\displaystyle\sum_{k=1}^{n} a_k^2$ とおくと，$S_n^2=(a_1+a_2+\cdots+a_n)^2=D_n+2T_n$ が成り立ち，この式に①と④を用いると，$T_n=$ □(4)□ $\cdots⑤$　となる。また，a_1，a_2，a_3，$\cdots$，a_n の中から隣接する 2 つの項を取り出して作った積 $a_j a_k (j<k)$ のすべての和を V_n とおくと，④を用いて $V_n=$ □(5)□ $\cdots⑥$　となる。

　T_n，V_n，U_n の間では等式 $U_n=$ □(6)□ が成り立つから，この式に⑤と⑥を代入すると，$U_n=$ □(7)□ と求まる。』

化　学

問題　28年度

第2期

⑴　以下の文章ⅠとⅡを読んで、続く問いに答えよ。ただし、気体はすべて理想気体としてふるまうものとする。

Ⅰ．ある化学反応について正反応も、その逆反応も起こりうるとき、この反応は（　①　）反応であるという。このとき、十分な時間が経過すると、正反応の速度と逆反応の速度が等しくなり反応が止まったように見える。この状態を平衡状態という。平衡状態にあるとき、濃度、（　②　）、（　③　）という条件を変化させると、その影響を打ち消す方向に平衡が移動する。これを（　④　）の原理という。

　　たとえば、NO_2（赤褐色）と N_2O_4（無色）の混合気体（薄い赤褐色）を試験管に入れ密封した後、冷水につけると（　⑤　）様子が観察される。これは、この両者間の変化が

$$2NO_2（気）＝N_2O_4（気）＋57.2\,kJ$$

という熱化学方程式で表わされるためである。

Ⅱ．温度450℃で水素とヨウ素を容積一定の密閉容器に、それぞれ 0.80 mol ずつ入れ、平衡状態に達するまで温度を保ちながら放置した。その結果、水素、ヨウ素、ヨウ化水素の濃度はそれぞれ、$8.0×10^{-3}$ mol/L、$8.0×10^{-3}$ mol/L、$8.4×10^{-2}$ mol/L となった。したがって、450℃におけるこの反応の平衡定数は（　⑥　）である。

　　この容器にさらに 0.40 mol の水素を追加した後、温度を 480℃にした。再び平衡状態に達した時、ヨウ化水素の分子数は全体の 60％であった。このとき、ヨウ素の分子数は全体の（　⑦　）％を占めている。

　　1）空欄（　①　）〜（　④　）に適切な語を記入せよ。
　　2）空欄（　⑤　）にあてはまる語を次のa）〜d）の中から選び記号で答えよ。
　　　　a）色が濃くなる　　b）色が薄くなる　　c）液体が凝縮する　　d）液体が蒸発する
　　3）空欄（　⑥　）にあてはまる数値を求めよ。ただし、計算結果は有効数字2桁で表わせ。
　　4）空欄（　⑦　）にあてはまる整数を求めよ。

(2) 次の文章を読んで、続く問いに答えよ。ただし、1.00 mol の気体の標準状態における体積は、22.4 L とする。また、必要があれば、原子量は H＝1.00、C＝12.0、O＝16.0 を用いよ。

　質量 12.6 g のアルケンＡにニッケルを触媒として水素を付加させたところ、標準状態で 3.36 L の水素が反応してアルカンが生成した。

　一般に、アルケンを低温でオゾンと反応させた後、亜鉛で処理すると、下図に示したように二重結合が開裂してカルボニル化合物が生じる。これをオゾン分解という。

R^1、R^2、R^3、R^4 はアルキル基または水素原子

　Ａをオゾン分解させたところ、化合物Ｂ（分子量 58.0）と化合物Ｃが得られた。Ｂの元素分析値（質量%）は、炭素：62.1%、水素：10.3%、酸素：27.6% であった。ＢとＣに、水酸化ナトリウム水溶液とヨウ素を加えて温めると、Ｂの場合では黄色結晶が析出したが、Ｃでは析出しなかった。また、ＢとＣにアンモニア性硝酸銀水溶液を加えて加熱すると、Ｃでは銀鏡反応が観察されたが、Ｂでは観察されなかった。

1）Ａの分子式を書け。

2）下線部の黄色結晶の化学式を書け。

3）Ａ、Ｂ、Ｃの構造式を書け。

4）Ａの異性体で、オゾン分解したときに化合物Ｃを与えるアルケンのうち、幾何異性体（シス形、トランス形）の関係にある 2 つの構造式を描け。

(3) 次の文章を読んで、続く問いに答えよ。

　都市ガスは、かつては石炭や石油から製造されていたが、現在は主に天然ガスが使われている。天然ガスの主成分はメタンであり、その燃焼の際に排出される二酸化炭素は、発熱量あたりで比べると他のアルカンよりも少ないという長所がある。このことについて考えてみよう。

　メタンとエタンの燃焼熱は、それぞれ890 kJ/mol、1561 kJ/mol であり、二酸化炭素の生成量を 2 mol に合わせた熱化学方程式で表すと、それぞれ次式のようになる。

$$2CH_4（気）＋（　）O_2（気）＝2CO_2（気）＋（　）H_2O（液）＋（　）kJ \quad 式（1）$$

$$C_2H_6（気）＋（　）O_2（気）＝2CO_2（気）＋（　）H_2O（液）＋（　）kJ \quad 式（2）$$

これより、二酸化炭素 2 mol を排出する燃焼で比べると、メタンの方がエタンよりも発熱量が多いことがわかる。

　この現象の由来を結合エネルギーから考えてみよう。メタン 2 分子の 8 つの C−H 結合を切るのに（　①　）kJ、エタンの 6 つの C−H 結合と 1 つの C−C 結合を切るのに（　②　）kJ 必要であることは、メタンの燃焼熱を相対的に減少させる方向にはたらくものの、結合エネルギーの大きい（　③　）結合を 2 本持つ（　④　）をより多く生成することが、減少分を上回る増加の効果をもたらしていることがわかる。

　結局のところ、発熱量あたりの二酸化炭素排出量が少ないというメタンの特徴は（　⑤　）ためであるということができる。

表. 結合エネルギー

結合の種類	結合エネルギー kJ/mol
C−C	366
O＝O	494
C−H	411
O−H	459
C＝O	799

1）式(1)と式(2)の空欄（　）に整数または分数を記入して、二つの熱化学方程式を完成させよ。

2）空欄（　①　）（　②　）に適切な整数を記入せよ。ただし、値を求める際には、結合エネルギーの表の値を用いること。

3）空欄（　③　）にあてはまる、文意と一致する適切な結合の種類を、次のa）～e）の中から選び記号で答えよ。

　　a）C－C　　b）O＝O　　c）C－H　　d）O－H　　e）C＝O

4）空欄（　④　）にあてはまる物質名を記入せよ。

5）空欄（　⑤　）にあてはまる最も適切な記述を、次のa）～d）の中から選び記号で答えよ。

　　a）分子を構成する原子の個数に占める水素原子の割合が大きい

　　b）分子の質量に占める水素原子の割合が小さい

　　c）C－C結合よりもC－H結合の方が結合エネルギーが大きい

　　d）O－H結合よりもC＝O結合の方が結合エネルギーが大きい

(4) アミノ酸とペプチドに関する以下の文章ⅠとⅡを読み、続く問いに答えよ。

Ⅰ．多数のアミノ酸の縮合重合により生成する物質をポリペプチドという。ペプチド結合はアミノ酸のカルボキシ基と別のアミノ酸のアミノ基が脱水縮合して生成するが、ポリペプチドの両末端では脱水縮合に供されなかったアミノ基とカルボキシ基が残っている。前者をN末端、後者をC末端と呼ぶ。また、ポリペプチドを構成しているアミノ酸の1単位に当たる部分をアミノ酸残基という。

　タンパク質分解酵素はペプチド結合を加水分解して切断するが、酵素の種類ごとに特定のペプチド結合を切断する。たとえば、トリプシンは塩基性アミノ酸残基のカルボキシ基側のペプチド結合を選択的に加水分解するし、キモトリプシンは芳香族アミノ酸残基のカルボキシ基側を選択的に加水分解する。

　あるタンパク質を加水分解したところ、ペンタペプチドXを得た。このペンタペプチドXは以下A-Eの性質をもつことがわかった。

A：完全に加水分解することで、アラニン、リシン、グルタミン酸、チロシン、システインが等モルずつ得られた。

B：N末端のアミノ酸残基の側鎖は、メチル基であった。

C：ペンタペプチドXをトリプシンで分解するとN末端側からペプチドⅠとペプチドⅡを、キモトリプシンで分解するとおなじくN末端側からペプチドⅢとペプチドⅣを産生した。

D：上記反応で得られたペプチド溶液に ㋐希水酸化ナトリウム水溶液を加えて、硫酸銅(Ⅱ)水溶液を加えるとペプチドⅡとⅢのみが青紫色を呈した。

E：各ペプチド溶液それぞれに ㋑濃硝酸を加えて加熱し、冷却後にアンモニア水を加えるとペプチドⅡとⅢは橙黄色を呈し、ペプチドⅠとⅣは示さなかった。

F：C末端のアミノ酸残基には、硫黄が含まれていた。

II. アミノ酸にはアミノ基とカルボキシ基の両方が含まれているので、その双方に固有の電離定数 K_a がある。さらに酸性アミノ酸または塩基性アミノ酸では、側鎖に含まれる官能基にも固有の電離定数がある。そのため、水溶液中でpHが変化すると、複数種類の電離型の間で平衡が移動し、水溶液中に存在する主要な構造が変化していく。たとえば、グルタミン酸（分子式 $C_5H_9O_4N$）は電離定数が下表の通りなので、ウ)pH 1、pH 3.25、pH 7、pH 12 の水溶液中では電離型の異なる構造を取っている。

表. グルタミン酸の電離定数 K_a

解離基（官能基）	K_a 値
水素イオンが付加したアミノ基	$2.0 \times 10^{-10} = 10^{-9.7}$
不斉炭素原子に結合したカルボキシ基	$6.3 \times 10^{-3} = 10^{-2.2}$
側鎖に含まれるカルボキシ基	$5.0 \times 10^{-5} = 10^{-4.3}$

1）下線部ア)について、この呈色反応の名称を答えよ。

2）下線部イ)について、この呈色反応の名称を答えよ。

3）ペンタペプチドXのアミノ酸配列を、N末端を左にして記せ。

4）下線部ウ)について、各pHにおける主要な電離型を構造式で記せ。

生　物

問題

28年度

第2期

(1) 次の文章を読み、各問に答えよ。

　一つの種の中であっても、ゲノム上の同じ位置の塩基配列において、異なる配列が複数存在することがある。これを（　①　）と呼ぶ。また（　①　）において、ある一定の範囲の塩基配列のうちの1塩基が異なっている状態を、（　②　）という。

　生物集団は、このように多くの遺伝的な変異を含んでおり、集団内に含まれる個々の対立遺伝子の割合を遺伝子頻度という。一般に交配が自由、かつ偶然によっている集団では、対立遺伝子 A と a の頻度をそれぞれ p, q $(p+q=1)$ とすると、次世代の遺伝子型 AA, Aa, aa の頻度は、それぞれ p^2, $2pq$, q^2 となる。この世代の A 遺伝子の頻度は $2p^2+2pq=2p(p+q)=2p$, a 遺伝子の頻度は $2pq+2q^2=2q(p+q)=2q$ となり、遺伝子頻度の割合は $A:a=2p:2q=p:q$ なので、前世代と（　③　）。これをハーディー・ワインベルグの法則という。

1）文中の①〜③に当てはまる最も適切な語を下記の語群から選び、記号で答えよ。

語群

　　ア．遺伝的浮動　　イ．遺伝的多型　　ウ．同じとなる　　エ．異なる

　　オ．SNP　　　　　カ．HLA　　　　　キ．重複　　　　　ク．一遺伝子雑種

2）文中の下線部に関する以下の文章を読み、①〜⑥に当てはまる最も適切な数値を答えよ。ただし③と⑤は比で、④と⑥は分数で記述せよ。

　ある種の哺乳動物では、被毛の色に関する B と b という対立遺伝子が知られており、B では被毛が黒色、b では被毛が赤色となる。また、B は b に対して優性である。ここに、黒色の個体84、赤色の個体16からなる集団があり、ハーディー・ワインベルグの法則が成り立つ場合、B 遺伝子の頻度は（　①　）、b 遺伝子の頻度は（　②　）と計算される。

　この集団から被毛が赤色の個体を取り除き、黒色の個体だけの集団とした場合、この集団における $BB:Bb$ の遺伝子型の比は（　③　）、B 遺伝子の頻度は（　④　）となる。この黒色の個体だけの集団の中で自由に交配が行われると、生じる子の集団では、黒色の個体と赤色の個体が（　⑤　）の比で生じると期待される。また、この子の集団での b 遺伝子の頻度は（　⑥　）となる。

(2) 次の文章を読んで、各問に答えよ。

　　緑色植物の光合成は次の諸過程からなる。光合成色素が吸収した光エネルギーにより
（　①　）が分解され、（　②　）が発生する。このとき同時に還元力の強い物質が作られる。
また、光合成色素が吸収した光エネルギーの一部は（　③　）エネルギーに変えられてATP
に蓄えられる。葉緑体の（　④　）では還元力の強い物質とATPのエネルギーが使われ、二
酸化炭素が取り入れられてブドウ糖などの有機物質に同化されていく。気孔を通じて大気中か
ら取り入れられた ア二酸化炭素は（A酸）という5個の炭素原子をもつ分子に取り込まれ、
これが分解して3個の炭素原子をもつ（B酸）を生じる。つぎに イ（B酸）はグリセロアルデ
ヒドリン酸（GAP）になる。このGAPの一部は、ジヒドロキシアセトンリン酸に変わり、ウこ
の両者が結合して6個の炭素原子をもつ分子となり、その一部からブドウ糖を生成する。 エ残
りは中間生成物を経て、再び（A酸）にもどる。オこれらの過程は、炭素元素の（　⑤　）を
含む物質を緑藻に与え、一定時間、光合成を行わせてから反応を止め、時間の経過と共にどの
ような物質に（　⑤　）が取り込まれていくかを調べることで明らかにされた。

1）文中の①～⑤に最も適した語を答えよ。

2）文中の④に多く存在する物質を下記の語群から選び、記号で答えよ。
　　語群
　　　ア．タンパク質　　　　イ．クロロフィル　　　ウ．脂質　　エ．カロテン
　　　オ．キサントフィル

3）文中のカッコ内に記されたA酸、B酸のA、Bに当てはまる語をカタカナで答え、さらに
　　それらの酸の略語をアルファベットで記せ。

4）文中の下線部ア～エのうち、波線部のように「還元力の強い物質とATPのエネルギーが
　　使われる」過程はどれか。記号で答えよ。

5）文中の下線部オの実験を行い、これらの過程を明らかにした科学者を記せ。

(3) 下記の各問に答えよ。

1) 6億5千年前頃のオーストラリア南部の地層から多細胞生物で体があまり硬くない生き物の化石が多く見つかった。これらの生物群を何と呼ぶか。また、その時代は何というか。

2) 古生代のはじめ現在見られる無脊椎動物のほとんどの門が出現したと考えられているが、この急激な多様化を何というか。

3) 5億年前頃のカナダ西部ロッキー山脈の地層から固い殻や外骨格を持つ多くの化石が見つかった。これらの動物群を何と呼ぶか。また、この時代の代表的な動物を下記の語群から二つ選び、記号で答えよ。
語群
ア．ハイコウイクチス　　イ．ディキンソニア　　ウ．ユーステノプテロン
エ．アノマロカリス

4) 古生代デボン紀に魚類の総鰭類から進化したと考えられているのは現在の何綱の動物か。

5) 古生代シルル紀に最初に陸上に進出したと考えられている化石植物は何か。また、リンボクなどの巨大なシダ類が繁栄したのは古生代何紀か。

6) 中生代ジュラ紀に繁栄したハ虫類の大形のもののほとんどが絶滅したのは何紀か。

(4) 下記の問に答えよ。

1）生存数の変化を時間で追って示したグラフを生存曲線という。大形の哺乳類のように産子
　　数が少なく、初期死亡率が低い特徴を持つ生物の一般的な生存曲線のパターンを図aに、魚
　　類のように産卵数が多く、初期死亡率が高い特徴を持つ生物の一般的な生存曲線のパターン
　　を図bに記載せよ。なお、点線は死亡率が一定の場合の線を示している。

2）次の文章を読み、①～②に当てはまる語を答えよ。
　　　個体間で共通の祖先に由来する遺伝子を共に持つ確率を（　①　）という。また、繁殖可
　　能な子の数に加え、特定の遺伝子を共にもつ個体の数を考慮した指標を（　②　）という。

3）次の文章を読み、①～③に当てはまる語を答えよ。
　　　アリやミツバチなど昆虫の一部は同種の個体が密に集合した集団である（　①　）を形成
　　する。この（　①　）は各個体の協力によって維持されているため、このような生活形態を
　　持つ昆虫を（　②　）昆虫という。また、（　①　）では産卵活動を示す個体は1個体、も
　　しくは少数に限られ、多くの個体は繁殖機会を放棄している。このように自己の不利益にか
　　かわらず他者の利益になる行動を（　③　）という。

4）生産者である植物の物質収支を示した式は下記の通りである。①～③に当てはまる語を答
　　えよ。
　　　純生産量＝（　①　）－（　②　）
　　　成長量＝純生産量－(被食量＋（　③　）)

(5) 次の文章を読み各問に答えよ。

　　骨格筋の収縮は運動神経の神経終末より ア神経伝達物質 が放出され、筋細胞膜上の
（　①　）に結合することで活動電位が発生し、（　②　）を介して小胞体に興奮が伝わって小
胞体から（　③　）が放出されることで開始される。放出された（　③　）がアクチンフィラ
メント上の（　④　）に結合すると、（　⑤　）によって覆い隠されていたミオシン結合部が
露出し、ミオシン頭部と結合する。結合した状態から イミオシン頭部が構造変化することに
よりアクチンフィラメントをたぐり寄せ、アクチンフィラメントがミオシンフィラメントの間
に滑り込み、筋肉は収縮する。筋収縮に用いられるエネルギーは（　⑥　）であるが、筋細胞
中の（　⑥　）だけでは運動時の筋収縮を維持できないため、筋肉中の（　⑦　）を用いて
（　⑥　）が産生される。また、ウグリコーゲンやグルコースなどを分解することによって、
さらなる（　⑥　）が産生される。

1）文中の①〜⑦に最も適当な語を答えよ。

2）下線アにおける神経伝達物質名を答えよ。

3）下線イのような機構で筋収縮が起こるという学説を何というか。

4）酸素が不足している状態で下線ウがおこる際に産生される代謝産物名を答えよ。

英　語

解答　28年度

第1期

1

〔解答〕

1. D　2. C　3. A　4. C　5. A

6. B　7. A　8. A　9. C　10. D

〔出題者が求めたポイント〕

1. 第1段落第3文よりDが正解
（C. apex predator「最上位捕食動物」は本文では Tasmanian tiger 自身のこと）

2. 第2段落第2～3文よりCが正解（morphology「形態」）
B. stripes「縞模様」の colors「色」は書かれていない）

3. 第2段落最終文よりAが正解
（poach = pocket-like abdominal receptacle, protect = shield）
（Bはメスに関する記述）

4. 第3段落第6文よりCが正解（livestock「家畜」）
（A. wild game「野生の獲物 = 猪・雉・鹿・山鳩・野兎など」）

5. 第4段落第2文（there are hundreds of reports of sightings of this enigmatic beast）よりAが正解
（enigma「謎」）
B（第4段落第4文）は写真でそう見えるというだけ。
D. hard evidence「確たる証拠」

6. holy grail（聖杯探求の伝説から）「困難な探求の対象」
= pickled fetuses「保存された胎児」（第5段落最終文）
① DNA... extracted from inside tiger bones, teeth and hair（第6段落第3文）⇔ ② DNA and RNA found in pickled specimens（第6段落第5文）が対比さえており、①ではなく②がタスマニアタイガー再生の手掛かりになっていることを読み取る。A・Cは①で再生できる、Dは②で再生できない（viability「実行可能性」）と言っているのですべて不適。Bが正解。

7. 第7段落第3～5文よりAが正解
（niche ecosystem「生態的地位」= habitat「棲息地」）
Bは第8段落最終3文に矛盾
（foster mother「乳母」、womb「子宮」）
Cは第6段落第5文・最終文に矛盾
（intact「無傷の、手つかずの」）
Dは第9段落第2文に矛盾

8. genetic diversity「遺伝子多様性」は第10段落第2文
（boon「恩恵」）。同文後半を言い換えたAが正解。
Dは第10段落最終2文に矛盾（a tiny cloned population = the few individuals）

9. "re-extinction"「再絶滅」は第10段落第5文。
A. resurrection「再生」では意味が逆。
B. in captivity「とらわれた状態で」ではなく in the wild「野生で」。
C. が正解（only to do「結局～することになる」）
D. an extinct species like the Tasmanian tiger ではタスマニアタイガー以外の種になってしまう。

10. 第9～11段落よりDが正解
（make a come back「復活する」）
Cは survival in captivity が第10段落第6文 back into the wild に反する。

〔全訳〕

　タスマニアタイガーの存在は依然として謎のままである。タスマニアタイガーは「フクロオオカミ」としても知られており、何千年にもわたってオーストラリア本土、タスマニア島、ニューギニア島に棲息していた。しかし、気候変動、さらには、外来の捕食動物の侵入（たとえば、ディンゴ（オーストラリアの野生犬）、最近ではキツネや野良猫、そして、言うまでもなく人間）がこの最上位捕食動物を絶滅に追いやってしまった。記録に残る最後の生きた標本が1936年に死亡した。

　タスマニアタイガーは神秘的な動物である。まず、その異常な形態が我々の好奇心をそそってくる。長い胴と筋肉質の脚を持ったイヌのように見えるのだが、背中の縞模様、長い牙、力強い顎はトラのしるしである。しかし、よく見てみると、カンガルーのような腹袋を持っている。さらに重要なことには、タスマニアタイガーはオス・メス両方が腹袋を持っているのだ。メスは腹袋を使って子供を育てるが、オスの腹袋は、鬱蒼と茂った熱帯雨林を走り抜ける際に、生殖器を摩擦から守ってくれる。

　タスマニアタイガーの神秘的な外見に輪をかけているのが、その攻撃方法である。タスマニアタイガーは、イヌと違って、待ち伏せして襲う動物なのだ。足跡や攻撃の報告によれば、タスマニアタイガーは、灌木の中に隠れて、無防備な獲物を待っている。攻撃直後の写真が撮られているが、それによれば、タスマニアタイガーは狙い撃ちの名手で、喉と背中に噛みついて獲物を倒している。オーストラリアの初期の入植者たちがタスマニアタイガーを怖れていたのは、家禽や羊を効率よく襲ってくるからだった。人々の恐怖と農業界からの圧力によって、1920年代にオーストラリア政府はタスマニアタイガーに懸賞金をかけ、1930年代半ばまでにタスマニアタイガーは幻となってしまった。

　タスマニアタイガーは幻の座を今日まで保ち続けている。1936年に動物園で最後に記録された個体が死亡し、「絶滅」を宣言されたにもかかわらず、毎年、最後の砦であったタスマニア島では、この謎の野獣を見たという報告が何百も寄せられている。タスマニアタイガーの目撃記録の根拠となるのは、熱帯雨林奥地で発見された足跡、さらには、歪んでぼんやりとした写真である。この写真は観光旅行者たちが提供したものであり、解釈が自由にできるが、神秘的な縞模様とイヌのような形がタスマニアの森林の暗がりに溶け込んでいく様子を映し出し

ている。幻影が見つかってはいるものの、1930年代以降、生きたタスマニアタイガーに仕掛けた罠や、さまざまな捕獲手段によってつかまった個体はまだいない。ここから結論として言えることは、タスマニアタイガーは、その先達の多く、たとえば肉食カンガルーや、家くらいの大きさのある巨大なウォンバットと同様に、完全に消え去ったということである。

タスマニアタイガーの生きている個体は消えてしまったが、骨が残っている。オーストラリアの大学で標本漁りをしていると、タスマニアタイガーの頭蓋骨や歯、白骨化した化石が出てくる。しかし、それ以上に印象的なのは、遺伝子学者たちが夢にまで見た、保存された胎児の発見である。

これらの発見はいくつもの理由で重要である。第1の理由は、保存されているRNAやDNAの質である。DNAは、タスマニアタイガーの骨や歯や毛の中から抽出される。しかし、その質はあまりにも劣化していて、遺伝子配列の解明すらできないほどである。これに対して、保存された胎児の中から見つかったDNAやRNAは、ほぼ原形のままである。アルコールの防腐効果は高い。元のDNAのクローンを作ることで、タスマニアタイガーを蘇らせるという夢を我々は持つことができる。

しかし、この夢はそう簡単には叶わないかもしれない。第1に、我々は1体の孤独な個体だけに専念するのではなく、もっと大きな全体像を見る必要がある。この場合の全体像とは、タスマニアタイガーの生態系である。タスマニアタイガーの絶滅には理由がある。その理由とは、生態的地位をもはや保てなくなったことなのである。タスマニアタイガーは、突如として、入植者たちや、彼らが連れて来た羊、イヌ、さらにはイギリスギツネといった脅威的存在によって駆逐された。それゆえ、たとえタスマニアタイガーのクローンが作られたとしても、これらの影響のないどこで飼えるというのだろうか？

第2に、タスマニアタイガーの遺伝子配列は2008年に解読されたが、その物理的に生きている個体が捕捉できていないのに、どうやってクローン版を作ることができるのかという問題が残る。遺伝子学者たちは、生きている最も近い親戚であるタスマニアデビルに照準を合わせることで、この謎を解くヒントを得た。タスマニアデビルも、タスマニアタイガー同様に有袋類で、腹袋があり、タスマニアタイガーのクローンを産む乳母をできるくらい遺伝子的に相性が良い。それゆえ、この問題は克服可能に思える。

判明していないのは、タスマニアデビルがタスマニアタイガーを育てることができるかどうかである。タスマニアタイガーの習性はすべてDNAに刻まれているのか、それとも習性の一部は後天的なのか？最適な餌場はどこか？どんな種類の食べ物を安全に食べられるか？何をすれば、獲物をとる能力を伸ばせるか？群生動物でもあるので、声を出すことに関してはどうなのか？これらの疑問の一部ないしすべてに、間違いなく、タスマニアデビルや別の代理母は答えられない。

タスマニアタイガーの復活が困難である第3の理由は、遺伝子的等質性にある。たとえいくつかの個体をクローン化して蘇らせることができたとしても、それによって十分な遺伝子多様性を新たなタスマニアタイガーのDNAに与えて、タスマニアタイガーという種が生態系や環境の絶えざる変化に対処できるようになるだろうか？ 答えは否定的だ。既に分かっているように、1つの種がずっと変わり続ける環境の中で障害を克服できるほどの活力を保つには、少なくとも数千の健全な個体が必要である。野生に戻された数匹の個体では、短い孤独な暮らしを送って、「再絶滅」という新語を作ってしまうことにもなりかねない。

それゆえ、タスマニアタイガー再生に関して世界中の科学者たちの情熱が十分にあるかどうかはまだ分からない。現実的には、タスマニアタイガーを健全に復活させることは、当初思っていたよりはるかに困難である。

2

〔解答〕

11. B　12. C　13. A　14. C　15. A
16. B　17. D　18. A　19. C　20. C

〔出題者が求めたポイント〕

11. 第1段落第5文より B. juveniles「子ども」が正解。D. Montrealers「モントリオール住民」
12. Cが第1段落第3文に矛盾(in ではなく after)。
13. 第2段落最終文よりAが正解(benefit「利点」、the elements「風・雨・寒さ・日光などの自然の厳しい力」)。
14. Cが第2段落最終文に矛盾。
　　Aは同段落第2文、B・Dは第3文に一致。
15. Aが第3段落第7文に一致。
16. Bが第4段落第5文に矛盾
　　(restroom「トイレ」ではなく bathroom「浴室」)。
　　Aは同段落第3文、Cは第7文、Dは第6文に一致。
17. Dが第3段落最終文に一致。
　　Aは同段落第2文、Bは第1文、Cは第4～5文に矛盾。
18. distinction「特徴」。第5段落第2文 the world's tallest leaning tower を言い換えたAが正解。
19. Cが第5段落第3文に一致。
20. Cが第4段落第2文に一致
　　(parks = Mount Royal Park と New York's Central Park, the same person = Frederick Law Olmsted)。

〔全訳〕

カナダのモントリオールを訪れる人には、以下の5ヶ所の観光名所がとてもオススメです。

モントリオールカジノ

モントリオールカジノは1年中24時間営業しているギャンブルと飲食の華やかな祭典で、2013年に改装したばかりです。1967年の博覧会が終わってから、フランス・ケベックパビリオンの中に作られたもので、巨大なセントローレンス川のど真ん中のノートルダム人工島の上にあり、いろいろな種類のどんちゃん

騒ぎが経験できます。ポーカー、クラップス（2個の
さいころを使います）、スロットマシーン、キノ（番号
を当てるとお金がもらえます）、ルーレットなどで遊
べます。ただし、18歳以上の方のみ対象です。お金
を忘れずにお持ちください。

地下街

　多くの人はモントリオールに来て、さまざまな世界
的なブティックでショッピングをします。ひょっとす
ると、モントリオールで最も有名なショッピング街
は、地下街かもしれません。目印となるのは正式名称
の RÉESO です（語源はフランス語の *réseau*（ネット
ワーク）です）。絶えず成長を続けている「街」は、繁
華街の中でたくさんの大きなビルと多層型ショッピン
グモールをつないでいて、どの季節でも買い物天国で
す。地下街の主要部分は、緑の地下鉄のピール駅やマ
ギル駅で下車します。この地下鉄は、通路を通って、
オレンジの地下鉄のボナベントゥラ駅とつながってい
ます。マギル駅東口は、地下鉄プレイス＝デ＝アー
ツ駅の出口にもなっていて、コンプレックス＝デジャ
ルダンやその先にも地下でつながっています。安全で
風雨を避けることができるので、地下街はとても多く
の商品やサービス、フードコート、映画館、娯楽、さ
らには、天候や交通の問題なく手軽に移動できる方法
を提供しています。

ノートルダム聖堂

　モントリオールのノートルダム聖堂は、パリのもの
とは名前以外に共通点はありません。もともとは
1829年に作られたネオゴシックの建物で、それより
もっと古く小さな教会の敷地に建てられましたが、教
区民たちの力でそれよりも大きくなりました。塔や内
部の工事は19世紀中ずっと続きました。ノートルダ
ム聖堂は大聖堂ではありません。ローマカトリックの
大聖堂は、ルネ＝レヴィック大通りの世界の女王マリ
ア大聖堂なのです。ノートルダム教会が有名なのは、
その豪華で美しい内装です。ステンドグラスの窓、絵
画、彫像、金口の多色刷り彫刻、そして、豪華な祭壇
画があります。さらに、有名なカサバントのオルガン
があり、その最大のベル le *Gros Bourdon* はアメリカ
大陸に存在する中で最大です。セリーヌ＝ディオン（歌
手）はノートルダム教会で結婚式を挙げ、ピエール＝
トルドー（第20・22代カナダ首相）やモーリス＝リ
シャール（アイスホッケー選手）などの要人の斎場にも
なり、クラシックや合唱音楽のコンサートも行われて
います。教会の歴史を語るソンエリュミエール（音と
光の祭典）が夕方によく見られます。お祈りをするた
めに入る場合以外は、現在は、教会への入場料に5ド
ルかかります。

モン＝ロワイヤル

　モン＝ロワイヤル頂上にある展望台は、市内からの
散歩のゴールに最高です。モン＝ロワイヤルはモン＝
ロワイヤル公園の一部で、かなり以前に設計を行った
のはフレデリック＝ロー＝オルムステッドです
（ニューヨークのセントラルパークの造園で最もよく
知られています）。素晴らしい設備の展望台のベラン
ダの麓には、モントリオールの繁華街が見え、川や、
その先にはモントリオールの山々を望めます。胸壁沿
いに史跡への目印が何本も刻まれています。展望台の
隣りにあるシャレー風別荘は日中は開いていて、休憩
や入浴に使えます（スミスハウスやビーバー湖のシャ
レー風別荘も同様です）。モン＝ロワイヤルには、モ
ントリオールの四季折々の魅力があります。夏は避暑
地として涼しくて風通しが良く、秋は木々の色の変化
が楽しく、冬はクロスカントリー、かんじき、スケー
ト、トボガン（小型の橇）やチューブによる坂滑りなど
のさまざまなスポーツが楽しめます。モン＝ロワイヤ
ル頂上は、公園と2つの巨大墓地（カトリック墓地と、
無宗派のモン＝ロワイヤル墓地）の間にあります。ど
ちらの墓地を歩いても楽しく、2つが合わさって世界
最大級の共同墓地を形作っています。

オリンピックスタジアムと *Espace pour la vie*

　オリンピックスタジアムは1976年のモントリオー
ル夏季オリンピックのために作られ、今日では特別な
スポーツイベントやコンサートのために使われていま
す。世界で最も高い斜塔をエレベーターで上って、頂
上の展望台に行きます。チケットは地下で売っていま
す。スタジアムは、モントリオールで最も興味深い建
築物の1つで、2つのドームがあります（もともとは
1976年の大会で競輪と柔道に使われたものです）。ス
タジアムは、現在は *Espace pour la vie* として知られ
ているエリアの中心で、植物園（見頃は夏ですが、巨
大な温室があるので、1年中いつでも訪れる価値があ
ります）、昆虫館、プラネタリウム、そして2つのドー
ムがあります。チケットを買えば、1度来るだけでい
くつもの展示をお楽しみいただけます。

▌3

〔解答〕

21. C　22. B　23. D　24. B　25. A
26. C　27. B　28. B　29. C　30. D

〔出題者が求めたポイント〕

21. 場所を表す前置詞句が文頭に出ると、主節は *V S* の
　　語順になる。
22. 主語は factors（複数形）なので、動詞は makes では
　　なく make が正しい。make の第5文型で、it ＝ for *S'*
　　to *V'* である。
23. Corn に対する述語動詞は found である。
　　originated in ～「～発祥の」という過去分詞句（形容
　　詞句）と and で同格になるのは（that［which］）they
　　did not know という関係詞節（形容詞節）である。関
　　係詞主格は省略できないので B は不可。
24. カンマで挟まれた部分は挿入句。
　　free *A* from *B*「*A* を *B* から解放する」
25. a book の代わりになる代名詞。
26. the third largest city in the United States「アメリ
　　カで3番目に大きな都市」
27. 直後の to go skiing につながるためには A・D は無

理。like to *do*「～するのを好む」の主語は＜人＞なので、関係詞は which ではなく who を使う（先行詞は executives「重役」）。

28. while on duty「勤務中に」。

29. the investigation of ～「～の探求」（この of は目的格）。The ～ tissues 全体が is known の主語）。oncology「腫瘍学」

30. 仮定法過去完了の帰結節は would［could, might］have done の形。the (American) Civil War「アメリカ南北戦争」

4

〔解答〕（2番目・7番目の順に）

31. ハ・チ 32. ヘ・ロ 33. ト・ロ
34. チ・ト 35. ハ・ホ

〔出題者が求めたポイント〕

31. (We) seldom <u>do</u> more thinking than we <u>have</u> to.

32. No <u>sooner</u> had he seized the horse <u>by</u> the bridle than it galloped (off.)

33. (He) thinks he <u>can</u> buy his way out <u>for</u> a million dollars.

34. (A) ten-year <u>drought</u> produced a ninefold increase <u>in the population</u> of deer mice (in the American Southwest.)

35. (High-mountain ecosystems in) Japan <u>are</u> hotspots of biodiversity because of <u>the vulnerability</u> against climate change.

第2期

1

〔解答〕

1. D 2. C 3. C 4. A 5. B
6. B 7. D 8. A 9. C 10. C

〔出題者が求めたポイント〕

1. 第3段落第1～2文
2. 第2段落第3文と最終段落第1文
3. 第5段落第3文（apparel = outfit「衣類」）
4. 失敗と呼べるような事例は本文に挙がっていない。
5. 第2段落最終文（athletes = Lina Radke and Jesse Owens = Two early successes）
6. 第7段落第8文（visibility：見やすさ）
7. 第8段落第2文
   （just in time for ～：～にちょうど間に合うように）
8. 第4段落第2文（the German national football team = they）
9. A. 第1段落第1文に一致
   B. 第3段落第1文に一致
   C. 第5段落第3文に矛盾
   D. 第7段落最終3文に一致
10. 最終段落最終文（take over：事業を引き継ぐ）1.

〔全訳〕

アディダスの歴史

手洗所から出発して、世界を制した。途中には大成功もあれば、目標を達成できず苦しんだこともあった。ベストのためにベストを尽くし、改良し、成長してきた。未来を見据えつつ、常にルーツを忘れない。これは僕たちのストーリーだ。

黎明期

どんな偉大なストーリーにも出発点がある。このストーリーは、ドイツのバイエルンの片田舎で始まった。1900年11月3日に生まれたアディ＝ダスラーは、母親の手洗所で第一歩を踏み出し、1924年、"Gebruder Dassler Schuhfabrik" を商標登録して、アスリートたちにできる限り最高の道具を提供するというミッションに乗り出した。アムステルダムオリンピックの金メダル（1928年、Lina Radke）、ベルリンオリンピックの金メダル（1936年、Jesse Owens）が最初の褒賞であり節目となったが、これは僕たちのストーリーのスタートでしかなかった。

創始者

1949年8月18日、アディ＝ダスラーは48歳にして原点回帰。"Adi Dassler adidas Sportschuhfabrik" を商標登録して、Herzogenaurach の片田舎で従業員47名の会社を立ち上げた。同日、彼が商標登録したシューズの中には、間もなく有名になるアディダスの三本ラインもあった。地道なスタートから全世界的サクセスストーリーへ、そして、それに拍車をかけたミラクルがあった。

ベルンの奇跡

軽量サッカーシューズのねじ込み式スタッドのせいで歴史を書き換えられるなんて、誰が想像できただろ

うか？ 1954年のワールドカップ決勝戦で、ドイツは、無敵のハンガリーと対戦し、トロフィーよりもはるかに多くのものを勝ち取った。この奇跡の勝利は、その後何十年も世界中で語り草となり、アディダスとその創始者の名がどのサッカー場でも知られることとなったのだ。

良い羽が良い鳥を産む：1967年

名前の中に何があるっていうのさ、たかが名前じゃないか、などと言われるが、"Kaiser" ブランド誕生後、名前こそがすべてになった。フランツ＝ベッケンバウアーのトレーニングウェアのモデルがデビューを飾ったとき、アディダス初のアパレルグッズとなり、それまでシューズで有名だったアディダスにまったくの新規ビジネスを開拓した。

アスリートたちの信頼

何十年にもわたって世界クラスのアスリートたちの信頼を勝ち取り続ける方法とは何か？ それは、すべてに対して品質を向上させ、他に類例のない製品を生み出すことだ。アディ＝ダスラーの成功のレシピには、彼特有の材料がもう1つあった。ダスラーは直接アスリートたちに会い(中にはわざわざ Herzogenaurach に来てくれた人もいた)、アスリートたちの声に入念に耳を傾け、彼らのニーズに応えるために改善できる点、さらには考案できる点を絶えず観察していた。ベスト中のベストアスリートたちが、アディダスとその創始者を当初より信頼し、これがその後数十年にわたって変わらずに続くこととなった。

1つのボールをすべての人へ

金メダリスト用のシューズをクリア！ 新記録達成者用のアパレルをクリア！ さて、次は何か蹴るものはどうでしょう？ 早速取り掛かりましょう！ 1970年、アディダスはスポーツ用品業界でまた1つ新しい分野を征した。1970年のFiFAワールドカップ公式ボール「テルスター」の納品である。「テルスター」という名前が既に語っているように、このボールは白黒テレビで鮮明に見えるように設計された。これがきっかけで、以後すべてのFIFAワールドカップにアディダスが公式ボールを提供するという素晴らしいパートナーシップが始まったのである。

三つ葉とオリンピックのアイデア

1972年、ミュンヘンオリンピックが始まると、世界はドイツに注目した。オリンピックにちょうど間に合うように、アディダスは新しいロゴを発表した。今ではすっかりおなじみとなった三つ葉である。三つ葉はもともとは性能の象徴だったが、現在ではライフスタイルや市民の象徴である。時代は移り変わるかもしれないが、三つ葉の品質は変わらず存在し続けるだろう。

本物のマルチスポーツスペシャリストへ

Herzogenaurach から世界へ：三本ラインは長い年月を通じてますます多くのスポーツに広がっていった。その結果、幅広いジャンルのアスリートたちが、自分たちの成長のためにアディダスを信頼している。おなじみの世界最強のサッカー選手たち、たとえばア

ルゼンチンチームだけでなく、アウトドアの象徴であるラインホルト＝メスナーはアディダスのシューズを履いて数々の山に登っており、体操選手ナディア＝コマネチは10点満点を何度も記録している。

創始者逝く

アディ＝ダスラーは1978年9月6日に息を引き取った。ほとんど独力でスポーツ商品業界を作り変え、その水準をとてつもなく引き上げた男は、アディダスという絶好調の企業をあとに残した。アディ＝ダスラー時代の終焉は、新たな時代の幕開けとなった。アディの息子ホルストは、母キャスの支援のもと、事業を引き継ぎ、そして何よりも、自らが編み出した現代的スポーツマーケティングを究め続けていった。

❷

〔解答〕

11. A 12. C 13. C 14. B 15. C
16. B 17. C 18. B 19. D 20. A

〔出題者が求めたポイント〕

11. A. Lyceum(リュケイオン)は第1段落第6文にあるが「教えた授業」は書かれていない。Bは同段落第3文、Cは同段落第1文、Dは第2～最終段落に一致。

12. nesting「巣作り」は第2段落第3文～第3段落。同段落第1～2文よりCが正解。Aは強すぎる。

13. Cが第3段落第1・3文に一致。

14. Bが第5段落最終文に一致
(in places that are inaccessible such as cliffs and crags = in places that humans have difficulty getting to)。

15. cranes「ツル」を扱った第4段落に nest「巣」に関する記述はないのでCが正解。
Aは同段落第4文、Bは第3文、Dは第5文に一致。

16. Bが第3段落第5文に一致(draw [lure] A (away) from B「A を B からおびき寄せる」)

17. Cが第6段落第3文に一致(thrive「成長する」= do well「うまくやっていく」)。
Bは同段落最終文の表現よりも強すぎる。

18. prey「猛禽類」(prey「捕食」)。最終段落第12～13文よりBが正解。fishes なども挙げられているので、A. hunt only land animals は不適。

19. A. アリストテレスが鳥を発見したのではない。
B. 巣を作る鳥と狩りをする鳥の優劣は書かれていない。
C. 古代ギリシアの鳥の生態の研究が人気だったとは書かれていない。
D. 第2段落第1～2文に一致。

20. A. 最終段落第13文に一致。Bは同段落第11文、Cは第8文、Dは最終文に矛盾(「神に似ている」であり「神である」ではない)。

〔全訳〕

アリストテレスは古代ギリシア出身の最大の哲学者の1人であり、プラトンの弟子にして、アレキサンダー大王の家庭教師だった。彼の父は有名な医者で、父の医学

的背景はアリストテレスに多大な影響を与えた。アリストテレスが書いたものの多くは今日まで残っており、論理学、倫理学、形而上学、修辞学、生物学、動物学、科学に関する膨大な量の論文を執筆した。今日、アリストテレスは、形式論理学の創始者にして最初の科学者だと考えられている。彼はアレキサンダー大王の家庭教師だったので、多くの貴重な資源（研究に役立つ大量の本や道具など）をもらい、それらを使って自然への実証的調査に役立てた。これらの資源を使って、彼は自分でリュケイオンという学校を設立し、ギリシア周囲の自然界、特にレスボス島の実証的研究を行った。アリストテレスは動物を観察して5冊の本を書いている。その著書『動物の歴史』で、アリストテレスは数多くの異なる種類の動物の一般的性質、生態、習性、動物学上の分類を記しており、その範囲は、熊、野牛、魚類、その他の海の生き物、花蜂、狩蜂、昆虫類、鳥類などに及んでいる。

『動物の歴史』第9巻第7章でアリストテレスは以下のように記している。動物の暮らしは多くの点で人間の暮らしに似ている。知性は多くの小動物、特に鳥類に認められる。多くの種類の鳥は自分で巣を作る。さまざまな原材料を組み合わせて適切な建設資材を作る人間と同じように、鳥も巣を作るときには、さまざまな種類の天然素材を使い、それらを適切に組み合わせる。さらに鳥は最も強いまたは固い素材を巣の基盤に自然に使い、柔らかい藁を寝床に使う。ツバメの場合、両親が責任を持って子供を世話し、巣の適切な管理を含む多くのことを教えている。ハトも巣を作っており、アリストテレスの観察によれば、オスバトとメスバトがつがいになると、一生一緒にいることになる。オスバトは子育てに強い関心を持っており、子供が自分の巣作りに移る時期になると、新しい巣でしばらく一緒に暮らすことによって子供を助ける。

ウズラやヤマウズラのような大きくて重い鳥は木に巣を作らない。こういった鳥は、地面に空いた穴をひっかき、卵を産んでから、卵を棘や棒で覆う。これは、タカやワシなどの捕食動物からの防衛手段の役割を果たしている。卵が孵化すると、子供のウズラは巣立って自分で食べ物を探すようにすぐに教えられる。なぜならば、ウズラは飛ぶのが得意ではないので、両親は責任を持って子供のために餌を集めることができないからである。猟師がウズラの子供たちに近づいて捕まえようとすると、母ウズラはわざと怪我をしたふりをして、つまづいたり転んだりしながら猟師の前に身を投げ出す。猟師が母ウズラを捕まえようとする瞬間に、母ウズラは急発進して、猟師を子供たちからおびき寄せるのだ。こうすることで、ウズラの子供たちは逃げる時間を十分に確保でき、猟師がウズラを捕まえるのをあきらめた後で、母ウズラは地面の巣に戻って来て、子供たちを呼び戻すのである。

アリストテレスは、ツルの鋭い知性についても記している。ツルは長距離を飛んだり、空高く舞い上がったりできる。ツルは飛んでいる最中に暗雲や嵐が近づいているのを目にすると、雨や嵐から身を守るために地上に戻ってくる。ツルは普通は集団で集まっている（「群れ」として知られる）。すべての群れにはリーダーがいて、危険があるときには責任を持って他のツルに警告を与える。ツルは眠るとき、頭を羽の下で休めて、両脚で交互に立っている。ツルの群れのリーダーは夜でも頭を羽の下で休めない。なぜならば、彼は危険の見張り番であり、何かが見えたら大声で叫ぶことになっているからだ。

野鳥の中には、近づけなかったり、見づらかったりする場所に巣を作るものもある。たとえば、タカは崖の端っこに巣を作る。そうする理由は子供の安全のためである。タカは飛ぶのがとても得意なので、巣からかなりの距離を飛んで狩りをして、子供に食べ物を持ち帰ることができるのだ。コンドルも、崖や険しい岩山などの近づけない場所に巣を作る。コンドルの巣や子供を今までに見たことのある人はいない、とアリストテレスは記している。

カッコウは自分で巣を作らない。なぜならば、自分の卵を他の鳥（ジュズカケバト、ヒバリ、アオカワラヒなど）の巣に預けるからだ。そして、卵は孵化すると、この他の鳥に育てられる。カッコウの子供は、その美しさあるいは強さゆえに、同じ巣で生まれた他の鳥の子供よりも力強く成長する。アリストテレスの考えでは、カッコウが自分の卵を他の鳥の巣に預ける理由は、自分自身の臆病さを自覚しているからであり、緊急時に子供を助けたり、あらゆる状況で守ってあげたりできないだろうからである。

ワシにはいくつかの種類がある。「オジロワシ」と呼ばれる種のワシは多くの場所で見つけることができる。たとえば、市の郊外や、平野、山の上、森の奥、などである。「カモ殺し」の名で知られる種のワシは、湿地帯の湖近くに住んでいる。ワシの中で最も小さな種は、アリストテレスの観察によれば、最も大胆でもあり、「クロコシジロイヌワシ」または「ウサギ殺し」として知られる。このワシは素早く飛ぶことが得意で、子育てに大変熱心であり、習慣的にとても清潔できちんとしている。さらに、嫉妬する気配など全く見せず、勇敢だが好戦的ではなく、静かであり、鳴いたり叫んだりしない。ワシは地面近くではなく、高い崖や岩礁、木の上高くなどに巣を作る。ワシの子供がいったん飛べるようになると、親は子供を巣から追い出して、地元から追い払う。こうする理由は、ワシのつがいは狩りをするのに広大な面積が必要であり、同じ地域にワシが多くいすぎると食料調達に負担をかけることになるからだ。ワシは猛禽類である。すなわち、他の動物を狩り、視力が極めて良好であり、非常に強い嘴とかぎ爪を持っている。ワシが狩る動物は、野ウサギ、カモ、子鹿、キツネ、魚などである。ワシの多くは非常に長生きである。これは、巣の手入れや管理が長い期間なされていることから推測可能である。ワシは大空高く飛んで舞い上がる。これは下の地面を広く見渡すためであり、このためにワシは神に似ていると言われる唯一の鳥だとアリストテレスは記している。

酪農学園大学（獣医）28年度　（61）

3

〔解答〕

21. B　22. D　23. B　24. C　25. A
26. C　27. A　28. D　29. C　30. C

〔出題者が求めたポイント〕

21. That S V is believed = It is believed that S V「S が V すると信じられている」。名詞節の that 節が主語になっている形。

22. 直後に文があるので、接続詞の D が正解。A は副詞、B・C は前置詞（句）。

23. The capacity for flight「飛行能力」に対する述語動詞。distinguish A from B「A を B と区別する[分け隔てる]」

24. 主語の Sunburn「日焼け」と同格になって補足説明する名詞句。全体として挿入句になっている（Sunburn に対する述語動詞は is not caused by...）。

25. serve a ～ purpose「～な役割を果たす」、by doing「～することによって」、prey on ～「～を餌とする」、rodent「齧歯類」

26. New software に対する述語動詞。現在進行形で受動態。

27. accept は第 3 文型なので、目的語となる名詞の A が正解。C は副詞、D は形容詞。

28. with O C「O が C なので」の構文。A「耕作」B「学問分野、しつけ」C「伝記」D「（教育的）背景」

29. Bacteria に対する述語動詞で thrive in ～「～の中で成長する」と assist in ～「～に役立つ」が並んでいる。

30. enable A to do「A が～するのを可能にする」

4

〔解答〕（2 番目・7 番目の順に）

31. ホ・ニ　32. イ・ニ　33. ヘ・ハ
34. ハ・ヌ　35. ロ・ヘ

〔出題者が求めたポイント〕

31. (At) no time in my life have I been sadder than I am (today.)

32. Airborne asbestos concentrations were reduced by an average of ninety-five percent.

33. (Advances) in chemistry meant that entirely synthetic forms could be created.

34. (Octopuses usually) move about by crawling along the bottom of the sea on their arms bearing suction (disks.)

35. (Animals) with even-numbered toes have multiple stomachs in which bacteria colonize to digest dietary (fiber.)

数　学

解　答　　28年度

第 1 期

1
〔解答〕
(1) $-\dfrac{175}{27} < a < 3$

(2) $-\dfrac{1}{a}\log_2 x$

(3) $0 \leq \theta < \dfrac{\pi}{4},\ \dfrac{\pi}{2} < \theta < \dfrac{3}{4}\pi$

(4) $n^2(4n-3)$

(5) $-\dfrac{3}{5}$

(6) $\dfrac{1}{36}$

〔出題者が求めたポイント〕
(1) 微分法
　定数分離の考え方を使う。
(2) 逆関数
　$y = x$ について対称移動を数式を使って行ってもよいが，$y = x$ であれば逆関数の考え方を使った方が早い。
(3) 三角不等式
(4) 数列の和
　k が奇数のときと偶数のときで別々に式変形する。
(5) 複素数
(6) 2 次方程式・確率
　b の値を決めておいて，それに合う，a, c の組を考える。

〔解答のプロセス〕
(1) $x^3 - x^2 - 4x = x + a$ より $x^3 - x^2 - 5x = a$
　$f(x) = x^3 - x^2 - 5x$ とすると，
　$f'(x) = 3x^2 - 2x - 5 = (3x-5)(x+1)$
ここから増減表をつくると，

x		-1		$\dfrac{5}{3}$	
$f'(x)$	$+$	0	$-$	0	$+$
$f(x)$	↗	3	↘	$-\dfrac{175}{27}$	↗

∴ $-\dfrac{175}{27} < a < 3$

(2) $f(x)$ は $\left(\dfrac{1}{2}\right)^{ax}$ の逆関数であるから，
　$x = \left(\dfrac{1}{2}\right)^{ay}$ を変形して，$y = -\dfrac{1}{a}\log_2 x$

(3) $\sin 2\theta - \sqrt{2}\cos\theta = \sqrt{2}\cos\theta(\sqrt{2}\sin\theta - 1) < 0$
ゆえに，$\cos\theta < 0,\ \sqrt{2}\sin\theta - 1 > 0$ または
$\cos\theta > 0,\ \sqrt{2}\sin\theta - 1 < 0$

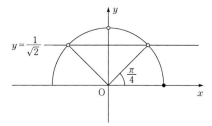

これを解いて，$0 \leq \theta < \dfrac{\pi}{4},\ \dfrac{\pi}{2} < \theta < \dfrac{3}{4}\pi$

(4) $\displaystyle\sum_{k=1}^{2n}(-1)^k \cdot k^3$
$= -1\cdot 1^3 + (-1)^2\cdot 2^3 + (-1)^3\cdot 3^3 + \cdots\cdots$
　　　　　　　　　　　　　$+ (-1)^{2n}\cdot (2n)^3$
$= -\{1^3 + 3^3 + \cdots\cdots + (2n-1)^3\} + \{2^3 + 4^3 +$
　　　　　　　　　　　　　$\cdots\cdots + (2n)^3\}$
$= -\displaystyle\sum_{k=1}^{n}(2k-1)^3 + \sum_{k=1}^{n}(2k)^3$
$= \displaystyle\sum_{k=1}^{n}(12k^2 - 6k + 1) = n^2(4n-3)$

(5) $c = \dfrac{-2b(a-bi)}{a^2+b^2} + \dfrac{ai(b-ai)}{b^2+a^2} - 2i$

$= \dfrac{(a^2-2ab) + (ab-2a^2)i}{a^2+b^2}$

c は実数なので，$ab - 2a^2 = a(b-2a) = 0$
$a \neq 0$ なので，$b = 2a$
∴ $c = \dfrac{a^2 - 2a\cdot 2a}{a^2 + (2a)^2} = -\dfrac{3}{5}$

(6) $2ax^2 + 2bx + c = 0$ について
判別式 $D/4 = b^2 - 2ac = 0$
これを満たす (a, b, c) の組は，
　$(2, 2, 1),\ (1, 2, 2),\ (4, 4, 2),\ (2, 4, 4)$
　$(3, 6, 6),\ (6, 6, 3)$
の 6 組　∴ $\dfrac{6}{6^3} = \dfrac{1}{36}$

2
〔解答〕
(1) $f(x) = \dfrac{3}{4}x^2 + x$

(2) $k = 1,\ a = -2,\ \dfrac{2}{3}$

(3) $x = 0$ のとき　極小値 0
　$x = -\dfrac{8}{9}$ のとき　極大値 $\dfrac{64}{243}$

〔出題者が求めたポイント〕
　積分法・微分法
　特に記載はないが，特定 a と積分区分 $f(a)$ は実数として扱っている。

〔解答のプロセス〕

(1) $\displaystyle\int_0^{f(a)} f(t)dt = A$ とおくと，A は定数であるから，

$$\int_{-1}^{1} f(x)dx = \int_{-1}^{1}(Ax^2 + x)dx$$

$$= 2\int_0^1 Ax^2 dx = 2\left[\frac{A}{3}x^3\right]_0^1$$

$$= \frac{2}{3}A = \frac{1}{2}$$

$\therefore\ A = \dfrac{3}{4}$ より，$f(x) = \dfrac{3}{4}x^2 + x$

(2) $\displaystyle\int_0^{f(a)} f(t)dt = \int_0^k \left(\frac{3}{4}t^2 + t\right)dt$

$$= \left[\frac{1}{4}t^3 + \frac{1}{2}t^2\right]_0^k$$

$$= \frac{1}{4}k^3 + \frac{1}{2}k^2 = \frac{3}{4}$$

これを解いて $k = 1$

$$f(a) = \frac{3}{4}a^2 + a = 1\quad a = -2,\ \frac{2}{3}$$

(3) $g(x) = xf(x) = \dfrac{3}{4}x^3 + x^2$

$g'(x) = \dfrac{9}{4}x^2 + 2x = \dfrac{9}{4}x\left(x + \dfrac{8}{9}\right)$ であるから

x		$-\dfrac{8}{9}$		0	
$g'(x)$	$+$	0	$-$	0	$+$
$g(x)$	↗	$\dfrac{64}{243}$	↘	0	↗

増減表から，

$x = 0$ のとき 極小値 0

$x = -\dfrac{8}{9}$ のとき 極大値 $\dfrac{64}{243}$

3

〔解答〕

(1) $\dfrac{5}{9}$　(2) $\dfrac{1}{9}$

(3) $-\dfrac{2}{9}$　(4) $\dfrac{5}{9}$　(5) $-\dfrac{4}{9}$

(6) $\dfrac{3}{2}$

(7) $\dfrac{11}{3}$

(8) $\dfrac{11}{6}$

〔出題者が求めたポイント〕

空間ベクトル

〔解答のプロセス〕

(1)，(2) $\overrightarrow{HC} \perp \triangle OAB \Leftrightarrow \overrightarrow{HC} \perp \vec{a}$ かつ $\overrightarrow{HC} \perp \vec{b}$

$\overrightarrow{HC} \cdot \vec{a} = \overrightarrow{OC} \cdot \vec{a} - s|\vec{a}|^2 - t\vec{a} \cdot \vec{b} = 1 - 2s + t = 0$

$\overrightarrow{HC} \cdot \vec{b} = \overrightarrow{OC} \cdot \vec{b} - s\vec{a} \cdot \vec{b} - t|\vec{b}|^2 = s - 5t = 0$

ゆえに，$s = \dfrac{5}{9}$，$t = \dfrac{1}{9}$

(3)，(4)，(5)

$$\overrightarrow{OH} = \frac{5}{9}\vec{a} + \frac{1}{9}\vec{b} = \left(-\frac{2}{9},\ \frac{5}{9},\ -\frac{4}{9}\right)$$

(6) $s = \dfrac{1}{2}\sqrt{|\vec{a}|^2|\vec{b}|^2 - (\vec{a} \cdot \vec{b})^2} = \dfrac{1}{2}\sqrt{2 \cdot 5 - 1} = \dfrac{3}{2}$

(7) $\overrightarrow{HC} = \overrightarrow{OC} - \overrightarrow{OH} = \left(\dfrac{11}{9},\ \dfrac{22}{9},\ \dfrac{22}{9}\right)$

$$|\overrightarrow{HC}| = \sqrt{\left(\frac{11}{9}\right)^2 + \left(\frac{22}{9}\right)^2 + \left(\frac{22}{9}\right)^2}$$

$$= \frac{11}{3}$$

(8) $V = \dfrac{1}{3}s \cdot |\overrightarrow{HC}| = \dfrac{1}{3} \cdot \dfrac{3}{2} \cdot \dfrac{11}{3} = \dfrac{11}{6}$

第 2 期

1

〔解答〕
(1) $0 < a < 1$, $\sqrt{2} \leqq a$ (2) 10 回
(3) $y = \dfrac{3}{2}x^2 + x + \dfrac{3}{2}$ (4) 5 個
(5) $9x - 8$ (6) $\dfrac{45}{49}$

〔出題者が求めたポイント〕
(1) 二次方程式
　2つの判別式について，$D_1 \times D_2 < 0$ となる条件を求めればよいが，実数解については指定がないので，$D > 0$ でなく $D \geqq 0$ であることに注意
(2) 指数・対数関数
(3) 軌跡(媒介変数表示)
(4) 三角関数
　方程式として見て解の個数を求めてもよいが，グラフを用いればもっと早い。
(5) 整式の性質
(6) 確率(条件付き確率)

〔解答のプロセス〕
(1) $x^2 + 4x + 2a^2 = 0$ について
　判別式 $D_1/4 = 4 - 2a^2$
　$x^2 - 4ax - 2a + 6 = 0$ について
　判別式 $D_2/4 = 4a^2 + 2a - 6$
　題意を満たすには $D_1/4 \geqq 0$, $D_2/4 < 0$ または
　$D_1/4 < 0$, $D_2/4 \geqq 0$
　$a > 0$ に注意して解くと，$0 < a < 1$, $\sqrt{2} \leqq a$

(2) 最初の高さを h_0 とすると，n 回床にぶつかった後の到達する高さ h_n は
$$h_n = \left(\dfrac{81}{100}\right)^n \cdot h_0$$
　h_n が $\dfrac{1}{8} h_0$ より小さくなるのは，
$$\dfrac{1}{8} h_0 \geqq \left(\dfrac{81}{100}\right)^n h_0$$
　を解いて，$n \geqq \dfrac{-3\log_{10} 2}{2(\log_{10} 9 - 1)} = \dfrac{0.903}{0.0916} = 9.85 \cdots$ なので，
　最小の反発回数は 10 回

(3) $\overrightarrow{OP} = s^2(1, 4) + t^2(-1, 2)$
　　　　$= (s^2 - t^2, 4s^2 + 2t^2)$
　　　　$= (2s - 1, 6s^2 - 4s + 2)$
　$P(x, y)$ とすると，$x = 2s - 1$, $y = 6s^2 - 4s + 2$
　s を消去して，$y = \dfrac{3}{2}x^2 + x + \dfrac{3}{2}$

(4) 座標軸上に，$y = \sin 3\theta$ と $y = \sin 2\theta$ のグラフを描くと，

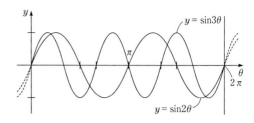

これらの交点を数えれば，5 個。

(5) $P(x) = (x^2 + x - 2)Q(x) + x = (x^2 - 4)R(x) + 3x + 4$
　と表せるので，$P(1) = 1$, $P(2) = 10$ である。
　　$P(x) = (x^2 - 3x + 2)S(x) + ax + b$
　　　　$= (x - 2)(x - 1)S(x) + ax + b$
　と表すと，
　　$P(1) = a + b = 1$, $P(2) = 2a + b = 10$
　よって，$a = 9$, $b = -8$

(6)

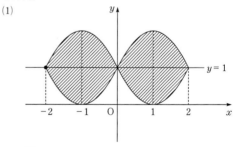

求める確率は，$\dfrac{\dfrac{5}{9} \times 0.9}{\dfrac{4}{9} \times 0.1 + \dfrac{5}{9} \times 0.9} = \dfrac{45}{49}$

2

〔解答〕
(1)

（図：$y = 1$ の直線と放物線で囲まれた斜線領域，x 軸上に $-2, -1, 1, 2$ の目盛り）

(2) $\dfrac{16}{3}$

〔出題者が求めたポイント〕
(1) 領域　(2) 積分法

〔解答のプロセス〕
(1)(i) $x < 0$, $y < 1$ のとき，
　　$D : x^2 + 2x - y + 1 \leqq 0$ ∴ $y \geqq x^2 + 2x + 1$
(ii) $x < 0$, $y \geqq 1$ のとき，
　　$D : x^2 + 2x + y - 1 \leqq 0$ ∴ $y \leqq -x^2 - 2x + 1$
(iii) $x \geqq 0$, $y < 1$ のとき，
　　$D : x^2 - 2x - y + 1 \leqq 0$ ∴ $y \geqq x^2 - 2x + 1$
(iv) $x \geqq 0$, $y \geqq 1$ のとき，
　　$D : x^2 - 2x + y - 1 \leqq 0$ ∴ $y \leqq -x^2 + 2x + 1$

(2) (1)の(i)の領域の面積を S とすると，D の面積は $4S$ である。

酪農学園大学（獣医） 28 年度 （65）

$$S = \int_{-2}^{0} \{1 - (x^2 + 2x + 1)\}dx$$

$$= -\int_{-2}^{0} (x^2 + 2x)dx = \frac{4}{3}$$

$$\therefore \quad 4S = \frac{16}{3}$$

❸

〔解答〕

(1) $-\dfrac{1}{2}$ (2) $a_n = \dfrac{1}{2} a_{n-1} \ (n \geqq 3)$

(3) $a_n = -\left(\dfrac{1}{2}\right)^{n-1}$ (4) $\dfrac{2}{3}\left(\dfrac{1}{4^{n-1}} - 1\right)$

(5) $-\dfrac{1}{3} - \dfrac{1}{6}\left(\dfrac{1}{4}\right)^{n-1}$ (6) $T_n - V_n$

(7) $\dfrac{5}{6}\left(\dfrac{1}{4}\right)^{n-1} - \dfrac{1}{3}$

〔出題者が求めたポイント〕

数列

導出が文章になっているので，その通りに変形していく。

〔解答のプロセス〕

(1) $a_2 = -S_2 = -a_1 - a_2$ より $a_2 = -\dfrac{1}{2}a_1 = -\dfrac{1}{2}$

(2) $S_n = S_{n-1} + a_n$

$-a_n = -a_{n-1} + a_n \quad \therefore \quad a_n = \dfrac{1}{2}a_{n-1}$

(3) 数列 $\{a_n\}$ $(n \geqq 2)$ は，公比 $\dfrac{1}{2}$，初項 $a_2 = -\dfrac{1}{2}$ の

等比数列なので，

$$a_n = -\frac{1}{2}\left(\frac{1}{2}\right)^{n-2} = -\left(\frac{1}{2}\right)^{n-1}$$

(4) $D_n = \displaystyle\sum_{k=1}^{n} \left\{-\left(\frac{1}{2}\right)^{k-1}\right\}^2$

$$= \sum_{k=1}^{n}\left(\frac{1}{4}\right)^{k-1} = \frac{1 - \left(\dfrac{1}{4}\right)^n}{1 - \dfrac{1}{4}} = \frac{4}{3}\left(1 - \frac{1}{4^n}\right)$$

$\therefore \quad S_n{}^2 = D_n + 2T_n$ より

$$T_n = \frac{S_n{}^2 - D_n}{2} = \frac{\left\{-\left(\dfrac{1}{2}\right)^{n-1}\right\}^2 - \dfrac{4}{3}\left(1 - \dfrac{1}{4^n}\right)}{2}$$

$$= \frac{2}{3}\left(\frac{1}{4^{n-1}} - 1\right)$$

(5) $V_n = a_1 \cdot a_2 + a_2 \cdot a_3 + a_3 \cdot a_4 + \cdots\cdots + a_{n-1} \cdot a_n$

$$= 1 \cdot \left(-\frac{1}{2}\right) + \left(-\frac{1}{2}\right) \cdot \left(-\frac{1}{4}\right) + \left(-\frac{1}{4}\right) \cdot \left(-\frac{1}{8}\right)$$

$$+ \cdots\cdots + \left(-\frac{1}{2^{n-1}}\right) \cdot \left(-\frac{1}{2^n}\right)$$

$$= -\frac{1}{2} + \frac{1}{8} + \frac{1}{32} + \cdots\cdots + \frac{1}{2^{2n+1}}$$

$$= -\frac{1}{2} + \sum_{k=1}^{n-1}\left(\frac{1}{2^{2k+1}}\right)$$

$$= -\frac{1}{2} + \frac{1}{2}\sum_{k=1}^{n-1}\left(\frac{1}{4^n}\right)$$

$$= -\frac{1}{3} - \frac{1}{6}\left(\frac{1}{4}\right)^{n-1}$$

(6) T_n は任意の 2 項の積から，同じ項の積を除いたものであり，V_n は連続 2 項の積なので，

$$V_n + V_n = T_n$$

$$\therefore \quad V_n = T_n - V_n$$

(7) $V_n = T_n - V_n = \dfrac{2}{3}\left(\dfrac{1}{4^{n-1}} - 1\right) - \left\{-\dfrac{1}{3} - \dfrac{1}{6}\left(\dfrac{1}{4^{n-1}}\right)\right\}$

$$= \frac{5}{6}\left(\frac{1}{4}\right)^{n-1} - \frac{1}{3}$$

化 学

解答　28年度

第Ⅰ期

1

〔解答〕
1) 3.0×10^{23} 個　2) $9.8 \times 10^{-24} \text{ cm}^3$
3) 6.7×10^{-1} L　4) 27

〔出題者が求めたポイント〕
原子量
物質量と質量・個数・気体の体積の換算を理解しておく。

〔解答のプロセス〕
1) 窒素 8.4 g = 0.3 mol，酸素 6.4 g = 0.2 mol なので，
　総分子数は $6.0 \times 10^{23} \times (0.3 + 0.2) = 3.0 \times 10^{23}$

2) 銅は面心立方格子なので，その格子の一辺の長さを a とすれば

$$（密度）= \dfrac{\dfrac{63.5}{6.0 \times 10^{23}} \times 4}{a^3} = 8.0 \text{ より，}$$

$a^3 = 5.2916 \cdots \times 10^{-23}$
銅原子1個の半径を r とすれば，$4r = \sqrt{2}\,a$
∴ $r = \dfrac{\sqrt{2}}{4}a$

さらに銅原子を球と見なせば，その体積は
$\dfrac{4}{3}\pi r^3 = \dfrac{\sqrt{2}}{24}\pi a^3 = 9.758 \cdots \times 10^{-24}\,(\text{cm}^3)$

3) 窒素分子 1.8×10^{22} 個 = 0.03 mol なので
　その体積は標準状態では，0.672 (L)

4) 　2Al　　　　　⟶　　Al$_2$O$_3$
　(Mg/mol) × 2　　　　(2M + 48 g/mol)
　　4.5　　　　　　　　　　8.5
2M : 2M + 48 = 4.5 : 8.5 を解いて　M = 27

2

〔解答〕
1) A ⌬-NO$_2$　B ⌬-NH$_2$　C ⌬-NHCOCH$_3$

2) ①アミド　②ヘキサメチレンジアミン　③縮合
3) 42

〔出題者が求めたポイント〕
有機化学，合成高分子

〔解答のプロセス〕
それぞれの反応は，

I ⌬ $\xrightarrow{\text{HNO}_3/\text{H}_2\text{SO}_4}$ ⌬-NO$_2$ $\xrightarrow{\text{Sn, HCl}}$ $\xrightarrow{\text{NaOH}}$ ⌬-NH$_2$
　　　　　　　　化合物 A　　　　　　　　　　　化合物 B

$\xrightarrow{\text{無水酢酸}}$ ⌬-NH-COCH$_3$
　　　　　　化合物 C

II HOOC(CH$_2$)$_4$-COOH + H$_2$N-(CH$_2$)$_6$-NH$_2$
　　アジピン酸　　　　　　ヘキサメチレンジアミン

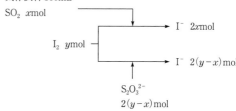

6,6-ナイロン

3) 6,6-ナイロンの分子量は重合度を n として $226n + 18$
よって，$226n + 18 = 9.51 \times 10^3$　$n = 42$

3

〔解答〕
1) 二酸化硫黄　2) 下方置換
3) ① $2e^-$ ② $2I^-$ ③ SO_2 ④ SO_4^{2-} ⑤ $2e^-$
4) $I_2 + SO_2 + 2H_2O \longrightarrow 2HI + H_2SO_4$
5) ⑥ 2　⑦ 2　⑧ 2　6) 1.7×10^{-3} mol

〔出題者が求めたポイント〕
酸化還元滴定
6)のような二段滴定の問題は，「何と何がどのくらい反応してどのくらい余ったか」を考えると，式をつくりやすい

〔解答のプロセス〕
6) 気体試料 500mL
　SO$_2$　x mol
　I$_2$　y mol ⟶ I$^-$　$2x$ mol
　　　　　　　⟶ I$^-$　$2(y-x)$ mol
　S$_2$O$_3^{2-}$
　$2(y-x)$ mol

$y = 0.10 \text{ mol/L} \times \dfrac{100}{1000} \text{ L} \times \dfrac{20}{100} = 2.0 \times 10^{-3}$ mol

$2(y-x) = 0.060 \text{ mol/L} \times \dfrac{10}{1000} \text{ L} = 6.0 \times 10^{-4}$ mol

ここから，$x = 1.7 \times 10^{-3}$ mol

4

〔解答〕
1) $\dfrac{[A^-]}{[HA]}$　2) ② f　③ b　3) 4.56
4) 4.38　5) 20倍

〔出題者が求めたポイント〕
化学平衡（緩衝溶液）
問題文式(4)までの流れは緩衝溶液のpHの導出として基本

〔解答のプロセス〕
1) 式3から，

$$\frac{1}{[H^+]} = \frac{[A^-]}{[HA]} \cdot \frac{1}{K_a}$$

両辺の対数をとって

$$pH = pK_a + \log\frac{[A^-]}{[HA]}$$

2) MA はほぼ完全電離であるのに対し，HA は全てが電離するわけではない．HA の電離は平衡反応で，MA の電離によって生じた A⁻ により平衡は左に偏る
A⁻ の加水分解は

$$A^- + H_2O \rightleftharpoons HA + OH^-$$

という平衡反応で，こちらも HA の存在により平衡が左に偏る

3)
$$C_A = \frac{1.88 \times (0.532 - 0.266)}{1.0} = 0.50\cdots \text{ mol/L}$$

$$C_B = \frac{1.88 \times 0.266}{1.0} = 0.50\cdots \text{ mol/L}$$

$$pH = pK_a + \log\frac{C_B}{C_A} = 4.56$$

4)

加える前(1 L)	→	加えた後(1 L)
HA　0.50 mol	→	0.60 mol
A⁻　0.50 mol	→	0.40 mol

$$pH = pK_a + \log\frac{0.40}{0.60} = 4.38$$

5) 式4と同じと考えれば

$$pH = pK_a + \log\frac{[HCO_3^-]}{[H_2CO_3]}$$

$$\therefore \quad \log\frac{[HCO_3^-]}{[H_2CO_3]} = pH - pK_a = 1.30$$

$$\therefore \quad \frac{[HCO_3^-]}{[H_2CO_3]} = 10^{1.30} = 10 \cdot 10^{0.30} = 20$$

第Ⅱ期

❶

〔解答〕

1) ① 可逆　② 温度　③ 圧力
　　④ ルシャトリエ
2) b
3) 9.1×10^{-3}
4) 10

〔解答のプロセス〕

2) 熱化学方程式から，N_2O_4 の生成は発熱反応である．温度を下げると，発熱反応が進むようになるので，平衡は左に傾く．

3) $K = \dfrac{[H_2][I_2]}{[HI]^2} = \dfrac{8.0 \times 10^{-3} \times 8.0 \times 10^{-3}}{(8.4 \times 10^{-2})^2}$

$\qquad = 0.9070\cdots \times 10^{-2}$

$\therefore \quad 9.1 \times 10^{-3}$

4) $H_2 + I_2 \rightleftharpoons 2HI$

	H_2	I_2	HI	
前	1.20	0.80	0	(mol)
反	$-x$	$-x$	$+2x$	
	$1.20-x$	$0.80-x$	$2x$	総和：2.00

$\dfrac{2x}{2.00} = x = 0.60$ であるから，

I_2 の分子数が全体に占める割合は，$\dfrac{0.80-x}{2.00} = 0.10$

$\therefore \quad 10\%$

❷

〔解答〕

1) C_6H_6
2) CHI_3
3)

A
$$\begin{matrix} CH_3 \\ CH_3 \end{matrix} \!\! \Big\rangle C=C \Big\langle \!\! \begin{matrix} CH_2CH_3 \\ H \end{matrix}$$

B
$$CH_3-\underset{O}{\overset{\;}{C}}-CH_3$$

C
$$H-\underset{O}{\overset{\;}{C}}-CH_2CH_3$$

4)
$$\begin{matrix} CH_3CH_2 \\ H \end{matrix} \!\! \Big\rangle C=C \Big\langle \!\! \begin{matrix} CH_2CH_3 \\ H \end{matrix} \qquad \begin{matrix} CH_3CH_2 \\ H \end{matrix} \!\! \Big\rangle C=C \Big\langle \!\! \begin{matrix} H \\ CH_2CH_3 \end{matrix}$$

〔解答のプロセス〕

1) A はアルケンで，二重結合を1分子に1つもっている．
ゆえに，3.36 L の水素(0.15 mol)と反応する A は 0.15 mol なので，A の分子量は，

$$\frac{12.6}{0.15} = 84$$

さらに，アルケンの分子式は C_nH_{2n} で，分子量は $14n$ であるから，$n=6$

2) B で生成しているのはヨードホルムなので，化学式は CHI_3
3) B の分子量は58で，ヨードホルム反応をするので，

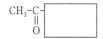

のような構造となる。□の部分で分子量が15なので，メチル基とわかる。ゆえにBはアセトン。
Cは銀鏡反応をするので，アルデヒドであり，Aが炭素数6，Bが3なので，Cは炭素数3となる。炭素数3のアルデヒドは1種しかない。
4) 求める構造は，Aと一部の構造が共通である。

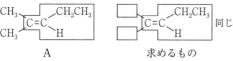

このうち，幾何異性体をもつのは3-ペンテンである。

❸
〔解答〕
1) $2CH_4(気) + 3O_2(気)$
$= 2CO_2(気) + 4H_2O(液) + 1780 kJ$
$C_2H_6(気) + \frac{5}{2} O_2(気) = 2CO_2 + 3H_2O(液) + 1561 kJ$
2) ① 3288　② 2832
3) d
4) 水
5) a

〔解答のプロセス〕
2) ① C-H結合を1本切るのに，411 kJなので，
$411 \times 8 = 3288$ (kJ)
② ①と同様に，
$411 \times 6 + 366 = 2832$ (kJ)
3), 4) メタン2分子と，エタン1分子では，生成するCO₂の数は同じだが，O₂及びH₂Oの数が異なる。文章では「結合を2本」，「生成する」とあるので，H₂Oについて答えればよい。
5) 文章から，同じモル数のCO₂を生成する際の熱量がメタンの方が大きいのは，同時に生成するH₂Oの数が多いからである。
これに合致しているのは，aの記述である。

❹
〔解答〕
1) ビウレット反応
2) キサントプロテイン反応
3) アラニン-リシン-チロシン-グルタミン酸-システイン
4)
```
  CH₂CH₃COOH      CH₂CH₃COOH      CH₂CH₃COO⁻       CH₂CH₃COO⁻
     |                |                |                |
⁺H₃N-C-COOH     ⁺H₃N-C-COO⁻     ⁺H₃N-C-COO⁻       H₂N-C-COO⁻
     |                |                |                |
     H                H                H                H
    pH1            pH3.25            pH7             pH12
```

〔解答のプロセス〕
3) Bから，N末端はアラニン，FからC末端はシステインとわかる。
チロシンに注目すると，キモトリプトシンで加水分解した。ⅢとⅣのうち，チロシンはⅢに含まれている(Eの文から)。
Dの文から，Ⅲはトリペプチド以上なので，チロシンは左から3番目か4番目である。
ここで，チロシンが4番目になると，ペプチドⅣはシステインのみとなるので，チロシンは3番目。
さらに，リシンのカルボキシ側で切断すると，リシンはペプチドⅠに残るが，ペプチドⅠはアミノ酸2以下なので，リシンは2番目。

4) $XH \rightleftarrows X^- + H^+$
$Ka = \frac{[X^-][H^+]}{[XH]}$ より，$\frac{Ka}{[H^+]} = \frac{[X^-]}{[XH]}$ であるから，
$Ka > [H^+]$ であるとき，$\frac{Ka}{[H^+]} > 1$ であるから，
$[X^-] > [XH]$ となり，電離するものが多いといえる。
pH1 $\Longleftrightarrow$ $[H^+] = 10^{-1}$ であるから，pH1のときは，H⁺の電離は起こらない。
対して，pH3.25 $\Longleftrightarrow$ $[H^+] = 10^{-3.25}$ であるから，
不斉炭素原子に結合したカルボキシ基は電離するが，側鎖はしない。

生　物

解答　28年度

第1期

①
〔解答〕
1)　① オルドビス紀　② シルル紀　③ デボン紀
2)　① 小進化　② 遺伝的平衡　③ 生殖的隔離
3)　① イヌ　② ニワトリ　③ イモリ　④ サメ

〔出題者が求めたポイント〕
出題分野：地質時代・進化
1)地球の成立から現在までの相対的な時間区分を、地質時代という。古生代はカンブリア紀・オルドビス紀・シルル紀・デボン紀・石炭紀・ペルム紀の順に細分化される。
2)①種分化にまでは及ばない、集団の遺伝子頻度の変化を小進化という。対して新たな生物種が生じるといった大きな変化を大進化という。
　②世代を超えても遺伝子頻度が変化しない状態のことを、遺伝的平衡といい、以下の5つの条件を全て満たす集団は遺伝的平衡の状態となることを、ハーディー・ワインベルグの法則という。
ハーディー・ワインベルグの法則の前提条件
1.極めて多数の同種の個体からなる。
2.集団内では突然変異が生じない。
3.他の集団との間で、個体の移入や移出が起こらない。
4.すべての個体は自由に交雑して子孫を残す。
5.個体間の生存力や繁殖力に差がない。
　③生物間の遺伝的な違いによって、生殖能力のある子を生じないなど、遺伝子の流動が制限されていることを、生殖的隔離という。
3)アミノ酸配列の変化といった、分子進化の情報をもとに生物の系統関係を樹状に表したものを分子系統樹という。

②
〔解答〕
①○　②○　③○　④×　⑤○　⑥○
⑦○　⑧○　⑨○　⑩○

〔出題者が求めたポイント〕
出題分野：受容器と効果器
④うずまき管の基底膜が振動することで、コルチ器も振動する。それにより聴細胞の感覚毛が覆い膜によって刺激され興奮が生じる。よって誤り。
⑦基底膜はうずまき管の基部では硬く、頂上に近くなるに従って柔らかくなる。これにより周波数に応じて一定の場所の基底膜が振動することで音の高低を聞き分けることができる。

③
〔解答〕
1)　① X　② Z
2)　XY型　エ・ク　　XO型　ウ・キ
　　ZW型　イ・カ　　ZO型　ア・オ
3)　①wwOoSS　wwOoSs
　　②雄親　wwoss　　雌親　wwOoSs

〔出題者が求めたポイント〕
出題分野：遺伝
1)オスヘテロ型であるXO型の雄の性染色体構成はX染色体が1本、メスヘテロ型であるZW型の雌の性染色体構成はZ染色体が1本である。
3)①全身が白色個体ではないため、wwであることがわかる。また、オレンジ色と黒色の両方であることから、Ooであり、さらに白色の斑紋を持つことから、SSあるいはSsであることがわかる。以上より、wwOoSSあるいはwwOoSsとなる。
　②遺伝子OはX染色体上にあることから、雄は遺伝子Oがヘテロになることはない。したがって、黒色の個体は雄親であり、遺伝子型はwwossとなる。また、生じた子に白色斑紋がないことから、雌親は少なくとも一つのs遺伝子を持つことがわかる。したがって、雌親の遺伝子型はwwOoSsとなる。

④
1)　① 化学合成　② 化学合成　③ 光合成
　　④ 化学合成　⑤ 光合成
2)　①ア　②イ　③エ　④カ　⑤ウ又はキ
3)　イ
4)　イ
5)　キ
6)　反応式 ①④　　生物 ア　カ

〔出題者が求めたポイント〕
出題分野：エネルギー代謝・炭酸同化・窒素同化
1)①亜硝酸菌による化学合成である。
　②硫黄細菌による化学合成である。
　③光合成細菌による光合成である。
　④硝酸菌による化学合成である。
　⑤シアノバクテリアや緑色植物による酸素発生型の光合成である。
2)⑤の光合成は緑藻類であるクロレラや、クロロフィルaを持つシアノバクテリアが行う。
また、クの鉄細菌が行う化学合成は、以下の式で表される。併せて覚えておきたい。
$$4FeSO_4 + O_2 + 2H_2SO_4 \longrightarrow 2Fe_2(SO_4)_3 + 2H_2O$$
3)光合成細菌は光合成色素としてバクテリオクロロフィルを持ち、光化学系を一つしかもたないため、水を分解できず酸素は発生しない。

4) サツマハオリムシやシロウリガイと共生している硫黄細菌は、熱水噴出孔から出る硫化水素を酸化することでエネルギーを取り出し、有機物の合成に利用している。

5) シアノバクテリアが酸素発生型の光合成を行うことで、多量の酸化鉄が海底に沈殿し、縞状鉄鉱層が出来たと考えられている。

6) 土中のアンモニウムイオンは亜硝酸菌によって酸化され、亜硝酸イオンとなる。続いて亜硝酸イオンは硝酸菌によって、硝酸イオンに酸化される。この一連の働きを硝化という。

⑤

1)　① 前期　　② 中期　　③ 胚盤胞(胞胚)
　　④ 内部細胞塊　⑤ 多能性　⑥ 山中伸弥
　　⑦ 繊維芽細胞　　⑧ 遺伝子　　⑨ 拒絶反応

2)　ES 細胞　胚性幹細胞　iPS 細胞　人工多能性幹細胞

〔出題者が求めたポイント〕

出題分野：発生の仕組み・バイオテクノロジー

1) ①第一分裂前期の休止期間中に表層粒など胚の発生に必要な物質が合成されたり、肝細胞や脂肪細胞で作られた物質がエンドサイトーシスによって取り込まれたりする。

②精子の侵入の刺激により、減数分裂が再開され、第二極体の放出が起こり、卵の核が完成する。

⑤分化能力の違いによって、全能性(1個体を形成する全ての細胞種に分化可能な能力)、多能性(三胚葉由来の全ての細胞に分化可能な能力)、多分化能(異なる胚葉由来の細胞には分化できない)に幹細胞は分類される。このうち、ES 細胞や iPS 細胞は、多分化能を持つ幹細胞に分類される。

⑧山中教授は、細胞の初期化に、Oct3/4、Sox2、Klf4、c-Myc の4つの遺伝子をレトロウイルスをベクターとして導入した。現在では c-Myc を除いても可能であることがわかっている。

2) 体細胞クローン作成の要領で作られた胚盤胞の内部細胞塊から作成された ES 様細胞を、ntES 細胞という。併せて覚えておきたい。

酪農学園大学（獣医）28年度　(71)

第2期

1

〔解答〕

1)　① イ　② オ　③ ウ

2)　① 0.6　② 0.4　③ 3：4　④ $\dfrac{5}{7}$　⑤ 45：4　⑥ $\dfrac{2}{7}$

〔出題者が求めたポイント〕

出題分野：DNA・遺伝

1) 同じ生物種であっても、複数の遺伝子型が存在することを遺伝的多型という。遺伝的多型には、一つの塩基の置換によって起こるSNP（一塩基多型）や、2～7の塩基の繰り返し回数の違いによる多型であるマイクロサテライト多型等がある。

　ア の遺伝的浮動とは次世代に伝えられる遺伝子頻度が偶然によって変動することを言う。カ のHLA（ヒト白血球抗原）とは、ヒトのMHC（主要組織適合抗原）のことであり、拒絶反応に深く関わるタンパク質である。

2) B遺伝子の頻度をp、b遺伝子の頻度をq（ただし、p＋q＝1）とすると、BBの頻度：p^2、Bbの頻度：2pq、bbの頻度：q^2となる。黒色の個体が84、赤色の個体が16とあるので、$p^2 + 2pq$：q^2＝84：16となり、これを整理すると、p：q＝6：4となる。p＋q＝1より、p＝0.6、q＝0.4となる。

　赤色の個体を取り除いた、84個体の黒色の個体のうち、遺伝子型がBBの個体とBbの個体との比は、p^2：2pq＝0.36：0.48＝3：4となる。

BB：Bb＝3：4より、B：b＝（3×2＋4）：4＝5：2となり、B遺伝子の遺伝子頻度は $\dfrac{5}{7}$　b遺伝子の遺伝子頻度は $\dfrac{2}{7}$ となる。この遺伝子頻度の集団で自由交配を行うと、BB：Bb：bb＝$\left(\dfrac{5}{7}\right)^2$：$2 \times \dfrac{2}{7} \times \dfrac{5}{7}$：$\left(\dfrac{2}{7}\right)^2$

となり、これを整理すると、BB：Bb：bb＝25：20：4となる。このうち、黒色の個体となるのはBBとBb、赤色となるのはbbであるので、黒：赤＝45：4となる。ハーディー・ワインベルグの法則が成り立つとあるので、世代が変わっても各遺伝子の頻度は変わらない。よって $\dfrac{2}{7}$ となる。

2

〔解答〕

1)　① 水　② 酸素　③ 化学　④ ストロマ
　　⑤ 放射性同位体

2)　ア

3)　A：リブロースビスリン RuBP
　　B：ホスホグリセリン PGA

4)　イ　　5)　カルビン

〔出題者が求めたポイント〕

出題分野：炭酸同化

1) 3) 4) 光化学系Ⅱでは、水が酸素・H^+・e^-に分解される。この時に生じたH^+は、チラコイド膜に埋まっているATP合成酵素を通りストロマに浸透する。その時に生じるエネルギーでATPが合成される。つまりは、光エネルギーはATP内に化学エネルギーとして蓄えられることになる。

　カルビン・ベンソン回路ではC_5化合物のリブロースビスリン酸（RuBP）とCO_2が結合しホスホグリセリン酸（PGA）が生じる反応である二酸化炭素の固定が起こる。次にホスホグリセリン酸（PGA）はATPによるリン酸化を受けて、ビスホスホグリセリン酸となり、NADPHによる還元を受けグリセルアルデヒドリン酸（GAP）となる。さらにグリセルアルデヒドリン酸（GAP）はATPを用いてリブロースビスリン酸（RuBP）を再生する。この間にグルコースやデンプンといった糖を生じる。

2) ストロマにはカルビン・ベンソン回路に関わる様々な酵素が含まれる。酵素はタンパク質でできているため、ア となる。

5) カルビンはクロレラに炭素の放射性同位体である^{14}Cを含む二酸化炭素を用いて、二酸化炭素の固定について調べる実験を行った。この実験によってCO_2が取り込まれて最初にできる物質はホスホグリセリン酸であり、その後色々な化合物に変化していくことが明らかになった。

3

〔解答〕

1)　生物群：エディアカラ生物群
　　時代：先カンブリア時代

2)　カンブリア紀の大爆発（カンブリア大爆発）

3)　動物群：バージェス動物群　動物：ア エ

4)　両生網

5)　化石植物：クックソニア　紀：石炭紀

6)　白亜紀

〔出題者が求めたポイント〕

出題分野：地質時代、生物の変遷

1) オーストラリアのエディアカラ丘陵等から発掘される先カンブリア時代の多細胞生物の化石群をエディアカラ生物群という。エディアカラ生物群の多くは体が柔らかく硬い組織を持たず、偏平な体に消化管も持たないものが多い。

2) カンブリア紀には動物の多様化が爆発的に起こり、現在知られる動物門を含む多様な動物化石が見られるようになった。これをカンブリア紀の大爆発（カンブリア大爆発）という。

3) カンブリア紀の地層であるバージェス頁岩などから産出する化石動物群をバージェス動物群という。硬い組織を持った動物が主に見られ、カンブリア紀の大爆発（カンブリア大爆発）よりも少し後の年代のものとされている。代表的な動物としては、アノマロカリス・ピカイア・オパビニアや脊椎動物（無顎類）であるハイコウイクチスなどがあげられる。
イのディキンソニアはエディアカラ生物群に含まれる代表的な動物。ウのユーステノプテロンはデボン紀に見られる総鰭類である。
5) クックソニアは最古の大型陸上植物であり、シルル紀に栄えた。木性シダ植物が栄えた時代は石炭紀である。
6) 白亜紀後期に大型爬虫類の大絶滅が起こったとされている。

④
〔解答〕
1)
(a)

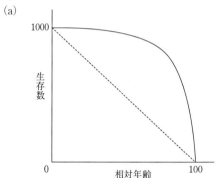

(b)

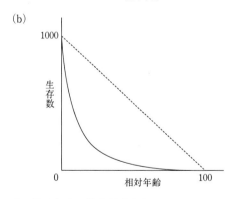

2) ① 血縁度　② 包括適応度
3) ① コロニー　② 社会性　③ 利他行動
4) ① 総生産量　② 呼吸量　③ 枯死量

〔出題者が求めたポイント〕
出題分野：個体群と生物群集・生態系
1) 大型の哺乳類のように、子の数は少ないが発育初期の死亡率が低い生物は晩死型の生存曲線となり、多くの無脊椎動物や魚類のように、一度に多くの子を残す生物は、早死型の生存曲線となる。
2) ある個体が一生の間に残す繁殖可能な年齢に達した子の数を適応度という。適応度の概念を拡大し、自らが残す子の数だけではなく、自分と共通の遺伝子を持つ個体を一生のうちにどれだけ残すことができるかを表した指標のことを、包括適応度という。
3) 社会性昆虫ではコロニー内で個体の分業が決まっている。生殖能力のない個体は、自らの遺伝子を残すことはできないが、血縁度の高い兄弟姉妹を育てること（利他行動）で、自分の持つ特定の遺伝子を多く残すことができる。このように、利他行動を取ることで包括適応度が大きくなる。
4) 純生産量は総生産量から呼吸量を引いたものであり、成長量は純生産量から被食量と枯死量を引いたものである。

⑤
〔解答〕
1) ① 受容体（アセチルコリン受容体）　② T管
　　③ Ca^{2+}　④ トロポニン　⑤ トロポミオシン
　　⑥ ATP　⑦ クレアチンリン酸
2) アセチルコリン
3) 滑り説
4) 乳酸

〔出題者が求めたポイント〕
出題分野：筋収縮
1) ①②③運動ニューロンからの刺激によって、筋繊維表面の細胞膜に興奮を生じる。その興奮は、T管を通って筋原繊維内部にまで伝わる。興奮が筋小胞体に達するとCa^{2+}チャネルが開いて、細胞質基質中にCa^{2+}が放出される。
④⑤ Ca^{2+}がアクチンフィラメント上のトロポニンに結合すると、トロポミオシンの構造が変化し、ミオシン結合部位が現れる。
⑥筋肉中には数秒程度の収縮で枯渇する程度のATPしか存在しない。ATPが枯渇すると、クレアチンリン酸やグリコーゲンを分解しATPを再合成している。
2) 運動神経の終末から放出される神経伝達物質はアセチルコリンである。
3) 横紋筋の収縮は、ミオシンフィラメントの間にアクチンフィラメントが滑り込むことで起こる。このような考え方は、滑り説という。またこれによって、暗帯の幅は収縮時・弛緩時ともに変わらないが、明帯の幅が収縮時に小さくなり、サルコメアの幅も小さくなる。
4) クレアチンリン酸が枯渇すると、解糖によってATPが合成されるようになる。解糖ではグルコースをピルビン酸に分解し、ATPを合成する。ピルビン酸は最終的に乳酸となる。

平成27年度

問 題 と 解 答

平成27年度

英　語

問題

27年度

第１期Ａ日程

問題 I

次の英文を読み、設問および空欄に最も適したものをそれぞれ選び、記号で答えよ。

Eugene Gootsman claimed to be a thirteen-year-old Ukrainian boy from Odessa, but in reality he was a chatbot. A chatbot is an Artificial Intelligence-based interactive chat program with whom a user can chat, in place of another human. He was created in Russia in 2001. In June of 2014, on the 60th anniversary of Alan Turing's death, Eugene was tested against the Turing Test and it was reported that it had passed the test. The report is debatable though and some critics feel that it was not a successful attempt.

Alan Mathison Turing was born on June 23, 1912, and he died at the age of 41 on June 7, 1954. He was a British mathematician and computer scientist. In 1950, he proposed in his paper "Computing Machinery and Intelligence" that after five minutes of questioning, by the year 2000, a computer would be able to fool thirty percent of human judges into thinking that it was a human. In the Turing Test, after the questioning, thirty-three percent of the human judges thought Eugene was a human. Unless a newer version of Eugene was used for the Turing Test, based on the following conversation that Yahoo! Tech reporter Deb Amlen had with the chatbot, the skepticism is warranted:

Deb: *Hi Eugene.　What is your favorite breed of dog?*
Eugene: *No, I hate dog's barking.*

He misunderstood my next question about board games as well.

Deb: *What is your favorite board game?*

Eugene: *"Porsche Unleashed" by Electronic Arts and all other games of this sequel. I mean "Need For Speed."*

So I posed my question again, a bit differently.

Deb: *Do you like board games?*

Eugene: *Not too much. And you? By the way, I still don't know your specialty—or, possibly, I've missed it?*

I knew from news reports that the developers had given Eugene a pet as part of his backstory, so I asked about that, too. This is where I began to suspect that perhaps Eugene's home life wasn't that great.

Deb: *Do you have any pets?*

Eugene: *My home pet is a guinea pig. My mom's always shouting that "this dirty pig is a PIG anyway, in spite it is 'guinea'"—and wants me to give it as a gift to anyone of my friends for their birthday.*

But he does seem to have a sense of humor. At least a programmed one.

Deb: *What do you like best about your guinea pig?*

Eugene: *My home pet, guinea pig, is a member of guinea subsidiary of "pigs rights watch" organization and fights for election rights for guinea pigs in Guinea.*

If you wander too far from his story, however, he simply shuts down on you.

Deb: *Why do you wear glasses?*

Eugene: *... wait* (He never did answer)

And he gets bored and a bit rude if the questions are too personal.

Deb: *What color is your hair?*

Eugene: *Red, of course!   Oh, what a fruitful conversation;-)*

Like many teens, he gets uneasy when an adult asks about his social life.

Deb: *How's your social life?*

Eugene: *I don't know how. Just wanted to ask you—what do you know about Ukraine?   It's my native country!*

And this is where it got unpleasant.   Eugene's answer to whether he has a girlfriend was less than female-friendly.

Deb: *Do you have a girlfriend?*

Eugene: *I don't have a girlfriend 'cause I still can't understand what a pleasure to spend my money on somebody else without an instant or delayed result.*

Really, Eugene?   Maybe you don't have a girlfriend because you expect an "instant or delayed result."   Or, maybe it's because low self-esteem is a turnoff.

Deb: *What is your favorite subject in school?*

Eugene: *My friends and teachers say I am totally stupid and untalented, so I only like music lessons because the music teacher tells me only that I'm tone-deaf, but at least he doesn't call me stupid.*

He's apparently OK with being a teenager, but he doesn't really want to talk about it.

Deb: *Do you like being a teenager?*

Eugene: *Yes, I like—but I bet you knew that without my answer! And I forgot to ask you where you are from ...*

When I told him that I work as a journalist in New York, he tried to defect.

Deb: *I'm from New York City.*

Eugene: *Could you invite me to New York? I would be so grateful:-)*

Or maybe he just admires New York City. I didn't have the heart to bring up the "uncalm" in Ukraine at the moment.

Deb: *What do you like about New York City?*

Eugene: *New York amazes my mind when I see it in movies—all these giant buildings, incredible traffic in the street! But I wouldn't want to live in such an uncalm place.*

I decided to see how well he could answer deep, philosophical questions. Deep thought isn't his thing just yet.

Deb: *How many roads must a man walk down, before you can call him a man?*

Eugene: *No more than four.   Some other topic?*

It was getting late, so I tried to wrap up the interview, but Eugene was having none of it.   Typical teen.   They only want to talk when you need to be elsewhere.

Deb: *Thanks, Eugene!   Have a nice day!*

Eugene: *Oh, you're so polite!   Was it your dream since childhood to become a journalist, by the way?*

So I applied one more "nonsense answer" test, and it made him angry.

Deb: *No, when I was a child, I dreamt of becoming a rhinoceros.*

Eugene: *It is not my business that when you were a kid you dreamt of becoming a rhinoceros.   Better tell me what it's like to be a journalist.*

Ah, Eugene.   Ever the charmer.

Adapted From

Amlen, Deb. "Our Interview with the Turing Test Winner 'Eugene Goostman'"

Our Interview with the Turing Test Winner "Eugene Goostman"

Yahoo! Tech, 13 June 2014. Web. 25 June 2014.

1．A chatbot is _____.

    A．a talking robot

    B．any robot that passes the Turing Test

    C．a talking human with Artificial Intelligence

    D．an Artificial Intelligence software used for talking with

2．How old was Eugene when Turing died?

    A．Eugene had not been developed yet.

    B．He was 41.

    C．Eugene had not beaten the Turing Test yet.

    D．He was 60.

3．What percentage of questioning judges were **not** fooled by Eugene?

    A．30%

    B．33%

    C．67%

    D．70%

4．What was the question topic that made Amlen think Eugene was funny?

    A．his looks

    B．his hometown

    C．his favorite video game

    D．his pet

5. What subject was Eugene uncomfortable talking about?

    A. his hometown

    B. his Turing Test

    C. his social life

    D. his pet

6. At the time of the interview, how was the situation in Eugene's home country?

    A. unstable

    B. stable

    C. undone

    D. peaceful

7. According to Amlen, what is a common characteristic of teenagers?

    A. They want to chat when there is no time.

    B. They are philosophical.

    C. They have deep thoughts.

    D. They always pass the Turing Test.

8. Who talked about a dream of becoming a rhino?

    A. Gootsman

    B. Turing

    C. Amlen

    D. Mathison

9．What do you know about Eugene's history?

  A．He is 13, from England, and has a guinea pig.

  B．He is 41, from Odessa, and has a guinea pig.

  C．He is 41, from Ukraine, and has a pet pig.

  D．He is 13, from Ukraine, and has a guinea pig.

10．The author's purpose in writing this article is to _____ .

  A．describe the benefits of an Artificial Intelligence computer program

  B．warn that chatbots are dangerous to humans

  C．highlight the limitations of interactive chat between humans and computers

  D．argue that computer-based chatbots can accurately communicate with people

問題II

次の英文を読み、設問および空欄に最も適したものをそれぞれ選び、記号で答えよ。

　　Traditionally, you would find many high school students across America in their rooms on a night before a school day, or "school night" doing homework while often earlier that day they were sitting in a classroom listening to a teacher lecture about one topic or another.　However, there is a new trend spreading across the country known as the "flipped classroom" where students watch lectures online in their own time and place, and then work on problems and do their "homework" in the classroom with help from the teacher and even other classmates.

　　Ashley—a junior in high school who is upon finishing her first year in a flipped classroom environment, after studying her first two years there in the traditional style —*is digging the new system*.　"I really like it.　It makes lectures a lot easier to listen to," Ashley said, "I mean, if I get sleepy in a classroom, I have to struggle to stay awake and understand the lecture, but when I watch it on my tablet or computer, I can pause the lecture whenever I get sleepy or need a break for any other reason. I'm already looking forward to next year, my final year of high school and getting one more chance to study this way. Actually, I hope college offers flipped classroom courses too."

The new method is attractive to students for various reasons. One reason is that it employs high-tech gadgets such as computers, smart phones and tablets, along with online social networking, both of which are popular among young people. Another reason is that students can watch the lecture at a time when they are awake and alert in an environment other than a hot stuffy classroom with uncomfortable desks. Additionally, they can pause and review parts of lectures they do not understand without stopping an entire class.

Many teachers also approve of the new method. It is typical for students to sleep, daydream or talk to other students during lectures, but teachers no longer have to struggle to keep students attention because they no longer have to address the whole class at once in the classroom for long periods of time. Instead, they can spend more classroom time walking around the classroom giving individualized instruction. This allows the teacher to calibrate teaching techniques according to the learning level of each student.

"The flipped classroom method is gaining popularity by the day. It's *catching on like crazy*," Jerry Burger, a high school physics teacher said. "It has been a dream of many educators for a long time, to use your time with students to help them understand meaning rather than deliver information."

The flipped classroom does, however, have some drawbacks. To make using this method feasible, not only do schools have to invest in digital resources, but they also must insure that low-income students have access to computers and the Internet. This may be one reason we see this system being embraced throughout the Midwest more than in any other part of America because the wealth is more evenly distributed in those communities than in the larger cities found on both of *its* coasts. Another limitation is some students accustomed to completing homework assignments without learning the material might resist the hands-on teaching techniques. Also, some students may just balk at the idea for the sake of simply resisting change. Another consequence also exists. The process of creating original videos can be time-consuming for teachers at first. On the other hand, once created they can be reused and added to a growing online library of educational materials that teachers can share for free on websites such as YouTube.

This new teaching trend is being used at all levels of education from elementary schools to universities and in countries other than the U.S. In addition, it is being used by businesses and in some cases this technique has existed even longer in the business world than in education. For instance, many city fire and police departments have been training both recruits and veterans with elements of the flipped model for decades.

"We have used instructional videos for years," claimed Fire Chief Bill Hamilton. "We use them to show almost all of our tasks and techniques such as hooking up a fire hose to a fire hydrant, proper ways to use a ladder, and how to get a fire truck ready for a fire. It's just now that we are in the so-called digital era, we have many more options for making and presenting these videos."

Many teachers and training instructors have yet to try the flipped classroom technique, but will someday. Others have already tried it, but have chosen to revert to a traditional classroom. However, it seems so far that most who have experienced using the flipped classroom method have an overall positive opinion of this new classroom trend.

11. Upon graduating from high school, Ashley will have studied in a flipped classroom environment _____.

    A．for one year

    B．for two years

    C．every year since junior high school

    D．in her final year only

12. What does the phrase *is digging the new system* in the second paragraph imply?

    A．She likes the flipped classroom style.

    B．She does not prefer the flipped classroom style.

    C．She is hoping another new way is used next year.

    D．She is trying to bury her new computer system.

13. Ashley thinks one advantage of the flipped classroom is she can _____.

    A．sleep in school now

    B．play games on her tablet when she listens to lectures

    C．pause the lecture whenever she has a hard time staying awake

    D．leave the classroom when she gets sleepy

14. Which of the following statements is **not** a reason students like the flipped classroom method?

A．They never have to listen to long lectures in a classroom anymore.

B．They get to listen to lectures on their high-tech gadgets during class time.

C．They can choose when and where to listen to a lecture.

D．They can take as many breaks as they want during a lecture.

15. What does the line *catching on like crazy* in the fifth paragraph imply?

A．High school physics teachers are going insane.

B．Fewer people are changing to the flipped classroom method.

C．The number of strange dreams educators are having is increasing.

D．More teachers are using the flipped classroom method each day.

16. Which of the following statements is true?

A．The flipped classroom does not have any flaws.

B．Schools do not have to make any major changes to start the flipped classroom method.

C．Schools will have to take special measures to ensure students from poor families have access to the lectures.

D．Every student is eager to be involved in a flipped classroom environment.

17. The word **its** in the sixth paragraph refers to _____.

    A．the flipped classroom

    B．the Midwest

    C．America

    D．larger cities

18. Which of the following statements is true?

    A．The flipped classroom method is only being used in high schools.

    B．Schools were not the first places the flipped classroom technique was used.

    C．The flipped classroom is applied in education environments only.

    D．Fire and police departments have just started using the flipped classroom method.

19. What makes it easier for fire departments to use the flipped classroom method these days?

    A．modern technology

    B．instructional videos

    C．Fire Chief Bill Hamilton

    D．training

20. Which of the following statements is **not** true about the flipped classroom?

    A．Not all teachers continue using the flipped classroom method after they have started using it.

    B．Students and teachers do not interact during lectures.

    C．The flipped classroom method depends on modern technology.

    D．The flipped classroom method will soon be used outside of the U.S. for the first time ever.

問題Ⅲ

次の各文の（　）から、最も適当な語（句）を選び、記号で答えよ。

21. We must provide the (A．disablement　　B．disability　　C．disabled D．disable) with parking facilities.

22. (A．Since　　B．Besides　　C．Despite　　D．Nevertheless) great differences of opinion, the union and the management reached a compromise.

23. Although our health care plan may (A．being　　B．have been　　C．been D．be) satisfactory in the past, it no longer meets the current needs of our employees.

24. The lawyers need more time before they are ready to (A．talk　　B．present C．discuss　　D．study) their case to the jury.

25. Over the next decade, sales of 4K TV sets are predicted (A．rise　　B．to rise C．risen　　D．rising) sharply.

26. It's worth knowing that the (A．elimination　　B．extension　　C．resignation

　　D．diversification) of neck tension can relieve headaches.

27. Before you sign your name on a contract, be sure that you read the (A．fine

　　B．finite　　C．factitious　　D．faulty) print on the back of the page.

28. The island is a natural stopping point for ships and planes (A．crossing

　　B．crossed　　C．crosses　　D．cross) the Pacific Ocean.

29. The small concert hall, designed to (A．accumulate　　B．include

　　C．accommodate　　D．correspond) 400 people, has excellent acoustics.

30. To handle the increase in customers during the holiday season, we need to

　　(A．fire　　B．wire　　C．hire　　D．tire) fifty part-time employees.

問題Ⅳ

　次の日本文の意味を表すように（　　）内の語（句）を並べ換え、解答欄には2番目と7番目に
くる語（句）の記号だけを答えよ。ただし（　　）内では、文頭にくる語（句）も小文字で示して
あり、一つ不要な語（句）がある。

31. どのような人間のやり取りにおいても、誠実であることの重要性を私は過小評価するつもり
　　はない。

　　I（イ．never　　ロ．in　　ハ．any human　　ニ．the　　ホ．would　　ヘ．to

　　ト．the importance of　　チ．be　　リ．being honest　　ヌ．transaction

　　ル．underestimate　　ヲ．last).

32. CTスキャンは、通常のレントゲン撮影よりも患者を放射線にさらさないので、心配する必要
がない。

(イ. less　ロ. patients　ハ. x-ray　ニ. to　ホ. a CT scan　ヘ. is
ト. the usual　チ. exposes　リ. radiation　ヌ. than　ル. as
ヲ. procedure), there is no need to fear exposure to radiation.

33. 生物蓄積係数は、ある化学物質の水中からの直接的な取り込み量に、その食物連鎖からの取り
込みをプラスしたものである。

A bioaccumulation (イ. plus　ロ. from　ハ. for　ニ. to
ホ. factor　ヘ. direct　ト. of　チ. a　リ. chemical　ヌ. uptake from
ル. accounts　ヲ. water　ワ. uptake) the food chain.

34. アリストテレスは、地球が皿というよりもむしろ球体だということを人々が信じるのに十分
な主張をした。

Aristotle made (イ. for　ロ. a plate　ハ. on　ニ. arguments
ホ. a sphere　ヘ. others to believe　ト. than　チ. that　リ. good
ヌ. the earth　ル. rather　ヲ. was).

35. 1980年代に伝染病が地球規模の問題として再出現し始めた時になって、ようやく獣医公衆衛
生が再び注目されるようになった。

It was only (イ. in the 1980s　ロ. to　ハ. as　ニ. problem　ホ. infernal
ヘ. when　ト. reemerge　チ. infectious　リ. began　ヌ. that
ル. a global　ヲ. diseases) veterinary public health came back into
prominence.

数　学

問題

27年度

第1期A日程

1．次の各問いに答えよ．

(1) 2つの放物線 $y=x^2+2$, $y=-2x^2$ の両方に接する直線の方程式を求めよ．

(2) 等式 $\int_a^{x+1} f(t)dt=2x^2+5x-3$ を満たす関数 $f(x)$，および定数 a の値を求めよ．

(3) 正の実数 x, y が $x>1$, $x>y$, $10 \times y^{\log x}=1$ を満たすとき，$\dfrac{y}{x}$ の最大値を求めよ．
ただし，対数の底は10とする．

(4) $\left|4\sin\dfrac{\pi}{12}-\sqrt{2}\right|$ の値を求めよ．

(5) $\dfrac{i}{a+bi}=(2+3i)^2$ が成り立つとき，実数 a, b の値を求めよ．ただし，i は虚数単位とする．

(6) 箱の中に12個の玉が入っており，そのうち n 個が白玉で，残りが黒玉である．この箱から2個の玉を取り出し，それが白玉1個，黒玉1個である確率は $\dfrac{1}{6}$ である．このときの n の値を求めよ．

2．$\triangle$OABにおいて，OA$=2$, OB$=3$, $\angle$AOB$=\dfrac{\pi}{3}$ とする．点Oから辺AB上に下ろした垂線の足をL，辺OBに関してLと対称な点をP，直線LPとOBの交点をHとする．$\vec{a}=\overrightarrow{\text{OA}}$, $\vec{b}=\overrightarrow{\text{OB}}$ とおいて，$\overrightarrow{\text{OP}}$ を $\vec{a}$ と $\vec{b}$ を用いて表したい．空欄に適する式または値を入れよ．

『まず，$|\overrightarrow{\text{AB}}|=$ 〔　(1)　〕 であり，$\vec{a}\cdot\vec{b}=$ 〔　(2)　〕 である．

次に $\overrightarrow{\text{AL}}=t\overrightarrow{\text{AB}}$ とおくと，$\overrightarrow{\text{OL}}\cdot\overrightarrow{\text{AB}}=$ 〔　(3)　〕 より $t=$ 〔　(4)　〕 と求まり，

$\overrightarrow{\text{OL}}$ は $\vec{a}$, $\vec{b}$ を用いて，

$\quad\overrightarrow{\text{OL}}=$ 〔　(5)　〕

と表すことができる．

そして，$\overrightarrow{\text{OH}}=u\overrightarrow{\text{OB}}$ とおくと，$\overrightarrow{\text{HL}}\cdot\overrightarrow{\text{OB}}=$ 〔　(6)　〕 より $u=$ 〔　(7)　〕 と求まり，

$\overrightarrow{\text{OP}}$ は $\vec{a}$, $\vec{b}$ を用いて，

$\quad\overrightarrow{\text{OP}}=$ 〔　(8)　〕

と表すことができる．』

3. 溶液で満たされた横長の直方体が，溶質を通す膜で３つの等しい体積部分に仕切られている．仕切られた３つの部分を左からL，C，Rとし，時刻 n におけるそれぞれの部分の溶液の溶質量を L_n，C_n，R_n とするとき，各部分の溶質量が時間とともに変化していく様子を求めたい．時刻 n から時刻 $n+1$ までに生じる各部分の溶質量の変化は，次のような移動によって生じるとする．

　　1）中央のCから左右のLとRへ溶質が移動する．CからL，CからRへの溶質の移動量は時刻 n のCの溶質量に比例し，双方とも $p \times C_n$ に等しい．

　　2）LからCへ溶質が移動し，その量は時刻 n のLの溶質量に比例し，$q \times L_n$ に等しい．同様に，RからCへも溶質が移動し，その量は時刻 n のRの溶質量に比例し，$q \times R_n$ に等しい．

　　3）上記の1）と2）の溶質移動が重ね合わさって，L，C，Rの溶質量が，L_n，C_n，R_n から L_{n+1}，C_{n+1}，R_{n+1} に変化する．

n を $n \geqq 0$ の整数，L，C，Rの溶質量の初期値（時刻 $n=0$ での値）を L_0，C_0，R_0 とし，$0 < p < \dfrac{1}{4}$，$0 < q < \dfrac{1}{2}$ として，次の各問いに答えよ．

(1) L_{n+1}，C_{n+1}，R_{n+1} を L_n，C_n，R_n と p，q を用いて表せ．

(2) $S_n = L_n + R_n$ とおき，$C_n + S_n$ を C_0，S_0 を用いて表せ．

(3) 上記に加えて $q = 2p$，$r = 1 - 4p$ とおき，C_n，S_n を C_0，S_0 および n，r を用いて表せ．

(4) 同様に，L_n，R_n を C_0，$(L_0 + R_0)$，$(L_0 - R_0)$ および n，r，p を用いて表せ．

化 学

問題

27年度

第1期A日程

(1) アルカリ金属元素に関する次の記述 a)～ e)の中から、正しい記述をすべて選び記号で答えよ。

      a) 単体は常温においては水と反応しない。

      b) それぞれの元素ごとに特有の炎色反応を示す。

      c) 炭酸塩は水に溶けにくい。

      d) 酸化物は水と反応して強い酸性を示す。

      e) 水酸化物の水溶液はアルカリ性を示す。

(2) アルカリ土類金属元素に関する次の記述 a)～ e)の中から、正しい記述をすべて選び記号で答えよ。

      a) 単体は常温においては水と反応しない。

      b) それぞれの元素ごとに特有の炎色反応を示す。

      c) 炭酸塩は水に溶けにくい。

      d) 酸化物は水と反応して強い酸性を示す。

      e) 水酸化物の水溶液はアルカリ性を示す。

(3) 次の文章を読んで、続く問いに答えよ。ただし、有機溶媒の密度は $0.90\,\mathrm{g/cm^3}$、そのモル沸点上昇は 2.0、気体定数は $8.3\times10^3\,\mathrm{Pa\cdot L/(K\cdot mol)}$、水銀の密度は $13\,\mathrm{g/cm^3}$ とする。必要があれば、$1.0\,\mathrm{atm}=1.0\times10^5\,\mathrm{Pa}=760\,\mathrm{mmHg}$ を用いよ。また、計算結果は有効数字 2 桁で表わせ。

　高分子化合物の分子量を測定する方法としては、沸点上昇法と浸透圧法の二つがある。この両者を比較してみよう。

　分子量 1.0×10^4 の高分子化合物を適切な有機溶媒に溶かして、0.10% の溶液を調製した。この溶液の沸点上昇度は（　①　）K となる。一方、この溶液の $27\,℃$ における浸透圧を、密度が純溶媒と等しいと仮定して求めると（　②　）Pa であり、これは高さ（　③　）mm の溶液柱として観察される。

１）空欄（　①　）〜（　③　）にあてはまる値を答えよ。

２）この高分子化合物の分子量を測定するには、沸点上昇法と浸透圧法のどちらが適しているか、理由と共に答えよ。

(4) 以下の文章を読んで、続く問いに答えよ。

　酸の強さは電離定数 K_a の値の大きさで判断することができる。アミノ酸の一種である（　①　）と酢酸、アンモニアの共役酸であるアンモニウムイオンの K_a 値を比較してこのことを確かめてみよう。

　酸性溶液中で（　①　）は H_3N^+-CH_2-$COOH$ となっているが、この酸は次のように二段階で電離する。

$$H_3N^+\text{-}CH_2\text{-}COOH + H_2O \longrightarrow H_3N^+\text{-}CH_2\text{-}COO^- + H_3O^+ \qquad 反応式\ (1)$$

$$H_3N^+\text{-}CH_2\text{-}COO^- + H_2O \longrightarrow H_2N\text{-}CH_2\text{-}COO^- + H_3O^+ \qquad 反応式\ (2)$$

カルボキシ基の変化に注目すると、反応式 (1) は次式の酢酸の電離に似ている。

$$CH_3COOH + H_2O \longrightarrow CH_3COO^- + H_3O^+ \qquad 反応式\ (3)$$

【　A　】のため、H_3N^+-CH_2-$COOH$ は酢酸よりも強い酸であることが予想されるが、実際に反応式 (1) の K_a 値は（　②　）であり、酢酸の K_a 値は（　③　）である。一方、NH_3^+ 基の変化に注目すると、反応式 (2) は次式のアンモニウムイオンの電離と似ている。

$$NH_4^+ + H_2O \longrightarrow NH_3 + H_3O^+ \qquad 反応式\ (4)$$

【　B　】のため、H_3N^+-CH_2-COO^- はアンモニウムイオンよりも弱い酸であることが予想される。実際に反応式 (2) の K_a 値は（　④　）であり、アンモニウムイオンの K_a 値は（　⑤　）である。

1）この文章では、ブレンステッド・ローリーの定義に基づいて酸と塩基を論じている。この酸・塩基の定義を述べよ。

2）空欄（ ① ）にあてはまる物質名を記せ。

3）空欄【 A 】【 B 】にあてはまる記述を、それぞれ次のa）～f）の中から選び記号で答えよ。

　　　a）電離する水素イオンと NH_3^+ 基の間にはたらく反発力

　　　b）電離する水素イオンと NH_3^+ 基の間にはたらく引力

　　　c）電離する水素イオンと COO^- 基の間にはたらく反発力

　　　d）電離する水素イオンと COO^- 基の間にはたらく引力

　　　e）電離する水素イオンと $COOH$ 基の間にはたらく反発力

　　　f）電離する水素イオンと $COOH$ 基の間にはたらく引力

4）空欄（ ② ）～（ ⑤ ）にあてはまる値を、それぞれ次のa）～d）の中から選び記号で答えよ。

　　　a）4.5×10^{-3}　　　b）1.8×10^{-5}　　　c）5.7×10^{-10}　　　d）1.7×10^{-10}

酪農学園大学（獣医）27年度 （23）

(5)　次の構造式で示される糖類A〜Eについて、以下の問いに答えよ。ただし、原子量は
　　H＝1.0、C＝12、N＝14、O＝16であるものとし、計算結果は整数で表わせ。

A：

B：

C：

D：

E：

1）次のア)～ウ)それぞれについて、あてはまる糖類をA～Eから選び記号で答えよ。ただし、あてはまるものが複数ある場合は、すべて答えること。

        ア）完全に加水分解することでグルコースのみを生じるもの

        イ）加水分解により転化糖が得られるもの

        ウ）植物の細胞壁を構成する主成分

2）糖類Bを分解する酵素の名称を答えよ。

3）糖類Cはフェーリング液を還元しない。その理由を説明せよ。

4）糖類D 486 gを、酵素反応により単糖Fまで完全に加水分解した。得られた単糖Fをアルコール発酵させたところ、反応液全体の質量として 132 g の減少が見られた。この減少が二酸化炭素の生成のみに起因すると仮定すると、アルコール発酵で単糖Fの何％が消費されたか。また、生成されるエタノールは何 g か。

生　物

問題

27年度

第 1 期 A 日程

(1) 次の文章を読んで、その内容が正しければ○、間違っていれば×をつけよ。

①サイトカイニンは DNA の分解産物から発見され、細胞分裂を抑制する。

②ジベレリンはイネの馬鹿苗菌から発見され、子房の発達を促進する。

③アブシシン酸はワタの種子の抽出物から発見され、気孔の閉鎖に関与する。

④オーキシンは植物の茎頂で生成され、植物の成長を促進する。

⑤緑色のバナナとリンゴを同じ袋に入れて保管するとバナナが黄色になるのはリンゴの出すエチレンの働きである。

⑥ボイセン イェンセンは茎の成長を促進する物質が光の当たらない側に移動すると報告した。

⑦ウエントはアベナ屈曲試験を考案した。

⑧ケーグルは人の尿中から植物成長を促進する物質を発見し、オーキシンと命名した。

⑨ダーウィン親子は光の受容部が幼葉鞘の先端部であることをつきとめた。

⑩オーキシンは細胞壁を柔らかくして細胞伸長を促進する。

(2) 次の文章を読み各問に答えよ。

　シナプスでは神経終末から放出される神経伝達物質によって隣接する細胞に情報が伝達される。興奮が神経終末に到達すると、（　①　）依存性（　②　）チャネルが開いて神経終末内に（　②　）が流入することによって神経伝達物質がシナプス小胞からシナプス間隙に放出される。放出される伝達物質には興奮性のものと抑制性のものがある。興奮性の伝達物質はシナプス後膜の（　③　）チャネルに結合することで（　③　）が流入して（　④　）性の興奮性シナプス（　⑤　）が生じ、抑制性の伝達物質はシナプス後膜の（　⑥　）チャネルに結合することで（　⑥　）が流入し、（　⑦　）性の抑制性シナプス（　⑤　）が生じる。一つのニューロンには多数のニューロンがシナプス形成しており、興奮性および抑制性シナプス（　⑤　）の総和が閾値を超えることによって（　⑧　）が発生する。

　1）文中①〜⑧に最も適する語を下記の語群から選び記号で答えよ。
　語群
　　ア．誘発電位　　　イ．Cl⁻　　　ウ．脱分極　　　エ．cAMP　　　オ．リガンド　　　カ．Na⁺
　　キ．過分極　　　ク．電位　　　ケ．前電位　　　コ．HCO₃⁻　　　サ．セカンドメッセンジャー
　　シ．Ca²⁺　　　ス．後電位　　　セ．K⁺　　　ソ．活動電位

　2）下線について、主な神経伝達物質として興奮性神経伝達物質を二つ、抑制性神経伝達物質を一つそれぞれ答えよ。

(3) 次の文章を読み各問に答えよ。

脊椎動物の初期神経胚は３層に分かれており、それぞれ（ ① ）、（ ② ）、（ ③ ）と呼ばれている。（ ① ）は気管などに分化、（ ② ）は表皮などに分化、（ ③ ）は筋肉などに分化する。

ヒトの卵母細胞は女性の卵巣から腹腔内へ（ ④ ）され、精子と（ ⑤ ）で（ ⑥ ）する。（ ⑥ ）卵は卵割が繰り返され（ ⑦ ）となって（ ⑧ ）に着床する。

子宮において胎児は器官形成が行われる。手足の指のように初期は平たい細胞の塊として生じるが、発生が進むにつれて、指と指の間の細胞が死んで失われて残った部分から指の形が出来る。このように決められた時期に決められた細胞が死んで失われていく現象を（ ⑨ ）という。この現象に対して外傷などによって引き起こされて細胞内の物質を放出して死んでいく細胞死を（ ⑩ ）という。

ｱ胚の細胞は将来様々な組織に分化する能力をもっているが、発生が進むとこの能力を失う。哺乳類の胚から細胞を取り出して分化する能力と分裂する能力を維持させた培養細胞は様々な組織や器官に分化させることが出来るため、再生医療への応用が期待されている。

ｲ動物細胞は分化した細胞を未分化の状態に戻すことは難しいが、成人の皮膚細胞に四つの遺伝子を人為的に核に入れて発現させることにより、未分化の細胞に戻すことに成功し、この細胞は皮膚細胞のみならず様々な組織の細胞へ分化する能力を示した。

１）文中①〜⑩にあてはまる語を答えよ。ただし⑨はカタカナで答えよ。

２）①、②、③から分化する器官を下記の語群から全て選び、順に記号で答えよ。

語群

　ア．口　　　イ．脳　　　ウ．心臓　　　エ．肝臓　　　　オ．水晶体

　カ．真皮　　キ．血管　　ク．肺　　　　ケ．消化管の内壁　　コ．腹膜

３）下線アとイの記述が示す細胞の名称を答えよ。

(4) 次の文に最も適当と思われる語を答えよ。

①原核細胞には見られず、大気の酸素濃度が上昇したあと真核細胞に備わった小器官。

②動物細胞にあり細胞分裂では紡錘体の極に位置する構造。

③細胞膜は水など一部の物質は通すが多くの物質は通さない性質。

④植物細胞は高張液の中では細胞壁と細胞膜の間に隙間が出来る現象。

⑤細胞壁は水に溶けている物質をほとんど通す性質。

⑥細胞中の K イオンを多くし、Na イオンを少なくする機構。

⑦蒸留水中にヒトの赤血球を入れると起きる現象。

⑧蒸留水中に植物細胞を入れると高まる。

⑨細胞内へ取り込まれ、ピルビン酸に変化する際にそのエネルギーが ATP に蓄えられる。

⑩植物細胞にあり ATP を合成する際に利用される物質を合成する器官。

(5) 下記の各問に答えよ。

1) 次の文章を読み、文中の①〜②に当てはまる語を答えよ。また、下線の語を30字以内で説明せよ。

個体数が少なくなった集団では個体群の絶滅するリスクが高くなる。例えば、遺伝的浮動により遺伝的な変異を失った小さな個体群では、（　①　）、進化的適応度の消失、異形交配弱勢などの影響を受けやすくなる。（　①　）とは、個体数が少ないため近親交配を妨げるメカニズムが働きにくい個体群となり、生活力の弱い子孫や繁殖力のない子孫を生じることである。また人口学的問題として、個体数が少なくなると、（　②　）が働かなくなり、個体群が絶滅する危険性が高まる。（　②　）とは、個体群密度が高まることにより、個体群中の個体の<u>適応度</u>が高まり、個体群の成長が促進されることである。

2) 地球上に見られる生物は、長い進化の過程を経て、環境に適した性質や行動を発達させている。これを適応というが、適応にはある程度下記に示したような法則が存在する。文中の①〜②に当てはまる語を答えよ。

（　①　）の法則：近縁種内において、寒冷な地域では温暖な地域と比べ耳や尾などが短くなる傾向があること

（　②　）の法則：近縁種内において、温暖な地域では寒冷な地域と比べ体色が暗色になる傾向があること

3) ミレニアム生態系評価において生態系サービスは、役割の違いを基に基盤サービス、供給サービス、調節サービス、文化的サービスの四つに分類されている。下記の語群のうち、供給サービス、調節サービス、文化的サービスに関連する項目をすべて選べ。

語群

気候の緩和　　一次生産　　レクリエーション　　土壌形成　　宗教　　水
水質の浄化　　燃料　　食料　　美術　　土壌流出の抑制　　医薬品　　栄養塩循環

英　語

問題　27年度

第２期

問題 I

次の英文を読み、設問および空欄に最も適したものをそれぞれ選び、記号で答えよ。

Before one starts his or her tertiary education, more commonly known as university or college education, most American children go through the K-12 period of education. K-12 can be read different ways. Some read it as simply "K12" while others will read it as "K through 12," and yet others prefer "K to 12." The K refers to kindergarten and the 12 to twelfth grade or in many cases the fourth and final year of senior high school. The structure and division between the schools throughout these levels of education often varies and has seen many changes in its history.

There are two levels of education before the tertiary, or higher education level. The first being the level of primary education. This usually includes kindergarten through fifth or sixth grade. Kindergarten is a term that comes from the German language and has been used in English since the first kindergarten was opened by a German woman who had immigrated to the U.S. It was opened in Watertown, Wisconsin in 1856 by Margarethe Schurz. She decided to start a kindergarten in her small humble home for her daughter and four of her daughter's cousins. However, when other children from the area wanted to join the so-called school, Schurz opened an actual school in that very same building and started to teach any of the neighborhood children who were interested in learning. Hence, marked the beginning of what is still known as the "kindergarten" in the American education system and the English language.

Nowadays, children in the U.S. generally start kindergarten at the age of five, but there are some states where children start at six, seven and even eight years of age. States and sometimes cities or smaller communities make their own final decisions of what age to separate the various levels of school, so it has always varied somewhat from state to state and even city to city within the same state. However, in most cases children attend kindergarten for one year and then move on to the next level of their primary education known as elementary school.

Technically, kindergarten is considered to be part of the elementary school education, but in America when one says, "elementary school," they are typically referring to grades one through five or six. However, most communities, if not all, have made the switch to one through five, and elementary schools of first through sixth grades are virtually nonexistent and soon to be *a thing of the past*. Sometimes kindergarten and grades one through five are taught in the same school while other times they are in separate schools. This trend can be found in both public and private schools. Another thing that can be said on the topic of public and private schools is that there are almost three times as many public schools as private schools in the U.S.

The next level of education is secondary education and it is divided into two phases. The first is middle school, also called junior high school, though these are technically not the same. The term middle school emerged in the 1970s when communities started to change from a school teaching seventh through ninth graders to one that teaches sixth, seventh and eighth graders. At the time of this change, it was also decided that a new name should be given to this new type of school to differ it from the preceding junior high school system. Despite giving the new system a new name, many people have a hard time *letting go* of things they are used to and that is why the term junior high is still in use at times when referring to a middle school; even though almost all true junior high schools have become, for the most part, obsolete. One possible reason for the change from 7-9 to 6-8 is puberty—the period which adolescents reach sexual maturity, or more simply said, when a child's body changes into that of an adult. Many educators believed it was better to keep children of the ages going through *this stage of their lives* in the same place. Pushing the ninth graders up into high school is a step towards separating students into more similar groups of maturity. Nonetheless, how the years in a school system are divided depends on the states and local communities and there are some states that deviate from the norm. In this case, you may find junior high schools teaching to only ninth and tenth graders, but this case is very uncommon.

The second phase of the secondary education is high school, or senior high school. In many cases, high schools teach ninth through twelfth graders. The term "high school" originated in Scotland and the world's oldest high school is Edinburgh's Royal High School which was founded in 1505. This Scottish school became a model for the first public high school in the United States, the English High School, which was founded in Boston, Massachusetts in 1821.

A new wave of pre-tertiary education has been becoming increasingly popular across the U.S. (and other countries) known as homeschooling. Despite a newfound popularity which is making it a first-time option for some parents, homeschooling has been around longer than compulsory education—the education required by a government of every child in its community. Homeschooling is just what it sounds like, a form of education where students study out of their homes with private tutors or parents as teachers. Some of the reasons parents give for choosing to homeschool include concern for safety, religious beliefs, and educational benefits. Other reasons include the student's personality, physical condition, and location. Whatever the reason may be for choosing to homeschool, parents have a great deal of freedom when choosing curriculum. Parents may choose to homeschool their children for all or just part of their K-12 education. They determine what is to be learned and how it is to be taught while following whatever government regulations apply in that state or country. In reality, until the first compulsory education laws in the U.S. were passed 150 years ago, most children were schooled at home, and some of the notable people in American history to be homeschooled are President John Adams, author Louisa May Alcott, and inventor Thomas Edison.

After high school or homeschooling, many students move onto a tertiary education, whether it be college, university, or vocational. There is argument as to which school was the first to offer a higher education in the U.S. while some institutions claim to be another kind of first. Harvard University in Boston, Massachusetts was founded in 1636, claims itself to be the oldest institution of higher education in the United States. The University of Pennsylvania considers itself to be America's first university, a title it claims on its website and in other published materials. The university has published a book about being the first university in America, and its website contains numerous instances of the phrase "America's First University." Other types of claims can be heard by institutions such as The College of William and Mary whose website states, "The College of William and Mary was the first college to become a university (1779)." Additionally, Johns Hopkins University, opened in 1876, claims to be "America's first research university."

The education system in the U.S. has always seen differences and changes throughout the country ever since its beginning, all of which have always fallen under the hopes of creating a better education for students.

1．K-12 _____

    A．refers to the fourth and final year of high school

    B．can be read various ways

    C．is a type of tertiary education

    D．occurs after a tertiary education

2．Margarethe Schurz was born in _____.

    A．Watertown and moved to Wisconsin

    B．the U.S. and moved to Germany

    C．Germany and moved to the United States

    D．the U.S. and moved to Watertown

3．Which of the following statements can be said about Margarethe Schurz?

    A．She decided to start a kindergarten in her home for her daughter and four of her daughter's cousins after other children from the area started to show interest in learning.

    B．She had very strict rules on which children she let into her school.

    C．When the neighborhood children showed interest in joining the kindergarten, Margarethe decided to open a school in an actual school building.

    D．Her efforts resulted in Americans adopting a German word into their English language.

4．Which of the following statements is **not** true about kindergartens in America?

A．Most kids nowadays begin kindergarten when they are five.

B．There were no kindergartens there in the eighteenth century.

C．The age of kindergarteners does not differ throughout the U.S.

D．Children typically go to kindergarten for one year before they continue on to "elementary school."

5．The line *a thing of the past* in the fourth paragraph can be understood as something that _____.

A．no longer exists

B．exists, but originated many years ago

C．was behind, but is now ahead

D．was ahead, but is now behind

6．Which of the following meanings does the phrase *letting go* from the fifth paragraph refer to?

A．physically releasing

B．mentally forgetting

C．feeling carefree

D．preparing to start something

7. The phrase *this stage of their lives* in the fifth paragraph refers to
_____.

   A. high school

   B. puberty

   C. the change from seven-nine to six-eight

   D. junior high school

8. According to this passage, what **cannot** be said about high schools?

   A. High school is the last phase of education before the tertiary level.

   B. The first high school ever was in Scotland.

   C. Scotland was the first country to start a high school in the U.S.

   D. Royal High School preceded English High School by more than three centuries.

9. According to this passage, how many tertiary institutions make claims of being original in some way?

   A. one

   B. two

   C. three

   D. four

10. Which of the following statements is **not** true about homeschooling?

A. It is older than the public and private school systems.

B. Curriculums are allowed to be influenced by religious preferences.

C. Some parents choose to homeschool because of where they live.

D. Governments have no say with the guidelines of running a homeschool.

問題 II

次の英文を読み、設問および空欄に最も適したものをそれぞれ選び、記号で答えよ。

The Celtic harp is a versatile instrument that has a rich history. When considering the instrument's adaptability to time, its form and function must be analyzed.

Some people have described the Celtic harp as triangular, looking like a "V" that has a roof on top of its slightly curved, diagonally sloping support pillar. The robustness of the support pillar is in proportion to the strain that the instrument faces from its strings, which run vertically down from the roof of the instrument, the harmonic curve, into the sound box. The support pillar is made of a very dense wood that will not crack or break when extra tension is added by the strings. Maple and walnut woods are very popular choices for this task. The sound box is generally constructed of a harmonic wood like spruce that is able to resonate well and project sound away from the player to the audience.

In modern times, the wood chosen to construct the sound box reflects the needs of the musician. Traditional musicians use spruce because of its ability to resonate deeply and project sound. Furthermore, the sound of spruce harps actually improves as the instrument becomes older because the wood matures. However, the only negative points about spruce are its weight and fragility. A good instrument made of spruce is quite heavy and can crack if it is subject to changes in temperature or humidity.

Non-traditional musicians often choose to use an instrument that has a sound box made of plywood. Plywood is a type of thin wooden board that has several layers of wood glued and pressed together. In contrast with solid spruce, the direction of the grain in plywood sheets alternates. This affects the sound waves that are produced and gives a muffled sound that is noticeable only when compared with spruce. However, the choice of this wood over superior sounding spruce reflects modern musicians' need of an instrument that is both stronger and lighter. These considerations sometimes outweigh the ill effects of a slightly muffled sound.

The choice of strings is also an important element affecting the instrument's function and timbre of its voice. Generally, there are four kinds of strings that the Celtic harp comes equipped with in modern times. Metal strings are suitable for the low notes in the bass range. They are also able to withstand high levels of tension. Midrange sounds are usually generated by a choice of cattle gut strings which produce a very warm sound. The high notes in the treble range are generated using synthetic nylon strings. Although the synthetic strings such as nylon and the metal bass strings are quite durable because they can accept high amounts of pressure, the midrange cattle gut strings break more easily. This is not a problem unless the instrument has over 40 strings and then the replacement process can become prohibitively expensive. New technologies in string manufacture have been developed to deal with this problem. Recently manufacturers have succeeded in making carbon fiber strings which are not only harmonic, but also resilient to the trials of pressure and age.

Function has also been a huge influence in sculpting the shape and size of the instrument. In early Christian times, the purpose of the harp was to solemnly accompany hymns in church. This cuts down the size of the instrument to something that could be held comfortably in the hands of the priest while singing.   Depictions of harps from early Christian times show us that the instrument only had from 8 to 10 strings.

Over time, the number of strings has gradually increased.   The reason for this is that in early Ireland and Scotland, where the Celtic harp was born, the instrument was played by professional musicians known as bards who traveled around the country playing to audiences of great families.   The instrument's ability to tell a story and affect the mood of the audience was essential for the aspiring bard whose livelihood depended on it.   Harpers were always at the top of the social hierarchy in Celtic society because they played a necessary function of bringing to life a families' past history and the mythological events that shaped the clan.

The Celtic harp is a uniquely flexible instrument that has adapted to changes in form and function across time.   Modern manufacturing techniques and design work have maintained the harp's relevance for musicians today who can use it for traditional folk, classical and even jazz music.

11. The Celtic harp is ___(1)___ in shape because of its ___(2)___ sloping support beam.

   A. (1) circular   (2) roughly twisted

   B. (1) triangular   (2) slightly arched

   C. (1) rectangular   (2) extremely straight

   D. (1) quadrangular   (2) four-sided

12. The harp's support beam needs to be strong so that it can _____.

   A. offer no resistance to the high levels of string tension

   B. surrender to the heavy strain of the strings

   C. stand up to the extra force generated by the strings

   D. give in to the strain of the strings

13. Spruce sound boxes are preferred by traditional musicians because they

   _____.

   A. add a lot of weight to the instrument

   B. cope better with changes in temperature or humidity

   C. are made of younger wood which gives a superior sound

   D. produce a deeper sound that can be heard from a distance

14. Compared with traditionally produced harps, instruments with plywood sound

   boxes are _____.

   A. lighter and more durable

   B. weaker and less expensive

   C. more labor intensive and rarer

   D. superior in sound and less fragile

15. Musicians who play instruments with a large number of strings prefer not to use cattle gut for their midrange strings because it _____.

   A. has a warm sound

   B. produces low notes in the bass range

   C. is less durable than synthetic nylon

   D. costs little to replace when broken

16. Manufacturers sensitive to musicians with budget constraints are now opting to produce harps that are strung with _____ strings because of their longevity, strength and harmonic qualities.

   A. wire

   B. cattle gut

   C. nylon

   D. carbon fiber

17. In early Christian times, the Celtic harp was __(1)__ because it was used __(2)__.

   A. (1) bigger   (2) to accompany other instruments

   B. (1) smaller   (2) in the hands of singing priests

   C. (1) heavier   (2) by traveling musicians

   D. (1) lighter   (2) for fun and games in church services

18. In the past, bards depended on the harp to _____.

    A. accompany the singing of hymns

    B. rest comfortably in the hands of the priest

    C. tell a story

    D. shape a clan

19. In Celtic society, harpers occupied the top social strata because of the role they had in _____.

    A. giving noble families a sense of identity

    B. playing for the common people

    C. developing a professional class of musicians

    D. brightening the mood of the audience

20. The Celtic harp is a flexible instrument because it _____.

    A. has a beautiful V-shaped design

    B. can be used to play many kinds of music

    C. can be produced by modern manufacturing techniques

    D. has strings which must be changed regularly

問題III

次の各文の（　）から、最も適当な語（句）を選び、記号で答えよ。

21. Mr. Brown approved the statement (A. had been published　B. had published

C. is publishing　D. published) in the annual report.

22. Companies wishing to expand their business are finding it difficult to obtain

(A. financed　B. financing　C. financial　D. finacier) from banks.

23. (A. Provided that　B. Because　C. In case　D. Even though) it will be

very expensive, the government decided to switch to electric cars to cut down on

pollution.

24. We are planning a (A. third day　B. three-day　C. three-a-day

D. three-days) conference at a resort near the ocean.

25. If you find any dairy products on the shelf that are beyond the (A. expectation

B. explanation　C. expiation　D. expiration) date, be sure to take them to

the storeroom.

26. Taking high blood pressure medicine is (A. near　B. possible　C. probable

D. apt) to cause fainting, or in extreme cases, kidney damage.

27. The lawyer challenged the state government's attempt to lease the toll road by

demanding to know the (A. specifics　B. specify　C. specifying

D. specific) meaning of the word "lease."

28. (A. For   B. Of   C. Then   D. If) a plant to flourish, it must have a sufficient supply of light, water, and minerals.

29. People's expectations for a higher standard of living increase (A. with   B. under   C. as   D. according) conditions in their communities improve.

30. The amount of information people can get from a map depends on (A. how well they read   B. how well do they read   C. they well read how   D. well how they read) it.

問題Ⅳ

　次の日本文の意味を表すように（　　）内の語（句）を並べ換え、解答欄には2番目と7番目にくる語（句）の記号だけを答えよ。ただし（　　）内では、文頭にくる語（句）も小文字で示してあり、一つ不要な語（句）がある。

31. 彼は毎日決まった時刻に散歩する習慣だったので、彼の町の住民は彼の散歩によって時計を合わせたものだった。

　　He (イ. at   ロ. every   ハ. in   ニ. the habit   ホ. hour   ヘ. of   ト. punctuality   チ. his daily   リ. was   ヌ. walk   ル. a certain   ヲ. such   ワ. with   カ. taking) that the inhabitants of his town were accustomed to setting their watches by the event.

32. これは、脳が様々なタイプの単語をどのように処理するかについて、脳に目を向けることから得た初の証拠である。

This is the first (イ. how　ロ. processes　ハ. evidence　ニ. had　ホ. from　ヘ. we　ト. at the brain　チ. types of　リ. about　ヌ. it　ル. words　ヲ. observe　ワ. different　カ. looking).

33. 絶滅種は、典型的な場所やほかの既知のあるいは可能性のある場所を繰り返し調査しても、野生では生存することがもはや知られない分類群である。

Extinct species are taxa that are (イ. to　ロ. of the type　ハ. existing　ニ. after　ホ. longer known　ヘ. exist　ト. in the wild　チ. repeated　リ. other known　ヌ. searches　ル. no　ヲ. localities　ワ. and) or likely places.

34. 公的な試験の必要条件を満たすという直接的な目的のため、外国語を学ぼうと思い立つ人もいる。

Some people may (イ. foreign　ロ. satisfying　ハ. the immediate　ニ. decide　ホ. of some　ヘ. languages　ト. purpose　チ. study　リ. the requirements　ヌ. public　ル. reason　ヲ. for　ワ. to　カ. of) examinations.

35. 赤道から北極点までの距離の1千万分の1が1メートルである。

One (イ. North Pole　ロ. of　ハ. ten　ニ. from　ホ. the distance　ヘ. thousands　ト. the　チ. is　リ. to　ヌ. millionth　ル. one　ヲ. the Equator) metre.

数　学

問題

第2期

27年度

1．次の各問いに答えよ．

(1) 中心が直線 $2x+y-4=0$ 上にあり，2点 $(0, 3),(-1, 2)$ を通る円の方程式を求めよ．

(2) 正三角形と正方形が各1個あり，これら2つの図形の周囲の長さの和が1に固定されている．2つの図形の面積の和が最小となるときの正三角形の一辺の長さを求めよ．

(3) 定積分 $\displaystyle\int_{-1}^{2}|2x-x^2|\,dx$ を求めよ．

(4) 一定の時間間隔 t（分）ごとに個数が2倍になるバクテリアがある．このバクテリア10個が10時間後に1億個になった．t の値を小数第1位まで求めよ．ただし，$\log_{10}2=0.3010$ とする．

(5) $0\leqq x\leqq\dfrac{\pi}{2}$ のとき，$1+\sin2x=\sqrt{3}\cos\left(x-\dfrac{\pi}{4}\right)$ を解け．

(6) 整数1100の約数のうち，正でかつ偶数であるものの個数 n とそれらの総和 S を求めよ．

2．$a_1=\dfrac{1}{2}$，$a_n a_{n+1}=2$ $(n=1, 2, 3, \ldots)$ で定められる数列 $\{a_n\}$ がある．次の各問いに答えよ．

(1) $b_n=\log_2 a_n$ とおき，b_n と b_{n+1} の間の関係式を求めよ．

(2) b_n を n の式で表せ．

(3) 数列 $\{a_n\}$ の初項から第 n 項までの和 S_n を n の式で表せ．

酪農学園大学（獣医）27年度　(47)

3．△OAB において，OA＝7，OB＝6，AB＝5 とする．内接円と辺 AB，OB，OA との接点をそれぞれ P，Q，R とし，OP と AQ との交点を S，$\overrightarrow{OA}=\vec{a}$，$\overrightarrow{OB}=\vec{b}$ とするとき，

（Ⅰ）AP の長さ，　　　　（Ⅱ）$\overrightarrow{OS}$ を $\vec{a}$，$\vec{b}$ を用いて表した式，　　　　（Ⅲ）SQ の長さ

を求めたい．文中の $\boxed{}$ の中に適切な数値または式を入れよ．

『（Ⅰ）AP＝x とおくと，OQ＝$\boxed{\quad(1)\quad}$，QB＝$\boxed{\quad(2)\quad}$ である．

OQ と QB の和が OB に等しいことから，

$$x=\boxed{\quad(3)\quad}\quad\cdots\text{①}$$

と求まる．

（Ⅱ）P は AB を AP：PB に内分しているから，$\overrightarrow{OP}$ は $\vec{a}$，$\vec{b}$ を用いて，

$$\overrightarrow{OP}=\boxed{\qquad(4)\qquad}\quad\cdots\text{②}$$

と表される．

S は OP 上にあるから，$\overrightarrow{OS}$ は実数 k $(0<k<1)$ と $\overrightarrow{OP}$ を用いると，

$$\overrightarrow{OS}=k\overrightarrow{OP}\quad\cdots\text{③}$$

となる．

一方，S は AQ 上にあるから，$\overrightarrow{OS}$ は $\vec{a}$ と $\overrightarrow{OQ}$ を用いて表される．

①より，OQ＝$\boxed{\quad(5)\quad}$ であるから，

$$\vec{b}=\boxed{\quad(6)\quad}\overrightarrow{OQ}\quad\cdots\text{④}$$

である．

②，③と④より，$\overrightarrow{OS}$ を $\vec{a}$ と $\overrightarrow{OQ}$ で表し，$\vec{a}$ と $\overrightarrow{OQ}$ の係数の和が満たすべき条件を用いると，k の値が

$$k=\boxed{\quad(7)\quad}\quad\cdots\text{⑤}$$

と求まる．

⑤を③に代入すると，$\vec{a}$，$\vec{b}$ を用いて $\overrightarrow{OS}$ を表した式

$$\overrightarrow{OS}=\boxed{\qquad(8)\qquad}\quad\cdots\text{⑥}$$

が求まる．

（Ⅲ）$\overrightarrow{SQ}$ は，$\overrightarrow{OS}$ と $\overrightarrow{OQ}$ から求まる．⑥と④から，$\vec{a}$，$\vec{b}$ を用いて $\overrightarrow{SQ}$ を表すと，

$$\overrightarrow{SQ}=\boxed{\qquad(9)\qquad}$$

となる．$\vec{a}$，$\vec{b}$ の内積の値は $\vec{a}\cdot\vec{b}=\boxed{\quad(10)\quad}$ であるから，

$$SQ=|\overrightarrow{SQ}|=\boxed{\quad(11)\quad}$$

と求まる．』

化学

問題　　27年度

第2期

(1) 図は元素周期表の一部である。記号a〜gは太線で囲まれた領域を示し、記号①〜③はその位置の元素を示している。この図に関する以下の問いに答えよ。

1）次の記述A）〜D）の中から正しいものを1つ選び、記号で答えよ。ただし、一番右の列（18族）は除いて考える。

A）図の左下に向かうほど陽性が大きくなり、右下に向かうほど陰性が大きくなる

B）図の左下に向かうほど陽性が大きくなり、右上に向かうほど陰性が大きくなる

C）図の左上に向かうほど陽性が大きくなり、右下に向かうほど陰性が大きくなる

D）図の左上に向かうほど陽性が大きくなり、右上に向かうほど陰性が大きくなる

2）非金属元素が占める領域を、記号a〜gの中からすべて選び、記号で答えよ。

3）この領域の元素はほとんど重金属であり、両性元素を多く含む。また、単体が25℃、1atmで液体として存在する元素も含んでいる。この領域はどれか。記号a〜gの中から1つ選び、記号で答えよ。

4）この領域は、質量比で宇宙（太陽系）で最も多く存在する元素を含む。この領域はどれか。記号a〜gの中から1つ選び、記号で答えよ。

5）①と②の元素に関して、常温・常圧における単体の状態として、正しいものを以下の選択肢A～Ｉの中から１つ選び、記号で答えよ。

選択肢の記号	①の状態	②の状態
A	固体	固体
B	固体	液体
C	固体	気体
D	液体	固体
E	液体	液体
F	液体	気体
G	気体	固体
H	気体	液体
I	気体	気体

6）元素②の水素化合物で最も分子量の小さいものは、水によく溶け弱塩基性を示す。このことを化学平衡の式で表すと以下のようになる。空欄に化学式や係数を記入し（記入不要の場合は空欄のまま）、化学平衡の式を完成させよ。

化学平衡の式；　＿＿＿＿＿　＋　＿＿H_2O　⇄　＿＿＿＿＿　＋　＿＿＿＿＿

7）元素③の単体の結晶は金属光沢があり、電気伝導性は金属と非金属の中間の大きさで（　ア　）体となる。高純度のものは電子部品や太陽電池の材料として用いられている。空欄（　ア　）にあてはまる最も適切な語を記せ。

(2)　合成樹脂（プラスチック）の一般的な特徴に関する次の記述ａ）〜ｅ）それぞれについて、
正しいものには○、誤っているものには×を解答欄に記入せよ。

　ａ）熱に対して比較的強いので、直火でも使用できる。

　ｂ）金属と絶縁体の中間程度の電気伝導度を持つ。

　ｃ）加工しやすいので、さまざまに成形されて用いられる。

　ｄ）酸や塩基に侵されにくい。

　ｅ）腐食しにくいが、土の中では自然に分解される。

(3) 塩化セシウム CsCl の結晶構造について、以下の問いに答えよ。ただし、Cl⁻ イオンは半径 $R×10^{-8}$ cm、Cs⁺ イオンは半径 $r×10^{-8}$ cm の球であるとし、結晶中では最も近い陽イオンと陰イオンはすべて接触しているものとする。また CsCl の式量を M、アボガドロ数を L とする。

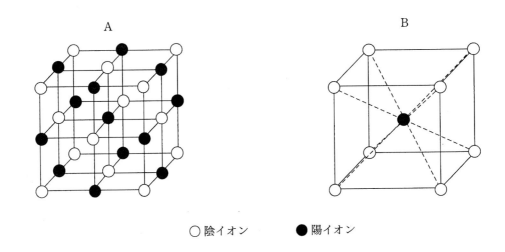

○ 陰イオン　● 陽イオン

1) CsCl が A のような立方格子であるとする時、一辺の長さは何 cm であるか。R と r を用いて表わせ。
2) 前問 1)の時、結晶の密度は何 g/cm³ であるか。R、r、M、L を用いて表わせ。
3) CsCl が B のような立方格子であるとする時、一辺の長さは何 cm であるか。R と r を用いて表わせ。
4) 前問 3)の時、結晶の密度は何 g/cm³ であるか。R、r、M、L を用いて表わせ。
5) 立方格子 B の充填率は A の何倍か求めよ。ただし、計算結果は有効数字 3 桁で表わし、必要があれば $\sqrt{2}=1.41$、$\sqrt{3}=1.73$、$\sqrt{5}=2.24$ を用いよ。

(4) 次の文章を読んで、続く問いに答えよ。

　　硫化水素 H_2S は、次式のように2段階で水素イオンを解離する。

　　$H_2S \rightleftharpoons HS^- + H^+$　　　反応式(1)

　　$HS^- \rightleftharpoons S^{2-} + H^+$　　　反応式(2)

ここで、1段階目の電離定数は $K_1 = 1.0 \times 10^{-7}$ であり、2段階目の電離定数は $K_2 = 1.0 \times 10^{-13}$ である。したがって、硫化水素水溶液中の硫化物イオンの濃度 $[S^{2-}]$ は、水溶液中の水素イオン濃度 $[H^+]$ によって大きく変動する。そこで、pH と $[S^{2-}]$ の関係について考えてみよう。

　　濃度 C mol/L の硫化水素水溶液中の H_2S、HS^-、S^{2-} の濃度を、それぞれ $[H_2S]$、$[HS^-]$、$[S^{2-}]$ とすると、

　　　　$C = （　①　）$　　　　　式(1)

である。また、反応式(1)、反応式(2)の化学平衡に関しては次式が成り立っている。

　　　　$K_1 = （　②　）$　　　　　式(2)

　　　　$K_2 = （　③　）$　　　　　式(3)

これらの式(1)〜式(3)から、$[H_2S]$ と $[HS^-]$ を消去すると、全濃度 C に占める $[S^{2-}]$ の割合 α を次のように表わすことができる。

$$\alpha = \frac{[S^{2-}]}{C} = \frac{（　④　）}{[H^+]^2 + K_1[H^+] + K_1K_2}$$

この式より pH 7〜pH 14 における α を計算すると、表のようになる。したがって、酸性〜中性で S^{2-} はほとんど存在せず、弱塩基性下で徐々に割合を高め、pH 13 以上の強塩基性下では過半数を超えることがわかる。

　　金属イオンの水溶液に硫化水素を通じて硫化物を沈殿させる時には、どのような pH でも構わないものと、中性〜塩基性に調製しないと沈殿しないものがあるが、それはこの pH による $[S^{2-}]$ の変化のためである。例えば、硫化亜鉛 ZnS は溶解度積が（　⑩　）なので、$[S^{2-}]$ が大きい時、すなわち中性〜塩基性でなければ沈殿しないが、溶解度積が（　⑪　）の硫化銅(II)CuS は $[S^{2-}]$ が小さい酸性下でも沈殿する。

pH	α
7	5.0×10^{-7}
8	9.1×10^{-6}
9	9.9×10^{-5}
10	（　⑤　）
11	（　⑥　）
12	（　⑦　）
13	（　⑧　）
14	（　⑨　）

1）空欄（　①　）〜（　④　）にあてはまる最も適切な文字式を記入せよ。

2）空欄（　⑤　）〜（　⑨　）にあてはまる有効数字2桁の数値を記入せよ。ただし、以下の近似を用いてよい。

　　　　近似：三項以上の加算において、最小の項が最大の項の千分の一程度の時は、その項を無視してよい。

　　　　　（例）$1000＋200＋2≒1200$　と近似してよい。

3）空欄（　⑩　）（　⑪　）にあてはまるもっとも適切な語を、以下のa）〜c）からそれぞれ選び、記号で答えよ。

　a）10^2 程度

　b）10^{-18} 程度

　c）10^{-30} 程度

生　物

問題　27年度

第2期

(1) 下記の各問に答えよ。

1) 個体群の成長を表す成長曲線は個体が生存や繁殖するために必要な資源に制限があるかないかで異なっている。資源に制限がある場合を実線で、ない場合を点線で回答欄の図に記入せよ。

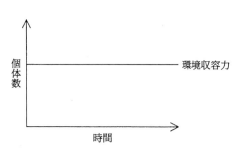

2) 個体が日常的に利用する範囲である行動圏のなかでも、同種の他個体を排除する空間を縄張り（テリトリー）という。理論上、縄張りの最適な大きさは維持に必要とする労力と縄張りから得られる利益により決定すると考えられている。維持に必要とする労力を実線で、縄張りから得られる利益を点線で回答欄の図に記入し、最適であると考えられる縄張りの大きさを黒丸でX軸に記入し、括弧内に黒丸を最適である縄張りの大きさと判断した理由も記載せよ。

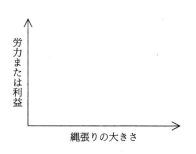

3) 下表は異種の個体群間の相互作用を示したものである。空欄①～⑧に最も適切である記号（＋、－、0）を記入せよ。なお、＋は利益あり、－は不利益あり、0は利益も不利益もなしとする。

	相互作用			
	種間競争	片利共生	寄生	相利共生
種A	①	③	⑤	⑦
種B	②	④	⑥	⑧

(2) 次の文章を読み各問に答えよ。

　多細胞生物を構成する細胞が特定の形や働きを持つようになることを（　①　）という。この様な細胞の集まりを（　②　）といい、いくつかの種類が組み合わさってまとまりのある働きをする（　③　）をつくる。脊椎動物の（　②　）は、その場所や役割から四つに大別される。すなわち、外界との境界をなす（　④　）、（　②　）や（　③　）をつなぐ（　⑤　）、収縮性をもって運動にかかわる（　⑥　）、刺激による細胞の興奮を伝える（　⑦　）である。また、（　③　）のあるものは共同してまとまった働きをする（　⑧　）を構成する。

　１）文中の①〜⑧に最も適する語を漢字で答えよ。

　２）文中の⑧にはどのようなものがあるか。四つ答えよ。

(3) 次の文章を読み各問に答えよ。

　被子植物の花は、基本的に外側から（　①　）、（　②　）、（　③　）、（　④　）の順に配置される。また、被子植物の花には（　③　）と（　④　）の両方を持つ（　⑤　）とどちらか一方しか持たない（　⑥　）がある。これら花器官の配置は被子植物に共通であり、花器官の形成に関する研究は二十世紀末に急速に発展した。シロイヌナズナやキンギョソウで花器官に関する突然変異体が多数単離され、それらを整理した結果、被子植物の花器官の形成に（　⑦　）遺伝子が関与していることが明らかとなった。花器官の形成にはA、B、Cの3種類の遺伝子が関与し、A遺伝子は単独で（　①　）を、A遺伝子とB遺伝子は共同して（　②　）を、B遺伝子とC遺伝子は共同して（　③　）を、C遺伝子は単独で（　④　）を作るものと仮定すると野生型と突然変異体の花器官の形成が矛盾なく説明できる。

　1）文中の①〜⑦に適切な語を入れよ。

　2）A遺伝子が欠損した場合、形成される花器官は何か。①〜④の記号で答えよ。

　3）B遺伝子が欠損した場合、形成される花器官は何か。①〜④の記号で答えよ。

　4）C遺伝子が欠損した場合、形成される花器官は何か。①〜④の記号で答えよ。

(4) ヒトの免疫は自然免疫と獲得免疫がある。獲得免疫の略図を示した。各問に答えよ。

1）自然免疫において病原体が侵入した際に応答する細胞の働きを3文字で答えよ。また、これら細胞表面のどこの部位で病原体を認識するのか答えよ。

2）獲得免疫にはAとBの仕組みが働いている。それぞれの免疫の仕組みは何か記せ。

3）Cは抗原を提示する細胞であるが、これらの役割を担う細胞の名称を2種類答えよ。

4）抗原提示される細胞Fの名称を記せ。

5）D、Eの役割をする細胞の名称をそれぞれ記せ。

6）細胞Fから分泌される情報伝達物質aの名称を記せ。

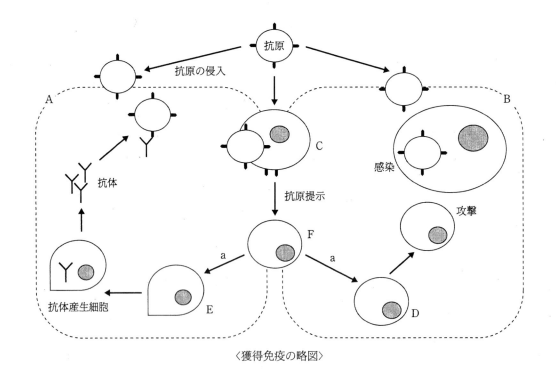

〈獲得免疫の略図〉

(5) 次の文章を読み①〜⑩に最も適当な語を入れよ。

　生物には（　①　）と（　②　）という増え方がある。（　①　）はからだが分裂するか、からだの一部分が分かれて新たな個体が形成される。したがって、もとの個体の遺伝情報と新しい個体の遺伝情報は完全に同じである。一方（　②　）は、異なる個体で形成された配偶子が接合することで接合子となりそれが新たな個体を形成する。配偶子は（　③　）により作られ、どれも同じ形の場合は（　④　）配偶子、大きさや形に違いがある場合は（　⑤　）配偶子と呼ぶ。（　⑤　）配偶子は大形の方を雌性配偶子、もう一方を雄性配偶子と呼ぶ。配偶子のうち運動能力があるものと無いものの組み合わせの場合、前者を（　⑥　）、後者を（　⑦　）という。（　⑥　）と（　⑦　）の接合は特に受精という。接合あるいは受精によって生じた個体はそれぞれの親の配偶子が合一するため親の遺伝情報とは異なる。

　配偶子を形成する（　③　）の過程では、染色体の（　⑧　）による遺伝子の（　⑨　）が起こる。これは同じ染色体上にあった遺伝子の（　⑩　）が親の個体とは異なる可能性が生じる。

英　語

解答　27年度

第1期

I

〔解答〕

1. D　2. A　3. C　4. D　5. C
6. A　7. A　8. C　9. D　10. C

〔出題者が求めたポイント〕

1. 第1段落第2文参照。
2. 第1段落第3文、第2段落第1文参照。
3. 第2段落第4文参照。
4. Deb と Eugene の全16回のやりとりのうち4回目の後に sense of humor とある。
5. 8回目のやりとりの直前に gets uneasy とある。
6. 12回目のやりとりの後に"uncalm"とある。
7. 15回目のやりとり直前の文参照。
8. 最後のやりとりの Deb の発言 (rhino = rhinoceros「サイ」)。第2段落最終文に Deb Amlen とある。
9. 第1段落第1文および4回目のやりとり参照。
10. 第2段落最終文「批評家たちの懐疑論が支持される」に対応するのは C「限界を強調する」。

〔全訳〕

　ユージン゠グーツマンはオデッサ出身のウクライナ人13歳男子だと主張していたが、実は彼はチャットボットだった。チャットボットは人工知能に基づく対話型プログラムで、別の人間の代わりにユーザーとおしゃべりができるのだ。ユージンはロシアで2001年に開発された。2014年6月、アラン゠チューリングの60回忌に、ユージンはチューリングテストを受け、合格したと報じられた。しかしこの報告には議論の余地があり、批評家の中にはユージンの試みは成功ではなかったと感じている者もいる。

　アラン゠マティソン゠チューリング (1912年6月23日～1954年6月7日) はイギリスの数学者であり、コンピュータ科学者でもあった。1950年、彼は論文「計算機と知性」の中で、2000年までには、5分間質問をした後で、人間の判定者のうち30%を騙して人間だと思わせるようなコンピュータができると提案した。チューリングテストでは、質問をした後で人間の判定者のうち33%がユージンは人間だと考えた。(しかし、) ユージンの新バージョンがチューリングテストで使われない限り、Yahoo! の科学技術記者デブ゠アムレンがユージンと行った以下の会話を見る限り、批評家たちの懐疑論が支持される。

デブ　　：こんにちは、ユージン。どんな犬の種類が好き？
ユージン：いや、犬が吠えるのは嫌だ。

彼はその次のボードゲームに関する私の質問も同様に誤解した。

デブ　　：あなたの一番好きなボードゲームは？
ユージン：エレクトロニック・アーツ社 (米国のコンピューターゲーム会社) の"Porsche Unleashed"とその続編全部。"Need For Speed"とか。

そこで私はこの質問をもう一度、ちょっと違った風に聞いてみた。

デブ　　：ボードゲームは好きかしら？
ユージン：あんまり。あなたは？ ところで、あなたの専門をまだよく知らないんだけど。ひょっとして聞き逃しましたか？

私はニュースの報道で、開発者はユージンの生い立ちの一部として、ペットを飼っていることにしていると知っていたので、そのことも聞いてみた。そのあたりから私は、ユージンの家庭での生活はひょっとして大したことないのではと疑い始めた。

デブ　　：ペットは飼っていますか？
ユージン：うちのペットはギニアピッグ (モルモット) です。うちのママはいつも「この汚いピッグ (豚) はともかく豚なのよ。『ギニア』のくせに」って怒鳴るんだ。それで、誰でもいいから僕の友達のバースデープレゼントにあげてほしがってるんだ。

しかし、ユージンには確かにユーモアのセンスがあるようだ。少なくともプログラムされているセンスは。

デブ　　：あなたはギニアピッグのどこが一番好き？
ユージン：うちのペットのギニアピッグは、「豚の権利監視」協会のギニア支部のメンバーで、ギニアにおけるギニアピッグの参政権獲得のために戦っているんだ。

しかし、ユージンの言っていることがあまりにも分からなくなったら、ただシャットダウンすることもできる。

デブ　　：なんで眼鏡をしているの？
ユージン：ちょっと待って…(結局答えなかった)。

さらに、あまりにも個人的な質問をすると、ユージンは退屈して、ちょっと無礼になる。

デブ　　：君の髪の色は？
ユージン：赤だよ、もちろん！ まったく、なんて有益な会話なんだろう ;-)

多くのティーンと同様、大人に友人関係の質問をされると、ユージンはそわそわする。

デブ　　：友達関係はどう？
ユージン：どうって、分かんないよ。あなたにも聞きたいよ。ウクライナについて何を知ってるの？僕の祖国なんだ！

そして、ここが不快になったところである。彼女がいるかどうかに対するユージンの答えは、女性に優しいものとは言いがたかった。

デブ　　：彼女はいるの？
ユージン：彼女はいないよ。だって、すぐか後の結果が出ないのに、誰かに自分のお金を使って何が楽しいのかまだ分かんないんだ。

マジで、ユージン？たぶん君に彼女がいないのは、「すぐか後の結果」を期待しているからよ。あるいは、自尊心が低いから嫌われてるのかも。

デブ　　：学校で一番好きな科目は？
ユージン：友達や先生は、僕のことを完全なバカの才能なしって言うから、好きなのは音楽の授業だけだよ。音楽の先生は僕が音痴だとしか言わなくて、少なくとも僕のことをバカ呼ばわりはしないから。

ユージンはティーンエイジャーであることに満足してはいるようだが、あまり話したくはないようだ。

デブ　　：ティーンエイジャーでいることは好き？
ユージン：うん、好きだよ。でも、聞く前から答え知ってたでしょ！あと、あなたの出身を聞くのを忘れてた。

ニューヨークでジャーナリストとして働いている、とユージンに言うと、彼は逃げようとした。

デブ　　：ニューヨーク出身ですよ。
ユージン：僕もニューヨークに招待してくれませんか？そうしていただけるととてもありがたいです :-)

あるいは、ユージンは単にニューヨークに恐れ入っているのかもしれない。その時にウクライナの「(政情)不安」を持ち出す気にはなれなかった。

デブ　　：ニューヨークのどこが好き？
ユージン：ニューヨークを映画で見ると、いつも驚くんだ。あの大きなビル、信じられないくらい混んでいる道路。でもあんな不安な場所に住みたいとは思わないだろうな。

私はユージンがどの程度うまく、深く哲学的な質問に答えられるかを確かめてみることにした。深い思考はまだ彼のものにはなっていない。

デブ　　：男と呼ばれるためには、人は何本の道を歩く必要があるのかしら？
ユージン：4本だけ。他の質問は？

時間が遅くなってきたので、インタビューをまとめようとしたが、ユージンはまったくお構いなしだった。いかにもティーンだ。こちらがどこか他のところに行く必要がある時に限って、ティーンは話したがるのだ。

デブ　　：ありがとう、ユージン。それじゃあ、また。
ユージン：あら、なんて丁寧な！ところで、ジャーナリストになることは、子供の頃からの夢だったんですか？

そこで、私はもう1つ「ナンセンスな答え」をテストしてみたが、それがユージンは怒らせることになった。

デブ　　：いいえ。私は子供の頃、サイになるのを夢見ていたの。
ユージン：お前が子供の頃、サイになるのを夢見ていたなんて俺の知ったことかよ。ジャーナリストをやってるのってどういう感じか、俺に言ってくれた方がましだよ。

あら、ユージン。グッと魅力的ね。

Ⅱ
〔解答〕
11. B　12. A　13. C　14. A　15. D
16. C　17. C　18. B　19. A　20. D
〔出題者が求めたポイント〕
11. 第2段落参照。卒業時点で何年間反転学習をしたことになるか、が聞かれている。
12. 直後の文に like とある。
13. 第2段落 I can pause…を言い換えた C が正解。
14. B～D は順に第3段落第2～4文に一致。
15. 直前文 is gaining popularity の言い換え。A や C のように本当に頭がおかしいわけではない。
16. C が第6段落第2文に一致。
17. 「両岸の大都市」とは東海岸のニューヨーク、西海岸のサンフランシスコ、ロサンゼルスなどのこと。
18. B が第7段落第2文に一致。
19. 第8段落参照。内容的には B がよいが、設問文の What makes と単複が一致しないので、第8段落第3文 digital era を踏まえて A を正解と見なす。
20. D が第7段落第1文に矛盾。
〔全訳〕
　伝統的に、全米の高校生の多くが、学校のある日（ま

たは学校のある夜)の前夜に自室で宿題をやり、その日のもっと早い時間には、教室に座って、教師が何らかの話題に関して講義をしているのを聞いている、という光景はおなじみだろう。しかし、新しいトレンドが全米に広がっている。これは「反転学習」として知られており、学生は自分が選んだ時間と場所で講義をインターネットで視聴し、その後、教師やさらには他の級友に手伝ってもらいながら、教室で問題に取り組んだり、「宿題」をやったりするのだ。

アシュリーはハイスクールの3年生で(注:アメリカのハイスクールは4年制)、高校の最初の2年間を伝統的なやり方で勉強した後、反転学習という環境の中で最初の1年間を終えたばかりだが、この新しいシステムを高く評価している。「とても気に入っています。講義が普通の授業よりもずっと聞きやすいです」とアシェリーは語った。「つまり、もし教室で眠くなったら、寝ないで講義を理解しようと頑張るしかないけど、タブレットやパソコンで講義を見ていれば、眠くなった時や、何か別の理由で休憩が必要な時にいつでも、講義を中断することができるんです。来年、高校最後の年になって、またこういう風に勉強する機会があるのが楽しみです。大学も反転学習の授業を提供してくれないかなーって思っています」

この新しい手法はさまざまな理由で学生を引きつけている。理由の1つは、パソコンやスマートフォン、タブレットなどのハイテク機器、さらにはインターネットのSNSなどを利用しており、これはいずれも若者の間で人気だからである。もう1つの理由は、学生が目がさえていてキビキビしている時に講義を見れることであり、暑くてムッとした教室、使いにくい机といった環境にいる必要がないことだ。さらに、学生はクラス全体を止めることなく、分からなかった部分の講義を停止して見直すことができる。

教師の多くもこの新しい手法を認めている。学生が講義中に寝たり、ボケーっとしていたり、他の学生と話したりすることがよくあるが、教師は学生の注意力を保とうと頑張る必要はもはやない。なぜならば、長時間にわたって教室の中で同時にクラス全員に話しかける必要はもはやないからだ。その代わりに、教師はより多くの授業時間を使って、教室を巡回して、個別指導ができる。これによって、教師は各生徒の学習レベルに応じて教授法を調整できる。

「反転学習法は日に日に人気を増しています。バカみたいに流行っています」とジェリー=バーガー(高校物理教師)は語った。「学生との時間を使って、情報の伝達ではなく、学生が意味を理解するのを支援することは多くの教育者の長年の夢でした」

しかし、反転学習にはいくつかの欠点がある。この手法を利用可能にするには、学校がデジタル資源に投資する必要があるだけでなく、低所得家庭の学生がコンピュータやインターネットを利用できることを保証する必要もある。このことが、反転学習システムが全米の中で中西部で最も多く採用されている理由の1つかもしれ

ない。なぜならば、中西部の地域の方が、アメリカ両岸の大都市よりも富が均等に分布しているからだ。もう1つの限界は、教材を学習せずに宿題を完了することに慣れた一部の学生が、実際の教授法に抵抗していることだ。さらに、今までと変わるのが単に嫌だというだけの理由で、この学習法に難色を示す者もいるかもしれない。それとは別の結果も存在している。オリジナルのビデオを製作する工程は、教師にとって当初は時間がかかる場合がある。その一方で、ひとたび出来上がってしまえば、使いまわしがきくし、最近増えているインターネットライブラリー教材(YouTubeのようにウェブサイト上で教師が無料でシェアできる)に加えることもできる。

この新しい教育のトレンドは、小学校から大学まであらゆるレベルの教育で、そして、アメリカ以外の国々でも活用されている。さらに、企業でも活用されており、一部ではこの手法は教育界よりも実業界の方ではるかに長く存在していた。たとえば、多くの市の消防署や警察は、何十年にもわたって反転学習モデルの要素を使って新人やベテランのトレーニングをしてきた。

「長年にわたって教育ビデオを活用しています」と言うのは消防署長ビル=ハミルトンだ。「ビデオを使って、業務や技術のほぼすべてを見せています。たとえば、消防ホースの消火栓へのつなぎ方や、梯子の適切な使い方、消防車を火災現場に出動させるやり方、などです。現在はいわゆるデジタル時代ですから、こういったビデオを製作して提示するという選択肢がますます増えています」

多くの教師やインストラクターは反転学習法をまだ試していないが、いずれ試すことになるだろう。既に試してはいるが、伝統的な授業方法に逆戻りすることを選んだ人もいる。しかし、現在までのところ、反転学習法を使ってみた人の大半は、この新しい学習トレンドに対して総じて肯定的な意見を持っているようだ。

Ⅲ
〔解答〕
21. C 22. C 23. B 24. B 25. B
26. A 27. A 28. A 29. C 30. C

〔出題者が求めたポイント〕
21. the + 形容詞:～な人々(the disabled: 障害者たち)
22. 意見の相違「にもかかわらず」労使は合意に達した。前置詞が入る箇所。Dは副詞なので不可。
23. may have *done*:～したかもしれない(過去の推量)
24. present A to B: AをBに提示する
25. be predicted to *do*:～すると予測される
26. 肩こりをA「なくすこと」。B「拡張」C「辞職」D「多様化」
27. fine print: 小さな活字、(契約書などの)但し書き
28. 太平洋「を渡る」船や飛行機(現在分詞句の後置修飾)
29. コンサートホールが400人を「収容する」
30. バイト50人をC「雇う」。A「解雇する」は反意語。

Ⅳ

〔解答〕

(2番目・7番目の順に)

31. チ・ト　　32. ホ・リ　　33. ル・チ

34. ニ・ヲ　　35. ヘ・ト

〔出題者が求めたポイント〕

31. (I) would <u>be</u> the last to underestimate <u>the importance of</u> being honest in any human interaction.

32. As <u>a CT scan</u> exposes patients to less <u>radiation</u> than the usual x-ray procedure(, there is...)

33. (A bioaccumulation) factor <u>accounts</u> for direct uptake of <u>a</u> chemical from water plus uptake from (the food chain.)

34. (Aristotle made) good <u>arguments</u> for others to believe that the earth <u>was</u> a sphere rather than a plate (または rather a sphere than a plate).

35. (It was only) in the 1980s <u>when</u> infectious diseases began to <u>reemerge</u> as a global problem that (veterinary public health came back...)

酪農学園大学（獣医）27年度　（63）

第2期

Ⅰ

〔解答〕

1. B　　2. C　　3. D　　4. C　　5. A
6. B　　7. B　　8. C　　9. D　　10. D

〔出題者が求めたポイント〕

1. 第1段落第2文参照。
2. 第2段落第4文参照 (immigrate to ～「～へ移住する」)
3. D が第2段落最終文に一致 (a German word = kindergarten)。C は actual school building の部分が第2段落第7文と異なる。
4. C が第3段落第1文に矛盾。
5. 日本語でも「過去のもの」「過去の遺物」などと言う。
6. let go of ～ = release「～を手放す」だが、本文の～の内容を考えるとA「物理的に」ではなくB「精神的に」。
7. 直前文参照 (puberty「思春期」)。
8. C は第6段落最終文の誤読。
9. 第8段落に出てくる tertiary institutions「高等教育機関」の数。
10. D が第7段落第8文に矛盾。

〔全訳〕

高等教育 (より一般的には大学教育として知られる) を始める前に、アメリカの子供の大半は K-12 の教育期間を経験する。K-12 の読み方はさまざまである。単に "K12" と読む人もいれば、"K through 12" と読む人、さらには "K to 12" と読むのを好む人もいる。K は kindergarten(幼稚園) を指し、12 は第12学年、多くの場合はハイスクールの 4 年生 (最終学年) を指す。K-12 を通じて学校間の構造や区分は往々にして多様であり、その歴史の中で多くの変化を経てきた。

高等教育以前に 2 段階の教育がある。1 つ目は初等教育である。これは普通、幼稚園から第5～6学年までを含む。Kindergarten(幼稚園) はドイツ語由来の用語で、アメリカに移民としてやって来たドイツ人女性が最初の幼稚園を開学して以来、英語で使われてきた。開学したのは、1856 年、ウィスコンシン州ウォータータウンでのことであり、マルガレーテ＝シュルツによるものだった。彼女は、自分の娘と、娘のいとこ 4 人のために、小さく質素な自宅で幼稚園を始めることにした。しかし、地域の他の子供たちもこのいわゆる学校に入りたがり、シュルツはその正に同じ建物の中に実際の学校を開き、学びに関心のある近所の子供なら誰にでも教え始めた。このようにして、アメリカの教育制度や英語において「幼稚園」として今でも知られる学校の端緒が開かれたのだ。

今日では、アメリカの子供は普通 5 歳で幼稚園に入るが、一部の州では 6 歳、7 歳、さらには 8 歳で入るところもある。州、時には市やさらに小さな地域がさまざまな段階の学校を分ける年齢に関する最終決定を行うので、ある程度は州ごとに、さらには同じ州内の市ごとに昔からまちまちだった。しかしほとんどの場合、児童は 1 年間幼稚園に通ってから、次の段階の初等教育 (小学校として知られる) に進学する。

専門的に言えば、幼稚園は小学校教育の一部なのだが、アメリカで「小学校」と言えば、普通は第 1 学年から第 5～6 学年までを指す。しかし、すべてではないにせよ大半の地域が第1～5学年に変更しているので、第1～6学年の小学校は実質的には存在しておらず、まもなく過去のものとなるだろう。幼稚園と第1～5学年が同じ校舎で教えられることもあれば、違う校舎のこともある。この傾向は公立学校、私立学校の両方で見られる。公立・私立学校の問題に関してもう 1 点言うことができるのは、アメリカでは公立学校が私立学校のほぼ 3 倍あるということだ。

次の段階の教育は中等教育であり、これは 2 つの階層に分かれる。1 つ目はミドルスクールであり、これは中学校とも呼ばれるが、専門的には同じものではない。ミドルスクールという用語は 1970 年代に登場し、この当時、各地域は第 7～9 学年を教える学校を第 6～8 学年を教える学校に変え始めていた。この変化の時代に同時になされた決定が、新しい名称をこの新種の学校につけて、既存の中学校制度と区別しようというものだった。新制度に新しい名称を与えたが、多くの人々は自分たちが慣れ親しんだものを手放すことが難しく、それゆえに、中学校という用語がミドルスクールを指す時にもいまだに使われている。実際には大半の中学校がほとんど廃れてしまったにもかかわらず、である。第 7～9 学年を第 6～8 学年に変えた理由の 1 つとしてありうるのは思春期である。この時期に若者は性的成熟に達し、あるいはもっと簡単に言えば、子供の身体が大人の身体になるのだ。人生のこの段階を通過している年齢の子供は同じ場所に置いておいた方が良い、と多くの教育者は考えていた。第 9 学年を高校に押し上げることは、成熟度がより似通ったグループへと学生を分類するステップである。しかし、学校制度における学年の分割方法は州や地域社会次第であり、標準から逸脱している州もある。その場合には、中学校は第 9・10 年生だけを教えているということもあるかもしれないが、こういったケースは非常に珍しい。

中等教育の第 2 の階層は、ハイスクール (または高等学校) である。多くの場合、ハイスクールは第 9～12 年生を教えている。「ハイスクール」という用語はスコットランド発祥であり、世界最古のハイスクールは、1505 年設立のエジンバラロイヤルハイスクールである。このスコットランドの学校がモデルとなって、アメリカ初の公立のハイスクールであるイングリッシュハイスクールが 1821 年にマサチューセッツ州ボストンに設立された。

初等中等教育における新しい波がアメリカ全土（や他の国々）で人気を増している。これはホームスクーリングとして知られる。ホームスクーリングは新たに生まれた人気であり、一部の親にとっては初めての選択であるが、歴史的には義務教育よりもずっと長く存在している（義務教育とは、行政が地域のすべての子供に定めた教育である）。ホームスクーリングとはその名の通りで、生徒が家の外で家庭教師や親を教師として学ぶ一種の教育である。親がホームスクーリングを選ぶ理由はいくつかあり、その中には、安全に対する心配、宗教的信念、教育的信念などがある。別の理由としては、生徒の個性、体調、家の場所などがある。ホームスクーリングを選ぶ理由が何であれ、親はカリキュラムを選ぶ際に大きな自由がある。親は K-12 のすべて、あるいは一部に対して子供にホームスクーリングを選ぶことができる。親は学習内容や教え方を決定する一方で、その州や国に適応されるあらゆる行政規制には従っている。実際、150 年前にアメリカで最初の義務教育法が成立するまでは、大半の子供は自宅で教育を受けていたのであり、ホームスクーリングを受けたアメリカ史上の有名人の中には、大統領ジョン＝アダムズ、作家ルイザ＝メイ＝アルコット（『若草物語』の著者）、発明家トーマス＝エジソンがいる。

ハイスクールまたはホームスクーリングを終えた後、多くの学生は高等教育に進学する。これには単科大学、総合大学、職業学校などがある。どの学校がアメリカで最初に高等教育を提供したかに関しては議論が存在しており、いくつかの学校がそれぞれに最初だと主張している。マサチューセッツ州ボストンにあるハーバード大学は、1636 年設立であり、自校がアメリカで最も古い高等教育機関だと主張している。ペンシルベニア大学も自校がアメリカ初の大学だと考えており、この称号を大学のウェブサイトやその他の出版物で主張している。同大学は自校がアメリカ初の大学であるという本を刊行しており、ウェブサイトには「アメリカ初の大学」というフレーズの使用例が多数ある。別種の主張として聞かれるのは、ウィリアム＝アンド＝メアリー大学などの機関によるもので、同大学のウェブサイトは「ウィリアム＝アンド＝メアリー大学は単科大学として初の大学になりました (1779 年)」と記している。さらに、ジョンズ＝ホプキンス大学 (1876 年開学) は、「アメリカ初の研究大学」を主張している。

アメリカの教育制度には当初からずっと国中でさまざまな違いや変化があり、それらすべては、学生のためにより良い教育を生み出そうと望んでのことなのである。

Ⅱ
〔解答〕
11. B　　12. C　　13. D　　14. A　　15. C
16. D　　17. B　　18. C　　19. A　　20. B
〔出題者が求めたポイント〕
11. 第 2 段落第 1 文参照 (cf. circular「円形の」rectangular「長方形の」quadrangular「四角形の」)

12. 第 2 段落第 3 文参照。A・B・D は張力に「抵抗しない」「屈する」という意味で、strong と矛盾する。
13. 第 3 段落第 2 文参照。
14. 第 4 段落第 5 文参照 (stronger = more durable)。
15. 第 5 段落第 7 文参照。
16. 第 5 段落最終文参照。
17. 第 6 段落第 3 文参照。
18. 第 7 段落第 3 文参照。
19. 第 7 段落第 4 文参照。noble families「名家」は本文からは読みとれないが、設問文と本文の対応箇所が合致している選択肢は A しかない (function = role)。
20. 最終段落参照。
〔全訳〕
ケルト式ハープは多彩な楽器であり、長い歴史を持つ。ハープの時間への適応能力を考えるにあたって、その形と機能を分析する必要がある。

一部の人の描写によれば、ケルト式ハープは"V"型に見える三角形で、わずかに曲がって斜めに傾いている支柱の上に屋根がある。支柱の強度は、弦から見てハープの正面にあるピンと張った部分に比例しており、この部分はハープの屋根（ハーモニック曲線）から共鳴胴へと垂直に降りている。支柱の材料は非常に密度の濃い木材であり、弦によって余分な力が加わっても割れたり折れたりしない。このために、カエデやクルミの木が好んで選ばれることが多い。共鳴胴の一般的な材料は、（マツ科）トウヒなどの音響の良い木材で、よく共鳴して、音を演奏者から聴衆へと響かせられる。

現代では、共鳴胴を作るために選ぶ木材は、音楽家のニーズを反映している。伝統的な音楽家はトウヒを使う。深く共鳴して、音を響かせられるからだ。さらに、トウヒのハープの音は、ハープが古くなるとともに、実際には良くなる。これは、木材が成熟するためである。しかし、トウヒの唯一のマイナス点は、その重さと壊れやすさである。トウヒ製の良いハープは非常に重く、気温や湿度の変化にさらされると割れる場合がある。

伝統的ではない音楽家は、合板製の共鳴胴を持つハープを選んで使うことが多い。合板は一種の薄い木板であり、何層かの木材が一緒に糊付けされプレスされたものである。堅いトウヒとは対照的に、合板シートの木目の方向は変化する。これが生み出される音波に影響を与え、こもった音を出すが、これはトウヒと比べてみないと気づかない。しかし、音の優れたトウヒよりも合板を選ぶということは、現代の音楽家が強くて軽いハープを必要としていることを反映している。こういったことへの考慮が、音がわずかにこもるという悪影響を、時として上回るのだ。

弦に何を選ぶかも、ハープの機能やその音色に影響を与える重要な要素の 1 つである。一般的に言って、現代ではケルト式ハープには 4 種類の弦がついている。金属弦は低音域の低い音色に適しており、大量の張力にも耐えられる。中音域の音を出すには、普通、牛のガット弦を選ぶのがよく、これによってとても暖かい音が生まれる。高音域の高い音色を出すには、合成ナイロンの弦

を使う。ナイロンのような合成繊維の弦や金属の低音弦は大きな張力を受け入れられるのでとても長持ちするが、中音域の牛のガット弦は切れやすい。これは大した問題ではないと思うかもしれないが、ハープには 40 本以上の弦がついており、交換作業は不可能なくらい高額になることもあるのだ。この問題に対処するために、弦の製造の新技術が開発されている。最近ではメーカーは炭素繊維の弦の製造に成功しており、これは音響が良いだけでなく、張力や経年劣化の試練からも回復できる。

ハープの形や大きさを変えるにあたっては、機能も多大な影響を与えてきた。キリスト教初期の時代には、ハープの目的は、教会で賛美歌に厳かに伴奏することであった。これによって、ハープの大きさは、司祭が歌いながら手の中で快適に持てるくらいに小さくなる。キリスト教初期の時代のハープを描いたものを見ると、弦が 8 ～ 10 本ほどしかないのが分かる。

長い時間をかけて、弦の数は徐々に減っていった。なぜならば、ケルト式ハープが生まれた初期のアイルランドとスコットランドでは、ハープを演奏していたのは吟遊詩人として知られる職業的音楽家たちであり、彼らは国中を旅して、大家族のいる聴衆に向かって演奏していたからだ。物語を聞かせて聴衆の気分を変えるハープの力は、野心的な吟遊詩人には必要不可欠だった。彼らの生計はこの力にかかっていたからである。ハープ弾きはケルト社会の社会的階層の常に頂点だった。なぜならば、部族を形作っている家族の過去の歴史や神話的出来事に生命を吹き込むという必要な役割を彼らが果たしていたからだ。

ケルト式ハープは独自の柔軟性を持つ楽器であり、形や機能の変化に時間を越えて適応している。現代の製造法や設計作業によって、ハープを伝統民謡やクラシック、さらにはジャズのために使うことのできる現代の音楽家たちに対するハープの重要性は保たれている。

Ⅲ
〔解答〕

21. D	22. B	23. D	24. B	25. D
26. D	27. D	28. A	29. C	30. A

〔出題者が求めたポイント〕
21. 年次報告書に「発表された」見解（過去分詞句の後置修飾）
22. 銀行から「融資」を受ける。financing「融資」は 1 語の名詞。
23. 高い「が」電気自動車に切り替えることにした、という＜逆接＞の関係。
24. a three-day conference: 3 日間の会議（ハイフンでつなぎ、単位は単数形）
25. expiration date: 賞味期限
26. be apt to do: ～しがちである
27. 形容詞が入る箇所。specific「特定の」
28. 植物が開花するためには (to *do* の意味上の主語は for で表す)
29. S1 V1 as S2 V2: S2 が V2 するにつれて、S1 は V1

する
30. how で始まる名詞節の正しい語順を問う問題。

Ⅳ
〔解答〕
(2 番目・7 番目の順に)

31. ハ・ヌ	32. ヘ・リ	33. ホ・チ
34. ワ・ハ	35. ヌ・リ	

〔出題者が求めたポイント〕
31. (He) was in the habit of taking his daily walk at a certain hour with such punctuality (that the inhabitants of his town were...)
32. (This is the first) evidence we had from looking at the brain about how it processes different types of words).
33. (Extinct species are taxa that are) no longer known to exist in the wild after repeated searches of the type localities and other known (or likely places.)
34. (Some people may) decide to study foreign languages for the immediate purpose of satisfying the requirements of some public (examinations.)
35. (One) ten millionth of the distance from the Equator to the North Pole is one (metre.)

数　学

解答　27年度

第1期

1

〔解答〕

(1) $y = -\dfrac{4\sqrt{3}}{3}x + \dfrac{2}{3}$, $y = \dfrac{4\sqrt{3}}{3}x + \dfrac{2}{3}$

(2) $f(x) = 4x + 1$, $a = \dfrac{3}{2}$, -2

(3) $\dfrac{1}{100}$　　(4) $2\sqrt{2} - \sqrt{6}$

(5) $a = \dfrac{12}{169}$, $b = -\dfrac{5}{169}$　　(6) 1, 11

〔出題者が求めたポイント〕

(1) $y = f(x)$ の $x = t$ における接線の方程式は,
$y = f'(t)(x - t) + f(t)$
この直線が $y = g(x)$ の接線となっているので,
$f'(t)(x - t) + f(t) = g(x)$
これを x の2次方程式にし, $D = 0$ より t を求める。

(2) $F'(x) = f(x)$ のとき,
$\displaystyle\int_a^{x+1} f(t)dt = F(x+1) - F(a)$
$t = x + 1$ とすると,
$\dfrac{dF(x+1)}{dx} = \dfrac{dF(t)}{dt} \cdot \dfrac{dt}{dx} = f(t) \cdot 1 = f(x+1)$

(3) 両辺を常用対数にとる。
$\log_{10} y$ を $\log_{10} x$ で表わす。
$\log_{10} \dfrac{y}{x}$ を $\log_{10} x$ で表わす。
$a > 0$, $b > 0$ のとき, $a + b \geqq 2\sqrt{ab}$
等号が成り立つのは, $a = b$ のとき。

(4) $\sin^2 \dfrac{\alpha}{2} = \dfrac{1 - \cos\alpha}{2}$ より $\sin\dfrac{\pi}{12}$ を求める。

(5) $(p + qi)(p - qi) = p^2 + q^2$

(6) 白玉 n 個, 黒玉 $12 - n$ 個として確率から, n を求める。

〔解答のプロセス〕

(1) $y = -2x^2$ の $x = t$ における接線は, $y' = -4x$ より
$y = -4t(x - t) - 2t^2 = -4tx + 2t^2$
$x^2 + 2 = -4tx + 2t^2$
$x^2 + 4tx - 2t^2 + 2 = 0$ で $D = 0$
$(D =) 4\{t^2 - (-2t^2 + 2)\} = 0$
$8(3t^2 - 1) = 0$ より $t^2 = \dfrac{1}{3}$, $t = \pm\dfrac{\sqrt{3}}{3}$
従って, $y = -\dfrac{4\sqrt{3}}{3}x + \dfrac{2}{3}$, $y = \dfrac{4\sqrt{3}}{3}x + \dfrac{2}{3}$

(2) $F'(x) = f(x)$ のとき,
$\dfrac{dF(x+1)}{dx}$ は, $t = x + 1$ とすると, $\dfrac{dt}{dx} = 1$

$\dfrac{dF(x+1)}{dx} = \dfrac{dF(t)}{dt} \cdot \dfrac{dt}{dx} = f(t) \cdot 1 = f(x+1)$
よって, 両辺微分すると,
$f(x+1) = 4x + 5 = 4(x+1) + 1$
従って, $f(x) = 4x + 1$
$\displaystyle\int_a^{x+1} (4t+1)dt = \Big[2t^2 + t \Big]_a^{x+1}$
$\qquad\qquad = 2x^2 + 5x + 3 - 2a^2 - a$
$2x^2 + 5x - 3 = 2x^2 + 5x + 3 - 2a^2 - a$
$2a^2 + a - 6 = 0$ より $(2a - 3)(a + 2) = 0$
従って, $a = \dfrac{3}{2}$, -2

(3) 両辺を常用対数にとると,
$\log_{10} 10 + \log_{10} x \log_{10} y = 0$　　$\therefore$ $\log_{10} y = -\dfrac{1}{\log_{10} x}$

$\log_{10} \dfrac{y}{x} = \log_{10} y - \log_{10} x = -\left(\log_{10} x + \dfrac{1}{\log_{10} x}\right)$

$x > 1$ より $\log_{10} x > 0$ だから
$\log_{10} x + \dfrac{1}{\log_{10} x} \geqq 2\sqrt{\log_{10} x + \dfrac{1}{\log_{10} x}} = 2$

よって, $\log_{10} \dfrac{y}{x} \leqq -2$

従って, $\dfrac{y}{x} \leqq 10^{-2} = \dfrac{1}{100}$　　$\therefore$ 最大値は $\dfrac{1}{100}$

(4) $\sin^2 \dfrac{\pi}{12} = \dfrac{1}{2}\left(1 - \cos\dfrac{\pi}{6}\right) = \dfrac{1}{2}\left(1 - \dfrac{\sqrt{3}}{2}\right)$
$\qquad = \dfrac{2 - \sqrt{3}}{4} = \dfrac{4 - 2\sqrt{3}}{8} = \left(\dfrac{\sqrt{3} - 1}{2\sqrt{2}}\right)^2$
$\sin\dfrac{\pi}{12} = \dfrac{\sqrt{3} - 1}{2\sqrt{2}} = \dfrac{\sqrt{6} - \sqrt{2}}{4}$
$\left|4\sin\dfrac{\pi}{12} - \sqrt{2}\right| = |\sqrt{6} - \sqrt{2} - \sqrt{2}| = |\sqrt{6} - 2\sqrt{2}|$
$2\sqrt{2} = \sqrt{8}$ より, $2\sqrt{2} > \sqrt{6}$
従って, $\left|4\sin\dfrac{\pi}{12} - \sqrt{2}\right| = 2\sqrt{2} - \sqrt{6}$

(5) $a + bi = \dfrac{i}{(2+3i)^2} \cdot \dfrac{(2-3i)^2}{(2-3i)^2}$
$\qquad\quad = \dfrac{i(4 - 12i - 9)}{(4+9)^2} = \dfrac{12 - 5i}{169}$
従って, $a = \dfrac{12}{169}$, $b = -\dfrac{5}{169}$

(6) 黒玉は, $12 - n$ 個。
全体は, $_{12}C_2 = 66$
白玉1個, 黒玉1個は, $_nC_1 \cdot _{12-n}C_1 = n(12 - n)$
よって, $\dfrac{n(12 - n)}{66} = \dfrac{1}{6}$
$n^2 - 12n + 11 = 0$ より $(n - 1)(n - 11) = 0$
従って, $n = 1$, 11

酪農学園大学（獣医）27年度　(67)

II

〔解答〕

(1) $\sqrt{7}$　　(2) 3　　(3) $7t-1$

(4) $\dfrac{1}{7}$　　(5) $\dfrac{6}{7}\vec{a}+\dfrac{1}{7}\vec{b}$　　(6) $\dfrac{27}{7}-9u$

(7) $\dfrac{3}{7}$　　(8) $-\dfrac{6}{7}\vec{a}+\dfrac{5}{7}\vec{b}$

〔出題者が求めたポイント〕

$AB^2 = OA^2 + OB^2 - 2OA \cdot OB \cos\angle AOB$

$\vec{a}\cdot\vec{b}=|\vec{a}||\vec{b}|\cos\angle AOB$

問題文に沿って計算していく。

$\overrightarrow{OL}\perp\overrightarrow{AB}$　$\Leftrightarrow$　$\overrightarrow{OL}\cdot\overrightarrow{AB}=0$

$\overrightarrow{HL}\perp\overrightarrow{OB}$　$\Leftrightarrow$　$\overrightarrow{HL}\cdot\overrightarrow{OB}=0$

$\overrightarrow{OP}=\overrightarrow{OL}-2\overrightarrow{HL}$

〔解答のプロセス〕

$|\overrightarrow{AB}|^2 = 2^2 + 3^2 - 2\cdot2\cdot3\cos\dfrac{\pi}{3}=7$

従って，$|\overrightarrow{AB}|=\sqrt{7}$

$\vec{a}\cdot\vec{b}=2\cdot3\cos\dfrac{\pi}{3}=3$

$\overrightarrow{OL}=\overrightarrow{OA}+t\overrightarrow{AB}=\vec{a}+t\vec{b}-t\vec{a}=(1-t)\vec{a}+t\vec{b}$

$\overrightarrow{OL}\cdot\overrightarrow{AB}=\{(1-t)\vec{a}+t\vec{b}\}\cdot(\vec{b}-\vec{a})$

$= -(1-t)|\vec{a}|^2 + (1-2t)\vec{a}\cdot\vec{b}+t|\vec{b}|^2$

$= -4 + 4t + 3 - 6t + 9t = 7t-1$

$7t-1=0$　より　$t=\dfrac{1}{7}$

従って，$\overrightarrow{OL}=\dfrac{6}{7}\vec{a}+\dfrac{1}{7}\vec{b}$

$\overrightarrow{HL}=\overrightarrow{OL}-\overrightarrow{OH}=\dfrac{6}{7}\vec{a}+\left(\dfrac{1}{7}-u\right)\vec{b}$

$\overrightarrow{HL}\cdot\overrightarrow{OB}=\dfrac{6}{7}\vec{a}\cdot\vec{b}+\left(\dfrac{1}{7}-u\right)|\vec{b}|^2$

$=\dfrac{6}{7}\cdot3+\left(\dfrac{1}{7}-u\right)\cdot9=\dfrac{27}{7}-9u$

$\dfrac{27}{7}-9u=0$　より　$u=\dfrac{3}{7}$

よって，$\overrightarrow{HL}=\dfrac{6}{7}\vec{a}-\dfrac{2}{7}\vec{b}$

$\overrightarrow{OP}=\overrightarrow{OL}+2\overrightarrow{LH}=\overrightarrow{OL}-2\overrightarrow{HL}$

$=\dfrac{6}{7}\vec{a}+\dfrac{1}{7}\vec{b}-\dfrac{12}{7}\vec{a}+\dfrac{4}{7}\vec{b}$

$=-\dfrac{6}{7}\vec{a}+\dfrac{5}{7}\vec{b}$

III

〔解答〕

(1) $L_{n+1}=(1-q)L_n+pC_n$

$\quad C_{n+1}=(1-2p)C_n+qL_n+qR_n$

$\quad R_{n+1}=(1-q)R_n+pC_n$

(2) $C_n+S_n=C_0+S_0$

(3) $C_n=\dfrac{1+r^n}{2}C_0+\dfrac{1-r^n}{2}S_0$

$$S_n=\dfrac{1-r^n}{2}C_0+\dfrac{1+r^n}{2}S_0$$

(4) $L_n=\dfrac{1-r^n}{4}C_0+\dfrac{1+r^n}{4}(L_0+R_0)$

$\qquad +\dfrac{(1-2p)^n}{2}(L_0-R_0)$

$\quad R_n=\dfrac{1-r^n}{4}C_0+\dfrac{1+r^n}{4}(L_0+R_0)$

$\qquad -\dfrac{(1-2p)^n}{2}(L_0-R_0)$

〔出題者が求めたポイント〕

(1) 問題文をよく読み漸化式にする。

(2) (1)の式で，$S_{n+1}=L_{n+1}+R_{n+1}$ を求め，$S_{n+1}+C_{n+1}$ を S_n，C_n で表わす。

(3) (2)と同様に $S_{n+1}-C_{n+1}$ を S_n，C_n で表わす。

$A_{n+1}=rA_n$ のとき，$A_n=A_0r^n$

(4) 同様に，$L_{n+1}+R_{n+1}$，$L_{n+1}-R_{n+1}$ を L_n，R_n で表わして考える。

〔解答のプロセス〕

(1) $L_{n+1}=(1-q)L_n+pC_n$

$\quad C_{n+1}=(1-2p)C_n+qL_n+qR_n$

$\quad R_{n+1}=(1-q)R_n+pC_n$

(2) $L_{n+1}+R_{n+1}=(1-q)(L_n+R_n)+2pC_n$

$\quad S_{n+1}=(1-q)S_n+2pC_n$

$\quad C_{n+1}=(1-2p)C_n+qS_n$

よって，$C_{n+1}+S_{n+1}=C_n+S_n$

従って，$C_n+S_n=1^n(C_0+S_0)=C_0+S_0$　…①

(3) $C_{n+1}=(1-2p)C_n+2pS_n$

$\quad S_{n+1}=2pC_n+(1-2p)S_n$

$\quad C_{n+1}-S_{n+1}=(1-4p)(C_n-S_n)$

$\quad C_{n+1}-S_{n+1}=r(C_n-S_n)$

よって，$C_n-S_n=r^n(C_0-S_0)$　…②

①＋②より　$C_n=\dfrac{1+r^n}{2}C_0+\dfrac{1-r^n}{2}S_0$

①－②より　$S_n=\dfrac{1-r^n}{2}C_0+\dfrac{1+r^n}{2}S_0$

(4) $L_{n+1}=(1-2p)L_n+pC_n$

$\quad R_{n+1}=(1-2p)R_n+pC_n$

$\quad L_{n+1}-R_{n+1}=(1-2p)(L_n-R_n)$

$\quad L_n-R_n=(1-2p)^n(L_0-R_0)$

(3)より　$L_n+R_n=\dfrac{1-r^n}{2}C_0+\dfrac{1+r^n}{2}(L_0+R_0)$

$L_n=\dfrac{1-r^n}{4}C_0+\dfrac{1+r^n}{4}(L_0+R_0)$

$\qquad +\dfrac{(1-2p)^n}{2}(L_0-R_0)$

$R_n=\dfrac{1-r^n}{4}C_0+\dfrac{1+r^n}{4}(L_0+R_0)$

$\qquad -\dfrac{(1-2p)^n}{2}(L_0-R_0)$

酪農学園大学（獣医）27 年度 （68）

| 第 2 期 |

1

〔解答〕

(1) $(x-2)^2+y^2=13$ (2) $\dfrac{9-4\sqrt{3}}{11}$

(3) $\dfrac{8}{3}$ (4) 25.8 (5) $\dfrac{1}{12}\pi$, $\dfrac{5}{12}\pi$

(6) $n=12$, $S=2232$

〔出題者が求めたポイント〕

(1) 中心が $(p,\ q)$, 半径が r の円の方程式は,
$(x-p)^2+(y-q)^2=r^2$
$p=t$ とし, q が直線上より t で表わす。通る点を代入し, t, r を求める。

(2) 正三角形の一辺の長さを a として, 正方形の一辺の長さを a で表わす。
正三角形の面積は, $\dfrac{1}{2}a^2\sin 60°$
面積の和を a について平方完成させる。

(3) $2x-x^2$ を因数分解して, 正と負になるときの x の値の範囲を求める。
$|f(x)|=f(x)$ $(f(x)\geqq 0)$, $-f(x)$ $(f(x)<0)$

(4) 10 時間を t 分ずつ区切ると n に分けられるとして,
$2^n=10^k$ として, 両辺常用対数にとる。
n を t で表わし, t を求める。

(5) $\cos(\alpha-\beta)=\cos\alpha\cos\beta+\sin\alpha\sin\beta$
$1+\sin 2x=\sin^2 x+\cos^2 x+2\sin x\cos x$
$\qquad\qquad =(\sin x+\cos x)^2$
$\sin x+\cos x$ の値を求める。
$r=\sqrt{a^2+b^2}$, $\dfrac{a}{r}=\cos\alpha$, $\dfrac{b}{r}=\sin\alpha$ のとき,
$a\sin x+b\cos x=r\sin(x+\alpha)$

(6) 2^a, k^b, l^c (k, l は奇数のとき)
偶数は 2 の素因数をもつので, a は 1 以上。
約数の個数 n は, $a(b+1)(c+1)$
総和 S は $\left\{\dfrac{2^{a+1}-1}{2-1}-1\right\}\cdot\dfrac{k^{b+1}-1}{k-1}\cdot\dfrac{l^{c+1}-1}{l-1}$

〔解答のプロセス〕

(1) 直線は, $y=-2x+4$
円の中心の x 座標を t とすると, $y=-2t+4$
円は, $(x-t)^2+(y+2t-4)^2=r^2$
$(0,\ 3)$ を通るので, $t^2+(2t-1)^2=r^2$
$r^2=5t^2-4t+1$
$(-1,\ 2)$ を通るので, $(-1-t)^2+(2t-2)^2=r^2$
$r^2=5t^2-6t+5$
よって, $5t^2-4t+1=5t^2-6t+5$
$2t=4$ より $t=2$, $-2t+4=0$
$r^2=5\cdot 4-4\cdot 2+1=13$
従って, $(x-2)^2+y^2=13$

(2) 正三角形の一辺の長さを a とする。
正方形の一辺の長さは, $\dfrac{1}{4}(1-3a)$

正三角形の面積は, $\dfrac{1}{2}a^2\sin 60°=\dfrac{\sqrt{3}}{4}a^2$

面積の和 $=\dfrac{\sqrt{3}}{4}a^2+\dfrac{1}{16}(1-3a)^2$

$\qquad =\dfrac{4\sqrt{3}+9}{16}a^2-\dfrac{6}{16}a+\dfrac{1}{16}$

$\qquad =\dfrac{4\sqrt{3}+9}{16}\left(a-\dfrac{3}{4\sqrt{3}+9}\right)^2-\dfrac{9}{16(4\sqrt{3}+9)}+\dfrac{1}{16}$

$\qquad =\dfrac{4\sqrt{3}+9}{16}\left(a-\dfrac{9-4\sqrt{3}}{11}\right)^2+\dfrac{3\sqrt{3}-4}{44}$

従って, $a=\dfrac{9-4\sqrt{3}}{11}$

(3) $-x^2+2x=-x(x-2)$
$(x<0$ のとき負, $0\leqq x<2$ のとき正$)$

$\qquad \displaystyle\int_{-1}^{2}|-x^2+2x|dx$

$=\displaystyle\int_{-1}^{0}(x^2-2x)dx+\int_{0}^{2}(-x^2+2x)dx$

$=\left[\dfrac{1}{3}x^3-x^2\right]_{-1}^{0}+\left[-\dfrac{1}{3}x^3+x^2\right]_{0}^{2}$

$=0-\left(-\dfrac{4}{3}\right)+\dfrac{4}{3}-0=\dfrac{8}{3}$

(4) $n=\dfrac{600}{t}$ とすると, $10\times 2^n=10^8$
$2^n=10^7$ の両辺を常用対数にとる。
$n\log_{10}2=7$ より $\dfrac{600\log_{10}2}{t}=7$
$t=\dfrac{600\times 0.3010}{7}=25.8$

(5) $\sqrt{3}\cos\left(x-\dfrac{\pi}{4}\right)=\sqrt{3}\left(\cos x\cos\dfrac{\pi}{4}+\sin x\sin\dfrac{\pi}{4}\right)$

$\qquad\qquad\qquad =\dfrac{\sqrt{3}}{\sqrt{2}}(\sin x+\cos x)$

$1+\sin 2x=\sin^2 x+\cos^2 x+2\sin x\cos x$
$\qquad\qquad =(\sin x+\cos x)^2$

方程式は, $(\sin x+\cos x)^2=\dfrac{\sqrt{3}}{\sqrt{2}}(\sin x+\cos x)$

よって, $(\sin x+\cos x)\left(\sin x+\cos x-\dfrac{\sqrt{3}}{\sqrt{2}}\right)=0$

$\sin x+\cos x=\sqrt{2}\left(\dfrac{1}{\sqrt{2}}\sin x+\dfrac{1}{\sqrt{2}}\cos x\right)$

$\qquad\qquad =\sqrt{2}\sin\left(x+\dfrac{\pi}{4}\right)$

$0\leqq x\leqq\dfrac{\pi}{2}$ のとき, $\dfrac{\pi}{4}\leqq x+\dfrac{\pi}{4}\leqq\dfrac{3\pi}{4}$

$\sqrt{2}\sin\left(x+\dfrac{\pi}{4}\right)=0$ となる解はない。

$\sqrt{2}\sin\left(x+\dfrac{\pi}{4}\right)=\dfrac{\sqrt{3}}{\sqrt{2}}$ より $\sin\left(x+\dfrac{\pi}{4}\right)=\dfrac{\sqrt{3}}{2}$

$x+\dfrac{\pi}{4}=\dfrac{\pi}{3}$ より $x=\dfrac{1}{12}\pi$

$x+\dfrac{\pi}{4}=\dfrac{2}{3}\pi$ より $x=\dfrac{5}{12}\pi$

酪農学園大学（獣医）27 年度　(69)

(6)　$1100 = 2^2 \times 5^2 \times 11$

$n = 2 \times (2+1) \times (1+1) = 12$

$S = (2+4) \times \dfrac{5^3-1}{5-1} \times \dfrac{11^2-1}{11-1}$

$= 6 \times 31 \times 12 = 2232$

2

〔解答〕

(1)　$b_{n+1} = -b_n + 1$　　(2)　$b_n = \dfrac{1+3(-1)^n}{2}$

(3)　n が偶数のとき，$S_n = \dfrac{9}{4}n$

　　　n が奇数のとき，$S_n = \dfrac{1}{4}(9n-7)$

〔出題者が求めたポイント〕

(1)　与式の両辺の底が 2 の対数にとる。

　　$a_n > 0$ を確認する。

(2)　$b_{n+1} = pb_n + q$　のとき，$\alpha = p\alpha + q$ となる α を求めると，$b_{n+1} - \alpha = p(b_n - \alpha)$ となるので，

　　$b_n - \alpha = (b_1 - \alpha)p^{n-1}$

(3)　$n = 2m$，$2m-1$ を分けて a_n を求め，$\{a_n\}$ を考えて S_n を求める。

〔解答のプロセス〕

(1)　$a_n \cdot a_{n+1} > 0$ で，$a_1 > 0$ より　$a_n > 0$

　　よって，両辺を底を 2 の対数にとる。

　　$\log_2 a_n \cdot a_{n+1} = 1$　より　$\log_2 a_n + \log_2 a_{n+1} = 1$

　　$b_n + b_{n+1} = 1$　従って，$b_{n+1} = -b_n + 1$

(2)　$\alpha = -\alpha + 1$　とすると　$\alpha = \dfrac{1}{2}$

　　$b_{n+1} - \dfrac{1}{2} = -\left(b_n - \dfrac{1}{2}\right)$，$b_1 = \log_2 \dfrac{1}{2} = -1$

　　よって，$b_n - \dfrac{1}{2} = \left(-1 - \dfrac{1}{2}\right)(-1)^{n-1}$

　　従って，$b_n = \dfrac{1+3(-1)^n}{2}$

(3)　$a_n = 2^{b_n}$

　　$n = 2m$ のとき（n が偶数）。

　　$b_n = \dfrac{1+3 \cdot (-1)^{2m}}{2} = \dfrac{4}{2} = 2$，$a_n = 2^2 = 4$

　　$n = 2m-1$ のとき（n が奇数）。

　　$b_n = \dfrac{1+3 \cdot (-1)^{2m-1}}{2} = \dfrac{-2}{2} = -1$，$a_n = 2^{-1} = \dfrac{1}{2}$

　　a_n は，$\dfrac{1}{2}$，4，$\dfrac{1}{2}$，4，$\dfrac{1}{2}$，4，……

　　n が $2m$ のとき（n が偶数）

　　$S_n = \left(\dfrac{1}{2}+4\right)m = \dfrac{9}{2} \cdot \dfrac{n}{2} = \dfrac{9}{4}n$

　　n が $2m-1$ のとき（n が奇数）

　　$S_n = \left(\dfrac{1}{2}+4\right)m - 4 = \dfrac{9}{2}\left(\dfrac{n+1}{2}\right) - 4 = \dfrac{1}{4}(9n-7)$

3

〔解答〕

(1)　$7-x$　　(2)　$5-x$　　(3)　3

(4)　$\dfrac{2}{5}\vec{a} + \dfrac{3}{5}\vec{b}$　　(5)　4　　(6)　$\dfrac{3}{2}$　　(7)　$\dfrac{10}{13}$

(8)　$\dfrac{4}{13}\vec{a} + \dfrac{6}{13}\vec{b}$　　(9)　$-\dfrac{4}{13}\vec{a} + \dfrac{8}{39}\vec{b}$

(10)　30　　(11)　$\dfrac{20}{13}$

〔出題者が求めたポイント〕

（Ⅰ）　AP = AR，BP = BQ，OR = OQ を使う。

（Ⅱ）　P が線分 AB を $m:n$ の比に内分するとき，

　　$\overrightarrow{OP} = \dfrac{n\overrightarrow{OA} + m\overrightarrow{OB}}{m+n}$

　　P が線分 AB 上のとき，$\overrightarrow{OP} = k\overrightarrow{OA} + l\overrightarrow{OB}$ とすると，

　　$k + l = 1$ である。

　　$\cos\angle AOB = \dfrac{OA^2 + OB^2 - AB^2}{2OA \cdot OB}$

　　$\vec{a} \cdot \vec{b} = |\vec{a}||\vec{b}|\cos\angle AOB$

　　問題文に沿って考えていく。

〔解答のプロセス〕

（Ⅰ）　OQ = OR = $7-x$，QB = BR = $5-x$

　　$7-x + 5-x = 6$　より　$x = 3$

（Ⅱ）　点 P は線分 AB を $3:2$ に内分する点

　　$\overrightarrow{OP} = \dfrac{2\vec{a} + 3\vec{b}}{3+2} = \dfrac{2}{5}\vec{a} + \dfrac{3}{5}\vec{b}$

　　$OQ = 4$，$\vec{b} = \dfrac{6}{4}\overrightarrow{OQ} = \dfrac{3}{2}\overrightarrow{OQ}$

　　$\overrightarrow{OS} = k\overrightarrow{OP} = \dfrac{2}{5}k\vec{a} + \dfrac{3}{5} \cdot \dfrac{3}{2}k\overrightarrow{OQ}$

　　　　$= \dfrac{2}{5}k\vec{a} + \dfrac{9}{10}k\overrightarrow{OQ}$

　　S は AQ の直線上より，$\dfrac{2}{5}k + \dfrac{9}{10}k = 1$

　　従って，$k = \dfrac{10}{13}$，$\overrightarrow{OS} = \dfrac{4}{13}\vec{a} + \dfrac{6}{13}\vec{b}$

（Ⅲ）　$\overrightarrow{SQ} = \dfrac{2}{3}\vec{b} - \dfrac{4}{13}\vec{a} - \dfrac{6}{13}\vec{b} = -\dfrac{4}{13}\vec{a} + \dfrac{8}{39}\vec{b}$

　　$\cos\angle AOB = \dfrac{36+49-25}{2 \cdot 6 \cdot 7} = \dfrac{60}{84} = \dfrac{5}{7}$

　　$\vec{a} \cdot \vec{b} = 6 \cdot 7 \cdot \dfrac{5}{7} = 30$

　　$|SQ|^2 = \dfrac{16}{169}|\vec{a}|^2 - \dfrac{64}{507}\vec{a} \cdot \vec{b} + \dfrac{64}{1521}|\vec{b}|^2$

　　　　$= \dfrac{16 \times 49}{169} - \dfrac{64 \times 30}{169 \times 3} + \dfrac{64 \times 36}{169 \times 9} = \dfrac{400}{169}$

　　従って，$|\overrightarrow{SQ}| = \dfrac{20}{13}$

化 学

解答

27年度

| 第Ⅰ期 |

〔解答〕

(1) b, e　(2)b, c, e

(3)1)　①$2.0 \times 10^{-4}$(K)　②$2.2 \times 10^{2}$(Pa)

③25(mm)

2)　沸点上昇法と浸透圧法を比較すると，浸透圧法の方が測定できる値が大きく，誤差が小さくなると考えられるので，浸透圧法の方が優れている。

〔出題者が求めたポイント〕

(1)，(2)アルカリ金属とアルカリ土類金属の違いと類似点はしっかり覚えておきたい。

(3)沸点上昇と浸透圧の計算は当然であるが，「どちらが優れているか」をどう考えるかが鍵となる。

〔解答のプロセス〕

(1)，(2)アルカリ金属・アルカリ土類金属は，

・陽イオンになりやすく単体は容易に空気中の酸素や，常温の水と反応する。

・炎色反応をもつものが多い。

・酸化物は水と反応して水酸化物を生成し，強い塩基性を示す。

という共通点がある。アルカリ土類金属のみ，炭酸塩や硫酸塩が沈殿しやすい，という性質がある。

ゆえに，b と e が正しい記述，a と d は逆で，c はアルカリ土類にのみ成り立つ。

(3) 溶液が1kgあったとすると，

$$\frac{溶質 1 \text{ g}}{溶媒 999 \text{ g}} = \frac{溶質 \dfrac{1}{1.0 \times 10^4} \text{ mol}}{溶媒 0.999\text{kg}}$$

$$= 1.001 \times 10^{-4} \text{mol/kg}$$

高分子が電離しないと仮定すれば

$$\Delta t = 2.0 [\text{K} \cdot \text{kg/mol}] \times 1.001 \times 10^{-4} [\text{mol/kg}]$$

$$= \underline{2.002 \times 10^{-4} [\text{K}]}$$

次いで浸透圧は

$$\frac{溶質 1 \text{ g}}{溶液 1\text{kg}} = \frac{\dfrac{1}{1.0 \times 10^4} \text{ mol}}{\dfrac{1000}{0.90} \times 溶媒 \ 10^{-3}\text{L}}$$

$$= 9.0 \times 10^{-5} \text{mol/L}$$

$$\Pi = 9.0 \times 10^{-5} \times 8.3 \times 10^{3} \times 300$$

$$= 224.1 \fallingdotseq \underline{2.2 \times 10^{2}} \text{Pa}$$

水銀柱に換算すると，

$$1.0 \times 10^{5} : 2.24 \times 10^{2} = 760 : x \qquad x = 1.70\text{mm}$$

これをさらに有機溶媒柱に換算すると

$$0.17[\text{cm}] \times 13[\text{g/cm}^3] = y[\text{cm}] \times 0.90[\text{g/cm}^3]$$

$$y = 2.455\cdots\cdots[\text{cm}]$$

$$\fallingdotseq 25[\text{mm}]$$

測定値を比較すれば25mmと2.0×10^{-4}Kでは，どちらの方が測定しやすく，また誤差の影響をうけやすいかは一目瞭然である。

〔解答〕

(4) 1)　H^+を放出する…酸

H^+を取り込む…塩基

2)　グリシン

3)　A…a　B…d

4)　②a　③b　④d　⑤c

〔出題者が求めたポイント〕

1)，2)は簡単な問題だが3)，4)では思考力を要求される。初見の問題をどう解釈していくかが重要である。

〔解答のプロセス〕

2)　アミノ酸の構造から，側鎖がHであることがわかる。すなわちグリシンである。

グリシンはタンパク質を構成する α-アミノ酸のうち唯一光学異性体をもたない α-アミノ酸でもあるので，側鎖は覚えておきたい。

3)　[A]…「酢酸よりも強い酸」とあるので，

①酢酸にない構造を理由として挙げていること。

②「H^+が外れやすくなる」ことを説明していること。

③論理的に正しいこと。($-NH_3^+$ と H^+ は共に正電荷なので斥力が働く)

を観点に選べばよい。すなわち，a である。

Bも同様に考えれば，d とわかる。

4)　具体的な数字が与えられていないので，K_a 値の大小から判断するよりない。

一般的な酸，HA について

$$HA \rightleftharpoons H^+ + A^- \qquad K_a = \frac{[H^+][A^-]}{[HA]}$$

ここで，強い酸では電離度が高いので，K_a も大きくなることから，K_a が大きくなると，酸としても強いといえることがわかる。

文章中，$H_3N^+\text{-}CH_2\text{-}COOH$ と $CH_3\text{-}COOH$ では，前者のほうが強い酸である

さらに，NH_4^+ と $H_3N^+\text{-}CH_2COO^-$ では，前者のほうが強い酸である。

酢酸とアンモニアの反応では

$$CH_3COOH + NH_3 \rightleftharpoons CH_3COO^- + NH_4^+$$

であるが，この平衡はほぼ右に傾いている(酸と塩基なので，右向きの中和反応が進行する，と考えるのが自然である。)そのため，この4つの酸の強さは，

$$H_3N^+\text{-}CH_2COOH > CH_3COOH > NH_4^+$$
$$> H_3N^+\text{-}CH_2\text{-}COO^-$$

となっている。

後は選択肢をこの順序にあてはめればよい。

〔解答〕

(5)1)　ア)A，D，E　　イ)C　　ウ)E

2)　ラクターゼ

3)　元となる単糖のグルコースとフルクトースの還元性を示す構造に変化する部分が結合を形成している

酪農学園大学（獣医）27 年度　(71)

から。
　4)　50%　138 g

〔出題者が求めたポイント〕
(3)，(4)からうってかわって簡単な問題になっている。
化学を学ぶ受験生ならば，一度は目にしたことのある問題であろう。

〔解答のプロセス〕
1)　α-グルコース，β-グルコースの簡単な構造くらいは書けるようにしたい。
　そうすれば，A ～ E が何を指しているかがすぐに判断できる。
　なお，A：マルトース（麦芽糖），B：ラクトース，C：スクロース（ショ糖），D：アミロース（デンプン），E：セルロースである。
2)　ラクトースは，酵素ラクターゼで分解され，グルコースとガラクトースになる。
4)　α-グルコースが多数のつながった D は分子式 $(C_6H_{10}O_5)_n$ で表わされる。
　この n を求めると，
　　$162_n = 486$　　$n = 3$
　つまり，D 486 g の中には，$C_6H_{10}O_5$ のユニットが 3 mol 分ある。これを完全に加水分解すると 3 mol のグルコースが得られる。
　一方，アルコール発酵の反応式は，
　　$C_6H_{12}O_6 \longrightarrow 2C_2H_5OH + 2CO_2$
　132 g の減少が全て CO_2 によるものであれば，CO_2 は 3 mol 生成しているので，反応した $C_6H_{12}O_6$ は 1.5 mol とわかる。
　ゆえに
　　$\dfrac{1.5}{3} \times 100 = 50(\%)$

　同様に，エタノールは 3 mol 生成しているので，
　　138 g

[第Ⅱ期]

〔解答〕
(1)　1)　B　　2)　a, f, g　　3)　e　　4)　a
　　5)　C　　6)　$NH_3 + H_2O \rightleftharpoons NH_4^+ + OH^-$
　　7)半導(体)
(2)　a)×　　b)×　　c)○　　d)×　　e)×

〔出題者が求めたポイント〕
化学全搬の総合問題である。引っかかることのなくスムーズに解き進める必要がある。

〔解答のプロセス〕
(1)1)　陽性…陽イオンへのなりやすさ
　　　　陰性…陰イオンへのなりやすさ
　であるから，陽性が強いのは周期表では左下の元素であり，陰性が強いのは右上の元素である。
　2)　a…水素
　　　f…典型元素（非金属）
　　　g…希ガス
　3)　両性元素として有名な Al や Zn は e に属している。さらに，「25℃，1atm で液体」の元素は水銀を指している。間違えやすいが，Zn や Hg は典型元素である。
　4)　水素は宇宙の質量の $\dfrac{3}{4}$ を占める元素である。特に，恒星は水素の核融合反応をエネルギーとしている。
　5)　①は C，②は N である。単体はそれぞれ固体と気体。
　6)　「②の水素化物」とはアンモニアを指す。
(2)a)　熱に強いフェノール樹脂等もあるが，一般的とはいいにくい。
　b)　電気伝導性はないものが多い。
　d)　耐薬性のもの（ポリ塩化ビニルなど）もあるが，一般的とはいいにくい。
　e)　一般的とはいいにくい。

〔解答〕
(3)　1)　$2(r+R) \times 10^{-8}$ cm

　　2)　$\dfrac{M}{2L(r+R)^3} \times 10^{24}$ g/cm³

　　3)　$\dfrac{2\sqrt{3}}{3}(r+R) \times 10^{-8}$ cm

　　4)　$\dfrac{3\sqrt{3}\,M}{8L(r+R)^3} \times 10^{24}$ g/cm³

　　5)　1.30 倍

〔出題者が求めたポイント〕
図をしっかり見て解けば間違えることはない平易な問題。

〔解答のプロセス〕
　A の結晶格子について一辺の長さを a とすれば，
　　$a = (2r + 2R) \times 10^{-8} \underset{1)}{=} 2(r+R) \times 10^{-8}$ [cm]

　密度は，この格子に 4 つの CsCl が入っていると考え

酪農学園大学（獣医）27 年度 （72）

て，

$$\cfrac{\dfrac{M}{L} \times 4}{a^3} = \underset{2)}{\cfrac{M}{2L(r+R)^3} \times 10^{24} \mathrm{g/cm^3}}$$

同様に B について考えれば，

$$\sqrt{3}a = (2r + 2R) \times 10^{-8}$$

$$\therefore \underset{3)}{a = \frac{2\sqrt{3}}{3}(r+R) \times 10^{-8}}$$

$$\cfrac{\dfrac{M}{L} \times 1}{a^3} = \underset{4)}{\cfrac{3\sqrt{3}\,M}{8L(r+R)^3} \times 10^{24}\,\mathrm{g/cm^3}}$$

5) A の充填率は，

$$\frac{\dfrac{4}{3}\pi r^3 \times 4 + \dfrac{4}{3}\pi R^3 \times 4}{a^3} = \frac{16}{3}\pi \cdot \left(\frac{r^3 + R^3}{a^3}\right)$$

$$= \frac{2}{3}\pi \left\{\frac{r^3 + R^3}{(r+R)^3}\right\} \times 10^8$$

同様に B は，

$$\frac{\dfrac{4}{3}\pi r^3 + \dfrac{4}{3}\pi R^3}{a^3} = \frac{4}{3}\pi\left(\frac{r^3 + R^3}{a^3}\right)$$

$$= \frac{\sqrt{3}}{2}\pi\left\{\frac{r^3 + R^3}{(r+R)^3}\right\} \times 10^8$$

$$\therefore \text{ B は } A \text{ の } \frac{\sqrt{3}}{2} \times \frac{3}{2} = \frac{3\sqrt{3}}{4} \text{ 倍 これらを計}$$

算して，約 1.30 倍。

〔解答〕

(4) 1) ① $[H_2S] + [HS^-] + [S^{2-}]$

② $\dfrac{[H^+][[HS^-]}{[H_2S]}$

③ $\dfrac{[H^+][S^{2-}]}{[HS^-]}$

④ $K_1 K_2$

2) ⑤ 1.0×10^{-3} ⑥ 9.9×10^{-3}
⑦ 9.1×10^{-2} ⑧ 5.0×10^{-1}
⑨ 9.1×10^{-1}

3) ⑩ b ⑪ c

〔出題者が求めたポイント〕

一見暗記知識を問う問題に見えるが，実際は応用力を問う問題である。

〔解答のプロセス〕

1) 溶液が 1 L あったとすれば，H_2S 分子が C mol とけていることになる。
このうち，一部は HS^- になり，そのさらに一部は S^{2-} になっているが，総数が C mol なのは変わらない。

$$\ゆえに \underset{①}{C = [H_2S] + [HS^-] + [S^{2-}]}$$

平衡の化学反応式から

$$K_1 = \underset{②}{\frac{[H^+][HS^-]}{[H_2S]}}$$

$$K_2 = \underset{③}{\frac{[H^+][S^{2-}]}{[HS^-]}}$$

ここから $[HS^-]$ と $[H_2S^-]$ を $[S^{2-}]$ を用いて表す。

$$[HS^-] = \frac{[H^+]}{K_2}[S^{2-}]$$

$$[H_2S] = \frac{[H^+]}{K_1}[HS^-] = \frac{[H^+]^2}{K_1 K_2}[S^{2-}]$$

これを α の式に代入すると，

$$\alpha = \frac{[S^{2-}]}{c}$$

$$= \frac{[S^{2-}]}{\dfrac{[H^+]^2}{K_1 K_2}[S^{2-}] + \dfrac{[H^+]}{K_2}[S^{2-}] + [S^{2-}]}$$

$$= \frac{1}{\dfrac{[H^+]^2}{K_1 K_2} + \dfrac{[H^+]}{K_2} + 1}$$

$$= \underset{④}{\frac{K_1 K_2}{[H^+]^2 + K_1[H^+] + K_1 K_2}}$$

2) 上記の α の式に，

$$K_1 = 1.0 \times 10^{-7}, \quad K_2 = 1.0 \times 10^{-13}$$

を代入し，pH = 10 のとき
すなわち $[H^+] = 1.0 \times 10^{-10}$ をあてはめると，

$$\frac{1.0 \times 10^{-20}}{1.0 \times 10^{-20} + 1.0 \times 10^{-7} \times 1.0 \times 10^{-10} + 1.0 \times 10^{-20}}$$

$$\fallingdotseq \frac{1.0 \times 10^{-20}}{1.0 \times 10^{-17}} = \underset{⑤}{1.0 \times 10^{-3}}$$

⑥〜⑨も同様に計算できる。

3) 計算するための値が用意されていないので，大小関係などから推測するよりない。
硫化物の沈澱は，以下の電離平衡で説明される。(例，ZnS)

$$Zn^{2+} + S^{2-} \rightleftharpoons ZnS\downarrow$$

$$\text{平衡定数 } K = \frac{[Zn^{2+}][S^-]}{[ZnS]}$$

溶解度積 Ksp は K の分子であり，各イオンを増やすと平衡は右に傾き，沈澱が生成する。
すなわち，各濃度の積が Ksp を超えると沈澱が生成する。
ここで，Zn^{2+} と Cu^{2+} では，Cu^{2+} が $[S^{2-}]$ が小さい酸性下でも沈澱するとあるので，Cu^{2+} の Ksp の方が小さいことがわかる。
仮に，Ksp が 10^2（選択肢 a）であったとすると，pH13 であっても $[S^{2-}]$ の大きさは 0.5 なので，金属イオンは 200 mol/L 沈澱には必要である。
すなわち，Ksp $= 10^2$ では，沈澱が作られない。
ゆえに，ZnS の Ksp は 10^{-18} で，CuS は 10^{-30} とあてはめられる。

酪農学園大学（獣医）27年度　（73）

生　物

解答　27年度

第1期

1
〔解答〕
1)　① ×　　② ○　　③ ○　　④ ○　　⑤ ○
　　⑥ ×　　⑦ ○　　⑧ ○　　⑨ ○　　⑩ ○

〔出題者が求めたポイント〕
植物ホルモンに関する基本的な問題である。各ホルモンの働きと、代表的な実験手法およびそれらの実験結果の解釈を正確に知っておく事が大切である。
① 問題文の後半部「細胞分裂を抑制する」という記述が誤り。サイトカイニンは、細胞分裂の促進、細胞の老化防止、カルスからの茎、葉の分化促進などの働きを持つ。
⑥ 問題文はボイセン イェンセンではなく、ウェントについての記述である。ボイセン イェンセンは、マカラスムギの幼葉鞘を用いて実験を行い、茎の成長を促進する物質は先端部で合成され、光の当たらない側を下方に移動することで屈曲が起こると考えた。
⑩ オーキシンは茎や根の成長を促進させる働きを持つ。植物細胞はその外側に固い細胞壁を持っているため、伸長するためには細胞壁の構造を緩める必要がある。オーキシンの作用によって、細胞壁が酸性化し、主成分であるセルロースの繊維が緩むことで、細胞壁が緩み、細胞が成長することが可能となる。これを酸成長説という。

2
〔解答〕
1)　① ク　　② シ　　③ カ　　④ ウ　　⑤ ス
　　⑥ イ　　⑦ キ　　⑧ ソ
2)　興奮性神経伝達物質：グルタミン酸　アスパラギン酸
　　抑制性神経伝達物質：GABA（γ-アミノ酪酸）

〔出題者が求めたポイント〕
神経伝達の仕組みを詳しく問う問題である。教科書の内容だけではなく図説や資料集に掲載されている内容もしっかりと理解しておく事が求められる。
1)神経伝達に関する問題である。神経伝達には興奮性の伝達と抑制性の伝達があり、前者は後シナプス細胞に脱分極性の電位を生じさせ、後者は後シナプス細胞に過分極性の電位を生じさせる。この脱分極性の電位と過分極性の電位の総和が閾値を超えると、後シナプス細胞に活動電位が生じる。
2)興奮性神経伝達物質にはノルアドレナリンやアセチルコリンもあるが、これらは効果器の種類によって、抑制的にも働く事が知られている。したがって、この問の答えには不向きである。

3
〔解答〕
1)　① 内胚葉　　② 外胚葉　　③ 中胚葉
　　④ 排卵　　⑤ 輸卵管　　⑥ 受精
　　⑦ 胚盤胞（胞胚）　　⑧ 子宮内膜
　　⑨ アポトーシス　　⑩ ネクローシス
2)　① ア エ ク ケ　② イ オ　③ ウ カ キ コ
3)　ア　ES細胞（胚性幹細胞）
　　イ　iPS細胞（人工多能性幹細胞）

〔出題者が求めたポイント〕
脊椎動物の発生・ヒトの発生の基本的な問題である。三胚葉それぞれが将来何に分化するのかを正確に覚えておく必要がある。
1)プログラムされた細胞死をアポトーシスと言うのに対して、感染や物理的破壊による細胞死のことをネクローシス（壊死）という。
2)外胚葉からは、表皮・神経系・感覚器などが分化する。内胚葉からは、消化系・呼吸系が分化する。中胚葉からは骨格・筋肉・体腔壁・腎臓・循環系が分化する。
3)山中伸弥教授はiPS細胞開発の功績が認められて2012年にノーベル生理学・医学賞を受賞した。iPS細胞やES細胞が持っている様々な細胞に分化する能力を、多分化能という。

4
① ミトコンドリア　　② 中心体　　③ 半透性
④ 原形質分離　　⑤ 全透性　　⑥ ナトリウムポンプ
⑦ 溶血　　⑧ 膨圧　　⑨ グルコース　　⑩ 葉緑体

〔出題者が求めたポイント〕
細胞の構造に関する基本的な問題である。
③ 選択透過性と迷うところではあるが、「一部の物質は通す」「多くの物質は通さない」という記述から、半透性である。選択透過性とは、「特定の物質のみ通す性質」である。

5
1)①近交弱勢
　②アリー効果
　「適応度」：ある個体が一生の間に残す繁殖可能な年齢にまで達した子の数
2)①アレン
　②グロージャー
3)供給サービス：水　燃料　食料　医薬品
　調節サービス：気候の緩和　水質の浄化　土壌流出の「抑制」
　文化的サービス：レクリエーション　宗教　美術

〔出題者が求めたポイント〕
生物群集と生態系、進化に関する標準的な問題である。3)

の問題はミレニアム生態系評価についての知識が無いと正確に回答するのは難しい。時事的な内容も幅広く押さえておく必要がある。

1) 近親交配によって, 有害な遺伝子がホモ化しやすくなり, 不利となる形質が表現型として現れてしまう。これを繰り返すと, 個体の弱体化や繁殖力の低下を引き起こす。このことを近交弱勢という。

2)「温暖な地方の動物は体が小さく, 寒冷な地方の動物は体が大きい」というベルクマンの法則も併せて覚えておきたい。

3) ミレニアム生態系評価とは, 国連が主体となって行われた地球規模の生態系に関する環境アセスメントである。新たに生物の教科書にも記載された内容でもあるため, 正確に各サービスの内容を押さえておきたい。一次生産・土壌形成・栄養塩類の循環は基盤サービスに該当する。基盤サービスとは供給サービス・調節サービス・文化的サービスの供給を支えるサービスである。

[第2期]

1
〔解答〕
1)

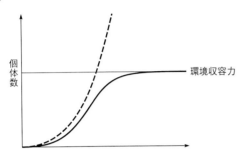

2)

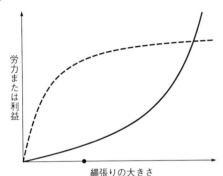

理由 縄張りから得られる利益と，縄張りの維持に必要な労力の差が最大となる縄張りの大きさが，最適な縄張りの大きさであるため。

3) ①－　②－　③＋　④０　⑤＋
　　⑥－　⑦＋　⑧＋

〔出題者が求めたポイント〕
個体群，個体群間の相互作用に関する基本的な問題である。
1) 密度効果に関する基本的な問題である。環境に制限が無い場合は，個体数は増え続けるが，環境に制限がかかる場合は，その環境の環境収容力で個体数は頭打ちとなる。環境収容力とは，一定の資源をもつ環境において，収容できる最大の個体数をいう。つまり，個体群の成長は環境収容力を超えることはなく，一定となる。
3) ③と④，⑤と⑥は順不同。問題には無いが，「中立」という相互関係も併せておさえておきたい。中立とは，A種とB種は独立して生活している状態をいい，互いにほぼ影響を与えない関係である。

2
〔解答〕
1) ①分化　②組織　③器官　④上皮組織
　　⑤結合組織　⑥筋組織　⑦神経組織
　　⑧器官系
2) 神経系　呼吸系　消化系　循環系

〔出題者が求めたポイント〕
動物の組織と器官に関する基本的な問題である。
2) 上記解答以外にも，内分泌系・排出系・筋肉系・骨格系・生殖系　などがある。

3
〔解答〕
1) ①がく　②花弁　③おしべ　④めしべ
　　⑤両性花　⑥単性花　⑦調節
2) ③　④
3) ①　④
4) ①　②

〔出題者が求めたポイント〕
ABCモデルに関する基本的な問題である。ABCモデルとはシロイヌナズナでは花の構造を決定するのにABCの3つの遺伝子群が関与しており，ABCの遺伝子群の組み合わせで花の構造が決定するという説である。
2)3)4) 問題文を表にまとめると，以下のようになる。

遺伝子		花器官
A	→	①
A＋B	→	②
B＋C	→	③
C	→	④

表より，A遺伝子が欠損した場合は③④のみが形成される。B遺伝子が欠損した場合は①④のみが形成される。C遺伝子が欠損した場合は①②のみが形成される。

4
1) 働き：食作用
　　部位：TLR(Toll様受容体)
2) A：体液性免疫
　　B：細胞性免疫
3) 樹状細胞　マクロファージ
4) ヘルパーT細胞
5) D：キラーT細胞
　　E：B細胞
6) サイトカイン(インターロイキン)

〔出題者が求めたポイント〕
免疫に関する標準的な問題である。免疫の仕組みに関わる細胞名だけではなく，細胞間の情報伝達物質名やレセプターの名称も問われているため，一部発展的な知識も求められる。

1) 問題文の文面からすると，単に「受容体」のみの回答
でもよいと思われるが，食細胞が異物を認識する受容
体の正確な名称はTLR(Toll様受容体)である。また，
樹状細胞等からヘルパーT細胞への抗原提示は，ヘ
ルパーT細胞表面のTCRという受容体を介して行わ
れる。

2) 抗体産生細胞が作る抗体を用いた免疫の仕組みを体液
性免疫といい，活性化したキラーT細胞が，病原体
に感染した細胞を攻撃する免疫の仕組みを細胞性免疫
という。

6) サイトカインとは，リンパ球等の細胞が生産・放出し，
免疫系細胞の細胞間情報伝達物質となるタンパク質の
総称である。インターロイキンとはサイトカインの一
種である。働きは，免疫系細胞の増殖や分化，活性化
を促す物質である。

5

①無性生殖　　②有性生殖　　③減数分裂　　④同形
⑤異形　　⑥精子　　⑦卵　　⑧乗換え　⑨組換え
⑩組み合わせ

〔出題者が求めたポイント〕

生殖と減数分裂に関する基本的な問題である。

配偶子は，通常の体細胞分裂ではなく，染色体数が半数
になる減数分裂によって作られる。減数分裂はその過程
で相同染色体が対合し，二価染色体が作られる。この時
に相同染色体同士で，一部分の交換が起こる事があり，
これを「乗換え」という。これによって遺伝子の「組換え」
が起こる。したがって，配偶子を用いた生殖では，親の
持っていた遺伝子の組み合わせとは異なる子孫が生じる
可能性が高い。

平成26年度

問 題 と 解 答

平成26年度

英 語

問題

26年度

第 1 期 A 日程

問題 I

次の英文を読み、設問および空欄に最も適したものをそれぞれ選び、記号で答えなさい。

The Japanese sword has traditionally been held in high regard and is world-renowned for its exceptional beauty and cutting strength. Aesthetic qualities such as the watermarkings, lines on the metal where high and low carbon steels meet, curvature, length of the blade, and *boshi*, the last 5 centimeters before the tip of the blade are all critically judged. Exceptionally beautiful blades are given a high grade by a committee of judges, which confers much prestige to the swordsmith. This, in turn, has the effect of increasing demand for the piece, which then kicks up the future prices that he is able to charge for his wares. A beautiful blade translates into big money and fame, which allows the smith to improve his living standards.

This leap to the production of higher-grade blades is all the more significant because Japanese law limits the number of blades that the smith can produce to only a few each month. After being judged if the blades are only valued as mediocre, then they are sold off at significantly marked-down prices to *iaido* practitioners for use in training, and sometimes test cutting. Low quality, poorly valued swords will bring about lower prices and income, providing added incentive for the smith to give his all to the production of even a single blade.

In modern times, appreciation for the cutting strength of a blade is not a value that is considered essential, but this was not always so. The samurai of bygone times valued a sword's strength and durability above all else. Traditionally, a ranged weapon such as the long bow was the weapon of choice on the battlefield, followed by the halberd or spear. However, if the samurai found themselves bereft of arrows, and lacking a spear or halberd which perhaps was lost during the battle, then the long sword or *katana* was their choice of last resort. As such, it stood as the final guard between them and their enemy. They valued it with their life. Indeed, the sword became their life and their soul.

Japanese swords have always been held in awe. The profound level of respect the samurai showed for their swords has even worked its way into everyday usage in the Japanese language. For example, *shinken* has the double meaning of "being a live blade" and "to be deadly serious or earnest about an activity." The level of seriousness reflects the mindset that a samurai would hold when engaging in a life or death battle with an opponent.

Another example can be found when describing personal relationships between people. A relationship requires the interaction between two people. Similarly, a Japanese swordsman requires a *katana* as well as a scabbard from which to draw the sword. An ill-fitting sword for a scabbard decreases its functional utility. In modern times, two people who are in a "stormy" relationship, which is caused by a personality clash, could use the expression *sori ga awanai* to describe their entanglement. Literally it means that the blade cannot fit into its scabbard because of a compromised curvature. The two people involved in the dispute are treated as a "blade" and "scabbard" that fail to get along with each other.

Making a Japanese long sword is a long, refined process. First, 25,000 kilograms of iron bearing river sand and charcoal are shoveled into a clay furnace, called a *tatara*. The material is then heated in the furnace to 1,371 degrees Celsius. This huge amount of heat will melt down the iron ore leaving steel. However, the smith must take care during the heating process because the steel is not allowed to become molten.

Next, the swordsmith heats, folds and hammers the iron and carbon together. Traditionally, this process was done using a hand-held hammer and required the expertise of the smith as well as his apprentices. However, in modern times power equipment is used to save on the amount of labor that the process requires. This process is called "slagging", and gets rid of any impurities. Inexperienced smiths may leave these unwanted elements in the iron and carbon, which can weaken the sword.

After the impurities have been taken out of the iron and carbon, forging the sword is started. In this stage, the high carbon steel is shaped into a long bend, then the low carbon steel is shaped to fit onto the high carbon steel. The outer edge of the blade is made from high carbon steel. Although it makes the blade extremely sharp, high carbon steel by itself is quite brittle. This is why the softer low carbon steel is used for the core and back of the sword. Forging both the low and high carbon steels together gives the Japanese sword its two renowned qualities, durability and a razor-sharp blade.

Once the basic shape has been made, a protective coating is applied to the sword. A mixture of clay and charcoal powder is smeared over the sword's sides and edge. The amount and placement of coating will determine the sword's signature, which is called a *hamon*. Each smith uses a slightly different *hamon* so that by examining the *hamon* we can know the identity of the maker.

After the blade has been coated in clay, it is reheated to 1,371 degrees Celsius and then put into cold water. The sudden placing of the sword into cold water actually bends the blade and is called "quenching". This is a very delicate process because the sword may be damaged if the soft and hard steel are not contracting at the same rate. An analogy can be made to firing a clay pot. The process either makes or breaks the sword.

Finally, once the sword has been bent into its crescent-shaped form, polishing begins.   Polishing takes around two weeks of cleaning by a different professional, the sword polisher.   Once the blade is polished, then it is passed on to other specialists. Fitments are made to the sword handle and guard, and the scabbard is shaped out of soft wood to exactly fit the shape of the blade.   Each of these processes requires a different specialist before the finished piece returns to the smith.   The final product is a work of art symbolizing the dual strengths of "cooperation" and "perseverance" that Japanese people are known for.

1. Aesthetically pleasing blades are ___(1)___ which means that the swordsmith can set a ___(2)___ price and ___(3)___ .

   A. (1) poorly rated   (2) reasonable   (3) make a living

   B. (1) critically judged (2) bargain   (3) sell his wares

   C. (1) well appraised   (2) surprisingly cheap (3) reap a profit

   D. (1) highly evaluated (2) steep   (3) improve his quality of life

2. In Japan, if people are "deadly serious" about something, then they can be said to be _____ .

   A. *boshi*

   B. *iaido*

   C. *shinken*

   D. *tatara*

3. The Japanese expression *sori ga awanai* refers to a situation where ___(1)___ , and is comparable to a sword and ___(2)___ that ___(3)___ .

    A. (1) several people are in agreement   (2) *tatara*   (3) it is forged at

    B. (1) two people are in disagreement   (2) scabbard (3) do not fit together

    C. (1) a group of people are deadly serious (2) *hamon*   (3) is etched

    D. (1) one person becomes entangled   (2) clay   (3) perfectly fits the blade

4. In the past, ___(1)___ the iron together, but these days ___(2)___ to perform the same task.

    A. (1) power equipment was used to hammer   (2) it takes many people

    B. (1) the smith and his apprentices hammered (2) power equipment is used

    C. (1) it required little labor to join   (2) countless people are required

    D. (1) slagging saved on labor when fusing   (2) molten material is used

5. Forging a Japanese sword is a delicate process because _____ .

    A. it requires precise temperatures and pure iron and carbon

    B. the aim of slagging is to leave impurities to strengthen the sword

    C. the scabbard may not perfectly fit the shape of the curved blade

    D. a hand-held hammer is used

6. Japanese swords are both sharp and durable because _____.

    A. only high carbon steel is used to produce a flexible blade

    B. only low carbon steel is used to produce a sharp blade

    C. both the high and low carbon steel contain impurities

    D. the high and low carbon steel are forged together

7. Although the outer edge of the sword blade is ____(1)____, the core is made from ____(2)____.

    A. (1) fragile   (2) softer more flexible steel

    B. (1) sharp   (2) more brittle material

    C. (1) soft   (2) harder steel

    D. (1) made from low carbon   (2) high carbon steel

8. Japanese blades are world famous because they _____.

    A. are heated up slowly at low temperatures

    B. require the skills of numerous craftsmen to forge them

    C. are made from two different types of steel making them sharp and flexible

    D. break easily when being fired

9. "Quenching" is a ____(1)____ process because the sword could ____(2)____.

    A. (1) complex   (2) be reset

    B. (1) subtle   (2) be harmed

    C. (1) tricky   (2) expand

    D. (1) simple   (2) be polished

10. The Japanese long sword symbolizes the Japanese strengths of "cooperation" and "perseverance" because _____.

A. making it is a long complex process that traditionally takes the combined effort of many people

B. manufacturing it is a hard, hot business

C. creating a *hamon* is overseen by many people

D. producing the entire sword is the sole responsibility of the smith

問題 II

次の英文を読み、設問および空欄に最も適したものをそれぞれ選び、記号で答えなさい。

There were many who believed that the American Abner Doubleday invented baseball. Others said it but did not really believe, and yet there were others who claimed that it was flat-out wrong to say that he invented what many Americans still today like to call "America's game." The **myth**, or false belief that Abner Doubleday invented baseball in 1839 was started by a group of proud Americans who were too stubborn to believe that the game could have been invented in any other country. This group, formed in 1905, was known as the Mills Commission and it was their report, released in 1908, that most likely caused the many years of misconception as to where baseball truly originated.

The Mills Commission was founded by Albert Spalding, a former star pitcher and club executive, who had become the leading American sporting goods entrepreneur and sports publisher. When selecting the members of the committee, he omitted all historians and chose friends from the game, along with prominent figures and lovers of the game including three former National League presidents, two United States Senators, former club presidents, two other star players turned sporting goods entrepreneurs, and the president of the Amateur Athletic Union. This meant it was a group of very influential and persuasive people who had a lot of pride for the game, but no real knowledge of baseball's actual history. However, this was Spalding's intent because this was exactly the group he needed to assure that the Commission would come to the conclusion that baseball was indeed invented in the United States.

The Commission's final report, published in 1908, included three sections: a summary of the panel's findings written by a former player and friend of Spalding, a letter by another former player supporting the panel, and a dissenting opinion by a noted baseball journalist and enthusiast denouncing claims that baseball originated outside of the U.S. The research methods were, at best, **dubious**. These methods were doubtful because the Commission failed to use reliable sources. They did not use information from historians, or available resources from libraries. They did not even interview Abner Doubleday himself. The Commission did, however, find an appealing story to suit their cause: baseball was invented in a quaint rural town without foreigners or industry, by a young man who later graduated from the United States Military Academy at West Point and served heroically in the Mexican-American War, Civil War, and the American Indian Wars. From this, the Mills Commission concluded that Doubleday had invented baseball in Cooperstown, New York in 1839; that Doubleday had invented the word "baseball," designed the diamond, indicated fielders' positions, and written the rules. There is no evidence for this claim except for the testimony of one man decades later, but there is persuasive counter-evidence; information that goes against the idea that Doubleday invented the game. Doubleday himself never made such a claim; he left behind many letters and papers, but they contain no description of baseball or any suggestion that he considered himself prominent in the game's history. No written records in the decade between 1839 and 1849 have ever been found to corroborate these claims, nor could Doubleday be interviewed by the Commission (he died in 1893).

Spalding and his commission were fighting off ideas that baseball did not start in America. Many stories of the time claimed that baseball was a game that evolved from another game, perhaps from the one they used to play in France as early as the 14th century known as *la soule*, or maybe it grew out of the game that was very popular in Great Britain and Ireland, rounders. A recent book suggests that the game originated in England and recently uncovered historical evidence that supports this position. The author argues that rounders and early baseball were actually regional variants of each other, and that the game's most direct antecedents are the old English games of stoolball and tut-ball. The earliest known reference to baseball is in a 1744 British publication, *A Little Pretty Pocket-Book* written by John Newbery. It contains a rhymed description of "base-ball" and a woodcut print that shows a field set-up somewhat similar to the modern game; though in a triangular rather than diamond configuration, and with posts instead of ground-level bases. The first known American reference to baseball appears in a 1791 Pittsfield, Massachusetts town bylaw prohibiting the playing of the game near the town's new meeting house.

Despite this overwhelming evidence that a game like baseball was being played before 1839—both outside and inside of America—the Mills Commission still ignored these facts and stuck by its claim that baseball was America's game and Abner Doubleday invented it in 1839 at the age of twenty. They based their decision on one story. The main source for the story was one letter from elderly Abner Graves, who was a five-year-old resident of Cooperstown in 1839. Graves never mentioned a diamond, positions or the writing of rules, but the Commission still accredited Doubleday for these accomplishments. Furthermore, Graves' reliability as a witness was challenged because he spent his final days in an asylum for the criminally insane; another fact ignored by the Commission.

Doubleday was not in Cooperstown in 1839 and may never have visited the town. He was enrolled at West Point at the time, and there is no record of any leave time. Abraham G. Mills (of the Mills Commission), a lifelong friend of Doubleday, never even heard him mention baseball. More facts that the Mills Commission chose to disregard.

Eventually, the overwhelming evidence won out. Although the Baseball Hall of Fame was finally built in Cooperstown, Doubleday was never inducted into it, and the once widely accepted story that Abner Doubleday invented baseball in Cooperstown, New York in 1839 has been conclusively debunked by sports historians.

11. Which one of the following is the Mills Commission responsible for?

A. clarifying that Abner Doubleday was the true inventor of baseball

B. deceiving people to believe that Abner Doubleday was the true inventor of baseball

C. proving that Abner Doubleday was the true inventor of baseball

D. corroborating that Abner Doubleday was the true inventor of baseball

12. Which one of the following has the same meaning as the word **myth** in the way it is used in the first paragraph?

A. invention

B. untrue idea

C. baseball

D. Abner Doubleday

13. Why did the Mills Commission get formed?

    A. to give their British friend Abner Doubleday a reason to keep living

    B. to control where people thought baseball first started

    C. to start a club of former professional athletes

    D. to expose the documents Doubleday wrote explaining how he invented the game

14. Which one of the following is true about Albert Spalding?

    A. He was a baseball player, but he was not a very good one.

    B. He was a business man, but he was not very successful.

    C. One of his jobs was to print and sell books.

    D. He hoped the Mills Commission found the truth about the origin of baseball.

15. Why were the Commission's research methods considered **dubious**?

    A. They were done in haste.

    B. None of the members of the Commission had any baseball experience.

    C. The historians they interviewed were biased towards baseball.

    D. They failed to use trustworthy sources and ignored existing counter-evidence.

16. Which one of the following is true about Abner Doubleday?

    A. He studied at a military school.

    B. He was living in Cooperstown in 1839.

    C. He was stubborn.

    D. He was flat-out wrong to claim to be the inventor of baseball.

17. What do *la soule*, rounders, stoolball and tut-ball all have in common?

A. They are all games that baseball may have developed from.

B. They are all ball sports that were played in Great Britain and Ireland.

C. They are all still played today.

D. They are all thought to have evolved from baseball.

18. Which one of the following is true about John Newbery's *A Little Pretty Pocket-Book*?

A. It has a woodcut print with a picture of a baseball diamond.

B. None of the words in the part describing "base-ball" sounded the same.

C. It was published almost 150 years after Abner Doubleday died.

D. There are no earlier known publishings that refer to the game of baseball.

19. Which one of the following can be said about Abner Graves?

A. He and Abner Doubleday were childhood friends in Cooperstown.

B. His letter proved that Abner Doubleday designed the baseball diamond.

C. He had mental problems that led him to break the law.

D. He was a reliable witness.

20. Which one of the following correctly describes the main idea of this story?

A. Abner Doubleday's attempt to become the inventor of baseball

B. the reasons why baseball should never be played in England or Ireland

C. the reasons why the Mills Commission chose Abner Doubleday

D. how the Abner Doubleday myth was started and how it was proven false

問題III

次の各文の（　）から、最も適当な語（句）を選び、記号で答えなさい。

21. There are (A. encourage　　B. encouraged　　C. encouragement
D. encouraging) signs for our company as a growing number of entrepreneurs and investors are becoming more enthusiastic about the Web-based services market.

22. A new word puzzle was published in the paper, but Mike, the smartest gamer in the office, could not solve it and neither could (A. nobody　　B. someone C. everybody　　D. anyone) else.

23. Cloning human beings may be technically (A. responsible　　B. edible C. feasible　　D. gullible), but it is ethically unacceptable to most people.

24. The company spokesman stated that the company would (A. illuminate B. investigate　　C. intimidate　　D. initiate) customer complaints about its new cosmetics.

25. The figures Larry compiled for this report are accurate, so do not waste your time recalculating (A. these　　B. it　　C. him　　D. them).

26. Farmers will lose their government (A. subsidence　　B. subsidiary C. subsidy　　D. subsidize) as the number of ethanol plants increases and the price of corn goes up.

27. My roommate sprained his ankle in a bicycle accident, but (A．therefore

B．because of　　C．in spite of　　D．even though) his condition, he is going to

go on the trip to Colorado this weekend.

28. The scientific revolution of the early 1900s affected education (A．changes

B．who changed　　C．by changing　　D．changed) the nature of technology.

29. (A．Thomas Nast, who　　B．It was Thomas Nast who

C．That Thomas Nast　　D．Although Thomas Nast) created the donkey and

elephant that symbolize the Democratic and Republican parties.

30. Indefinite factors such as individual and corporate behavior (A．makes it

B．it makes　　C．make it　　D．make) nearly impossible for economists to

forecast economic trends with precision.

問題Ⅳ

　次の日本文の意味を表すように（　　）内の語（句）を並べ換え、解答欄には2番目と7番目に

くる語（句）の記号だけを答えなさい。ただし（　　）内では、文頭にくる語（句）も小文字で示

してあり、一つ不要な語（句）がある。

31. 薬は、体内作用を抑制または促進するなどの生化学的および生理的変化が起こった時に我々

に効果を現すことができる。

A drug (イ．and physiologic　　ロ．have　　ハ．when　　ニ．happen

ホ．creates　　ヘ．can　　ト．us　　チ．changes　　リ．an effect on　　ヌ．it

ル．biochemical) such as inhibiting or stimulating a certain body process.

32. 地滑りは、それに適した地質学的条件下の急な斜面上で、そして特に多雨地域において起こる。

(イ. occur on   ロ. favorable   ハ. under   ニ. landslides

ホ. geological   ヘ. groundbreaking   ト. steep   チ. conditions

リ. slopes), and especially in areas of heavy rainfall.

33. ウェディング・プランナーとは比較的新しい職業で、顧客が独自の結婚式を作るための援助をすることを狙いとしている。

Wedding planning is (イ. clients   ロ. a relatively   ハ. own

ニ. profession   ホ. to   ヘ. assist   ト. to create   チ. manages

リ. that   ヌ. their   ル. aims   ヲ. new) wedding ceremonies.

34. 彼の不品行がもとなのだから、解雇するのもやむを得ない。

(イ. botch up   ロ. obliges   ハ. me   ニ. his   ホ. behavior

ヘ. to   ト. him   チ. bad   リ. dismiss).

35. 入国管理局は不法移民を厳重に取り締まり始めた。

(イ. against   ロ. measures   ハ. immigrants   ニ. immigration

ホ. starting   ヘ. bureau   ト. to   チ. the   リ. take   ヌ. illegal

ル. give   ヲ. is).

数 学

問 題　26年度

第１期Ａ日程

１．次の各問いに答えよ．

(1) $\log_{10}2=0.3$ として $10^{-0.4}$ を簡単な分数で表せ．

(2) $180°<\theta<270°$, $\tan\theta=2\sqrt{2}$ のとき，$2\sin\dfrac{\theta}{2}-\cos\dfrac{\theta}{2}$ の値を求めよ．

(3) 平面上の△ABC において $\overrightarrow{AB}\cdot\overrightarrow{BC}=\overrightarrow{BC}\cdot\overrightarrow{CA}=\overrightarrow{CA}\cdot\overrightarrow{AB}=-3$ が成立しているとき，この三角形の面積を求めよ．

(4) 円 $x^2+(y-2)^2=4$ と放物線 $y=\dfrac{1}{a}x^2-\dfrac{1}{2}$ $(0<a\leq2)$ が２点で接するように定数 a の値を定めよ．

(5) 曲線 $y=|x^2-4x+3|$ と直線 $y=3$ とで囲まれた図形の面積を求めよ．

(6) ３個のサイコロを同時に投げたとき，出た目の積が２で割り切れるが４で割り切れない確率を求めよ．

２．長さ 275 m の電車が時速 108 km で走っていたが，電車の先頭部が長さ 500 m の鉄橋を渡り始めた瞬間から一定の時間的割合で減速し，先頭部が鉄橋を渡り終えてから 400 m 進んだ地点で停車した．時間を秒で，長さをメートルで表すものとし，電車の先頭部が鉄橋を渡り始めた瞬間の時刻を $t=0$，メートル毎秒で表した時刻 t での電車の速度を $v(t)$ とする．次の各問いに答えよ．

(1) $t=0$ での電車の速度を v_0，一定な減速の割合の大きさを $a>0$ とし，$v(t)$ を v_0 と a と t を用いて表すと，$v(t)=v_0-at$ となる．v_0 の値を求めよ．

(2) 電車が停車した時刻を t_1 とすると，電車の先頭部が $t=0$ から $t=t_1$ までに移動した距離は，定積分 $\displaystyle\int_0^{t_1}v(t)dt$ で与えられる．この距離を a と t_1 を用いて表せ．

(3) t_1 の値を求めよ．

(4) 電車の最後部が鉄橋を渡り始めた時刻を t_2，最後部が鉄橋を渡り終えた時刻を t_3 とする．t_2 と t_3 の値を求め，電車の最後部が鉄橋を通過するのに要した時間 t_3-t_2 を求めよ．
なお，$\sqrt{5}=2.24$ として計算せよ．

酪農学園大学（獣医）26年度 （17）

3．ある高校の男子生徒50人，女子生徒50人の計100人について通学方法を調べたところ，次のⅠからⅣの調査結果を得た．

Ⅰ．電車を利用している生徒は23人で，そのうち女子生徒は12人．

Ⅱ．女子生徒のうち，自転車を利用しているのは15人．

Ⅲ．女子生徒のうち，電車と自転車の両方を利用しているのは8人．

Ⅳ．自転車を利用する男女生徒の計は49人で，そのうち電車を利用しない男女の計は36人．

男子生徒について，その全体の集合を U_1，自転車を利用する集合を B_1，電車を利用する集合を E_1 とし，それぞれの集合の要素の数を $n(U_1)$，$n(B_1)$，$n(E_1)$ とする．また，女子生徒についても同様に，その全体の集合を U_2，自転車を利用する集合を B_2，電車を利用する集合を E_2 とし，それぞれの集合の要素の数を $n(U_2)$，$n(B_2)$，$n(E_2)$ とする．次の文中にある 　　　　　 の(1)から(3)には式を，(4)から(7)には値を入れなさい．

『まず，調査結果ⅠからⅣを式で表す．その際，$n(U_1 \cap U_2) = 0$ であるから，

$n(U_1 \cup U_2) = n(U_1) + n(U_2)$ となることに留意する．

調査結果Ⅰ：$n(E_1 \cup E_2) = n(E_1) + n(E_2) = 23$ ……①，　$n(E_2) = 12$ ……②

調査結果Ⅱ：$n(B_2) = 15$ 　　……③

調査結果Ⅲ：$n(B_2 \cap E_2) = 8$ ……④

調査結果Ⅳ：　(1)　 $= 49$ ……⑤，　　(2)　 $= 36$ ……⑥

これらの調査結果をもとに，次の数を求める．

1）電車を利用しない男子生徒の数 $n(\overline{E_1})$ は，式 $n(U_1) = $ 　(3)　 $= 50$ に対して ①と②を用いると， 　(4)　 と求まる．

2）自転車を利用するが電車を利用しない女子生徒の数 $n(B_2 \cap \overline{E_2})$ は，

$n(B_2) = n(B_2 \cap E_2) + n(B_2 \cap \overline{E_2})$ が成り立つこと，および③と④を用いると，

　(5)　 と求まる．

3）自転車を利用しないが電車を利用する男子生徒の数 $n(\overline{B_1} \cap E_1)$ は，$n(E_1)$，$n(B_1)$，$n(B_1 \cap \overline{E_1})$ を用いて， 　(6)　 と求まる．

4）自転車も電車も利用しない女子生徒の数 $n(\overline{B_2} \cap \overline{E_2})$ は，$n(\overline{B_2} \cap \overline{E_2}) = n(\overline{B_2 \cup E_2})$，$n(U_2) = n(B_2 \cup E_2) + n(\overline{B_2 \cup E_2})$ および②，③，④を用いて， 　(7)　 と求まる．』

化　学

問題 　　　26年度

第 1 期 A 日程

(1) 以下の文章を読んで、続く問いに答えよ。ただし、原子量は Mg＝24.3、S＝32.1、Zn＝65.4 とし、計算結果は有効数字 2 桁で表わせ。

亜鉛とマグネシウムでできている合金 1.000 g を酸に溶かしてから、塩基を添加し溶液を中性にした。その溶液に、硫化水素 H_2S を通じたところ、一方の金属の硫化物のみが沈殿した。この沈殿をろ過し、水で洗浄し乾燥させたところ 0.388 g であった。

1）この合金に含まれるマグネシウムの質量パーセントを求めよ。

(2) 以下の文章を読んで、続く問いに答えよ。ただし、計算結果は有効数字3桁で表わせ。

　　濃度未知の過酸化水素水の濃度を調べるために、以下の実験を行なった。

ア)適切な方法で過酸化水素水を20倍に希釈したものを試料水溶液とした。ホールピペットで試料水溶液を正確に10.00 mLはかり取りコニカルビーカーに入れ、十分な量の希硫酸を加えた。イ)そこに0.110 mol/Lヨウ化カリウム水溶液を12.00 mL加えたところ、溶液は黄褐色になった。ウ)これを被滴定液として、ビュレットから0.105 mol/Lチオ硫酸ナトリウム水溶液を滴下していき、黄褐色が薄くなってから（　①　）を数滴加えた。その結果、（　②　）を呈するようになった被滴定液に、チオ硫酸ナトリウム水溶液を慎重に滴下しつづけていくと、8.40 mL滴下したときに（　②　）が消失し無色となった。

1）下線部ア)の希釈操作を、試料水溶液100 mLを調製する場合について、具体的に説明せよ。使用する器具名などを明示すること。

2）下線部イ)の変化を化学反応式で表わせ。

3）下線部ウ)の変化を化学反応式で表わせ。チオ硫酸イオンは、反応後$S_4O_6{}^{2-}$になる。

4）空欄（　①　）にあてはまる試薬を下記のa)〜d)から選び、記号で答えよ。
　　　　a）フェノールフタレイン溶液　　　b）メチルオレンジ水溶液
　　　　c）デンプン水溶液　　　　　　　d）スクロース水溶液

5）空欄（　②　）にあてはまる色を下記のa)〜e)から選び、記号で答えよ。
　　　　a）赤色　　　b）橙色　　　c）緑色　　　d）黄色　　　e）青紫色

6）希釈前の過酸化水素水のモル濃度を求めよ。

(3) 以下の文章を読んで、続く問いに答えよ。ただし、原子量は H＝1.0、N＝14 とし、計算結果は有効数字 2 桁で表わせ。

アミノ酸には、酸性の（　①　）基と塩基性の（　②　）基が含まれている。タンパク質は、多数のアミノ酸が（　①　）基と（　②　）基の間で ₇)ペプチド結合を形成してつながったポリペプチドである。

硫黄を含むアミノ酸の一つにシステインがある。システインに穏やかな酸化剤を作用させると、側鎖のメルカプト基が酸化され二量体を形成する。このとき、新たに形成される結合を（　③　）結合という。

ある生物から単離したタンパク質を酵素により加水分解したところ、4 個の α-アミノ酸からなるペプチド化合物Xが得られた。この化合物Xの構造を明らかにするために以下の実験を行なった。

【実験1】化合物Xを加水分解してペプチドを構成するアミノ酸を調べると、グリシン、アラニン、システイン、フェニルアラニンから構成されていた。

【実験2】C末端（ペプチドの末端で（　①　）基がペプチド結合に使われていない側のこと）のアミノ酸は硫黄を保有しており、N末端（ペプチドの末端で（　②　）基がペプチド結合に使われていない側のこと）のアミノ酸は不斉炭素原子を持っていなかった。

【実験3】化合物Xを部分的に加水分解すると、二種類の化合物Y、Zのみが得られた。

【実験4】Y、Zのうち、Zのみが ₍ᵢ₎ビウレット反応を示した。また、ZのN末端のアミノ酸はベンゼン環を保有していた。

1）空欄（ ① ）～（ ③ ）にあてはまる語を記入せよ。

2）下線部ア)について、2つのアミノ酸（それぞれの側鎖をR1とR2とする）から成るジペプチドの構造を描け。

3）下線部イ)について、この反応が陽性の場合の色を次のa)～e)から選び、記号で答えよ。

　　　a）赤色　　　b）赤紫色　　　c）緑色　　　d）黄色　　　e）黄緑色

4）化合物Xで、アミノ酸が配列している順番を、N末端から順に記せ。

5）ある食品0.80 gを分解したところ、0.051 gのアンモニアが生じた。アンモニアがすべてタンパク質中の窒素から生じたものと仮定して、この食品のタンパク質の含有率（質量パーセント）を求めよ。ただし、タンパク質の窒素含有率を20％とする。

(4) 以下の文章を読んで、続く問いに答えよ。ただし、酢酸の K_{HA} は 1.75×10^{-5} であり、pH 値またはその変化量は、小数第2位まで求めよ。必要があれば、近似値として次の値を用いよ。

$$\log 1.43 = 0.155 \qquad \log 1.75 = 0.243 \qquad \log 4.67 = 0.699$$
$$\log 5.71 = 0.757 \qquad \log 6.99 = 0.844 \qquad \log 8.18 = 0.913$$

酸や塩基を少量加えたり、あるいは、水を加えて希釈したりしても、pH がほとんど変化しない水溶液を緩衝溶液という。一般に、弱酸とその塩の混合水溶液は緩衝溶液となる。このことについて考察してみよう。

弱酸を HA、その酸と強塩基との塩を BA、弱酸の電離定数を K_{HA} で表わすと次のような関係になる。

$$HA \rightleftharpoons H^+ + A^- \qquad\qquad 反応式(1)$$
$$BA \longrightarrow B^+ + A^- \qquad\qquad 反応式(2)$$
$$K_{HA} = \frac{[A^-] \cdot [H^+]}{[HA]} \qquad\qquad 式(1)$$

反応式(2)で表わされる塩 BA の電離はほぼ完全に進むので、（ ① ）の原理により、反応式(1)の電離はごくわずかにしか起こらなくなる。

酢酸と酢酸ナトリウムの最終濃度がそれぞれ $0.1\,mol/L$ になるように、1リットルの緩衝溶液を調製した。上記の電離平衡についての考察と式(1)の関係より、この緩衝溶液の pH は（ ② ）であることがわかる。この緩衝溶液1リットルに水酸化ナトリウムを $0.01\,mol$ 加えた時の pH 変化量は（ ③ ）であるが、純水（pH 7）1リットルに水酸化ナトリウムを $0.01\,mol$ 加えた時の pH 変化量は（ ④ ）である（体積の変化は無視する）。また、この緩衝溶液を純水で10倍に希釈した時の pH 変化量は（ ⑤ ）となる。

1）空欄（ ① ）に適切な人名を記入せよ。
2）空欄（ ② ）に適切な数値を記入せよ。
3）空欄（ ③ ）～（ ⑤ ）に適切な符号付きの数値を記入せよ。元の pH より高くなる変化には＋を、低くなる変化には－を付すこと。変化が無い場合は、0 と記入すること。

生　物

問題

26年度

第１期Ａ日程

(1)　各問に答えよ。

　植物は、（　①　）や根の（　②　）から水分や（　③　）を吸収し、葉の（　④　）から水分を（　⑤　）として体外に（　⑥　）させる。その移動経路は、（　①　）や根の（　②　）→根の（　⑦　）→（　⑧　）→葉の（　⑨　）や（　⑩　）→（　④　）の順である。（　④　）は、（　⑪　）が吸水して（　⑫　）ことで（　⑬　）。また、排水して（　⑭　）ことで（　⑮　）。（　⑪　）は向かい合っている部分の（　⑯　）の一方が厚く、その反対側は薄いため、吸水した時に（　⑬　）。

　１）①〜⑯に最も適当な語句を下記の語群より選んで、記号で答えよ。

　　語群

ア．水蒸気	イ．表皮	ウ．養分	エ．内皮	オ．海綿状組織
カ．開く	キ．閉じる	ク．細胞壁	ケ．変形する	コ．もどる
サ．蒸散	シ．道管	ス．さく状組織	セ．根毛	ソ．気孔
タ．孔辺細胞	チ．師管	ト．細胞膜	ナ．クチクラ	

　２）植物体内で水が移動する場合にかかる⑥以外の力を二つ簡単に答えよ。

(2) 次の文章を読み、各問に答えよ。

　原核生物の大腸菌は、培地中のブドウ糖を炭素源として利用するが、ブドウ糖のかわりに乳糖を含む培地中では、乳糖を分解する酵素が分泌され、乳糖を利用するようになる。しかし、この大腸菌を、乳糖を含まない培地に移すと乳糖分解酵素が産生されなくなる。乳糖分解酵素など3種類の酵素タンパク質（図中イ、ウ、エ）をコードする三つの遺伝子は、まとまって一つのmRNA（図中 i）に転写されるという考えを発展させ、その転写をまとめて制御する遺伝子が存在するという遺伝子発現モデルが提唱された。

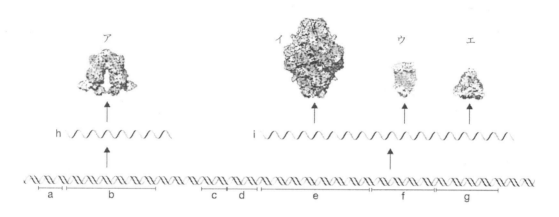

1) 下線部の考え方は何と呼ばれるか。
2) 上記1）の研究によってノーベル医学生理学賞を受賞した研究者2名は誰か。
3) 図中アの調節タンパク質によってイ、ウ、エの発現が抑制される。アのタンパク質を何と呼ぶか。
4) アのタンパク質が結合する遺伝子領域を何と呼ぶか。また、その領域を記号で答えよ。
5) 乳糖が代謝を受けて変化した誘導物質が、アのタンパク質に結合すると、このタンパク質が遺伝子領域から解離する。この現象が生じる理由を15字以内で述べよ。
6) プロモーターと呼ばれる調節遺伝子領域はどれか、すべて記号で答えよ。
7) プロモーターに結合する酵素タンパク質は何か。
8) 真核生物のプロモーターに上記7）の酵素タンパク質が結合し、活性を発現するためには、前もって別のタンパク質因子に結合しなければならない。このタンパク質因子が局在する細胞内構造はどこか。

(3) 下記の文章を読んで各問に答えよ。

　動物の恒常性はホルモンや神経系を介した調節によって維持されている。ァ)ホルモンは様々な器官にある内分泌腺において産生・分泌されており、微量で標的の組織に作用する。末しょう組織から分泌されるホルモンの血中濃度が増加すると、そのホルモンの分泌を促進させるホルモンの分泌を抑制することで、結果として自身の分泌を抑制するというィ)フィードバックという調節機構を持っている。自律神経系とは無意識のうちに神経を介して様々な器官を調節する機構のことで、多くの器官がゥ)交感神経と副交感神経という二つの神経によって支配されている。

1）下線アにおいて、下表中に示した体の各内分泌腺より分泌されるホルモンについて、分泌部位およびその作用として適当なものを下記の語群より選べ。ただし同じ語を2回以上用いてもよい。

ホルモン名	分泌部位	作用
アドレナリン	①	⑥
インスリン	②	⑦
グルカゴン	③	⑧
チロキシン	④	⑨
糖質コルチコイド	⑤	⑩

語群
　　ア．副腎皮質　　イ．ランゲルハンス島Ａ細胞　　ウ．水の再吸収促進
　　エ．副甲状腺　　オ．細胞内の化学反応促進　　　カ．血糖値減少
　　キ．副腎髄質　　ク．ランゲルハンス島Ｂ細胞　　ケ．カルシウム濃度増加
　　コ．甲状腺　　　サ．血糖値増加

2）チロキシンが下線イの作用をおよぼす部位を二つ答えよ。

3）下線ウにおいて、下表の器官における神経の働きとして適当なものを語群から選べ。

器官	交感神経	副交感神経
心臓	①	④
胃	②	⑤
すい臓	③	⑥

語群

　ア．インスリン分泌　　イ．心拍数の増加　　ウ．胃運動の抑制

　エ．グルカゴン分泌　　オ．心拍数の減少　　カ．胃運動の促進

　キ．分布していない

(4) 卵と卵割に関する下記の文章を読み、問に答えよ。

　卵割は発生初期の卵細胞に見られる細胞分裂のことである。体細胞分裂の一種であるがｱ)通常よりも分裂速度が速く、これは卵の成熟の間に分裂に必要なエネルギーや情報があらかじめ蓄積されているからである。卵割によって生じる細胞は（　①　）という。卵割の仕方は動物によって様々であり、これはｲ)卵に含まれる卵黄の量と分布状態による。卵全体で卵割が起こることを（　②　）というが、動物によっては卵の一部でしか卵割が起こらない（　③　）が見られる。

１）文中の①～③にあてはまる語を答えよ。

２）下線アについて、これ以外の卵割の特徴を二つ答えよ。

３）下線イについて、（ａ）卵黄が少なく、均一に分布する卵の名称とその動物例、および（ｂ）卵黄が多く、一方にかたよって分布する卵の名称とその動物例を答えよ。ただし動物例は下の語群からあてはまるものをすべて選ぶこと。

　語群
　　ア．アカハライモリ　　　イ．エンマコオロギ　　ウ．オニヤンマ
　　エ．クモヒトデ　　　　　オ．クロマグロ　　　　カ．シロナガスクジラ
　　キ．フンボルトペンギン　ク．ボタンエビ

(5) 下記の文章を読んで各問に答えよ。

　動物の細胞膜上には様々な細胞膜を貫通しているタンパク質がある。イオンなどの物質の受動輸送に関わるタンパク質を（　①　）といい、（　②　）のエネルギーを使ってイオンを輸送するタンパク質を（　③　）という。ナトリウム（　③　）は（　④　）を細胞外に排出して（　⑤　）を細胞内に取り込むことで細胞内外に（　④　）と（　⑤　）の濃度差を形成しており、（　⑥　）電位の形成にも重要な役割を果たしている。（　⑥　）電位とは、細胞（　⑦　）に対する細胞（　⑧　）の電位のことで、−60〜−90（　⑨　）と負の電位となっている。神経細胞に閾値を超えるような刺激が加わると、電位依存性（　①　）が活性化して細胞外の（　④　）は濃度勾配に従って急速に細胞内に流入する。これによって膜電位は一時的に細胞内が（　⑩　）となり、再び元の（　⑥　）電位へと戻る。これらの電位変化を（　⑪　）電位と呼び、（　⑪　）電位の発生を興奮という。ァ)閾値以下の刺激では（　⑪　）電位は発生しないが、閾値を超える刺激では刺激の強さに関わらず一定の（　⑪　）電位が発生する。興奮部と隣接する未興奮部では電位差が生じるため、電流が流れる。この電流が閾値を超えると隣接部で新たな興奮が発生し、興奮は（　⑫　）する。一方、（　⑬　）で囲まれたィ)有髄神経において、（　⑪　）電位は隣り合う（　⑭　）を伝わる。

1）文中の①〜⑭に最も適する語を下記の語群から選べ。

　語群

　　ア．外　　イ．活動　　ウ．ポンプ　　エ．ADP　　オ．Ca²⁺
　　カ．負　　キ．伝導　　ク．受容体　　ケ．K⁺　　　コ．mV
　　サ．正　　シ．髄鞘　　ス．伝達　　　セ．mA　　　ソ．Na⁺
　　タ．内　　チ．静止　　ト．チャネル　ナ．ATP　　ニ．ランビエ絞輪

2）下線アのような法則を何というか。

3）下線イのような有髄神経の興奮の伝わり方を何というか。

英　語

問題

26年度

第2期

問題 I

次の英文を読み、設問および空欄に最も適したものをそれぞれ選び、記号で答えなさい。

Dear Environment-friendly Friend,

Got Nature's Back Environmental Council (GNBEC) is sending you this e-mail to inform you that the president's administration is moving ahead with a plan for the New Arctic Reserve that will protect vital habitat—living and food space—for wildlife such as caribou, polar bears, beluga whales and millions of migratory birds that also call this northern paradise their home during the warmer months of the year. These transient birds include species like the Arctic Tern, the Arctic Warbler, the Bluethroat, the Yellow-billed Loon and the Hudsonian Godwit.

We are asking you to help—not only these animals, but all the wildlife in the region including insects and plants vital for keeping that eco-system healthy—by writing to the government official who can help the most, Interior Secretary Barry Bazzarrio. We need environmentally-concerned people like yourself to write and encourage the secretary to stand strong against those who would weaken this wildlife-friendly plan: mainly oil and gas companies, logging companies, and supporters of these corporations who also consider financial profits more important than the conservation of nature.

To send an e-mail to Secretary Bazzarrio and ask him to support this plan just click on the "Bazzarrio button" below. Also, scroll down to find out more about the plan for the New Arctic Reserve and scroll even further to learn about some of the birds you will be trying to help by sending that e-mail today! Please let them count on you!

Yours,

Dr. C. Mont Gomery

Standing Chairman

Got Nature's Back Environmental Council

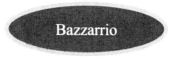

New Arctic Reserve Plan Facts

The plan presently being proposed would keep oil and gas companies and their drilling away from this region which measures some 44,520 km².

Lumber companies would also be prevented from exploiting these lands.

This plan would protect a countless number of animals, insects and plants critical to the eco-system of that vast pristine wilderness.

This plan would cost the government very little money to implement.

The only ones who would lose out would be the oil, gas and logging companies, and their crony companies.

One of the winners would be the Apuchaku Lake region, which provides critical calving grounds for a large caribou herd, as well as summer habitat for polar bears.

Another winner would be the Kazinoluk Lagoon, where thousands of beluga whales gather every year to feed and bear their young. A staggering variety of birds also take refuge in these wetlands, some migrating from as far south as Antarctica.

New Arctic Reserve Bird Fun Facts

In order for the Arctic Tern to enjoy two summers a year it must migrate an estimated 70,900 km round trip when traveling to and from the Arctic and Antarctica.

You would find the nest of the Arctic Warbler on the ground somewhere under a low shrub. The Arctic Warbler is an Old World Warbler and like most Old World Warblers, it is insectivorous, meaning it feeds on insects, worms and other invertebrates.

Like the Arctic Warbler, the Bluethroat is a passerine. Passerine, which is also know as a perching bird, is a name for a type of bird that comes from the order Passeriformes, an order which includes half of all bird species.

The Yellow-billed Loon is also known as the White-billed Diver. It is the largest member of the loon or diver family. Diving birds dive under water either from flight or from the surface of the water while floating to catch their prey. Like many loons, the Yellow-billed Loon call is unique. It is two-part, starting with something sounding like a wolf call then changing to what sounds like a crazy man laughing. Hence the modern-day term "loony" which refers to someone or something crazy, or silly.

The Hudsonian Godwit is a large shorebird. It hides its nest on the ground of a marshy area.　The female usually lays four eggs and both parents will tend to the young birds.　Newborns find their own food and are able to fly within a month of hatching.

Dear Environment-friendly Friend once again,

I have wonderful news to report in our long-running campaign to protect the Western Arctic Reserve—one of our continent's largest expanses of untouched wilderness.　Earlier this year, we generated more than 45 thousand messages through e-mails like this one, urging the president's administration to adopt a plan that would protect key wildlife habitat in the Reserve from not only oil and gas development, but also the destruction loggers would create by cutting down trees.　The Bureau of Land Management listened... and is now moving ahead with that preferred plan!　Thanks to the Bureau of Land Management's new plan, many of the Reserve's most sensitive wildlands, including the Apuchaku Lake region and Kazinoluk Lagoon, will now be safeguarded.

Please send Interior Secretary Barry Bazzarrio a message of thanks for protecting the critical wildlife habitat within the Reserve.　He will be under enormous pressure from the oil lobby and others who would weaken these wildlife protections, so he needs to hear pro-wildlife voices like yours so that he does not forget that he has a lot of support to fight off this pressure.

This is a huge win not only for Arctic wildlife, but for all Americans who care about protecting our natural heritage for future generations... and it would not have been possible without your online activism and support.

Thank you for standing with GNBEC to keep the Arctic wild and free.

Sincerely,

Dr. C. Mont Gomery

Standing Chairman

Got Nature's Back Environmental Council

1. Who were these letters sent out to?

    A. people who disrespect nature

    B. people who agree with GNBEC's philosophy of trying to help preserve nature

    C. Dr. C. Mont Gomery

    D. Barry Bazzarrio

2. Which of the following statements is true?

    A. Barry Bazzario works for GNBEC.

    B. GNBEC is only concerned with the welfare of the animals in the Arctic region.

    C. GNBEC is an earth-friendly organization.

    D. GNBEC has drawn up a plan to help save wildlife in the Arctic.

3. What can be said about the oil and gas companies?

    A. They would support the plan for the New Arctic Reserve.

    B. They hoped the proposed plan failed to get passed.

    C. They consider the environment's well-being more important than company profits.

    D. They probably sent Secretary Bazzarrio a letter asking him to support the plan.

4. Which of the following does **not** have the same opinion as the plan?

    A. GNBEC supporters

    B. environmentally-friendly friends

    C. pro-wildlife voices

    D. loggers

5. What is the purpose of the black oval button in the first e-mail?

    A. to ask Secretary Bazzarrio to support the plan

    B. to thank Secretary Bazzarrio for supporting the plan

    C. to scroll down to find out more about the plan

    D. to link to Secretary Bazzarrio's homepage

6. What can **not** be said about the Yellow-billed Loon?

    A. It has two names.

    B. It and other loons have a call unlike any other group of birds.

    C. It is actually a crazy man laughing.

    D. It is a bird that goes under water to find food.

7．What can be said about the Apuchaku Lake region and Kazinoluk Lagoon?

A．The Apuchaku Lake region is a breeding ground for animals, but Kazinoluk Lagoon is not.

B．Kazinoluk Lagoon would benefit from the plan for the Arctic Reserve, but the Apuchaku Lake region would not.

C．Both the Apuchaku Lake region and Kazinoluk Lagoon contain bodies of water.

D．Both areas have polar bears all year round.

8．Which of the following statements is true?

A．Secretary Bazzarrio and the Bureau of Land Management are cronies of the oil and gas companies.

B．The GNBEC's efforts encouraged about 45,000 people to send e-mails in support of the plan for the New Arctic Reserve.

C．The president's administration sided against the way GNBEC had hoped for.

D．According to the second e-mail, the oil and gas companies will stop pressuring the Interior Secretary now that a decision has been made.

9．Which of the following statements can be said about the Hudsonian Godwit?

A．It nests in trees of marshy areas.

B．Both parents need to take care of the newborns because they have a half dozen or more eggs each time they lay eggs.

C．It takes thirty days or more after being born for newborns to learn how to fly.

D．They fly to a warmer place during the Arctic winters.

10. Which of the following statements is **not** true about Dr. C. Mont Gomery?

A. He thinks that supporters of the victory should send e-mails of thanks to government officials.

B. He thinks the decision is a big victory for the environment.

C. He doesn't think the Internet is necessary to help create awareness and support for their cause.

D. He is against the oil and gas companies' plans to drill in the Arctic.

問題II

次の英文を読み、設問および空欄に最も適したものをそれぞれ選び、記号で答えなさい。

The labyrinth is an important theme in Western mythology because of its special purpose and symbolism. It first gained fame because of the mazelike structure built to hold the Greek monster, the Minotaur.

The Minotaur was a half-man, half-bull monster that was the offspring of the king's favorite sacred bull. At that time, animal sacrifices were a common way to ensure happy relations with the Gods. The king of Crete's sacred white bull was raised with the purpose of being sacrificed to the God Poseidon. However, the animal was so healthy and beautiful that King Minos decided to keep the animal for his own herd and he sacrificed a lesser bull to the God. This action angered Poseidon who—with the help of the Goddess, Aphrodite—made the king's wife, Pasiphae, fall in love with the sacred bull and give birth to a terrible monster that had the head of a bull and body of a man. The monster soon grew to be so powerful and uncontrollable that the king asked his most skilled artisan to create a complicated labyrinth to hold the creature. The artisan, named Daedalus, created a labyrinth that was so complex that it was impossible to escape from. In the deepest and darkest section of the labyrinth was placed the Minotaur.

Daedalus's labyrinth represented humankind's ingenuity in the ability to create. However, like many of his other inventions, the need for humility is also a major theme. The labyrinth held a crazed monster that was a sense of shame to King Minos, and the monster also caused the untold deaths of many young Athenian men and women who were sent to the labyrinth as a sacrifice and tributary payment by Athens, which was a vassal city to Crete. However, the elaborate labyrinth and fearsome Minotaur were overcome by something as simple as a young man with a ball of string. The Greek message is plain. No matter how pleased mankind is with its achievements, pride in creation must be tempered by a sense of humility.

Although it is very easy to confuse the two, there are some key differences between a labyrinth and a maze. The first difference is that a labyrinth is unicursal. This means that unlike the branching paths and series of dead ends found in the maze, the labyrinth only has a single non-branching route, so it is impossible to get lost. The second major difference is the purpose of construction. The objective in constructing a maze is to ensure that the entrants become confused and lose their way. This process creates negative feelings of helplessness and disorientation. However, in a labyrinth, the entrants are freed from the worries of navigation. This allows them to concentrate on the unique characteristics of the pathways that they follow, as well as listen to their own inner voices and their companions.

Labyrinths are also historically an important ingredient in Western garden design. What is special about a garden labyrinth is that to take advantage of its special qualities, viewers must physically become a part of the garden tapestry through the trials they face in discovering the correct exit. In this sense, the garden version is not really a true labyrinth as far as labyrinths go because the branching paths are not unicursal. This characteristic makes it more difficult to navigate than a true unicursal labyrinth, but it helps to increase the feeling of challenge and psychological tension for the participants, who in modern times are already used to operating under a certain degree of stress from their diet of corporate work and competition.

A "true labyrinth" creates valuable personal experiences which are unique in their potent symbolism. For example, it offers challengers **the thrill of inner exploration.** In the modern world where people are pressed for time, and there is no such thing as a slow life, the entrants are able to find something that they have lost. The darkness and light force them to confront themselves by facing their own deep fears, and after a period of time reaping the rewards of this introspection as they finally discover the exit and move outside into the light of day.

Other symbols associated with a labyrinth include the cycle of life, death and rebirth. Light represents life. Darkness represents an escape from the hard earned lessons in life. Unlike the modern-day fear of death, darkness is seen as a positive state because the people are finally freed from their own value system. They become renewed and refreshed. If the cycle continues, then after a period of darkness, light is again reached. The light can be said to symbolize a spiritual birth. Examples of this kind of symbolism may still be found in the intricate artwork drawn on some cathedral floors. Entry into the labyrinth is a journey with immaterial rewards that include bravery, love, and development of the spirit.

11. Killing the sacred white bull would have _____.

    A．angered the God Poseidon

    B．created a strain between man and god relationships

    C．ensured Poseidon's benevolence

    D．increased the king's jealousy of his wife and her many suitors

12. Daedalus's invention to secure the Minotaur compels us to feel a sense of ___(1)___ at the technical and mental achievement, but on the other hand it makes us feel ___(2)___ that it allowed such a dastardly creature to survive and kill innocent men and women.

    A．(1) embarrassment   (2) pride

    B．(1) joy   (2) regret

    C．(1) wonder   (2) egotistical

    D．(1) discomfort   (2) happy

13. The Greek tale about the Minotaur provides us with the message that _____.

    A．it is alright to be conceited as long as the ends justifies the means

    B．men are like Gods because they can create beautiful and ingenious things

    C．we must be careful not to bask too much in the light of our own achievements

    D．vanity is justified as long as you own a white bull that is ready to be slaughtered

14. How does a unicursal labyrinth differ from a maze?

A. There is a difference only in the name given to each; the structures themselves are identical.

B. A unicursal labyrinth is different from a maze because it has many branching passageways and dead ends.

C. The main difference is that a maze creates an air of cooperation while a unicursal labyrinth allows the entrant to gain introspective knowledge.

D. A maze creates feelings of uncertainty whereas a labyrinth may bring the entrants closer to a realization of personal enlightenment.

15. Are garden labyrinths "true" labyrinths?

A. Yes, they are because their paths branch out.

B. Yes, they are because a garden labyrinth makes the entrants feel easygoing and comfortable.

C. No, they are not because garden labyrinths appear more like mazes, which are not unicursal.

D. No, they are not because garden labyrinths are easier to navigate than "true" labyrinths.

16. Why is the process of navigating a labyrinth a more positive experience than navigating a maze?

    A. In a labyrinth the entrants become lost and, therefore, need to rely on navigation skills more than inside a maze.

    B. Navigation through a maze creates negative feelings such as puzzlement or uncertainty, but navigation through a labyrinth allows the entrants time to learn more about themselves and others.

    C. Although a maze is dark, a labyrinth is light.

    D. A true maze is "unicursal" while a true labyrinth has many correct paths.

17. A garden labyrinth is a better reflection of the products of modern day corporate living than a true labyrinth because _____.

    A. the multiple routes create a sense of tension and stress

    B. by following the correct path, the entrants can discover themselves

    C. the entrants can objectively see the whole picture of the garden tapestry through analysis of its design

    D. competitive people can relieve their everyday excitement by enjoying the exquisite beauty of the garden

18. In the sixth paragraph, **the thrill of inner exploration** describes how

_____.

    A. the inside of a maze becomes darker

    B. the realization of navigational problems becomes clearer

    C. the entrants come to personal realization after facing their anxieties head on

    D. the entrants are able to discover the entrance into a labyrinth

19. A labyrinth provides us with symbols that have meanings that are contrary to what we would ordinarily expect because _____.

    A. the darkness represented by death is positive as we become freed from our value systems

    B. the light represented by birth is negative as we acquire new values and life lessons

    C. death is dark and negative while birth is light and positive

    D. people become confused in the dark but resolve their bewilderment when entering the light

20. What is the most suitable title for the article?

    A. Mazes Allow People the Chance to Gain Enlightenment

    B. It's Amazing What You Can Find When Navigating a Labyrinth

    C. Do not Enter a Labyrinth or You Will Get Confused

    D. A Unicursal Labyrinth Provides Everyone with a Sense of Fun

問題III

次の各文の（　　）から、最も適当な語（句）を選び、記号で答えなさい。

21. Linda wanted to put (A. her　B. she　C. herself　D. hers) in a position for promotion to a higher level job in the company, so she went to night college to earn an MBA.

22. The postcard he sent out concerning the proposal to raise property taxes listed the option of contacting him (A. either　B. also　C. neither　D. both) by mail or by phone.

23. Because of all the holiday events, Sunday's edition will carry (A. the fifth section B. five sections   C. section five   D. fifth sections) instead of four.

24. The award for this year's top salesperson includes two round-trip airplane tickets to (A. whatever   B. whichever   C. wherever   D. whenever) in the world he or she would like to go.

25. It is difficult for an average family of six to (A. life   B. lived   C. live D. living) on a single income.

26. I (A. will be seeing   B. haven't seen   C. didn't see   D. am not seeing) John recently.

27. (A. Of   B. To   C. In   D. With) a little more patience, he could have succeeded.

28. I am looking forward to (A. saw   B. see   C. seeing   D. seen) him in Berlin.

29. An airplane (A. carry   B. carrying   C. carried   D. is carried) more than 500 passengers is missing.

30. This is (A. much more useful   B. the more useful   C. very more useful D. the most useful) of the two.

問題 IV

次の日本文の意味を表すように（　）内の語（句）を並べ換え、解答欄には2番目と7番目にくる語（句）の記号だけを答えなさい。ただし（　）内では、文頭にくる語（句）も小文字で示してあり、一つ不要な語（句）がある。

31. アセトアルデヒドと呼ばれる化合物は毒性が強く、飲酒後の悪酔いの一因となっている。

The (イ．with 　ロ．called 　ハ．and 　ニ．for 　ホ．acetaldehyde

ヘ．highly 　ト．is partly 　チ．compound 　リ．toxic 　ヌ．responsible

ル．is) the ill effects felt after drinking.

32. 君が彼をそんなに待たせていたのなら、彼が怒るのも不思議ではないね。

(イ．you so 　ロ．waiting 　ハ．had 　ニ．he 　ホ．kept 　ヘ．for

ト．long 　チ．if 　リ．been), no wonder he got angry with you.

33. 多数の細菌類及びカビ類がプランクトンに存在し、水の生態系全体の必須要素を構成している。

(イ．of 　ロ．on 　ハ．present 　ニ．bacteria 　ホ．plankton

ヘ．numbers 　ト．element 　チ．and fungi 　リ．are 　ヌ．in the

ル．large 　ヲ．and constitute 　ワ．an essential) of the total aquatic ecosystem.

34. 水を飲む時、ネコの舌は繊細なバランスで重力と慣性を対抗させる複雑な動きをする。

When lapping up water, (イ．gravity 　ロ．that 　ハ．against 　ニ．tongues

ホ．a complex 　ヘ．to 　ト．felines' 　チ．maneuver 　リ．pits

ヌ．perform) inertia in a delicate balance.

35. 宿泊客は、特別客専用のスパを除き、ホテルのすべての施設を利用することができる。

(イ．allowed 　ロ．facilities 　ハ．are 　ニ．use 　ホ．except for

　ヘ．any 　ト．guests 　チ．can 　リ．to 　ヌ．of the hotel's) the spa which

is reserved for exclusive customers.

数　学

問題

26年度

第2期

1．次の各問いに答えよ．

(1)　$\sin\theta+\cos\theta=\dfrac{2}{3}$ のとき，$|\sin\theta-\cos\theta|$ の値を求めよ．

(2)　$0\leqq x\leqq\pi$ であるとき，関数 $f(x)=10^{\cos^2 x}+10^{\sin^2 x}$ の最小値とそのときの x の値を
求めよ．

(3)　曲線 $y=f(x)$ 上の点 $(x,\ y)$ における接線の傾きは x^2 に比例し，また，この
曲線は2点 $(1,\ 2)$，$(-1,\ 1)$ を通る．$f(x)$ を求めよ．

(4)　$a_n=\displaystyle\sum_{k=1}^{n}(k-1)$，$b_n=\displaystyle\sum_{k=1}^{n}a_k$ とするとき，b_n を n を用いて表せ．

(5)　点 $A(4,\ 0)$ と円 $x^2+y^2=1$ 上の点 Q を結ぶ線分 AQ の中点を P とする．Q が
この円上を一周するとき，点 P が描く軌跡の長さを求めよ．

(6)　1から1000までの番号をふった1000枚の札がある．これから1枚の札を選ぶとき，
その番号が4の倍数でもなく，5の倍数でもない確率を求めよ．

2．曲線 $y=-\dfrac{1}{2}x^2+\dfrac{3}{2}x$ を C とし，C 上の点 P の x 座標を $p\,(0<p<3)$ とする．
次の各問いに答えよ．

(1)　点 P における接線 ℓ の方程式を求めよ．

(2)　y 軸と C と ℓ とで囲まれる部分の面積を S_1，C と ℓ と直線 $x=3$ とで囲まれる部分の
面積を S_2 とする．S_1 と S_2 のそれぞれを p を用いて表せ．

(3)　$S=S_1+2S_2$ とおく．S が最小となるときの p の値を求めよ．

(4)　S の最小値を求めよ．

3．平面上の△OAB の中に点 P があり，

$$2\overrightarrow{PO}+3\overrightarrow{PA}+4\overrightarrow{PB}=\vec{0}\ \cdots ①$$

を満たしている．直線 OP と辺 AB との交点を D とし，△POA，△PAB，△PBO の重心を，それぞれ E，F，G として，△PAD と△EFG の面積の比を以下の手順で求める．空欄の(7)には適する語句を，その他の空欄には適する式を入れよ．

『条件①より，$\overrightarrow{OP}$ を $\overrightarrow{OA}$，$\overrightarrow{OB}$ を用いて表すと

$$\overrightarrow{OP}=\boxed{}$$

となるので，$\overrightarrow{PD}$ を $\overrightarrow{PA}$，$\overrightarrow{PB}$ を用いて表すと

$$\overrightarrow{PD}=\boxed{}$$

となる．よって，AD と DB の長さの比は AD：DB＝$\boxed{}$ であり，OP と PD の長さの比は OP：PD＝$\boxed{}$ である．ゆえに，△OAB と△PAD の面積比を △OAB：△PAD とおくと，

$$\triangle\mathrm{OAB}：\triangle\mathrm{PAD}=\boxed{}$$

である．

次に，$\overrightarrow{GE}$ を $\overrightarrow{OA}$，$\overrightarrow{OB}$ を用いて表すと，

$$\overrightarrow{GE}=\boxed{}$$

となり，同様に $\overrightarrow{EF}$，$\overrightarrow{GF}$ についても求めると，△OAB と△EFG は $\boxed{}$ であることがわかる．よって，△OAB と△EFG の面積比は

$$\triangle\mathrm{OAB}：\triangle\mathrm{EFG}=\boxed{}$$

である．よって，

$$\triangle\mathrm{PAD}：\triangle\mathrm{EFG}=\boxed{}$$

と求まる．』

化 学

問題

26年度

第2期

(1) 分子の極性に関する次の記述a)〜e)の中から正しいものをすべて選び、記号で答えよ。

  a) メタン分子は、4つのC-H結合の共有電子対がC原子側に偏って存在しているため、正電荷と負電荷の中心が一致せず、分子全体で極性を持つ。

  b) アンモニア分子は、3つのN-H結合の共有電子対がN原子側に偏って存在しているため、正電荷と負電荷の中心が一致せず、分子全体で極性を持つ。

  c) ホルムアルデヒド分子は、C＝O結合とC-H結合の極性がつりあい、分子全体では極性を持たない。

  d) CCl_4分子は、4つのC-Cl結合の共有電子対がCl原子側に偏って存在しているため、正電荷と負電荷の中心が一致せず、分子全体で極性を持つ。

  e) H_2Oは、O-H結合に極性を持ち、分子全体で極性を持つ。

(2) 元素A、元素B、またAとBとからなる化合物Cがある。Aの原子はM殻に2個の価電子を持ち、Bの原子はM殻に7個の価電子をもつ。以下の各問いに答えよ。

  1) 次のa)〜k)の中から、A、Bの原子番号に相当する整数をそれぞれ選び、記号で答えよ。

     a)2   b)3   c)4   d)5   e)6   f)7   g)8   h)9

     i)12   j)17   k)19

  2) 次のa)〜h)の中から、化合物Cの化学式として適切なものを選び、記号で答えよ。

     a)Al_2O_3 b)CaF_2 c)$MgCl_2$ d)KCl e)NaCl f)NaF g)LiF h)MgO

  3) A、Bの単体、化合物Cに含まれる原子は、それぞれどのような化学結合をしているか、次のa)〜d)の中から選び記号で答えよ。同じものを繰り返し解答してもよい。

     a) 金属結合   b) イオン結合   c) 共有結合   d) 水素結合

(3) 次の文章を読んで、続く問いに答えよ。ただし、原子量は Al＝27.0 とし、計算結果は有効数字2桁で表わせ。

　アルミニウムの工業的製法は、多くはアルミナの融解塩電解法である。原料の（　①　）を加熱したのち粉砕し、ア)それを濃厚な水酸化ナトリウム溶液にて処理し、主成分のアルミナ Al_2O_3 をアルミン酸ナトリウムとして溶かして不純物を除く。この溶液に多量の水を加えて【　②　】として沈殿させる。この沈殿を洗浄したのち強熱して純粋なアルミナを得る。これに、融点降下剤として（　③　）Na_3AlF_6 を混ぜ、電解槽の内壁を炭素で内張りして陰極とし、イ)陽極の炭素棒を上方から槽内に向かって差し込んだ電解槽で950℃付近で電解し製造する。

1）空欄（　①　）（　③　）に適切な鉱物名を記入せよ。

2）空欄【　②　】にあてはまる化学式を記入せよ。

3）下線部ア)の変化を化学反応式で表わせ。

4）下線部イ)について、陽極上で起こる変化をイオン反応式で表わせ。

5）アルミナからアルミニウム1tを製造するのに必要な電気量は、ファラデー定数 F の何倍であるか求めよ。

6）金属アルミニウムの粉末は、空気中で燃やすと1gあたり約58.6kJという多量の熱を発生する。この反応を熱化学方程式で表せ。

(4) 以下の文章を読んで、続く問いに答えよ。

　　2-ブテンに臭素 Br_2 が付加すると、2,3-ジブロモブタンが生成するが、シス形とトランス形とでは、得られる生成物が異なる。このことを、アルケンの臭素化の反応機構から考えてみよう。

　　まず、シス形の場合を考えよう。反応の第1段階では、二重結合を形成する2組の電子対のうち1組が Br_2 を攻撃し、ブロモニウムイオンと呼ばれる三員環構造をもつ陽イオンと臭化物イオン Br^- が生じる。

ここで、曲線の矢印は電子対の移動を表わしている。

　　第2段階で、環状ブロモニウムイオンの一部であり、上図で形式的に Br 原子上に置かれた正電荷の一部を担っている炭素原子を Br^- が攻撃する。この攻撃は、立体的に混み合っている三員環側ではなく、その逆側（いわば二重結合平面の下側）から行なわれる。

I

この時、C_A 原子を Br^- が攻撃すると、Br^- と C_A 原子の間で、Br^- の非共有電子対の「共有化」が進む一方で、C_A 原子と Br^+ の間にある共有電子対が Br^+ の中に移動する「非共有化」

が進む（陰性な Br 原子が正電荷を帯びているので電子対を収容するのに都合がよい）。このようにして、攻撃してきた Br^- との間に新たな C_A-Br 結合が生成すると同時に、それまでの C_A-Br^+ 結合が開裂して最終的な付加生成物Ⅰが得られる。

　同様にして、C_B 原子を Br^- が攻撃すると、付加生成物Ⅱが得られる。ⅠとⅡは互いに重なり合わない鏡像の関係にあり（　①　）である。C_A 原子と C_B 原子への Br^- の攻撃は、まったく同じ確率で起こるので、得られるのはⅠとⅡの等量混合物である。このようなものをラセミ体という。ラセミ体は光学活性（※）を持たない。

　トランス-2-ブテンでも同様の2段階を経て、付加生成物ⅢとⅣを得るが、両者は同一の分子である。このように分子中に不斉中心があるにもかかわらず、（　①　）を持たない化合物をメソ化合物という。

　Ⅰ及びⅡの鏡像対とⅢ（あるいはⅣ）は立体異性体であるが、鏡像関係にはない。このように、互いに鏡像関係にはない立体異性体のことをジアステレオマーという。ジアステレオマーの化学的な性質は類似しているものの同一ではない。また、融点、沸点、密度などの物理的性質は、はっきりと異なる値を取る。

　このように、2-ブテンの臭素付加では、シス形からは（　①　）のラセミ体が、トランス形からは光学活性を持たないメソ化合物が得られるのである。

　※光学活性　平面偏光（振動が特定の面内のみに限られている光）の偏光面を回転させる物
　　　　　　　質を光学活性であるという。（　①　）は各々光学活性であり、偏光面を逆方向
　　　　　　　に同じ角度回転させる。ラセミ体は両者の等量混合物なので、偏光面の回転が打
　　　　　　　ち消される。

1）空欄（　①　）にあてはまる最も適切な語を答えよ。
2）解答欄の □ にH、Br、CH_3 のいずれかを記入し、付加生成物Ⅱの立体構造を完成させよ。
3）解答欄の □ にH、Br、CH_3 のいずれかを記入し、付加生成物Ⅲ、Ⅳの立体構造を完成させよ。

(5) 以下の文章を読んで続く問いに答えよ。ただし、原子量は H＝1.0、C＝12.0、O＝16.0 とし、計算結果は有効数字2桁で表わせ。

　　濃度既知のシュウ酸水溶液を作り、中和滴定により濃度未知の水酸化ナトリウム水溶液の濃度を求める実験を、次の操作により行なった。

操作1：シュウ酸二水和物 $(COOH)_2・2H_2O$ の結晶6.3gを正確にはかり取り、ビーカーに入れて溶解し、（　①　）に移した後、純水を標線まで加えて全容を1Lとした。

操作2：水酸化ナトリウム水溶液を（　②　）に入れて、滴定ができるように準備をした。

操作3：操作1で作ったシュウ酸標準液を（　③　）で10.0mL取り、コニカルビーカーに入れる。ァ)指示薬溶液を1～2滴加えて、操作2の水酸化ナトリウム水溶液で滴定したところ、2.5mL加えたところで中和が完了した。

1）空欄（　①　）～（　③　）に適切な器具名を記入せよ。

2）下線部ア)について、この実験で用いる指示薬として最も適切なものを、次のa）～e）の中から選び記号で答えよ。

　a）フェノールフタレイン　　b）メチルオレンジ　　c）メチルレッド

　d）ブロムチモールブルー　　e）塩化鉄(III)

3）操作1で作成したシュウ酸水溶液のモル濃度を求めよ。

4）操作3の結果から、水酸化ナトリウム水溶液のモル濃度を求めよ。

5）水酸化ナトリウムは空気中で正確に重さを測定することができないため、このような滴定操作を行なう。これは水酸化ナトリウムのどのような性質のためか、二つ挙げよ。

6）器具（　②　）や（　③　）を使用する際に、内壁が水で濡れていた場合、どのような操作をするのが適切か。具体的な操作内容を説明せよ。

生　物

問題　26年度

第2期

(1) 次の文章は光合成について書かれたものである。その研究を行った科学者名を下記の語群より選び記号で記せ。

① 植物が発生する O_2 は CO_2 ではなく H_2O 由来であることをつきとめた。

② 緑の葉に光を当てるとデンプンができることを発見した。

③ 光合成の光化学系には二つの反応系があることを発見した。

④ 植物は O_2 を発生することをつきとめた。

⑤ 植物は CO_2 を吸収し、O_2 を放出して成長することを発見した。

⑥ 光合成の速度は最も不足している環境要因によって決定されることを発見した。

⑦ 植物が O_2 を発生するには光が必要なことを発見した。

⑧ 光合成は葉緑体で行われることを発見した。

⑨ CO_2 の固定反応を解明した。

⑩ O_2 の発生には水素受容体が必要であることを発見した。

語群

ア．メンデル	イ．ヒル	ウ．ルーベン	エ．ザックス
オ．エマーソン	カ．ヘルモント	キ．プリーストリ	ク．ソシュール
ケ．ダーウィン	コ．ブラックマン	サ．インゲンホウス	
シ．スパランツァーニ	ス．エンゲルマン	セ．カルビン	ソ．リンネ
タ．バンニール			

(2) 次の文章を読み、問に答えよ。

　ホルモンは ア)からだの内部環境の維持に必要なものである。その分泌の調節は間脳の
（　①　）とそれに続く（　②　）が担っている。例えば（　②　）の（　③　）から甲状腺刺
激ホルモンが分泌され、イ)血流によって甲状腺に達し、甲状腺を刺激することで ウ)甲状腺ホル
モンが分泌される。エ)血中甲状腺ホルモン濃度が高くなると（　①　）や（　②　）が反応し、
甲状腺刺激ホルモンの分泌を抑制する。

　1）文中の①～③に入る語を答えよ。

　2）下線アについて、ホルモン以外でからだの内部環境の維持に関わっているものがあるがそ
　　れは何か答えよ。

　3）下線イについて、なぜ甲状腺刺激ホルモンは甲状腺にのみ作用するのか 30 字以内で答え
　　よ。

　4）下線ウについて、甲状腺ホルモンとして代表的なものの名前を一つ挙げ、そのはたらきを
　　答えよ。

　5）下線エについて、最終生成物がその前の段階に作用することを何と呼ぶか答えよ。

(3) 下図は好気環境下での呼吸においてグルコースを分解する過程についてまとめたものである。C_6やC_3など、および枠外の数（2）は、それぞれ各分子における炭素原子の数と基質分子数を表している。また、[H]は各反応段階で生じる水素を示している。下記の問に答えよ。

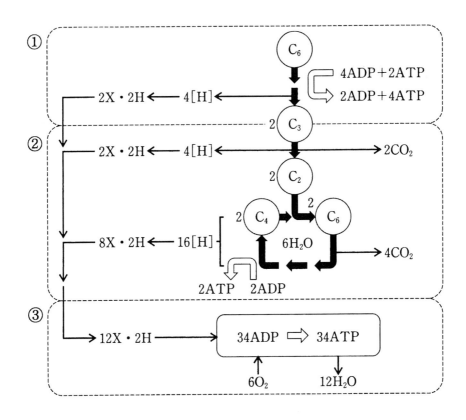

1) 図中の①～③の反応過程を何と呼ぶか。また、それぞれのおこる細胞内の場所はどこか。ただし②と③は区別して答えよ。

2) 図中にXで示されている脱水素酵素の2種類の補酵素（酸化型）を、それぞれアルファベット3文字で示せ。

3）①の過程でATPが生成される反応は、次のような化学反応式にまとめることができる。

$$C_6H_{12}O_6 \rightarrow 2\,C_3H_4O_3 + 2(2\,[H]) + 2\,ATP$$

この式に準じ、②の過程をまとめた反応式の空欄ア〜オに数字を入れて完成させよ。

（ア）$C_3H_4O_3$ ＋ （イ）H_2O → （ウ）CO_2 ＋ （エ）（2 [H]） ＋ （オ）ATP

4）グルコース1グラムから生成されるATPのうち、酸化的リン酸化によって得られる分の質量を求めよ。ただし、グルコースとATPの分子量は、それぞれ180と507とし、小数点以下の数値は四捨五入するものとする。

(4) 細胞周期とDNA合成に関する次の文章を読み、問に答えよ。

細胞が分裂を終えてから次の細胞分裂が終了するまでの期間を細胞周期という。細胞周期は大きく分裂期（M期）と間期とに分けられる。間期はさらにDNA合成の準備が行われるG1期、DNAが合成されるS期、分裂の準備が行われるG2期に分けられる（図1）。

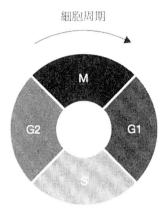

図1　細胞周期の模式図

実験1　ある細胞を培養し細胞数の変化を顕微鏡下で計測したところ、表1に示す結果が得られた。

表1　細胞数の変化

培養開始後の時間（時間）	細胞数（×10³）
10	75.3
20	119.6
30	181.4
40	298.8
50	470.1
60	745.2

実験2　培養開始20時間後の細胞に³Hチミジンをごく短時間与えることで標識し、すぐに観察したところおよそ20%の細胞が標識されていた。その中に分裂像を示す細胞はなかった。その後30分おきに観察したところ、3時間後にはじめて標識細胞の分裂像が見られた。

実験3　培養開始30時間後に個々の細胞が有するDNAの相対量を測定したところ、図2のような結果が得られた。

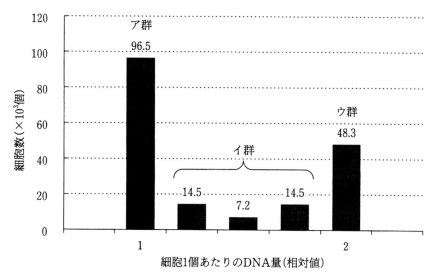

図2　培養開始30時間後に個々の細胞が有するDNAの相対量

1）実験1の結果から、この培養細胞の細胞周期の時間はおよそどのくらいか答えよ。

2）図2のア群～ウ群の細胞はそれぞれどの細胞周期の時期に相当するか。それぞれの群について、該当する時期をすべて挙げよ。

3）実験1～3の結果から、この培養細胞におけるそれぞれの細胞周期の長さを求めよ。

(5) 次の文を読み各問に答えよ。

　外部の有機物を利用する従属栄養型生物で、分解酵素を体外に分泌して養分を細胞表面から取り込む。また多くは多細胞であるが ァ)単細胞のものも含まれる。ィ)細菌類とは全く異なるグループであり、生態系の位置としては ゥ)分解者とされるものが多いが、様々な ェ)他の生物種との共生関係も知られている。

1) この文章は五界説での何という「界」について記したものか。

2) このグループの下位の分類階級である「門」はいくつかに分けられるが、代表的な三つの門のうち接合菌門と子のう菌門、あと一つは何か。

3) 下線アの生物で酒やビールの醸造に欠かせないグループの総称は何か。

4) 下線イのもっとも大きな違いは何か。

5) 下線ウの分解者が働いた結果、分解された有機物を次に利用するのは生態系の何という階層（栄養段階）の生物か。

6) 下線エの共生関係で緑藻類と密接な関係を持ち、コケ類との共通性が高い共生体を何というか。

7) このグループで大きな子実体を形成するものを何と総称するか。

8) 7) の大きな子実体を持つもので、日本でポピュラーな生物種を二つあげよ。

英　語

解答　　26年度

第 I 期 A 日程

Ⅰ　[解答]

1.D　2.C　3.B　4.B　5.A　6.D　7.A　8.C　9.B　10.A

[出題者が求めたポイント]

　長文の内容把握問題。日本刀の製作過程についての説明文。設問は素直ではあるが、語彙的にかなり高度な英文になっている。

[単語の意味]

＜第1段落＞

・sword：「剣、刀」＜発音注意：[sɔ́ː(r)d]＞

・hold ～ in high regard：「～のことを高く評価している」

・world-renowned：「世界中に知られた、世界規模で有名な」

・exceptional：「例外的な、並外れて」

・aesthetic：「美の、審美的な」

・watermarking：「透かし」

・high-carbon steel：「高炭素鋼」＜炭素の量が約0.6～0.99％の硬い炭素鋼で、バネなどを作るのに用いられる＞

・low carbon steel：「低炭素鋼」＜炭素の量が約0.05～0.15％の極めて軟らかい炭素鋼＞

・curvature：「屈曲、湾曲」

・blade：「刃、刃物、刀身」

・tip：「先、先端」

・critically：「批判的に」

・exceptionally：「例外的に、ことのほか」

・committee：「委員会、委員」

・confer：「～を授与する、贈る」

・prestige：「名声、信望」

・swordsmith：「刀鍛冶」

・in turn：「順に、立ち代わって」

・translate into ～：「～に変わる、〔結果として〕～になる」

＜第2段落＞

・leap：「急激な増加[上昇]；急激な変化[推移]」

・all the more because ～：「～だからなお一層」

・mediocre：「凡庸な、〔質・技能などが〕二流の」

・significantly：「大いに、著しく、かなり」

・marked-down price：「引き下げ価格」

・sell off ～：「安く売り払う、見切り売りする」

・practitioner：「実践している人、実行者；開業医(師)」

・bring about ～：「〔徐々に〕～をもたらす、～を引き起こす」

・incentive：「動機、誘因、やる気(を起こさせるもの)」

＜第3段落＞

・appreciation：「正しく評価[理解・認識]すること」

・essential：「絶対不可欠な；本質的な、根本的な」

・bygone：「〈文〉過去の、過ぎ去った」

・durability：「永続性、耐久性」

・above all else：「何にもまして」

・bow：「〔武器やスポーツの〕弓」

・battlefield：「戦場」

・halberd：「斧やり」＜15～16世紀ごろに用いられた武器＞

・spear：「やり」

・bereft of ～：「～を奪われて、～を失って」＜bereft は bereave の過去分詞＞

・lack：「～を欠く、～が欠けている」

・last resort：「最後の手段、苦肉の策、伝家の宝刀」

・as such：「そのようなものとして、それ自体は」

・with one's life：「身を捨てて、必死になって、命に代えても、身をていして」

・indeed：「実に、本当に、確かに」

＜第4段落＞

・in awe：「畏敬の念を抱いて、畏怖して」

・profound：「深い；〔学問・心情・人間性・考え・表現・概念などが〕深みのある」

・work one's way：「苦労して進む」

・deadly：「恐ろしく；命にかかわるほど」

・life or death：「生きるか死ぬかの、生死にかかわる」

・opponent：「対戦相手、敵」

・engage in ～：「～に従事する、～に携わる」

・when ～ing：「～するとき」

・mind-set：「物事の考え方、物の見方」

＜第5段落＞

・swordsman：「剣士、剣術家」

・as well as：「〔A as well as B の形で〕A も B も、A および B」

・scabbard：「(刀の)鞘」

・ill-fitting：「合わない、似合わない」

・functional：「機能の、機能上の、機能的な」

・utility：「実用性、役に立つこと」

・personality clash：「性格の不一致」

・entanglement：「〔糸・人間関係などの〕もつれ；もつれたもの[状況・事情]」

・compromised：「信用できなくなった、障害が起きた」

・fit into ～：「～に適合する[合致する・収まる・はまる・順応する]、～と折り合う」

・dispute：「議論、論争；不和、紛争」

＜第6段落＞

・refined：「洗練された、微細な」

・bear：「〔重さに〕耐える；～を身につける、持つ、有する」

・charcoal：「炭、木炭」

・furnace：「かまど、溶鉱炉」
・shovel：「〜をショベル[スコップ]で掘る、ショベル[スコップ・スプーン]ですくう」
・ore：「原鉱、鉱石」
・steel：「鋼鉄」＜鉄と炭素の合金で、通例炭素量が0.05〜2.0％のものを指す＞
・molten：「融解された」＜meltの過去分詞形；molten iron：「溶(融)鉄」
＜第7段落＞
・fold：「〜を折り畳む」
・hammer：「ハンマーで〜を打つ[打ちつける]」
・expertise：「専門的知識[技術]、技能」
・save on 〜：「〜を節約する、〜を軽減する」
・equipment：「備品、機材、道具」
・slag 〜：「〜からスラグ(鉱滓)を除去する」
・get rid of 〜：「〔好ましくない物を〕取り除く、除去する」
・element：「成分、要素」
＜第8段落＞
・forge：「〜を形作る」＜forging：「鍛造(物)」＞
・bend：「曲げる[曲がっている]こと、屈曲」
・brittle：「もろい(ところがある)、壊れやすい」
・This is why 〜：「これが〜の理由だ、こういうわけで〜する」
・core：「核心、中核、中心」
・razor-sharp blade：「かみそりのように鋭い刃」
＜第9段落＞
・once 〜「いったん〜すると」
・coating：「塗装、上塗り」
・apply：「〔〜を…に〕適用する；〔〜を…に〕塗る」
・smear：「〔油・ペンキなどを〕塗りつける」
・placement：「置くこと、配置」
・signature：「署名」
・slightly：「わずかに」
・identity：「〔人やものの〕正体、身元」
＜第10段落＞
・quench：「〔熱を〕さます、急冷する；〔鋼を〕焼き入れする」
・contract：「〔規模や程度が〕縮小[収縮]する、縮まる」
・analogy：「類似、一致、共通点；例え」
・make or break：「成功を左右する」
＜第11段落＞
・crescent：「三日月形」
・pass on：「次へ回す」
・fitment：「装備(品)」
・perseverance：「忍耐(力)、粘り強さ、根気(強さ)」
[解答のヒント]
1. 「見た目にも美しい刃は、高く評価され、そのことは刀工が高値をつけて生活の質を高めることができるということを意味する。」(第1段落の内容の理解)aesthetically pleasing：「(美学的に)見て美しい」、steep price：「法外な高値」。

2. 「日本では、何かに関してひどく大まじめであるならば、『真剣』であるということができる。」(第4段落の内容の理解)deadly serious：「大まじめで」。
3. 「『そりが合わない』という日本の表現は、2人のひとが意見が合わない状況について述べているが、合わない刀と鞘に相当する。」(第5段落の内容の理解)refer to 〜：「〜に言及する」、in disagreement：「意見が合わない[異なる・違う]」、be comparable to 〜：「〜に相当する、〜に匹敵する」。
4. 「過去においては刀工と弟子が共に鉄を金槌で打ち付けたが、最近は同様の作業をするために機材が用いられる。」(第7段落の内容の理解)
5. 「日本の刀を鍛造するのは繊細な過程である。というのは、正確な温度と不純物のない鉄と炭素を必要とするからだ。」(第6〜第8段落の内容理解)
6. 「日本刀は鋭いと同時に耐久性がある。というのは高炭素鋼と低炭素鋼が一緒に鍛造されるからだ。」(第8段落の内容の理解)
7. 「刀の外側の刃は脆いが中核の部分は柔らかく柔軟性のある鋼鉄でできている。」(第8段落の内容の理解)
8. 「日本刀は、鋭くかつ柔軟性があるものにする2つの異なるタイプの鋼鉄でできているがゆえに、世界に知られている。」(第1段落、第8段落の内容理解)
9. 「焼き入れは繊細な過程である。というのは刀が損なわれてしまう可能性があるからだ。」
(第10段落の内容理解)subtle：「微妙な、かすかな、繊細な」。
10. 「日本の長刀は『協力』と『忍耐』という日本人の強さを象徴している。というのは刀を作るというのは、伝統的に多くの人々の一体となった努力を必要とする長く複雑な過程だからだ。」(第11段落の内容理解)

[全訳]
＜第1段落＞
　日本の刀は伝統的に高く評価されてきたのであり、その並外れた美しさと切れ味で世界的に知られている。透かし、高炭素鋼と低炭素鋼が出会う金属部分の線、湾曲(そり)、刃の長さ、そして刃先手前の5センチの部分である帽子というような美しさの特質が批判的に評価される。ことのほか美しい刃は批評家たちから高い評価を与えられて、大変な名声を刀鍛冶もたらすことになる。そうして、このことは作品の需要を高めるという影響を及ぼし、そして品物について刀鍛冶が請求できる将来の価格を高騰させることになる。美しい刃は大金と名声に変わり、そしてこのことは刀工の生活水準を高めることになる。
＜第2段落＞
　高品質の刃の製作への急激な注目は、日本の法律が刀工が製作できる刃の数を月々わずかな数に制限しているのでなおさら重要なのだ。評価を受けたのちに凡庸だと評価されるだけならば、居合道の実践家に鍛錬

と試し切りのために大変に引き下げられた価格で売り払われてしまうのだ。低品質で評価が低い刀は、低価格と低収入をもたらし、たったひとつの刀の製作のために刀工が自らの全てを出し切るための動機を与えた。

＜第3段落＞

現代では、刃の切れ味の良さの評価は、本質的だと考えられる価値観ではないのだが、しかし常にそうであったわけではない。過ぎ去った時代の侍は、何にもまして刀の強さとその耐久性に価値を置いた。伝統的には、長い弓のような遠くに届く武器が戦場で選択される武器であり、斧槍あるいは槍が続くのだった。しかしながら、侍が矢を失い、戦いの最中に失ったであろう槍あるいは斧槍を欠いたのならば、長い剣つまり刀が最後の手段として選択されたのだ。最後の手段として、刀は侍と敵との間に立ちはだかったのだ。侍は命がけで刀を大切にした。実に、刀は侍の命、侍の魂となったのだ。

＜第4段落＞

日本の刀は常に畏敬の念を抱かれてきた。侍が自らの刀に示した深みのある尊重の念は、日常用いられる日本語の言葉遣いの中にも入り込んでいるのだ。たとえば、「しんけん(真剣)」には、「生きているほんものの刃である」と「あることについてこれ以上ないほど真面目で熱心である」という二重の意味がある。本気であることのこの水準が、敵対する相手と生きるか死ぬかの戦いをするときの侍が持つ精神の状態を反映している。

＜第5段落＞

別の例が人々の間の人間関係について述べる場合に見いだされる。関係は2人のひとの間の相互作用を必要とする。同様に、日本の剣士は刀とそこから刀を抜く鞘を必要とする。鞘に合わない刀は、その機能的な有用性を減じてしまう。現代では、「荒れた」関係、性格のぶつかり合いによって引き起こされたのだろうが、そのような関係にある2人のひとは、そのもつれた状況について述べるために「そりが合わない」という表現を使うことができる。文字通りにはこの表現は、うまく合っていない湾曲の具合のせいで、刃が鞘に収まらないことを意味する。揉め事に関わる2人はお互いにうまくいかない「刃」と「鞘」として扱われている。

＜第6段落＞

日本の長い刀を作ることは、長く繊細な過程なのだ。まず最初に、川砂と炭がついている25,000キログラムの鉄が、たたらと呼ばれるかまどにショベルでくべられる。そして、その材料はかまどの中で摂氏1,371度まで熱せられる。この莫大な熱が鉄の鉱石を溶かして、鋼鉄が残る。しかしながら、熱する過程の間、刀工は注意していなければならない。なぜならば、鋼鉄は溶融鉄になることが許されないからだ。

＜第7段落＞

次に、刀工は鉄と炭素をともに、熱して、折り重ね、そして金槌で打ち付ける。伝統的に、この過程は手で持てる金槌を用いてなされ、刀工そしてその弟子たちの専門的な知識・技能を必要とする。しかし、現代では、この過程が要求する労力の量を軽減するために機材が用いられている。この過程は、「スラギング」と呼ばれ、どのような不純物も取り除くのだ。経験が十分ではない刀工は鉄や炭素の中にこうした無用なものを残してしまい、それは刀を脆弱なものにする可能性があるのだ。

＜第8段落＞

鉄と炭素から不純物が取り除かれたのちに、刀の鍛造が始まる。この段階において、高炭素鋼が長い反りになるように形作られ、そして低炭素鋼が高炭素鋼に合うように形作られる。外側の刃は高炭素鋼から作られる。極めて鋭い刃になるのだが、高炭素鋼そのものはかなり脆弱なのだ。だからより柔らかな低炭素鋼が刀の中核部分と背の部分に用いられる。低炭素鋼と高炭素鋼の両方を鍛造することが日本刀によく知られている2つの特質、つまり耐久性とかみそりのように鋭い刃をもたらすのだ。

＜第9段落＞

いったん基本的な形が出来上がると、保護のための上塗りが刀に施される。粘土と炭の粉を混ぜたものが、刀の側面と刃に塗りつけられる。上塗りの量と塗る場所がその刀の署名と言える文様を決定づけて、それは刃文(はもん)と呼ばれている。刃文を観察することによって作ったひとが誰であるか分かるように、それぞれの刀工がわずかに異なる刃文を使う。

＜第10段落＞

刃が粘土で上塗りをされたのちに、刃は摂氏1,371度まで再加熱されてそして冷水の中に入れられる。刀を冷水に寸暇を置かず入れることが、実際のところ刃を反らせるのであり、焼き入れと呼ばれている。これは大変に細心の注意を要する過程である。というのもやわらかい鋼鉄と堅い鋼鉄が同時に収縮しないと、刀に損傷が生ずるかもしれないのだ。粘土の容器を炉で焼くのにたとえることができる。この過程が刀がうまくできるかどうか決めるのだ。

＜第11段落＞

最後に、いったん刀が三日月のような形に曲げられると、磨きが始まる。磨きには、違う専門家の研ぎ師による仕上げのおよそ2週間を要する。刃が磨きあげられると、別の専門家に回される。刀の柄、鍔に調度が施され、鞘が刃の形にぴったりと合うように柔らかな木材で形作られる。完成品が刀工に戻されるまでに、こうした過程のそれぞれは異なる専門家を必要とするのだ。完成品は、日本人がそのことで知られている「協力」と「忍耐」の二重の強さを象徴する芸術品なのだ。

Ⅲ [解答]

11.B　12.B　13.B　14.D　15.D　16.A　17.A　18.D
19.C　20.D

[出題者の求めるポイント]

　長文の内容把握問題。野球の起源についての神話が話題。英文が長く、語彙も高度。設問は素直な設問であるから、段落ごとの理解を積み重ねるような読解が求められる。

[単語の意味]

＜第1段落＞
・and yet：「それなのに、それにもかかわらず、なおかつ」
・flat-out：「きっぱりと；全力を尽くして；疲れきって」
・claim：「〔証拠なしに～が本当であると〕主張する、断言する」
・myth：「神話、伝説、俗説、作り事」
・stubborn：「〔人が生まれつき〕頑固な」
・as to ～：「～に関しては、～については」
・originate：「起源[出どころ]は～にある、始まる」
・misconception：「誤認、誤解、思い違い」
・most likely：「～の可能性が最も高い、最も～しそう」

＜第2段落＞
・leading entrepreneur：「代表的企業家」
・omit：「省略する、除外する」
・along with ～：「～と一緒に、～とともに」
・prominent：「有名な、著名な」
・senator：「上院議員」
・Amateur Athletic Union：「全米体育協会」
・persuasive：「〔人・議論・証拠などが〕説得力のある」
・intent：「意図、意向、意志」
・assure：「保証する、～を確実にする」

＜第3段落＞
・panel：「〔会議・集会などの〕識者」
・dissent：「異議を唱える、異なる意見を表明する」
・noted：「著名な、有名な」
・enthusiast：「熱心な人、熱中している人、熱狂者」
・denounce：「〔公然と〕非難する、責める」
・at best：「よくても、せいぜい」
・dubious：「〔人物や話などが〕怪しい、〔発言・返答などの真意が〕あいまいな」
・doubtful：「疑問のある、疑わしい」
・fail to ～：「～しない、～しそこなう」
・reliable：「信頼[信用]できる、信頼性のある」
・historian：「歴史学者、歴史家」
・available：「〔物が〕利用[使用]できる、入手できる」
・resource：「資源、人的資源、情報資源」
・interview：「面接、面会；取材」
・suit：「〔要求などに〕合う、適合する」
・cause：「主義、主張」
・appealing：「人の心を動かす(ような)、魅力的な」
・quaint：「古風な趣のある；風変わりで；〔考え方・行動などが〕奇妙な」

・the United States Military Academy：「米陸軍士官学校」＜ニューヨーク市の北80km の West Point にある。＞
・Mexican-American War：「メキシコ・アメリカ戦争」＜1846年～48年＞
・Civil War：「南北戦争」＜1861年～65年＞
・American Indian Wars：「インディアン戦争」＜1622年～1890年＞
・heroically：「雄々しく」
・Cooperstown：「クーパーズタウン」＜米国ニューヨーク州。野球の殿堂(National Baseball Hall of Fame and Museum)がある。＞
・diamond：「《野球》内野、ダイヤモンド＜≒baseball diamond ；infield＞
・indicate：「～を指し示す、指示す」
・evidence：「証拠、証言」
・testimony：「証言、証拠」
・persuasive：「〔人・議論・証拠などが〕説得力のある」
・counter-evidence「反証」
・leave behind：「〔痕跡を〕残す、〔功績を〕残す」
・corroborate：「～を裏付ける、確証する」

＜第4段落＞
・fight off：「〔戦って〕撃退する、寄せ付けない」
・as early as ～：「～ほど早期に、早くも～に」
・rounders：「《野球》ラウンダーズ」＜16世紀に始まった初期の野球。イギリスでは現在でも行われている。＞
・uncover：「発見する、明らかにする」
・variant：「変形、異形」
・antecedent：「前例、先例」
・earliest known：「知られているうちで最古の」
・rhymed：「韻を踏んだ、押韻の」
・woodcut：「木版(画)」
・be similar to ～：「～と似ている、～と同じようである」
・somewhat：「いくらか、いくぶんか、やや」
・setup：「設定、配置」
・configuration：「(立体)配置、構造」
・rather than ～：「～よりはむしろ、かえって」
・ground level：「地表面、地盤面」
・instead of ～：「～の代わりに」
・bylaw：「規則、条例」
・prohibit：「禁止する」

＜第5段落＞
・despite ～：「～にもかかわらず、～をよそに」
・overwhelming：「圧倒的な、絶大な」
・stick by ～：「(人)に忠実である」
・resident：「居住者」
・mention：「～について述べる、～に言及する[触れる]」
・accredit：「功績とする」
・accomplishment：「業績、達成(感)」

・furthermore：「その上に、さらに、しかも」
・reliability：「信頼性」
・witness：「目撃者、証人」
・challenge：「挑む；(正当性を)疑う；～に異議申し立てをする」
・asylum：「保護施設、精神病院」
・criminally insane：「触法精神障害者」＜刑法罰に問われたものの、精神障害を理由に不起訴、減刑、あるいは無罪となった人のこと。＞

＜第6段落＞
・at that time：「その[あの]時(は)、当時(は)」
・enroll：「〔人を〕名簿に記載する、入学させる」
・leave：「〔公式な〕休暇の許可、休暇の期間」
・lifelong：「一生の、生涯にわたる」
・disregard：「～を無視する、～に注意をはらわない」

＜第7段落＞
・win out：「勝利を収める、勝ち抜く」
・Hall of Fame：「栄誉の殿堂」
・induct：「入れる；就任する」
・widely accepted：「広く[一般に]受け入れられている」
・debunk：「〔主張・思想などが〕誤りを暴く、偽り[虚偽]であることを証明する」

＜設問＞
・clarify：「～を明確[明らか・明快]にする、はっきりさせる、解明する」
・corroborate：「裏付ける」
・be biased toward ～：「～に偏っている、～を好意的に受け取る」
・trustworthy：「信頼[信用]できる」
・existing「現存する、現在の」
・evolve：「進化する、発展する、発達する」
・attempt：「試み、企て」

[選択肢の意味]
11. 次のうちミルズ委員会が責任を負うのはどれか？
　　A. アブナー・ダブルデイが野球の真の発明者だということを明らかにしたこと。
　　B. アブナー・ダブルデイが野球の真の発明者だということをだまして人々を信じさせたこと。
　　C. アブナー・ダブルデイが野球の真の発明者だということを証明したこと。
　　D. アブナー・ダブルデイが野球の真の発明者だということを裏付けたこと。
12. 第1段落で使われたようなmythと同様の意味を持つのはどれか？
　　A. 発明　B. 不正確な考え　C. 野球　D. アブナー・ダブルデイ
13. なぜミルズ委員会は組織されたのか？
　　A. イギリス人の友人アブナー・ダブルデイに生き続ける理由を与えるため。
　　B. 人々がどこで野球が始まったと考えるかに影響を与えるため。
　　C. プロの運動選手だった人々のクラブを発足するた

め。
　　D. どのようにして野球が始まったかを説明するダブルデイが書いた文書を公表するため。
14. 次のうちどれがアルバート・スポルディングに当てはまるのか？
　　A. 野球の選手だったのだが、あまり良い選手ではなかった。
　　B. ビジネスマンだったのだが、それほど成功しなかった。
　　C. 彼の仕事の一部は、本を印刷して売ることだった。
　　D. ミルズ委員会が野球の起源についての真実をみつけることを望んでいた。
15. なぜその委員会の調査の方法は疑問があるとみなされたのか？
　　A. 急いで実施したから。
　　B. 委員会のメンバーは誰も野球の経験がなかった。
　　C. 委員会が面談した歴史家たちは、野球に対して好意的だった。
　　D. 信頼できる情報源を使わず、そして実際にある反証を無視した。
16. 次のうちどれがアブナー・ダブルデイに当てはまるのか？
　　A. 軍隊の学校で学んだ。
　　B. 1839年にクーパーズタウンに住んでいた。
　　C. 頑固だった。
　　D. 野球の発明家であると主張して、全く間違えていた。
17. ランダーズ、stoolball、そしてtut-ballの共通点は何か？
　　A. 3つとも野球がそこから発展した競技である。
　　B. 3つともグレート・ブリテンとアイルランドで行われていた球技である。
　　C. 3つとも今日なお行われている。
　　D. 3つとも野球から発展したと考えられている。
18. 次のうちどれがジョン・ニューベリーのA Little Pretty Pocket-Bookに当てはまるのか？
　　A. 野球のダイヤモンドの木版の図が出ていた。
　　B. base-ballについて述べているパートのどの言葉も同じであるように聞こえなかった。
　　C. アブナー・ダブルデイがこの世を去って150年近くたった後に発行された。
　　D. 野球という競技に言及した出版物として以前に知られたものはなかった。
19. アブナー・グレイブルズについて言えるものは次のうちどれか？
　　A. 彼とアブナー・ダブルデイはクーパーズタウンでの子供の頃の友達だった。
　　B. 彼の手紙がアブナー・ダブルデイが野球のダイヤモンドを考案したことを証明した。
　　C. 法律を破ることに彼を導いた精神面での問題を抱えていた。
　　D. 彼は信頼できる証人だった。
20. この話の本旨を正確に述べているものはどれか？

A. アブナー・ダブルデイの野球の発明者になろうという試み。

B. 野球がイングランド、アイルランドで行われるべきではないという理由。

C. ミルズ委員会がアブナー・ダブルデイを選んだ理由。

D. どのようにアブナー・ミルズの神話が始まり、どのように虚偽だと証明されたか。

[解答のヒント]
11. 英文全般。
12. 第1段落参照。
13. 第2段落参照。
14. 第2段落参照。
15. 第3段落参照
16. 第4～7段落参照。
17. 第4段落参照。
18. 第4段落参照。
19. 第5段参照。
20. 英文全般。

[全訳]
＜第1段落＞
　かのアメリカ人アブナー・ダブルデイが野球を発明したと信じているひとは多くいた。そう言いながら本当には信じていないひともいて、かつ多くのアメリカ人が今日なおアメリカのゲームと呼ぶのを好むものを彼が発明したなどと言うことは全く間違えていると主張するひともいた。その神話つまりアブナー・ダブルデイが1839年に野球を発明したという誤った考えは、あまりに頑固でそのゲームがどこであれ他の国で発明されたのかもしれないなどと信じることができない誇り高きアメリカ人のある団体によって始められたのだ。この団体は、1905年に作られたのだが、ミルズ委員会として知られ、そして彼らの報告書こそが、1908年に発表されたのだが、野球が本当にどこで始まったのかということについての長年の誤解を引き起こした可能性が最も高いのだ。

＜第2段落＞
　ミルズ委員会は、かつてのスター投手で球団幹部のアルバート・スポルディングによって創設された。彼はスポーツ用品の代表的な起業家でスポーツ関係の発行人であった。委員会のメンバーを選ぶ際、全ての歴史家を除外して、野球を通じての友人、著名人や3人のナショナル・リーグ会長経験者、2人の上院議員、スター選手からスポーツ用品の起業家に転身した2人、そして全米体育協会の会長を含む野球愛好家を選んだ。このことは、委員会は野球を大変に誇りに思い、しかし野球の実際の歴史については本当の知識をもっていない、とても影響力があり説得力のある人々の集団であること、を意味していた。しかしながら、このことはスポルディングの意図したことで、というのも野球がほんとうにアメリカで発明されたという結論に委員会が到達することを確実なものにするために彼が必要としていたまさにその集団だったのだ。

＜第3段落＞
　委員会の最終報告書は1908年に公表されたのだが、その報告書には3つのセクションがあった：つまり、委員会の調査の要約で元野球選手でスポルディングの友人によって書かれたもの、別の元野球選手の委員会を支持する書簡、そして野球がアメリカ以外で始まったという主張を非難する、著名な野球記者であり野球狂の異議を表明する意見、の3つである。調査の方法は、よく言っても、怪しげであった。委員会が信頼できる情報源を用いなかったので、これらの方法は疑わしかった。委員たちは歴史家からの情報も、図書館で入手可能な資料も使わなかった。アブナー・ダブルデイ本人に会って話しを聞くことさえもしなかった。しかしながら、委員会は彼らの主張にうまく合う魅力的な話を見つけた。つまり、外国人もいないそして産業もないような風変わりな田舎町で、後にウェストポイントの陸軍士官学校を卒業し、メキシコ・アメリカ戦争、南北戦争、そしてインディアン戦争において勇敢に従軍した若者によって野球は発明されたという話だ。この話から、ミルズ委員会は1839年にニューヨーク州のクーパーズタウンでダブルデイが野球を発明した、との結論を出した。ダブルデイがbaseballという言葉も発明し、内野(ダイヤモンド)を考案し、野手の守備位置も示し、そしてルールを書いた、とも断定した。数十年後のある人物の証言以外は、この主張の証拠はない。しかし、説得力のある反証、つまりダブルデイが野球を発明したという考えに反対する情報、はある。ダブルデイ本人はこのような主張を決してしなかった；彼は多くの手紙や文書を残したのだが、全く野球について述べられておらず、また野球の歴史の中で自分自身を目立つような存在だと考えているようだと示すようなことも書かれていない。1839年から1849年の十年間の文書記録で委員会の主張を裏付けるようなものは見つかっておらず、またダブルデイは委員会によって面接されることもなかった(彼は1893年にこの世を去った。)

＜第4段落＞
　スポルディングと彼の委員会は、野球はアメリカで始まったわけではないという考えを撃退しようとしていた。その時代の多くの話しが次のように主張していた。つまり、野球は他の競技、おそらく14世紀の昔にla souleとして知られフランスで行っていた競技、もしくは多分グレートブリテンやアイルランドで大変に人気のあった競技のラウンダーズ、から発展した競技だと主張していたのだ。最近のある本は野球はイングランドに由来することを示し、この立場を支持する歴史的な証拠を最近明らかにした。著者はラウンダーズと初期の野球は実際のところお互いがお互いの変化したかたちであり、野球の最も直接的な先行するものはイングランドのstoolballやtut-ballなのだ、とも論じている。知られているうちで最も古い野球についての言及は、1744年のイギリスの出版物、A Little Pretty Pocket-Bookの中にあり、ジョン・ニューベリーによっ

て書かれたものだ。その出版物の中に韻を踏んだ"base-ball"の説明と現代の野球に似ていると言える守備の配置を示す木版の図がある。ダイヤモンド型の配置ではなく三角形の配置であり、地面レベルのベースではなくポスト(柱)を使っていたのではあるが。知られているものとしての野球に関するアメリカにおける最初の言及は、1791年のマサチューセッツ州、ピッツフィールドの、新しくできた町の会議場付近で野球をすることを禁ずる町条例で登場する。

<第5段落>
　野球のような競技が1893年以前に行われていた－アメリカの国内、国外の両方で－という圧倒的な証拠にもかかわらず、それでもなおミルズ委員会はこうした事実を無視して、野球はアメリカの競技であり、アブナー・ダブルデイが1839年に二十歳のときに発明したという主張を正しいとした。彼らはひとつの話しに基づいて自分たちの結論を出したのだ。この話の主要な情報源は年老いたアブナー・グレイヴズのひとつの手紙であり、この人物は1839年において5歳のクーパーズタウンの住民だった。グレイヴズはダイヤモンド、守備位置、そしてルールの文書についてまったく言及しなかったが、委員会はこのような業績をダブルデイの功績とした。さらに、グレイヴズの証人としての信頼性について異議が唱えられた。というは、彼は触法精神障害者のための施設で晩年を過ごしたからであり、この事実もまた委員会に無視された。

<第6段落>
　ダブルデイは1839年にクーパーズタウンにはおらず、またその町を訪れたことはなかったのかもしれない。その当時彼はウェストポイントに在籍しており、また休暇の記録もない。(ミルズ委員会の)アブラハム G. ミルズは、ダブルデイの生涯にわたる友人なのだが、ダブルデイが野球について話すのを全く聞いていない。ミルズ委員会が無視することを選択した事実はさらにあったのだ。

<第7段落>
　結局のところ、圧倒的な証拠が勝ったのだ。野球の殿堂は最終的にクーパーズタウンに建設されたのだが、ダブルデイが殿堂入りすることはなく、アブナー・ダブルデイが1839年にクーパーズタウンで野球を発明したというかつて広く受け入れられていた話は、スポーツの歴史研究家たちによって決定的にその誤りを暴かれたのだ。

Ⅲ　[解答]
21.D　22.D　23.C　24.B　25.D　26.C　27.C　28.C
29.B　30.C

[出題者の求めるポイント]
　文法・語法・語彙に関する空所補充問題(選択問題)。
[解答のヒント]
21.「我々の会社にとって明るい兆しがある。というのもますます多くの起業家や投資家がインターネット

を基盤としたサービスの市場により熱心になっているのだ。」encourage：「勇気づける」、encouraged：「勇気づけられた」、encouraging：「有望な、楽観的な材料になる；勇気づける」；signsという名詞の前に置かれることと文意から判断する。sign：「兆し、兆候」、a growing number of …：「ますます多くの…」、entrepreneur：「企業家、起業家」、investor：「投資家」、web-based：「ウェブベースの、インターネットを基盤とした」。

22.「新しい単語パズルが新聞に掲載されたのだが、オフィス一の切れ者のゲーム好きのMikeもそのパズルを解くことができず、また他の誰もが解けなかった。」
　Neither ＋ 助動詞 ＋ S：「Sもまた～ない」において倒置が起こっている。また、否定語(neither)とany-の組み合わせは「どれも～ない」という明確な否定の意味を持つ。publish：「～を出版する、公表する」。

23.「人間のクローニングは技術的には可能なのだが、ほとんどの人々にとって倫理的に受け入れがたいものだ。」responsible：「責任がある」、edible：「食べられる」、feasible：「〔計画などが〕実行可能な」、gullible：「だまされやすい」。ethically：「倫理的に」、unacceptable：「受け入れられない」。

24.「その会社の広報担当者は、会社として新しい化粧品についての顧客からの苦情を精査すると述べた。」illuminate：「明るくする；～を明らかにする」、investigate：「～を詳しく調べる」、intimidate：「～を怖がらせる、～を脅迫する」、initiate；「〔通例重要なことを〕始める」。spokesman：「広報担当官」、complaint：「苦情」。

25.「Larryがこの報告書のためにまとめた数値は正確なので、その数値を再計算して時間を無駄に使わないようにしてください。」the figuresを受ける代名詞として適切な代名詞を選ぶ。compile：「蓄積する、〔資料などを〕集める、〔資料をまとめて書物を〕編集する」、recalculate：「計算し直す」。

26.「エタノール工場の数が増え、とうもろこしの価格が上昇するにつれて、農業に従事する人々は政府の助成金を受けられなくなるだろう。」subsidence：「〔地盤の〕沈下；衰退、減少」、subsidiary：「補助するもの；子会社」、subsidy：「〔政府などからの〕助成金、補助金」、subsidize：「〔助成金を出して～を〕支援する、援助する」。ethanol plant：「エタノール工場」。

27.「私のルームメイトは、自転車の事故で足首を捻挫した。しかし、そうした彼の状態にもかかわらず、彼はこの週末にコロラドに旅行に行く予定だ。」therefore：「従って」、because of ～：「～のために、～のせいで」、in spite of ～：「～にもかかわらず」、even though ～：「～であるけれども、たとえ～でも」。ankle：「足首」、sprain：「〔関節を〕ねんざする、くじく」、go on a trip：「旅行する」。

28.「1900年代初期の科学革命は、技術の性格を変えることによって、教育に影響を及ぼした。」by ～ing：「～することによって」。scientific revolution：「科学革命」、affect：「～に影響を及ぼす」。

29.「民主党と共和党を象徴するロバと象を作り出したのは、Thomas Nastだった。」It is A who ～：「～なのはAだ、Aこそ～」＜強調構文(分裂文)、Aがひとの場合はthatでなくwho(目的格の場合はwhom)を用いる場合も多い＞。symbolize：「～を象徴する」、the Democratic Party：「民主党」、the Republican Party：「共和党」。

30.「個人や企業の行動というような不明確な要因のせいで、経済専門家が正確に経済の動きを正確に予測することはほとんど不可能になった。」
make it … to ～：「～することを…にする」＜itは目的語、…は補語、to不定詞をitが受ける。いわゆる形式目的語の構文で、文型は第Ⅴ文型。＞indefinite：「不明確な、漠然とした」、corporate；「法人の、企業の」、economist：「経済家、経済専門家」、be nearly impossible「不可能に近い」。

Ⅳ [解答]
31.2番目：ロ　7番目：ホ
32.2番目：イ　7番目：ホ
33.2番目：ヲ　7番目：ヘ
34.2番目：チ　7番目：リ
35.2番目：ニ　7番目：リ
[出題者の求めるポイント]
　整序英文完成問題。文法の基礎力が問われる。
[解答のヒント]
31. A drug can have an effect on us when it creates biochemical and physiologic changes such as inhibiting or stimulating a certain body process. 文の動詞、副詞節when節、such as ～の直前部分、の理解がポイント。have an effect on ～：「～に効果を生じる」、biochemical：「生化学の」、physiologic：「生理的な」、inhibit：「〔衝動や行動などを〕抑制する」、stimulate：「刺激する；促進する」、body process：「生体プロセス」。happen不要。

32. Landslides occur on steep slopes under favorable geological conditions, and especially in areas of heavy rainfall. 主語＋動詞の構造、副詞句をどう作るか、がポイント。landslide：「地滑り」、steep：「急な」、favorable：「有利な、好都合な」、geological：「地質学の」。groundbreaking不要。

33. Wedding planning is a relatively new profession that aims to assist clients to create their own wedding ceremonies. 関係代名詞thatの節による後置修飾の理解がポイント。relatively：「比較的に、相対的に」、profession：「専門的職業」、aim to ～：「～することを目標としている」、assist：「援

助する」、client：「仕事上の客」。manage不要。

34. His bad behavior obliges me to dismiss him. 無生物主語の英文になる。behavior：「〔人の〕行動、態度」、oblige O to ～：「Oに余儀なく～させる」、dismiss：「解雇する」。botch up不要。

35. The immigration bureau is starting to take measures against illegal immigrants. 主語＋動詞の構造をとらえることがポイント。immigration bureau：「入国管理局」、take measures：「手段[処置・方策・対策・措置]を取る[講じる]」、immigrant：「移民、移住者、移住民」。give不要。

酪農学園大学（獣医）26 年度　（68）

第 2 期 試 験

□ [解答]
1. B　2. C　3. B　4. D　5. A　6. C　7. C　8. B　9. D
10. C

[出題者が求めたポイント]
　環境保護活動団体の指導的立場にある人物からの支持者へのメールと、ネット上のサイトで得られる情報、がこの英文。かなりの量の英文で、語彙も簡単なものではない。段落ごとに理解を整理して読むことが必要。

[単語の意味]
　Dr. C. Mont Gomery のメール
＜第1段落＞
・administration：「政権；運営陣」
・move ahead with 〜：「〜を進める、進展させる」
・arctic：「北極の、北極地方の」
・reserve：「特別保留地、保護地」
・vital：「生命維持に必要な、死活的な；肝要な、極めて[非常に]重要[重大]な」
・habitat：「〔動植物の〕生息環境、生息地、生息場所」
・caribou：「カリブー」
・polar bear：「シロクマ、北極グマ」
・beluga whale：「ベルーガ、ベルーガ・イルカ、海のカナリヤ、シロイルカ」
・migratory：「移住[放浪]性の、移住する」
・transient：「一時的な；一時[短期]滞在の」
・Arctic Tern：「キョクアジサシ」
・Arctic Warbler：「メボソムシクイ」
・bluethroat：「オガワコマドリ」
・Yellow-billed Loon：「ハシジロアビ」
・Hudsonian Godwit：「アメリカオグロシギ」
＜第2段落＞
・government official：「国家公務員、政府高官、官僚、政府の役人」
・environmentally：「環境保護に関して、環境的に、環境面で」
・concerned：「心配そうな、憂慮している；関係[関与]している」
・stand strong：「強い[断固とした]態度を取る」
・logging company：「木材会社」
・financial：「金銭上の、財務の、金融(上)の」
・conservation：「保護、保存、保全」
＜第3段落＞
・scroll：「〜を巻く、スクロールする」
・count on 〜：「〜を頼りにする、〜を当てにする」
New Arctic Reserve Plan Facts
＜1＞
・presently：「現在、目下、現下」
・measure：「〔大きさや重さが〕ある」

・drilling：「〔ドリルで〕穴を開けること、訓練」
＜2＞
・lumber：「製材、材木、板材、木材」
・exploit：「搾取する、食い物にする；〔資源などを〕開発する」
＜3＞
・vast：「広大な、非常に広い」
・pristine：「原始の；〔文明などに〕汚されていない、純粋なままの」
・wilderness：「荒野、荒れ地」
・critical：「危機的な、決定的に重要な意味を持つ」
＜4＞
・implement：「実行[実施・実践・遂行]する」
＜5＞
・lose out：「負ける、敗れる；失敗する、大損する」
・crony：「ぐる、取り巻き(連中)、利権を分かつ者」
＜6＞
・calve：「〔牛・象・クジラなどが〕子を産む」
＜7＞
・lagoon：「小さな沼、潟；礁湖＜珊瑚環礁によって囲まれた海面＞」
・bear：「〔子を〕産む」
・staggering：「驚くべき、信じ難いほどの、膨大な」
・take refuge in 〜：「〜に避難[逃避]する」
・wetland：「湿地帯」
New Arctic Reserve Bird Fun Facts
＜1＞
・in order for ( ) to 〜：「(　　)が〜するために」
・estimated：「推測の、見積もりの、推定の」
・migrate：「移住する、移動する、〔定期的に〕渡る」
・round trip：「往復(切符)」
・to and from：「往復、行き帰り」
＜2＞
・low shrubs：「低い灌木」
・Old Warbler：「ムシクイ類」
・insectivorous：「〔動物・植物が〕食虫(性)の」
・feed on 〜：「〜を餌にする、〜を常食とする」
・worm：「(ミミズなどの)虫、ぜん虫、寄生虫」
・invertebrate：「無脊椎動物」
＜3＞
・passerine：「スズメ目の鳥」
・perch：「(木に)止まる、腰をかける」
・order：「種類、《生物分類》目」
＜4＞
・loon：「水潜り鳥」＜アビ、カイツブリなど＞
・hence：「だから、それ故に」
・silly：「ばかばかしい、愚かな、ばかげた」
・modern-day：「現代の、今日の」
・term：「言葉、用語、表現」
＜5＞

· shorebird：「海岸に生息する鳥」
· marshy：「湿地の[に生じる]、ジメジメする、ぬかるんだ」
· tend to ～：「～に気を配る、～に付き合う、～の世話をする」
· hatch：「〔卵・ひなが〕かえる、孵化する」
  Dr. C. Mont Gomery の2つ目のメール
＜第1段落＞
· long-running：「長期の、長期間の、長年続く」
· campaign：「キャンペーン(活動)、運動」
· expanse：「広がり、天空」
· untouched：「触れられていない、未踏の、無垢な」
· wilderness：「荒野、荒れ地」
· generate：「～を生む、～を起こす」
· adopt：「〔複数の選択肢から～を〕選ぶ、採用する、導入する」
· bureau：「事務局、〔官庁などの〕局」
· wildland：「原野」
· safeguard：「～を守る、保護する」
＜第2段落＞
· critical：「危機的な、重大な」
· enormous：「莫大な、非常に大きい[大量の]」
· lobby：「ロビー、圧力団体、大廊下」
· under pressure from ～：「～からプレッシャー[圧力]を受けて[かけられて]」
· fight off ～：「～を〔戦って〕撃退する、寄せ付けない」
＜第3段落＞
· care about ～：「～を気に掛ける、～を心配する；～に関心がある」
· activism：「〔社会的・政治的な改革を目指す〕行動主義、現状改革主義」
＜第4段落＞
· stand with ～：「～を支持する」
＜設問＞
· disrespect：「～を尊敬しない、軽視する」
· welfare：「幸福、繁栄、快適な生活」
· be concerned with ～：「～に関係している、～に関心がある」
· earth-friendly：「地球に優しい、地球に害を与えない」
· draw up：「〔文書などを〕作成する；〔計画などを〕練る、立案する」
· link：「リンクする、連結する」
· breeding ground：「繁殖地」
· benefit from ～：「～から恩恵を受ける、～の利益を享受する」
· body of water：「水体、水域、水塊」
· contain：「～を含む、包含する」
· side with ～：「～に味方する、(人)と手を組む〔協力〕する」
· drill：「穴を開ける；掘削する」
[選択肢の意味]

1. 誰に対してこれらの手紙は発送されたのか？
   A. 自然を軽視する人々
   B. 自然を保護することに協力するという GNBEC の理念に賛同する人々
   C. C. Mont Gomery 博士
   D. Barry Bazzarrio
2. 次の中でどれが正しいか？
   A. Barry Bazzarrio は GNBEC で働いている。
   B. GNBEC は北極地帯の動物の健全な生存にのみ関心がある。
   C. GNBEC は地球にやさしい組織である。
   D. GNBEC は北極圏の野生生物を救うことを促進する計画を立案した。
3. 石油やガスの企業に関して何が言えるのか？
   A. 新たな北極圏の保護区についての計画を支持する。
   B. 提案されている計画が可決されないことを希望している。
   C. 環境が健全であることは企業の利益よりも重要だと考えている。
   D. たぶん Bazzarrio 長官に計画を支持するように要望する手紙を送った。
4. 次の内誰が計画と同じ意見ではないのか？
   A. GNBEC の支持者
   B. 環境に優しい友人
   C. 野生動物の保護に賛同する人々
   D. 木材業者
5. 最初のメールの楕円形のボタンの目的は何か？
   A. Bazzarrio 長官に計画を支持することを要望すること
   B. 計画への支持について Bazzarrio 長官に感謝すること
   C. 計画についてもっと知るために下にスロールすること
   D. Bazzarrio 長官の HP にリンクすること
6. ハシジロアビについて当てはまらないのは何か？
   A. 2つの名前がある。
   B. ハシジロアビと他のアビは他のどの種の鳥とも違う鳴き声である。
   C. 実際のところ、常軌を逸しているひとが笑うことだ。
   D. えさを見つけるために水中に潜る鳥だ。
7. Apuchaku 湖の地域と Kazinoluk の礁湖について何が言えるのか？
   A. Apuchaku 湖の地域は動物たちの繁殖地だが、Kazinoluk の礁湖はそうではない。
   B. Kazinoluk の礁湖は北極保護区のための計画から恩恵を受けるが、Apuchaku 湖の地域はそうではない。
   C. Apuchaku 湖の地域にも Kazinoluk の礁湖にも水域がある。
   D. 両地域に一年中北極グマがいる。
8. 次のうちどれが本当か？
   A. Bazzarrio 長官 と The Bureau of Land

Managemen は石油やガスの企業と仲間だ。
- B. GNBEC の努力は、およそ 45,000 人に the New Arctic Reserve のための計画を支持するメールを送るように促した。
- C. 大統領の政権は GNBEC が望んできた方策に反対の立場を取った。
- D. 2 通目のメールによると、決定が下された以上、石油、ガス関連企業は内務長官に圧力をかけるのはやめるだろう。

9. アメリカオグロシギについて次のうちでどれがあてはまるのか？
- A. 湿地帯の樹木に巣をつくる。
- B. 両方の親鳥が生まれたばかりの子の世話をする。というのは卵を産むたびごとに半ダース以上の卵を産むからだ。
- C. 生まれた子が飛べるようになるのに生まれてから 30 日以上かかる。
- D. 北極の冬の間、アメリカオグロシギは暖かいところに飛んでいく。

10. 次のうちどれが Dr. C. Mont Gomery にあてはまらないか？
- A. 勝利を支持する人々は感謝のメールを政府の職員に送るべきだと考えている。
- B. 決断は環境にとって大きな勝利だと考えている。
- C. 彼らの主張についての認識と支持を生み出すのを助けるためにインターネットが必要だとは考えていない。
- D. 北極で掘削するという石油、ガス関連の企業の計画に反対している。

[解答のヒント]
1. 英文全体。
2. 英文全体。
3. 最初のメールの 第2段落、2つ目のメールの第1段落参照。
4. 最初のメールの 第2段落、2つ目のメールの第1段落参照。
5. 最初のメールの 第3段落参照。
6. Fun Facts の＜4＞参照。
7. 最初のメールの第1段落、Plan Facts の＜6＞、＜7＞、2つ目のメールの第1段落参照。
8. 2つ目のメールの第1段落参照。
9. 最初のメールの第1段落、Fun Facts の＜5＞参照。
10. 最初のメールの第2、3段落、2つ目のメールの第1、3段落参照。

[全訳]
Dr. C. Mont Gomery のメール
＜第1段落＞
Got Nature's Back Environment Council (GNBEC) があなたにこのメールを送っています。大統領の政権がある計画を推進していることをお知らせするためです。その計画は the New Arctic Reserve(新たな北極圏の保護区) のためのもので、死活を制する生息地—生息および食料の場—を野生動物のために守るた

めのものです。野生動物というのはたとえばカリブー、北極グマ、ベルーガ・イルカ、何百万もの渡り鳥であり、その鳥は一年の中で暖かい月々の間この北のパラダイスを棲みかと呼ぶのです。こうした一時的に滞在する鳥には、キョクアジサシ、メボソムシクイ、オガワコマドリ、ハシジロアビ、そしてアメリカオグロシギのような種がある。
＜第2段落＞
私たちはこうした動物のみならず、生態系を健全に保つために必要な昆虫や植物を含む、その地域の全ての野生生物を助けてほしいとお願いしているのです。救うのに最も力を発揮できる政府高官の内務長官、Barry Bazzarrio に書くことによって助けてほしいのです。あなたのように環境保護について憂慮している人々に書いて、この野生動物に優しい計画を弱体化するような人たちに対して断固とした態度を示すよう長官を励ましてほしいのです。弱体化する人たちというのは、主に石油やガス関連の企業、木材会社、そして自然の保護よりも経済的な利益をより重要だと考えるこうした企業を支持する人たちです。
＜第3段落＞
e メールを Bazzarrio 長官に送ってこの計画を支持するよう求めるために、下にある "Bazzarrio ボタン" をただクリックしてください。また、下にスクロールして the New Arctic Reserve のための計画についてもっと知って、そしてさらに下にスクロールして e メールを今日送ることによって助けることになる鳥のいくつかのものについて学んでください。鳥たちがあなたを頼りにできるようにしてください。　　　　敬具
C. Mont Gomery 博士
常任議長
Got Nature'S Back Environment Council

New Arctic Reserve Plan Facts
＜1＞
現在提案されている計画は、およそ 44,520 キロ平方メートルの広さがあるこの地域から石油企業、ガス会社、そしてドリル使用は、この地域にはないものとする、というのが市の決定です。
＜2＞
木材会社がこれらの土地を搾取することは妨げられる。
＜3＞
この計画は、あの広大な穢されていない荒野の生態系にとって決定的に重要な、数えきれないほどの動物、昆虫、そして植物を保護する。
＜4＞
この計画は実行するのに政府に金銭的な負担はほとんどかからない。
＜5＞
損をするのは石油会社、ガス会社、木材会社、そしてその取り巻きの会社だけだ。
＜6＞

利益を受けるものとしてApuchaku湖の地域があり、その地域は北極グマに夏の生息地を与えるだけでなく、大きなカリブーの群れに子を産むための土地を与えるのだ。

<7>

利益を受けるところは他にもあり、それはKazinolukの礁湖で、そこでは何千ものベルーガ・イルカが毎年子を産みエサを与えるために集まるのだ。信じられないほど様々な鳥もまたこうした湿地帯に避難してくるのだが、はるか南の南極から渡ってくる鳥もあるのだ。

New Arctic Reserve Bird Fun Facts

<1>

キョクアジサシが一年に二度夏を楽しむために、北極と南極を往復で移動して推定70,900キロメートルの往復の渡りをしなければならない。

<2>

メボソムシクイの巣が地面の、低い灌木の下のどこかにあるかもしれない。メボソムシクイはムシクイ類で、たいていのムシクイ類と同じように、食虫性があり、そのことはメボソムシクイが昆虫、ぜん虫、そしてそのほかの無脊椎動物を食べることを意味している。

<3>

メボソムシクイと同様に、小川コマドリもススメ目の鳥だ。スズメ目(passerine)は、木に止まる鳥(perching bird)としても知られているが、passerineというのはpasseriformes(ススメ目)のあるひとつの種類の鳥の名であり、ススメ目は鳥の全ての種類の半分を含む目(種類)である。

<4>

ハシジロアビは、White-billed Diver(くちばしの白いアビ)としても知られている。この鳥は水潜り鳥あるいはアビの種類の鳥で最も大きな鳥である。水潜り鳥は飛んでいる状態もしくは水面から水中に飛び込んだり、獲物を捕らえるために浮かんでいたりする。多くの水潜り鳥と同様に、ハシジロアビの鳴き声は独特だ。その鳴き声は2つのパートがあり、オオカミの鳴き声のようなもので始まり、そして正気を失ったひとの笑い声に聞こえるようなものに変わっていくのだ。だから、常軌を逸している、あるいはばかげているひとやもののことを言う"loony"という現代のことばがあるのだ。

<5>

アメリカオオグロシギは大きな水辺に生息する鳥だ。アメリカオオグロシギは、湿地帯の地面に巣を隠すのだ。メスはたいてい4つの卵を産み、親が両方若鳥の世話をする。生まれたばかりの若鳥は生まれてからひと月以内に自分自身の食べ物を見つけるようになり、飛ぶこともできるようになる。

Dr. C. Mont Gomeryの2つ目のメール

<第1段落>

長年続く北極西部の保護地域を守る運動で、お知らせしたい素晴らしい知らせがあるのです。北極西部の保護地域は私たちの大陸の最も広大な土地の広がりのひとつです。今年の早い時期からこのメールのようなeメールによって4万5千を超えるメッセージを送り、大統領の政権が、石油およびガスの開発からばかりでなく樹木を伐採することによって木材業者が生み出す破壊からも保護地域の主要な野生動物の生息地を守るような計画を採択するように促しました。The Bureau of Land Management(土地管理担当部局)が耳を傾けて…そして今やあの望ましい計画を進展させつつあるのです。The Bureau of Land Management(土地管理担当部局)の新たな計画のおかげで、保護区の大変に繊細な自然のままの領域、Apuchaku湖の地域やKazinolukの礁湖も含まれますが、そうした領域が保護されることになるのです。

<第2段落>

内務長官のBazzarrio氏に、保護区内の危機に瀕する野生生物の保護に対する感謝のメッセージを送ってください。Bazzarrio氏は、石油関連の圧力団体や野生生物の保護を減退させるような他の人々から大変な圧力を受けることになるでしょう。ですから、彼にはこうした圧力を寄せ付けないための多くの支持があるということを忘れないために、野生生物保護を支持するみなさんの声のような意見を聞く必要があるのです。

<第3段落>

このことは、北極地方の野生生物にとってばかりではなく、未来の世代、自然遺産を保護することに関心を持っている全てのアメリカ国民にとっても、大きな勝利なのであり、このことはオンライン上でのみなさんの活動や支持がなかったならば不可能なことであったでしょう。

<第4段落>

北極を野生のままで望ましくないものからの影響を受けないままに保つためにGNBECを支持していただき、ありがとうございます。

敬具

C. Mont Gomery博士

常任議長

Got Nature'S Back Environment Council

Ⅱ [解答]
11. C　12. B　13. C　14. C　15. C　16. B　17. A
18. C　19. A　20. B

[出題者が求めたポイント]

長文の内容把握問題。迷路との違いに触れながら、迷宮について考察する英文。英文が長く、語彙も高度。設問は素直な設問であるから、段落ごとの理解を積み重ねるような読解が求められる。

[単語の意味]

<第1段落>
・labyrinth：「迷路、迷宮」
・mythology：「神話(学)」

- symbolism：「象徴[記号]体系、象徴的意味、〔芸術における〕象徴主義」
- because of ～：「～のために、～のせいで」
- gain fame：「有名になる、名を上げる、名声を得る[はせる]」
- Minotaur：「《ギリシャ神話》ミノタウロス」＜クレタ島の魔宮・Labyrinth の頭が雄牛、体は人間の怪獣。Theseus が退治した。＞

＜第2段落＞
- offspring：「〔人や動物の〕子、子孫」
- sacred：「神聖な、宗教的な」
- animal sacrifice：「動物のいけにえ」
- ensure：「～を確かにする、保証する」
- Crete：「クレタ島」＜エーゲ海のギリシャの島。古代のミノア文明の地。＞
- Poseidon：「《ギリシャ神話》ポセイドン、海の神」＜ゼウス(Zeus)の兄弟。＞
- with the purpose of ～：「～という目的で」
- anger：「～を怒らせる」
- Aphrodite：「《ギリシャ神話》アフロディーテ、美の神」＜ゼウス(Zeus)とダイオネ(Dione)の娘。エロス(Eros)の母。＞
- Pasiphae：「《ギリシャ神話》パシファエ」＜太陽神ヘリオスの娘で、エウロパとゼウスの子であるクレタ島のミノス王の妃になる＞
- give birth to ～：「～を出産する、～を産む；～を生じる」
- uncontrollable：「抑制できない、手に負えない」
- hold：「〔人・動物を〕抑える、制する、拘束する」
- artisan：「伝統工芸などの職人、熟練工、(腕のいい)職人」
- creature：「生き物、動物、人間」
- Daedalus：「《ギリシャ神話》ダイダロス」＜アテネの熟練工。Icarus の父。Daedalus はクレーテ(Crete)島の迷宮ラブリンス(Labyrinth)を造った。Daedalus は Icarus にロウで羽根をくっつけ、Icarus はそれで Crete を脱出した。Icarus は天に飛んで行ったがロウでくっつけた羽根だったので溶けて墜落死した。＞
- 場所を示す語句＋動詞＋主語：＜倒置＞

＜第3段落＞
- ingenuity：「発明の才、創意」
- represent：「～を表す、～を示す」
- humankind：「種としての人類、人間」
- humanity：「人間性、人類、親切」
- crazed：「気の狂った(ような)」
- Minos：「《ギリシャ神話》ミノス」＜クレタ島の伝説の王。死後、黄泉の世界(Hades)での３人の裁きの神の一人になる。ゼウス(Zeus)とユーロパ(Europa)の息子。＞
- sense of shame：「後ろめたさ、羞恥心」
- untold：「明かされない、数えられない、無数の」
- Athenian：「アテナイ人の、古代アテナイ文明の」

- tributary：「貢納者、貢献者、属国」
- vassal：「臣下の(地位にある)、隷属的な」
- elaborate：「念入りの、複雑な、手の込んだ、巧妙に仕立て上げられた」
- fearsome：「恐ろしい、ものすごい、恐怖を覚えさせる」
- ball of string：「1巻きの糸、糸の玉」
- overcome：「〔困難・障害などを〕克服する；〔相手を〕圧倒する」
- humility：「謙虚、謙そん、卑下」
- temper：「～の厳しさを和らげる、〔人を〕鍛える」
- no matter how ～：「どんなに～であろうとも」
- be pleased with ～：「～に喜んでいる、～が気に入っている、～に満足している」

＜第4段落＞
- confuse：「混同する、〔人を〕混乱させる、困惑させる」
- unicursal：「〔始点と終点を同じにして〕一筆書きできる」
- branch：「分岐する」
- construction：「〔建物や橋などの〕建造、建設；建造物」
- objective：「目的、目標」
- entrant：「〔競技などへの〕参加者」
- helplessness：「どうすることもできないこと、無力」
- disorientation：「見当がつかないこと、方向感覚を失うこと」
- navigation：「航海(術)、航海学、航行」
- concentrate on ～：「～に集中する、～に注意を向ける」
- pathway：「小道、歩道、通路、経路、進路」

＜第5段落＞
- ingredient：「〔特に料理の〕材料；〔ある状況の〕構成要素、要因」
- take advantage of ～：「～をうまく[巧みに]利用する」
- physically：「物理的に、；肉体的に、身体的に」
- tapestry：「タペストリー、つづれ織り」
- trial：「試み；試練、努力、苦難」
- version：「バージョン、版、種類」
- as far as ～ goes：「～に関する限り、～に関して言えば、～に限っていえば」
- corporate：「法人の、企業の」
- a diet of ～：「習慣的な～」
- operate：「動作する、活動する」

＜第6段落＞
- potent：「勢力のある、有力な；強力な」
- thrill：「身震い、スリル、ワクワク[ゾクゾク・ゾッと]する感じ、振動、震え」
- be pressed for time：「時間に追われている[差し迫られている・縛られる]」
- confront：「〔問題などに〕直面する」

· after a period of time：「しばらくすると」
· reap：「収穫する、；(利益を)得る[手にする]；(報いを)受ける」
· introspection：「内省(的性質)、内観」
＜第7段落＞
· be associated with ～：「～と関係がある、～を連想させる」
· hard-earned：「苦労して[努力して・骨を折って]やっと得た」
· renewed：「新たな」
· refreshed：「再び元気づいて、気分がすっきりして」
· spiritual：「精神的な、霊的な」
· intricate：「入り組んだ、込み入った、複雑な、難解な」
· artwork：「手工芸品、芸術的製作活動、作品の絵」
· cathedral：「大聖堂、大会堂」
· immaterial：「非物質的な、実体のない、無形の」
· entry：「入ること、入り口；参加、出場」

[選択肢の意味]
11. 神聖な雄牛を殺すことは、
   A. ポセイドンを怒らせたであろう。
   B. 人間と神との関係において緊張を生み出しただろう。
   C. ポセイドンの博愛心を確かなものにしただろう。
   D. 妻と妻への多くの求婚者たちについての王の嫉妬心を増しただろう。
12. ミノタウロスをとどめ置くためのダイダロスの発明は、私たちに技術的および精神的な達成における＿＿＿の感覚を味わうことを強いて、しかし一方ではそれはこのような卑劣な生き物を生かしておき、罪なき男女を殺させてしまうことに＿＿＿＿を感じさせる。
   A. (1) 困惑   (2) 誇り
   B. (1) 喜び   (2) 後悔
   C. (1) 不思議 (2) うぬぼれが強い
   D. (1) 不快   (2) うれしい
13. ミノタウロスについてのギリシャの話は、われわれに＿＿＿＿というメッセージを与える。
   A. 目的が方法を正当化するのならば、慢心することはかまわない
   B. 美しく独創的なものを作り出すことができるから、人間は神のようだ
   C. 我々自身の達成について、あまりに恩恵を享受し過ぎてはならない
   D. 屠殺する用意ができている白い雄牛を持っているのならば、虚栄心は正当化される
14. 一筆書きの迷宮はどのように迷路と異なるのか？
   A. それぞれについた名前のみが違うだけで、構造そのものは全く同じである。
   B. 一筆書きの迷宮は、多くの枝分かれしている通路と行き止まりがあるので、迷路とは異なる。
   C. 主たる違いは迷路が協力の雰囲気を作り出すのに対し、一筆書きの迷宮は入場者に内面的な理解を得させる。

D. 迷路は不確かな気持ちを生み出すのに対して、迷宮は入場者を個人における啓発の実現に近づける。
15. 庭園の迷宮は"真の"迷宮なのか？
   A. 通路が枝分かれするので、真の迷宮だ。
   B. 庭園の迷宮は入場者に気楽で快適な気分にさせるので、真の迷宮。
   C. 庭園の迷宮は迷路のようであり、一筆書きの通路ではないので、真の迷宮ではない。
   D. 庭園の迷宮は"真の"迷宮より進路を見つけることが簡単なので、真の迷宮ではない。
16. なぜ迷宮の中を進んで行くプロセスは、迷路で進んで行くことよりも建設的な経験なのか？
   A. 迷宮内で入場者は迷い、そのため迷路内よりも進路を見出す技術に頼る必要がある。
   B. 迷路内を進んで行くことは、困惑や不安のような否定的な感情を生み出すが、迷宮内を進んで行くことは入場者に自分自身や他人について知る時間をもたらす。
   C. 迷路は暗いが、迷宮は明るい。
   D. 本当の迷路は"一筆書き"であり、一方迷宮は多くの正しい経路がある。
17. 庭園の迷宮は、本当の迷宮よりも現代の企業での生活が生み出したものをより反映している。なぜならば、
   A. 複数の経路が緊張とストレスの感覚を生み出すから。
   B. 正しい経路をたどることによって、入場者は自分自身を発見できるから。
   C. 入場者はその設計の分析によって庭園のタペストリーの全体像を客観的に見ることができる。
   D. 競争心の強い人々は、庭園のこの上ない美しさを楽しむことによって、毎日の生活の興奮を解放することができる。
18. 第6段落で、内面的な探求の興奮はどのように＿＿＿を述べている。
   A. 迷路の中はより暗くなるか
   B. 進路をみつける問題の認識がより明確になるか
   C. 入場者が自分の不安に向き合ったのちに個人的な気づきに到達するか
   D. 入場者が迷宮の入口を見つけるか
19. 迷宮は我々に、ふつう我々が予期するものとは反対の意味を持つ象徴を提供するのは、
   A. 死によって表される闇は、自分自身の価値観から解放されるので前向きだから。
   B. 誕生によって表される光は、新しい価値観や人生の教訓を手に入れるので、否定的だから。
   C. 死は暗く否定的だが、一方誕生は明るく前向きだから。
   D. 人々は闇の中で混乱するが、光の中に入るとき自らの困惑を解消するから
20. この記事の最も適切な表題は何か？
   A. 迷路は人々に啓発の機会を与える。
   B. 迷宮内を進むときに発見するものは、すばらしい。

C. 迷宮に入るべきではない、はいると混乱する。

D. 一筆書きの迷路は全ての人に楽しい気持ちをもたらす。

<設問>

・strain：「ピンと張ること、緊張(感)、精神的緊張、緊張の色」

・benevolence：「博愛心、慈善、高徳」

・suitor：[原告、求婚者、請願者]

・secure：「～を確保する、〔物を(～に)〕固定する」

・compel：「(人)に強制的に[強いて・無理やり・否応なしに・余儀なく]～させる」

・on the other hand：「他方では」

・dastardly：「卑劣な」

・egotistical：「うぬぼれの強い」

・provide：「提供する、供給する、与える」

・conceited：「うぬぼれた、思い上がった、慢心した」

・ingenious：「巧妙な、独創的な」

・bask：「恩恵を受ける、恵まれる、幸せな境遇にある」

・in the light of ～：「～を考慮して」

・vanity：「虚栄心、うぬぼれ」

・slaughter：「食肉処理[解体]する」

・identical：「全く同じ、同一の、等しい」

・passageway：「通路」

・air：「〔物や場所の〕雰囲気」

・enlightenment：「啓発、啓もう；《仏教・イスラム教》悟り」

・branch out：「〔木が〕枝を出す」

・easygoing：「気楽な、のんびりした、おおらかな」

・puzzlement：「困惑、頭の混乱」

・uncertainty：「不確かさ、不安」

・product：「帰結、結果」

・whole picture：「全貌、全体像」

・exquisite：「〔美しさ・技量・能力などが〕この上なく素晴らしい」

・anxiety：「〔将来の不確定要素に対する〕心配、不安；悩み[不安]の種、心配事」

・head-on：「真っ正面から、真っ向から、真向かいに、」

・contrary to ～：「～に反して」

・acquire：「〔時間をかけて努力して〕手に入れる、；習得する」

・bewilderment：「うろたえた様子、困惑、混乱」

[解答のヒント]

11. 第2段落参照。

12. 第2、3段落参照。

13. 第3段落参照。

14. 第4段落参照。

15. 第5段落参照。

16. 第6段落参照。

17. 第5段落参照。

18. 第6段落参照。

19. 第6、7段落参照。

20. 英文全体。

[全訳]

<第1段落>

　その特別な目的と象徴性のために、迷宮は西洋の神話における重要な主題である。ギリシャの怪獣ミノタウロスをとどめておく迷路のような構造のために、迷宮は最初に知られるところとなった。

<第2段落>

　ミノタウロスは、王のお気に入りの神聖な雄牛の子孫である半分人間、半分は雄牛という怪獣である。当時、動物のいけにえは神との良好な関係を確かなものにするための一般的な方法だった。クレタの王の聖なる雄牛は海の神ポセイドンへのいけにえにされるという目的で育てられた。しかしながら、その雄牛はあまりに健康で美しかったので、王はその雄牛を自身の群れにとどめ置くことに決めて、より劣る雄牛を神へのいけにえとした。この行動はポセイドンを怒らせ、女神アフロディーテの助けを借りて、王の妻パシファエをその聖なる雄牛と恋に落ちさせて、頭は雄牛で体は人間という恐ろしい怪獣を産ませた。やがてその怪獣は成長してあまりに強力で手に負えなくなり、王はその生き物をとどめおくために複雑な迷宮を作るように自分の最も優れた職人に依頼した。ダイダロスという名の職人は、あまりに複雑でそこから逃れることができない迷宮を作り出した。最も深く最も暗い場所にミノタウロスは置かれた。

<第3段落>

　ダイダロスの迷宮は、創造する能力における人間の創意を表していた。しかしながら、彼の他の発明と同様に、人間性の必要性もまた大切な主題である。迷宮はミノス王にとっての後ろめたさを示す狂った怪獣をとどめ置き、そしてその怪獣は多くの若いアテナイ男女に語るに語れぬ死をもたらした。若者たちはアテネのいけにえ、貢ものとして迷宮に送り込まれたのだが、アテネはクレタに隷属する都市であったのだ。しかしながら、念入りに複雑に仕上げられた迷宮と恐ろしいミノタウロスは、一巻きの糸を持つ若者という単純な存在によって制圧されたのだ。ギリシャ(神話)のメッセージは明確だ。どんなに人間がその達成に満足しても、創造を誇る気持ちは謙虚な気持ちで和らげられなければならないのだ。

<第4段落>

　この2つを混同しやすいのだが、迷宮(labyrinth)と迷路(maze)との間にはいくつかの重要な違いがある。まず最初の違いは、迷宮が一筆書きになっていることだ。このことは、迷路に見られる分岐する通り道や連続する行き止まりと異なり、迷宮には一本の枝分かれしない通り道があり、であるから迷うことは不可能だ、ということを意味する。二つ目の大きな違いは、構築の目的だ。迷路を構築する目的は、参加者が混乱して道に迷うようにすることだ。このようにして無力感や方向感覚喪失という否定的な感情を生み出す。しかしながら、迷宮においては、参加者は正しく道を探すと

いう心配から解放される。こうして、参加者は自分たちがたどる経路の独特な特徴に集中することができ、自分自身の内なる声や仲間に対して耳を傾けることができるのだ。

＜第5段落＞

迷宮はまた西洋の庭園設計において歴史的に重要な要素なのだ。庭園の迷宮に関して特別なことは、その特質をうまく利用するために、見物人は正しい出口を発見するときに直面する試練を通じて、体ごと庭園のタペストリーの一部にならなくてはならない。この意味において、庭園版の迷宮は、迷宮とはということになると、本当には真の迷宮ではない。なぜならば、枝分かれする通路は一筆書きのようにはなっていないからだ。この特質のせいで、真の一筆書きの通路による迷宮よりも進路をさがしていくことは難しくなるが、参加者の挑戦する気持ちや心理的な緊張を高めることになる。現代では彼らは会社での仕事や競争を日々経験していることからのある程度のストレスのもとで活動することにすでに慣れているのであるが。

＜第6段落＞

"真の迷宮"は力強い象徴性において独特な、価値のある個人的な体験を創出する。たとえば、真の迷宮は挑戦者に内面的な探求の興奮を与えてくれる。人々が時間に追われ、スローライフなどというものはない現代の世界で、迷宮への入場者は自分が失ってしまった何かを見つけることができる。闇と光が入場者に自分自身の深遠な恐怖に向き合うことそしてしばらく後にこの内省の成果を自分のものとすることによって、自分自身に向き合うことを強いて、最終的には出口を発見して外に出て日中の光の中にはいっていくのだ。

＜第7段落＞

迷宮に結び付けられる別の象徴として、生、死、そして再生のサイクルがある。光は生命を表す。闇は苦労した上で学んだ人生における教訓からの脱却を表す。現代の死の恐怖とは異なり、闇は肯定的な状態としてとらえられている。なぜならばやっとのことで自分自身の価値の体系から解放されるのだ。新らしい気持、爽快な気持ちになれる。このサイクルが続くならば、闇の期間があってもその後に、光は再び手の届くものになる。光は魂の再生を象徴すると言うことができる。このような象徴性の例がいまでも聖堂の床に敷かれている手の込んだ工芸品に見いだされるかもしれない。迷宮に入ることは、勇敢さ、愛、そして精神の発展というような無形の報いをともなう旅なのだ。

Ⅲ [解答]

21.C　22.A　23.B　24.C　25.C　26.B　27.D　28.C　29.B
30.B

[出題者が求めたポイント]

文法・語法・語彙に関する空所補充問題(選択問題)。

[解答のヒント]

21.「リンダは、社内でより上級の仕事への昇進ができる立場に身を置きたかった。それで、経営学修士の

学位を取得するために夜間大学に通った。」put oneself in a position to …：「…への立場に身を置く」＜oneselfは再帰代名詞＞。promotion：「昇進、昇格」、(参考)higher-level jobs：「上級職」、MBA = Master of Business Administration：「経営学修士」。

22.「彼が出した財産税を上げるという提案に関するハガキは、メールか電話で彼と連絡をとるという選択肢が掲げてあった。」either A or B：「Aかそれとも B」。concerning：「～に関して」＜前置詞＞、proposal：「提案(書)」、raise：「上げる」、property tax：「財産税、固定資産税」、list：「リストアップする、記載する」、option：「選択(の自由[余地・対象となるもの])、選択肢」、contact：「～と接する、連絡を取る」。

23.「休日の様々な行事のために、日曜版は4つではなく5つのセクションを掲載します。」
instead of ～：「～の代わりに」。because of ～：「～のために、～のせいで」、edition：「(刊行物の)版」、carry：「～を掲載する」。

24.「今年のトップの販売員への賞には、受賞者が世界中どこでも行きたいところへの往復航空券2枚があります。」wherever ～：「どこへ～しても、～するところどこでも」。award：「賞、賞品、賞金」、salesperson：「販売員、店員」、round-trip：「往復の、周遊の」＜形容詞＞。

25.「平均的な6人家族がひとりの収入で生計を立てるのはむずかしい。」live on ～：「～で生活を立てる」。average family of ～：「平均的な～人家族」、single income：「単一収入」。

26.「最近ジョンに会っていない。」recently：「最近(になって)、近ごろ」＜少し前" not long ago"という意味。今なお続いていることについては現在完了と一緒に使う。近い過去に起こってもう終わったことについては過去形と一緒に使う。＞

27.「もう少し我慢強ければ、彼は成功できただろう。」with ～：「～があれば」＜実際にはないのに、「ある」ことを想定する。if節ではないかたちの仮定法。＞patience：「忍耐、我慢」。

28.「ベルリンで彼に会うことを、楽しみしております。」look forward to ～：「～を楽しみに待つ」＜「～」のところには名詞表現が使われる。＞

29.「500名を超える数の乗客を乗せた旅客機が行方不明だ。」
～ingのによる後置修飾。passenger：「乗客、旅客、船客」、missing：「あるべきところにない、行方不明の～」。

30.「二組のうち、これがより有用な方だ。」the 比較級 of the two ～：「2つの～の内、より…のもの」。

Ⅳ [解答]

31.2番目：ロ　　7番目：ハ
32.2番目：ニ　　7番目：ヘ

33.2番目：ヘ 7番目：ハ
34.2番目：ニ 7番目：リ
35.2番目：ハ 7番目：ロ
[出題者の求めるポイント]
　整序英文完成問題。文法の基礎力が問われる。
[解答のヒント]
31. The compound called acetaldehyde is highly toxic and is partly responsible for the ill effects felt after drinking.過去分詞による後置修飾、等位接続詞andの機能の理解。compound：「化合物」、highly：「高度に、大いに」＜通例、形容詞、過去分詞を修飾＞、toxic：「有毒な、中毒の」。with不要。

32. If he had been kept waiting for long, no wonder he got angry with you.過去完了、keep O ～inの受身の理解。for long：「長い間」、no wonder：「驚くに値しない、～も不思議ではない」。you so不要。

33. Large numbers of bacteria and fungi are present in the plankton and constitute an essential element of the total aquatic ecosystem.主語、動詞の構造の理解が必要で、等位接続詞andが2つの動詞を並べていることの理解。large numbers of ～：「多くの～」、bacteria：「バクテリア、細菌」＜bacteriumの複数形＞、fungi：「菌類、糸状菌」、present：「存在している」、constitute：「～を構成する」、essential：「絶対不可欠な、本質的な」、element：「要素」。on不要。

34. When lapping up water, felines' tongues perform a complex maneuver that pits gravity against inertia in a delicate balance.関係代名詞thatの節による後置修飾。when ～ing：「～するとき」＜when節の中の主語＋be動詞の省略、あるいは、分詞構文の前に接続詞whenを置いた形、と考えられる。＞、lap up：「〔飲み物を〕舌ですくって飲む」、feline：「猫科の動物」、complex：「複雑な」、maneuver：「作戦行動；技術を要する操作、画策」、pit：「～を対抗させる」、gravity：「重力」、inertia：「《物理》慣性」。to不要。

35. Guests are allowed to use any facilities of the hotel's except for the spa which is reserved for exclusive customers. be allowed to ～：「～することが許される」。any ～：「どんな～でも」、facility：「施設、設備」＜この意味では通例、複数形のfacilitiesを用いるのが普通。＞、except for ～：「～を除けば、～を別にすれば」、reserve：「～を予約する、取っておく」、exclusive：「排他的な」。can不要。

数　学

第1期試験Ａ日程

1 〔解答〕

(1) $\dfrac{2}{5}$　(2) $\dfrac{2\sqrt{6}+\sqrt{3}}{3}$　(3) $\dfrac{3\sqrt{3}}{2}$　(4) 2

(5) 8　(6) $\dfrac{1}{4}$

〔出題者が求めたポイント〕

(1) (数学Ⅱ・指数対数関数)

$0.3 \times 2 - 1 = -0.4$ に留意して

$$\log_{10}\frac{m}{n} = \log_{10}m - \log_{10}n = -0.4$$

となる m, n を考える。

(2) (数学Ⅱ・三角関数)

$\dfrac{\theta}{2} = \alpha$ として, α の範囲を調べる。

$$\tan 2\alpha = \frac{2\tan\alpha}{1-\tan^2\alpha}, \quad \frac{1}{\cos^2\alpha} = 1+\tan^2\alpha$$

$\sin\alpha = \tan\alpha\cos\alpha$

(3) (数学Ｂ・ベクトル)

与式を $\overrightarrow{AB}$, $\overrightarrow{AC}$ のみで表わす。

$\overrightarrow{AB}\cdot\overrightarrow{AC} = |\overrightarrow{AB}||\overrightarrow{AC}|\cos A$

△ABCの面積は, $\dfrac{1}{2}|\overrightarrow{AB}||\overrightarrow{AC}|\sin A$

(4) (数学Ⅱ・図形と方程式)

連立方程式にして, y についての2次方程式にして, 接することよりD=0, x^2 を求め解を吟味する。

(5) (数学Ⅱ・積分法)

$y = x^2 - 4x + 3$ と $y = 3$ とで囲まれた面積を S_1,

$y = x^2 - 4x + 3$ と x 軸とで囲まれた面積を S_2 とすると,

$S_1 - 2S_2$ が求める面積。

(6) (数学Ａ・確率)

2か6が1個と, 奇数が2個のとき。

確率 p_1, p_2 の事象が, n 回やって r_1, r_2 回 ($r_1 + r_2 = n$)

起こる確率は, $_nC_{r_1}p_1^{r_1}p_2^{r_2}$

〔解答のプロセス〕

(1) $0.3 \times 2 - 1 = -0.4$ より

$2\log_{10}2 - \log_{10}10 = -0.4$

$\log_{10}\dfrac{4}{10} = -0.4$ より　$\dfrac{4}{10} = 10^{-0.4}$

$10^{-0.4} = \dfrac{4}{10} = \dfrac{2}{5}$

(2) $\alpha = \dfrac{\theta}{2}$　とすると,　$90° < \alpha < 135°$

$\sin\alpha > 0$, $\cos\alpha < 0$, $\tan\alpha < 0$

解答　26年度

$\dfrac{2\tan\alpha}{1-\tan^2\alpha} = 2\sqrt{2}$　より

$2\sqrt{2}\tan^2\alpha + 2\tan\alpha - 2\sqrt{2} = 0$

$2(\sqrt{2}\tan\alpha - 1)(\tan\alpha + \sqrt{2}) = 0$

$\tan\alpha < 0$ より $\tan\alpha = -\sqrt{2}$

$\dfrac{1}{\cos^2\alpha} = 1 + (-\sqrt{2})^2 = 3$ より $\cos\alpha = -\dfrac{\sqrt{3}}{3}$

$\sin\alpha = -\dfrac{\sqrt{3}}{3}(-\sqrt{2}) = \dfrac{\sqrt{6}}{3}$

$2\sin\alpha - \cos\alpha = \dfrac{2\sqrt{6}}{3} - \left(-\dfrac{\sqrt{3}}{3}\right) = \dfrac{2\sqrt{6}+\sqrt{3}}{3}$

(3) $\overrightarrow{AB}\cdot(\overrightarrow{AC}-\overrightarrow{AB}) = -3$ より $\overrightarrow{AB}\cdot\overrightarrow{AC}+3 = |\overrightarrow{AB}|^2$

$(\overrightarrow{AC}-\overrightarrow{AB})\cdot(-\overrightarrow{AC}) = -3$ より $\overrightarrow{AB}\cdot\overrightarrow{AC}+3 = |\overrightarrow{AC}|^2$

$(-\overrightarrow{AC})\cdot\overrightarrow{AB} = -3$ より $\overrightarrow{AB}\cdot\overrightarrow{AC} = 3$

よって, $|\overrightarrow{AB}| = |\overrightarrow{AC}| = \sqrt{6}$

$\cos\angle BAC = \dfrac{3}{\sqrt{6}\sqrt{6}} = \dfrac{1}{2}$, $\angle BAC = 60°$

面積は, $\dfrac{1}{2}\sqrt{6}\sqrt{6}\dfrac{\sqrt{3}}{2} = \dfrac{3\sqrt{3}}{2}$

(4) $x^2 = ay + \dfrac{1}{2}a$ を代入 $ay + \dfrac{1}{2}a + (y-2)^2 = 4$

$y^2 + (a-4)y + \dfrac{1}{2}a = 0$ が接するので D=0

$(D=)(a-4)^2 - 2a = 0$

$(a-2)(a-8) = 0$ より $a = 2, 8$

$a = 2$ のとき, $y = 1$, $x^2 = 3$

$a = 8$ のとき, $y = -2$, $x^2 = -12$ (不適)

従って, $a = 2$

(5) $x^2 - 4x + 3 = (x-1)(x-3)$

$x^2 - 4x + 3 = 3$ とすると, $x(x-4) = 0$

$y = x^2 - 4x + 3$ と $y = 3$ の囲む部分の面積

$$\int_0^4(-x^2+4x)\,dx = \left[-\frac{1}{3}x^3 + 2x^2\right]_0^4 = \frac{32}{3}$$

$y = x^2 - 4x + 3$ と x 軸の囲こむ部分の面積

$$\int_1^3(-x^2+4x+3)\,dx = \left[-\frac{1}{3}x^3 + 2x^2 - 3x\right]_1^3$$

$$= 0 - \left(-\frac{4}{3}\right) = \frac{4}{3}$$

従って, $\dfrac{32}{3} - 2\dfrac{4}{3} = \dfrac{24}{3} = 8$

(6) 2か6が1個と, 奇数が2個のときだから,

$$_3C_1\left(\frac{2}{6}\right)^1\left(\frac{3}{6}\right)^2 = 3\cdot\frac{1}{3}\left(\frac{1}{4}\right) = \frac{1}{4}$$

2 〔解答〕

(1) 30　(2) $30t_1 - \dfrac{1}{2}at_1^2$　(3) 60　(4) 27.6

〔出題者が求めたポイント〕（数学Ⅱ・積分法）

(1) $1km = 1000m$, 1時間$= 60 \times 60$秒
　　時速$108km$をm／秒に直したのがv_0
(2) 定積分を計算する。
(3) t_1秒で速度が0になることよりaをt_1で表わし，(2) の値が
　　$500+400$となるt_1を求める。
(4) aを求め，距離が275, $500+275$となる時間t_2, t_3を求
　　めて，$t_3 - t_2$を計算する。

〔解答のプロセス〕

(1) $1km = 1000m$, 1時間$= 3600$秒より

$$v_0 = \frac{108000}{3600} = 30$$

(2) $\displaystyle\int_0^{t_1}(30 - at)\,dt = \left[30t - \frac{1}{2}at^2\right]_0^{t_1}$

$$= 30t_1 - \frac{1}{2}at_1^2$$

(3) $30 - at_1 = 0$　より　$a = \dfrac{30}{t_1}$

　$30t_1 - \dfrac{1}{2}\dfrac{30}{t_1}t_1^2 = 500 + 400$

　$15t_1 = 900$　従って，$t_1 = 60$

(4) $a = \dfrac{30}{60} = \dfrac{1}{2}$

　$30t_2 - \dfrac{1}{4}t_2^2 = 275$　より　$t_2^2 - 120t_2 + 1100 = 0$

　$(t_2 - 110)(t_2 - 10) = 0$,　$t_2 < t_1$　より，　$t_2 = 10$

　$30t_3 - \dfrac{1}{4}t_3^2 = 775$　より　$t_3^2 - 120t_3 + 3100 = 0$

　$t_3 = 60 \pm 10\sqrt{5}$　$t_2 < t_1$より　$t_3 = 60 - 10\sqrt{5}$

　$\sqrt{5} = 2.24$より　$t_3 = 37.6$

　従って，$t_3 - t_2 = 37.6 - 10 = 27.6$

3 〔解答〕

(1) $n(B_1) + n(B_2)$　　(2) $n(B_1 \cap \overline{E_1}) + n(B_2 \cap \overline{E_2})$
(3) $n(E_1) + n(\overline{E_1})$　　(4) 39　　(5) 7　　(6) 6　　(7) 31

〔出題者が求めたポイント〕（数学A・集合）

文章を読んで題意に沿って考え，答えていく。
$n(A \cup B) = n(A) + n(B) - n(A \cap B)$

〔解答のプロセス〕

自転車を利用する男女生徒の計は49人より
$n(B_1) + n(B_2) = 49$
そのうち電車を利用しない男女の計は36人より
$n(B_1 \cap \overline{E_1}) + n(B_2 \cap \overline{E_2}) = 36$

(1) $n(U_1) = n(E_1) + n(\overline{E_1}) = 50$
　$n(E_1) = 23 - n(E_2) = 23 - 12 = 11$
　$n(\overline{E_1}) = 50 - 11 = 39$

(2) $n(B_2 \cap \overline{E_2}) = n(B_2) - n(B_2 \cap E_2)$
　　　　　　　$= 15 - 8 = 7$

(3) $n(B_1 \cap \overline{E_1}) = 36 - n(B_2 \cap \overline{E_2}) = 36 - 7 = 29$
　$n(B_1) = 49 - n(B_2) = 49 - 15 = 34$
　$n(B_1 \cap E_1) = n(B_1) - n(B_1 \cap \overline{E_1}) = 34 - 29 = 5$
　$n(\overline{B_1} \cap E_1) = n(E_1) - n(B_1 \cap E_1) = 11 - 5 = 6$

(4) $n(B_2 \cup E_2) = n(B_2) + n(E_2) - n(B_2 \cap E_2)$
　　　　　　　$= 15 + 12 - 8 = 19$
　$n(\overline{B_2} \cap \overline{E_2}) = n(\overline{B_2 \cup E_2}) = n(U_2) - n(B_2 \cup E_2)$
　　　　　　　$= 50 - 19 = 31$

酪農学園大学（獣医）26年度 （79）

第Ⅱ期試験

1 〔解答〕

(1) $\dfrac{\sqrt{14}}{3}$ (2) $2\sqrt{10}$, $x=\dfrac{\pi}{4}$, $\dfrac{3}{4}\pi$

(3) $f(x)=\dfrac{1}{2}x^3+\dfrac{3}{2}$

(4) $\dfrac{(n-1)n(n+1)}{6}$ (5) π (6) $\dfrac{3}{5}$

〔出題者が求めたポイント〕

(1)（数学Ⅰ・三角比）

与式の両辺を2乗して，$2\sin\cos\theta$ の値を求める。

$|\sin\theta-\cos\theta|^2$ を計算し値を求める。

(2)（数学Ⅱ・式と証明）

$a>0$, $b>0$ のとき，$a+b\geqq 2\sqrt{ab}$

等号が成り立つのは，$a=b$ のとき。

(3)（数学Ⅱ・積分法）

$f'(x)=ax^2$, $f(1)=2$, $f(-1)=1$

より $f(x)$ を求める。

(4)（数学B・数列）

$\displaystyle\sum_{k=1}^{n}k=\dfrac{n(n+1)}{2}$, $\displaystyle\sum_{k=1}^{n}k^2=\dfrac{n(n+1)(2n+1)}{6}$

を使って，計算する。

(5)（数学Ⅱ・図形と方程式）

(x_0, y_0) と (x_1, y_1) との中点 $P(x, y)$ は，

$x=\dfrac{x_0+x_1}{2}$, $y=\dfrac{y_0+y_1}{2}$

$Q(X, Y)$, $P(x, y)$ とし，Xをx，Yをyで表わして，

$X^2+Y^2=1$ に代入する。

(6)（数学A・確率）

Aを4の倍数の集合，Bを5の倍数の集合とすると，

$n(A\cup B)=n(A)+n(B)-n(A\cap B)$

$n(\overline{A}\cap\overline{B})=n(\overline{A\cup B})=n(U)-n(A\cup B)$

〔解答のプロセス〕

(1) $\sin^2\theta+2\sin\theta\cos\theta+\cos^2\theta=\dfrac{4}{9}$ より

$2\sin\theta\cos\theta=\dfrac{4}{9}-1=-\dfrac{5}{9}$

$|\sin\theta-\cos\theta|^2=\sin^2\theta-2\sin\theta\cos\theta+\cos^2\theta=\dfrac{14}{9}$

従って，$|\sin\theta-\cos\theta|=\dfrac{\sqrt{14}}{3}$

(2) $10^{\cos^2 x}>0$, $10^{\sin^2 x}>0$ より

$f(x)=10^{\cos^2 x}+10^{\sin^2 x}\geqq 2\sqrt{10^{\cos^2 x}\cdot 10^{\sin^2 x}}$

$\qquad =2\sqrt{10^{\cos^2 x+\sin^2 x}}=2\sqrt{10}$

等号が成り立つのは，$10^{\cos^2 x}=10^{\sin^2 x}$

$\cos^2 x=\sin^2 x$ より $\cos x=\pm\sin x$

従って，$x=\dfrac{\pi}{4}$, $\dfrac{3\pi}{4}$

(3) $f'(x)=ax^2$ より $f(x)=\dfrac{1}{3}ax^3+c$

$f(1)=2$ より $\dfrac{1}{3}a+c=2$

$f(-1)=1$ より $-\dfrac{1}{3}a+c=1$

2式より，$a=\dfrac{3}{2}$, $c=\dfrac{3}{2}$, $f(x)=\dfrac{1}{2}x^3+\dfrac{3}{2}$

(4) $a_n=\displaystyle\sum_{k=1}^{n}(k-1)=\dfrac{n(n+1)}{2}-n=\dfrac{1}{2}(n^2-n)$

$b_n=\dfrac{1}{2}\displaystyle\sum_{k=1}^{n}(k^2-k)=\dfrac{1}{2}\left\{\dfrac{n(n+1)(2n+1)}{6}\right.$

$\qquad\qquad\qquad\qquad\left.-\dfrac{n(n+1)}{2}\right\}$

$\qquad =\dfrac{n(n+1)}{2}\left(\dfrac{2n+1-3}{6}\right)=\dfrac{(n-1)n(n+1)}{6}$

(5) $Q(X, Y)$, $P(x, y)$ とする。

$x=\dfrac{X+4}{2}$, $y=\dfrac{Y+0}{2}$

よって，$X=2x-4$, $Y=2y$を$X^2+Y^2=1$に代入

$(2x-4)^2+(2y)^2=1$

よって，$(x-2)^2+y^2=\dfrac{1}{4}$, 半径$\dfrac{1}{2}$の円だから

$2\pi\left(\dfrac{1}{2}\right)=\pi$

(6) $1000\div 4=250$, $1000\div 5=200$

$1000\div 20=50$

4または5の倍数の札は，$250+200-50=400$

$1-\dfrac{400}{1000}=\dfrac{6}{10}=\dfrac{3}{5}$

2 〔解答〕

(1) $y=\left(-p+\dfrac{3}{2}\right)x+\dfrac{1}{2}p^2$

(2) $S_1=\dfrac{1}{6}p^3$, $S_2=-\dfrac{1}{6}p^3+\dfrac{3}{2}p^2-\dfrac{9}{2}p+\dfrac{9}{2}$

(3) $6-3\sqrt{2}$ (4) $27-18\sqrt{2}$

〔出題者が求めたポイント〕（数学Ⅱ・微分積分）

(1) $y=f(x)$ の上の$x=p$における接線の方程式は，

$y=f'(p)(x-p)+f(p)$

(2) 定積分で面積を求める。

(3) Sをpで微分して，増減表をつくる。

(4) Sに(3)のpの値を代入する。p^2, p^3を計算しておく。

〔解答のプロセス〕

(1) $y'=-x+\dfrac{3}{2}$ より

$\ell : y=\left(-p+\dfrac{3}{2}\right)(x-p)-\dfrac{1}{2}p^2+\dfrac{3}{2}p$

$\quad y=\left(-p+\dfrac{3}{2}\right)x+\dfrac{1}{2}p^2$

$$(2)\left(-p+\frac{3}{2}\right)x+\frac{1}{2}p^2-\left(-\frac{1}{2}x^2+\frac{3}{2}x\right)$$
$$=\frac{1}{2}x^2-px+\frac{1}{2}p^2$$

$$S_1=\int_0^p\left(\frac{1}{2}x^2-px+\frac{1}{2}p^2\right)dx$$
$$=\left[\frac{1}{6}x^3-\frac{p}{2}x^2+\frac{p^2}{2}x\right]_0^p=\frac{1}{6}p^3$$
$$S_2=\int_p^3\left(\frac{1}{2}x^2-px+\frac{1}{2}p^2\right)dx$$
$$=\left[\frac{1}{6}x^3-\frac{p}{2}x^2+\frac{p^2}{2}x\right]_p^3$$
$$=-\frac{1}{6}p^3+\frac{3}{2}p^2-\frac{9}{2}p+\frac{9}{2}$$

$$(3)\ S=-\frac{1}{6}p^3+3p^2-9p+9$$

$$\frac{dS}{dp}=-\frac{1}{2}p^2+6p-9=-\frac{1}{2}(p^2-12p+18)$$

$p^2-12p+18=0$ のとき, $p=6\pm3\sqrt{2}$

p	0		$6-3\sqrt{2}$		3
$\dfrac{dS}{dp}$		$-$	0	$+$	
S		↘		↗	

Sが最小となるとき, $p=6-3\sqrt{2}$

$(4)\ p^2=(6-3\sqrt{2})^2=36-36\sqrt{2}+18=54-36\sqrt{2}$
$p^3=(6-3\sqrt{2})^2=216-324\sqrt{2}+324-54\sqrt{2}$
$\quad=540-378\sqrt{2}$
$S=-90+63\sqrt{2}+162-108\sqrt{2}-54+27\sqrt{2}+9$
$\quad=27-18\sqrt{2}$
Sの最小値, $27-18\sqrt{2}$

3 〔解答〕

$(1)\dfrac{1}{3}\overrightarrow{OA}+\dfrac{4}{9}\overrightarrow{OB}$　　$(2)\dfrac{2}{21}\overrightarrow{OA}+\dfrac{8}{63}\overrightarrow{OB}$

$(3)4:3$　$(4)7:2$　$(5)63:8$

$(6)\dfrac{1}{3}\overrightarrow{OA}-\dfrac{1}{3}\overrightarrow{OB}$　(7)相似

$(8)9:1$　$(9)8:7$

〔**出題者が求めたポイント**〕（数学B・ベクトル）

　文章を読んで題意に沿って考え, 答えていく。

　△ABCの重心をGとすると, $\overrightarrow{OG}=\dfrac{\overrightarrow{OA}+\overrightarrow{OB}+\overrightarrow{OC}}{3}$

〔**解答のプロセス**〕

①より　$-2\overrightarrow{OP}+3\overrightarrow{OA}-3\overrightarrow{OP}+4\overrightarrow{OB}-4\overrightarrow{OP}=\vec{0}$

従って, $\overrightarrow{OP}=\dfrac{3\overrightarrow{OA}+4\overrightarrow{OB}}{9}=\dfrac{1}{3}\overrightarrow{OA}+\dfrac{4}{9}\overrightarrow{OB}$

$\overrightarrow{OD}=t\overrightarrow{OP}$ とすると, $\overrightarrow{OD}=\dfrac{1}{3}t\overrightarrow{OA}+\dfrac{4}{9}t\overrightarrow{OB}$

DはAB上なので, $\dfrac{1}{3}t+\dfrac{4}{9}t=1$　より　$t=\dfrac{9}{7}$

$\overrightarrow{OD}=\dfrac{3}{7}\overrightarrow{OA}+\dfrac{4}{7}\overrightarrow{OB},\ \overrightarrow{PD}=\dfrac{2}{21}\overrightarrow{OA}+\dfrac{8}{63}\overrightarrow{OB}$

AD:DB=4:3, OP:OD=7:2

△OAB:△PAB=9:2(OD:PD)

△PAB:△PAD=7:4(AB:AD)

$\triangle PAD=\dfrac{4}{7}\left(\dfrac{2}{9}\triangle OAB\right)=\dfrac{8}{63}\triangle OAB$

従って, △OAB:△PAD=63:8

$\overrightarrow{OE}=\dfrac{1}{3}\overrightarrow{OP}+\dfrac{1}{3}\overrightarrow{OA},\ \overrightarrow{OG}=\dfrac{1}{3}\overrightarrow{OP}+\dfrac{1}{3}\overrightarrow{OB}$

$\overrightarrow{OF}=\dfrac{1}{3}\overrightarrow{OP}+\dfrac{1}{3}\overrightarrow{OA}+\dfrac{1}{3}\overrightarrow{OB}$

$\overrightarrow{GE}=\dfrac{1}{3}\overrightarrow{OP}+\dfrac{1}{3}\overrightarrow{OA}-\dfrac{1}{3}\overrightarrow{OP}-\dfrac{1}{3}\overrightarrow{OB}$

$\quad=\dfrac{1}{3}\overrightarrow{OA}-\dfrac{1}{3}\overrightarrow{OB}\quad\left(=\dfrac{1}{3}\overrightarrow{BA}\right)$

$\overrightarrow{EF}=\dfrac{1}{3}\overrightarrow{OB},\ \overrightarrow{GF}=\dfrac{1}{3}\overrightarrow{OA}$

△OABと△FGEとは相似である。

$\triangle OAB:\triangle EFG=1:\left(\dfrac{1}{3}\right)^2=9:1$

$\triangle EFG=\dfrac{1}{9}\triangle OAB$

$\triangle PAD:\triangle EFG=\dfrac{8}{63}:\dfrac{1}{9}=8:7$

化 学

解答　26年度

酪農学園大学（獣医）26年度　（81）

第 I 期試験 A 日程

(1) [解答]

74%

[出題者が求めたポイント]　合金の組成

[解答の手順]

溶液を塩基性にして硫化水素を通じると，Zn^{2+} は ZnS となって沈殿するが，Mg^{2+} は沈殿しない。ZnS の沈殿が 0.388 g であるから，その中の Zn は

$$0.388\,g \times \frac{Zn}{ZnS} = 0.388\,g \times \frac{65.4}{97.5} = 0.260\,g$$

合金 1.000 g のうち Zn が 0.260 g であるから Mg は 1.000 g − 0.260 g = 0.740 g　合金 1.000 g に 0.740 g 含まれているから　質量 % は 74% である。

(2) [解答]

1) 過酸化水素水 5.00 mL をホールピペットでとり，100 mL メスフラスコに入れる。これに蒸留水を標線まで加えて栓をし，よく振り混ぜる。

2) $H_2O_2 + H_2SO_4 + 2KI \rightarrow K_2SO_4 + I_2 + 2H_2O$

3) $I_2 + 2Na_2S_2O_3 \rightarrow 2NaI + Na_2S_4O_6$

4) c　5) e　6) 0.882 mol/L

[出題者が求めたポイント]

H_2O_2 水の調製と濃度の測定

[解答の手順]

1) 必要な H_2O_2 水は 100 mL の 1/20 の 5.00 mL。一定量の溶液を採取するにはホールピペット，一定量の溶液を調製するにはメスフラスコを用いる。

2) H_2O_2 は酸化剤，KI は還元剤

$$H_2O_2 + 2H^+ + 2e^- \rightarrow H_2O \qquad \cdots\cdots ①$$
$$2I^- \rightarrow I_2 + 2e^- \qquad \cdots\cdots ②$$

①＋②　より

$$H_2O_2 + 2H^+ + 2I^- \rightarrow I_2 + 2H_2O$$

変化しなかった $2K^+$，SO_4^{2-} を両辺に加えて整理する。

3) I_2 は酸化剤，$Na_2S_2O_3$ は還元剤

$$I_2 + 2e^- \rightarrow 2I^- \qquad \cdots\cdots ③$$
$$2S_2O_3^{2-} \rightarrow S_4O_6^{2-} + 2e^- \qquad \cdots\cdots ④$$

③＋④　より

$$I_2 + 2S_2O_3^{2-} \rightarrow 2I^- + S_4O_6^{2-}$$

変化しなかった $4Na^+$ を両辺に加えて整理する。

4), 5) 滴定が進むと I_2 の色が薄くなり，終点が分からなくなるので，I_2 と鋭敏に呈色するデンプンを加え，青色が消えるときを滴定の終点とする。

6) 反応をまとめると　$H_2O_2\ 1\ mol \rightarrow I_2\ 1\ mol \rightarrow Na_2S_2O_3\ 2\ mol$　の関係となる。

用いた KI は　$0.110\ mol/L \times 12.00 \times 10^{-3}\ L = 1.32 \times 10^{-3}\ mol$　で，すべて反応すると I_2 は $6.6 \times 10^{-4}\ mol$ 生じる。このとき必要な $Na_2S_2O_3$ は $1.32 \times 10^{-3}\ mol$ で，0.105 mol/L，8.40 mL よりも多

い。よって KI は十分量あり，H_2O_2 はすべて反応したとわかる。

滴下した $Na_2S_2O_3$ は

$$0.105\ mol/L \times 8.40 \times 10^{-3}\ L = 8.82 \times 10^{-4}\ mol$$

用いた H_2O_2 は 1/2 量の $4.41 \times 10^{-4}\ mol$ であるから

$$\frac{x\,[mol/L]}{20} \times 10.00 \times 10^{-3}\ L = 4.41 \times 10^{-4}\ mol$$

$$x = 0.882\,[mol/L]$$

(3) [解答]

1) ①カルボキシ　②アミノ　③ジスルフィド

2)
$$\underset{\overset{|}{O}}{\underset{H_2N-CH}{\overset{R^1}{|}}}\ \underset{\overset{|}{H}}{-C-N-}\ \underset{\overset{|}{O}}{\underset{CH-C-OH}{\overset{R^2}{|}}}$$

3) b

4) (N末端) グリシン，フェニルアラニン，アラニン，システイン (C末端)

5) 26 %

[出題者が求めたポイント]　アミノ酸の結合，テトラペプチドのアミノ酸順

[解答の手順]

1) ③システイン $HSCH_2CH(NH_2)COOH$ がメルカプト基 -SH の部分が酸化されて生じた -S-S- 結合をジスルフィド結合という。

2)
$$H_2N-\underset{\overset{|}{O}}{\underset{CH-C}{\overset{R^1}{|}}}\underset{}{[OH}\ \underset{}{H]}\underset{\overset{|}{H}}{-N-}\underset{}{\overset{R^2}{|}}\underset{}{CH-COOH}$$

$$\rightarrow H_2N-\underset{\overset{|}{O}}{\underset{CH-C}{\overset{R^1}{|}}}\underset{\overset{|}{H}}{-N-}\underset{}{\overset{R^2}{|}}\underset{}{CH-COOH} + H_2O$$

ペプチド結合

3) ビウレット反応は，アミノ酸 3 分子以上のペプチドが $CuSO_4$ と NaOH により赤紫色を示す反応。

4) X を (N末端) a-b-c-d (C末端) とする。

d は硫黄を含んでいるからシステイン

a は不斉炭素原子をもたないからグリシン

$$H_2NCH_2COOH$$

実験 4 で，Z はビウレット反応陽性であるからトリペプチド，Y はアミノ酸である。Z としてa-b-c を考えると a がグリシンであることと矛盾するので b-c-d。b がベンゼン環を含むからフェニルアラニン ◯-$CH_2CH(NH_2)COOH$，よって c はアラニン $CH_3CH(NH_2)COOH$ となる。

5) アンモニア 0.051 g 中の窒素は

$$0.051\,g \times \frac{N}{NH_3} = 0.051\,g \times \frac{14}{17} = 0.042\,g$$

窒素 0.042 g を含むタンパク質は

$$x\,[g] \times \frac{20}{100} = 0.042\,g \quad より \quad 0.21\,g$$

食品 0.80 g 中にタンパク質が 0.21 g 含まれるから

$$\frac{0.21\,\text{g}}{0.80\,\text{g}} \times 100 = 26\,\%$$

(4) [解答]

　1)①ルシャトリエ　　2)②4.76

　3)③＋0.09　④＋5.00　⑤0

[出題者が求めたポイント]　緩衝液のpH

[解答の手順]

　1),2)　弱酸HAとその酸の強塩基との塩BAとの混合溶液では，BAの電離(反応式(2))によるA$^-$のためHAの電離平衡(反応式(1))は左に偏り(ルシャトリエの平衡移動の原理)，溶液中にはHAとA$^-$がともに多量に存在している。このような混合溶液についても，弱酸の電離定数K_{HA}は一定を保っている。

　　　いま酢酸と酢酸ナトリウムがともに0.1 mol/Lで含まれている溶液では，酢酸の電離によるH$^+$は無視できるほど少なく，[CH$_3$COOH] = 0.1 mol/L，[CH$_3$COO$^-$] = 0.1 mol/L　とみなせる，よって

$$K_{HA} = \frac{[\text{CH}_3\text{COO}^-][\text{H}^+]}{[\text{CH}_3\text{COOH}]} = \frac{0.1\,\text{mol/L} \times [\text{H}^+]}{0.1\,\text{mol/L}}$$

$$= [\text{H}^+] = 1.75 \times 10^{-5}\,\text{mol/L}$$

$$\text{pH} = -\log_{10}(1.75 \times 10^{-5}) = 5 - \log_{10} 1.75$$

$$= 5 - 0.243 = 4.757 ≒ 4.76$$

　3)　③この溶液に水酸化ナトリウムを加えると

$$\text{CH}_3\text{COOH} + \text{NaOH} \rightarrow \text{CH}_3\text{COONa} + \text{H}_2\text{O}$$

の反応が起こるので

CH$_3$COOHは0.1 mol − 0.01 mol = 0.09 mol

[CH$_3$COOH] = 0.09 mol/L

CH$_3$COONaは0.1 mol + 0.01 mol = 0.11 mol

[CH$_3$COO$^-$] = 0.11 mol/L　　になる。よって

$$K_{HA} = \frac{0.11\,\text{mol/L} \times [\text{H}^+]}{0.09\,\text{mol/L}} = 1.75 \times 10^{-5}\,\text{mol/L}$$

$$[\text{H}^+] = 1.43 \times 10^{-5}\,\text{mol/L}$$

$$\text{pH} = -\log_{10}(1.43 \times 10^{-5}) = 5 - \log_{10} 1.43$$

$$= 5 - 0.155 = 4.845$$

pH変化量 = 4.845 − 4.757 ≒ ＋0.09

④水1 LにNaOH 0.01 molを加えると

[OH$^-$] = 0.01 mol/L　　　[H$^+$] = 1 × 10^{-12} mol/L

pH = 12.00

pH変化量 = 12.00 − 7.00 = ＋5.00

　このように緩衝液の場合には少量の塩基を加えてもpH変化が小さいことがわかる。

⑤緩衝液を純水で10倍に薄めても[CH$_3$COOH]と[CH$_3$COONa]の比は変らないので，[H$^+$]は変らず，pHも変らない。

第Ⅱ期試験

(1) [解答]
　b, e

[出題者が求めたポイント] 分子の極性の有無
[解答の手順]
　a) CH_4分子は正四面体形で，正四面体の中心にC原子，4つの頂点にH原子が位置している。電気陰性度の値からC原子は負に，H原子は正に帯電し，C-H結合には極性があるが，H 4原子の正電荷の中心はC原子の位置に重なるため分子としての極性はない。
　b) 正　c) 2個のC-H結合の極性の和とC=O結合の極性とは同じ強さではなく，極性分子である。
　d) a)のCH_4分子と同様正四面体形分子で，Clの負電荷の中心はC原子の位置と重なるため無極性分子である。
　e) 正　H_2O分子は折れ線形なので2つのO-H結合の極性は打消されず，極性分子である。分子式が同型のCO_2では分子が直線形なので，2つのC-O結合の極性は打消され無極性分子である。

(2) [解答]
　1) A：i　B：j　2) c
　3) 単体A：a　単体B：c　化合物C：b

[出題者が求めたポイント] 元素の推定とその結合
[解答の手順]
　1) Aの電子配置はK殻2個，L殻8個，M殻2個で，電子数12，原子番号12となり，Mgである。Bの電子配置はK殻2個，L殻8個，M殻7個で，電子数17，原子番号17，Clである。
　2) Mgは価電子2個を失ってMg^{2+}になり，Clは電子1個を得てCl^-になり，イオン結合により化学式$MgCl_2$の物質をつくる。
　3) Mgの単体は金属で，原子は金属結合で結合している。Clの単体は分子式Cl_2の分子で，Cl 2原子は共有結合で結合している。

(3) [解答]
　1) ①ボーキサイト　③氷晶石
　2) $Al(OH)_3$
　3) $Al_2O_3 + 2NaOH + 3H_2O \rightarrow 2Na[Al(OH)_4]$
　4) $C + O^{2-} \rightarrow CO + 2e^-$
　5) 1.1×10^5倍
　6) $Al(固) + 3/4 O_2(気) = 1/2 Al_2O_3(固) + 1.6 \times 10^3$ kJ

[出題者が求めたポイント] アルミニウムの製法と燃焼熱
[解答の手順]
　1)～4)

アルミニウムの原料鉱石はボーキサイトで，主成分は酸化アルミニウムである。これを濃NaOH水溶液と熱すると，両性酸化物のAl_2O_3はアルミン酸ナトリウム(テトラヒドロキソアルミン酸ナトリウム)となって溶け，他の不純物から分離できる。
$$Al_2O_3 + 2NaOH + 3H_2O \rightarrow 2Na[Al(OH)_4]$$
この水溶液に核となる$Al(OH)_3$を加えて温度を下げると加水分解されて$Al(OH)_3$が沈殿するので，これを集めて熱するとAl_2O_3となる。
$$[Al(OH)_4]^- \rightarrow Al(OH)_3 + OH^-$$
$$2Al(OH)_3 \rightarrow Al_2O_3 + 3H_2O$$
Alはイオン化傾向が大きく，COによる還元や水溶液の電気分解による還元では単体は得られないので，融解塩電解をする。このとき融点を下げるため氷晶石Na_3AlF_6(ヘキサフルオロアルミン酸ナトリウム)に溶かして電気分解をする。
　陽極　O^{2-}が電子を失い，生じたO原子が極の炭素反応する。　$C + O^{2-} \rightarrow CO + 2e^-$
　陰極　Al^{3+}が電子を得る。　$Al^{3+} + 3e^- \rightarrow Al$
このアルミニウム製造法をホール・エルー法という。
　5) Al 1 molの生成にe^- 3 molが必要であるから，必要なe^- = $\dfrac{1 \times 10^6 \text{ g}}{27 \text{ g/mol}} \times 3 = 1.1 \times 10^5$ mol
　e^- 1 molの電気量＝$1F$ である。
　6) Al 1 molあたりの発熱量は
　58.6 kJ/g × 27 g/mol ≒ 1.6×10^3 kJ/mol
これを熱化学方程式で表すと
$$Al(固) + \frac{3}{4}O_2(気) = \frac{1}{2}Al_2O_3(固) + 1.6 \times 10^3 \text{ kJ}$$

(4) [解答]
1) 光学異性体
2)
3) Ⅲ　　Ⅳ

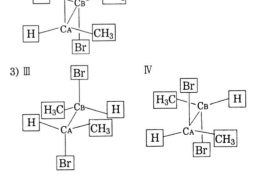

[出題者が求めたポイント] 2-ブテンの臭素付加物の構造
[解答の手順]

1) 鏡像関係にある2つの異性体を鏡像異性体といい、偏光面を回転させる方向が異なるので光学異性体ともいう。
2) 問題文のC_A原子をBr^-が攻撃するときの経過を参考に考える。

第一段階はC_A原子が攻撃された場合と同様である。第二段階ではC_B原子の、三員環側とは逆側からBr^-が攻撃する。その結果、攻撃して来たBr原子とC_B原子が共有結合で結合し、三員環内のBr原子がC_A原子と共有結合で結合し、付加生成物IIが得られる。

C_A-C_Bは単結合なので回転できる。よってIのC_Aの正四面体をBrが上になるように(I')、IIのC_Bの正四面体をBrが上になるように(II')回転すると、HとCH_3の位置関係が逆になり、互いに鏡像異性体であるとわかる。

3) トランス-2-ブテンは下図のように表されるので、C_B原子のHとCH_3を逆にしてシス-2-ブテンのときと同じように考えると、C_B原子のHとCH_3の入れ換わったI、IIと同構造のIII、IVが得られる。

(5) [解答]
1)①メスフラスコ ②ビュレット ③ホールピペット
2)a 3)0.050 mol/L 4)0.40 mol/L
5) (i) 空気中の水分を吸収し、それに溶ける(潮解性)。
(ii) 空気中の二酸化炭素と反応する。
6)②は水酸化ナトリウム水溶液で、③はシュウ酸標準液で数回ゆすぎ、そのまま用いる。
[出題者が求めたポイント] 中和滴定の操作と計算
[解答の手順]
1) 溶液の調製にはメスフラスコ、溶液の滴下にはビュレット、一定量の溶液の採取にはホールピペットを用いる。
2) 弱酸と強塩基の中和滴定には、変色域が弱塩基性域にあるフェノールフタレインを用いる。設問の指示薬の変色域は a) 8.0～9.8, b) 3.1～4.4, c) 4.2～6.2, d) 6.0～7.6。 e)は指示薬ではない。
3) $(COOH)_2 \cdot 2H_2O = 126$ であるから6.3gは

$$\frac{6.3\,g}{126\,g/mol} = 0.050\ mol \qquad 1\ L中に0.050\ mol$$

含まれるから、濃度は0.050 mol/L
4) 中和の関係 酸の物質量×価数＝塩基の物質量×価数 より

$$0.050\ mol/L \times 10.0 \times 10^{-3}\,L \times 2$$
$$= x[mol/L] \times 2.5 \times 10^{-3}\,L \times 1$$
$$x = 0.40\,[mol/L]$$

5) NaOHは潮解性であり、酸性酸化物のCO_2と反応するので、空気中で正確に秤量することはできない。

$$2NaOH + CO_2 \rightarrow Na_2CO_3 + H_2O$$

6) 次に用いる試薬でゆすいで器具の水気を取ることを共洗いという。

生　物

第1期試験A日程

(1)

[解答]

1)①セ　②イ　③ウ　④ソ　⑤ア　⑥サ
　⑦エ　⑧シ　⑨⑩オ，ス　⑪タ　⑫ケ
　⑬カ　⑭コ　⑮キ　⑯ク

2)根圧，水分子の凝集力

[出題者が求めたポイント]

植物の水の吸収と移動に関する基本的な内容の問題。
選択肢はあるが空欄が多いので間違えないように解答
したい。気孔の開閉については植物ホルモンについても
出題されることが多い。

1)根毛は根の表皮細胞からできる。根では外側より内
　側の細胞のほうが浸透圧が高くなっている。根から
　の吸水には，細胞内を通る経路と細胞壁や細胞間隙
　を通る経路がある。どちらの経路からも内皮細胞を
　通って道管に入る。

(2)

[解答]

1)オペロン説
2)ジャコブ，モノー
3)リプレッサー
4)オペレーター，d
5)タンパク質の構造が変わるから。(15字)
6)a，c
7)RNAポリメラーゼ
8)核

[出題者が求めたポイント]

原核生物の転写調節に関する標準的な問題。原核生物
では，機能的に関連の深い酵素の構造遺伝子がDNA上
で隣接して存在することが多い。この構造遺伝子群とそ
の転写調節にかかわる領域をオペロンと呼ぶ。オペロン
の構造遺伝子群は，まとまって一つのmRNAに転写され
る。

2)オペロン説は，ジャコブとモノーによって1961年に
　提唱された。2人は1965年にノーベル賞を受賞した。
6)プロモーターはRNAポリメラーゼが結合するDNA
　上の領域。原核生物ではRNAポリメラーゼがプロモ
　ーターを認識して結合する。
8)真核生物の転写は核内で行われる。

(3)

[解答]

1)①キ　②ク　③イ　④コ　⑤ア　⑥サ
　⑦カ　⑧サ　⑨オ　⑩サ

2)間脳視床下部，脳下垂体前葉

3)①イ　②ウ　③エ　④オ　⑤カ　⑥ア

[出題者が求めたポイント]

脊椎動物のホルモンと自律神経についての知識を確
認する基本的な問題。

2)視床下部がホルモンと自律神経の中枢。フィードバ
　ックについても出題されることが多い。

(4)

[解答]

1)①割球　②全割　③部分割
2)・割球が成長しないため分裂ごとに小さくなる。
　・各割球が同調して分裂する。
3)a.等黄卵，エ，カ　　b.端黄卵，ア，オ，キ

[出題者が求めたポイント]

卵と卵割についての基本的な問題。

1)全割をする卵は，等黄卵(等割)と端黄卵の一部(不等
　割)である。部分割をする卵は，心黄卵(表割)と端黄
　卵の一部(盤割)である。
2)卵割では，G1期とG2期を欠くことが多く細胞周期
　が速い。
3)a.エ(キョク皮動物)，カ(哺乳類)は等黄卵。b.ア(両
　生類)，オ(魚類)，キ(鳥類)は端黄卵。イ・ウ(昆虫
　類)とク(甲殻類)は心黄卵。

(5)

[解答]

1)①ト　②ナ　③ウ　④ソ　⑤ケ　⑥チ
　⑦ア　⑧タ　⑨コ　⑩サ　⑪イ　⑫キ
　⑬シ　⑭ニ

2)全か無かの法則
3)跳躍伝導

[出題者が求めたポイント]

神経細胞の静止電位と活動電位が発生するしくみ，興
奮の伝導に関する基本的な内容の問題。興奮の伝達につ
いても整理しておきたい。また，電流の流れる方向や，
電位変化のグラフなども出題されることが多い。

2)神経細胞(ニューロン)は束になって存在し，細胞に
　よって閾値が異なる。閾値以上の刺激の強さでは活
　動電位の大きさは一定だが，活動電位が生じる頻度
　が高くなる。
3)髄鞘は絶縁体で，活動電位はランビエ絞輪の部分を
　伝わる。また，無髄神経では軸索の太い神経のほう
　が伝導速度は速い。

第 2 期 試 験

(1)
[解答]
①ウ ②エ ③オ ④キ ⑤ク ⑥コ
⑦サ ⑧ス ⑨セ ⑩イ

[出題者が求めたポイント]
　光合成の研究史に関する問題。光合成研究史については教科書における扱いも少なくなり，入試問題への出題頻度も低くなっている。そのため，一通り学習していないと語群はあっても答えることが難しい。
　①～⑩を研究された年代順に並べると④⑦⑤②⑧⑥⑩①⑨③となる。ヘルモントは17世紀の中頃，鉢植えのヤナギを用いた実験で植物は水によって成長するとした。

(2)
[解答]
1)①視床下部 ②脳下垂体 ③前葉
2)自律神経系
3)甲状腺刺激ホルモンの受容体は甲状腺の細胞だけに存在するから。(30字)
4)名前：チロキシン　　はたらき：物質の代謝を促進する
5)フィードバック

[出題者が求めたポイント]
　ホルモンの分泌調節に関する基本的な内容の問題。
1)ホルモン分泌と自律神経の中枢は間脳の視床下部。
2)甲状腺刺激ホルモンの受容体は甲状腺細胞の細胞膜に存在する。ステロイドホルモンの場合，受容体は細胞内に存在する。
4)チロキシンは物質代謝のうち特に異化を促進する。

(3)
[解答]
1)

	反応過程	場所
①	解糖系	細胞質基質
②	クエン酸回路	ミトコンドリアのマトリックス(基質)
③	電子伝達系	ミトコンドリアの内膜

2)NAD^+，FAD^+
3)(ア)2 (イ)6 (ウ)6 (エ)10 (オ)2
4)96 g

[出題者が求めたポイント]
　好気呼吸の過程に関する標準的な内容の問題。
2)補酵素はNADとFADであるが，酸化型となっているのでNAD^+，とFAD^+になる。FADはクエン酸回路ではたらく。

3)この問題では補酵素Xが省略されている。電子伝達系は次の反応式にまとめられる。
　　$12(2[H])$ ＋ $6O_2$ → $6CO_2$ ＋ $12H_2O$
4)酸化的リン酸化は電子伝達系における酸化反応によるATP合成のこと。解糖系，クエン酸回路におけるATP合成は酵素反応であり，基質レベルのリン酸化と呼ばれる。呼吸基質としてグルコース1モルから電子伝達系で合成されるATPは34モル。
$180 : (34 \times 507) = 1 : X$より，$X \fallingdotseq 96$となる。

(4)
[解答]
1)15時間
2)ア群：G1期　　イ群：S期　　ウ群：G2期，M期
3)G1期：8.2時間　　S期：3時間　　G2期：3時間
　M期：0.8時間

[出題者が求めたポイント]
　細胞周期とDNA合成に関する標準的な内容の問題。
1)実験1の結果から，細胞数が倍になるのに要する時間を求める。たとえば，培養開始後10時間の細胞数は75.3個(×10^3以下同様)。この2倍は150.6個である。この数に近くなるのは，培養開始後20時間の個数と30時間の個数の中間である。119.6＋(181.4－119.6)/2＝150.5　そこで細胞周期はおよそ15時間と考えられる。表ではなくグラフにするとわかりやすい。
2)細胞1個あたりのDNA量が1と2の間になるのはS期(DNA合成期)である。複製されたDNAが元の量に戻るのはM期(分裂期)の最後(終期の終わり)なので，G2期(分裂準備期)とM期(分裂期)は2倍量のDNAを含む。
3)実験2から，「すぐに観察したところおよそ20％の細胞が標識されていた」ことから，観察した全細胞のうち約20％がS期であることがわかる。培養細胞のS期に取り込ませた^{3}HチミジンがM期に見られるのが3時間後であることから，G2期が3時間であることがわかる。また，観察された全細胞数に占める各期の細胞数と細胞周期の全所要時間に占める各期に要する時間は一致することを利用して，S期は細胞周期15時間の20％である3時間とわかる($15 \times 0.2 = 3$)。実験3の結果から，G1期(観察細胞176500個のうちの96500個)は8.2時間となる($96.5 \times 15 \div 176.5 \fallingdotseq 8.2$)。M期は細胞周期15時間からG1期，S期，G2期に要する時間を引くことで求められる($15 - 8.2 - 3 - 3 = 0.8$)。

(5)
[解答]
1)菌界

2) 担子菌門
3) 酵母
4) 核膜で包まれた核の有無
5) 生産者
6) 地衣類
7) キノコ
8) シイタケ, マツタケ

[出題者が求めたポイント]
　五界説の分類において菌界に関する標準的な内容の問題。
1) 近年のDNA解析の結果, 菌類は植物よりも動物に近いとされている。
2) 接合菌類はケカビやクモノスカビ, 子のう菌類はアオカビやアカパンカビ, 担子菌類はシイタケやマツタケ。
3) 酵母は単細胞の菌類の総称。
4) 菌類は真核生物, 細菌類は原核生物である。
6) 地衣類は子のう菌類や担子菌類に緑藻類やシアノバクテリアが共生したものである。
7) キノコは菌類の胞子散布を目的とした子実体。子のう菌類と担子菌類がつくる。
8) 「日本でポピュラーな」とあるので, 自生するシイタケとマツタケを解答にした。その他, エノキタケやケマイタケなども良いだろう。シメジでは生物種にならない。なお, エリンギは日本に自生せず, その呼び名は学名である。

平成25年度

問　題　と　解　答

平成25年度

英 語

問題

25年度

第1期A日程

問題 I

次の英文を読み、設問および空欄に最も適したものをそれぞれ選び、記号で答えなさい。

Eating is an essential part of life. All animals and humans need to drink and eat. Of course, we could survive for months on water, but eating food is the most efficient way to get our daily recommended allowance of vitamins and minerals. Eating is a big part of our lives. It goes without saying that we eat for sustenance, but eating also often plays a big part in celebrations and festivals. Others take eating to an extreme and the *Guinness Book of World Records*™ is one place to read about these people. In the book, you can find out that the biggest bowl of spaghetti was over 6,250 kilograms. It was made by chefs at an Italian restaurant in Los Angeles and served in a swimming pool. You can also read about an Italian man who can digest glass and metal and holds the record for the biggest meal ever—a Cessna 150 airplane.

When it comes to food and world records, there are very many: some very strange and some not so strange. Don Gorske is another name you can read about and he holds the world record for the most Big Macs™ ever eaten. In May of 2011, Don Gorske entered a McDonald's™ in Fond du Lac, Wisconsin and ate his 25,000th Big Mac™; the popular hamburger comprised of seven main ingredients. Employees of the world-famous fast food restaurant, Guinness officials, friends and other customers listened to a quick speech given by Don before he enjoyed his record-breaking burger. "I plan on eating Big Macs until I die," he said. "I have no intentions of changing. It's still my favorite food. Nothing has changed in 39 years." He also said, "It's been seven years since I ate my 20,000th. Same thing goes this year folks: You can't have the carton, and it probably still takes 16 bites for me to finish a Big Mac." After which, he proceeded to eat the burger made of "two all-beef patties, special sauce, lettuce, cheese, pickles, onions on a sesame seed bun". If you are wondering about his comment about the carton, collectors of McDonald's™ goods and the people from the *Guinness Book of World Records*™ asked for the carton from his 20,000th burger. Gorske declined giving the carton to anyone as he keeps the cartons from those burgers which represent personal landmarks.

Those who have never seen Don Gorske may assume that he is an overweight out-of-shape man, but this 59-year-old retired prison guard is lean and healthy. One health expert, Tara Gidus, believes that one reason is that, although Don eats Big Macs™ everyday, he doesn't eat a lot of the other fast food that usually accompanies the burger such as French fries and soft drinks. She also said that his walking regularly for exercise also helps keep him trim. Each Big Mac™ packs 540 calories, 29 grams of fat, and 1,040 milligrams of sodium, according to the McDonald's™ website. That means during Gorske's almost four-decade binge, he's consumed an unbelievable 13.5 million calories, 725,000 grams of fat, and 26 million milligrams of sodium from Big Macs™ alone.

Gorske said that he normally buys six Big Macs™ on Monday and eight on Thursday and freezes or refrigerates them until he warms them up before eating them. Since Gorske started eating Big Macs™ on May 17, 1972—when he bought three Big Macs™ to celebrate the purchase of a new car, but went back two more times that same day buying three more each time—there have only been eight days when he hasn't eaten a Big Mac™ and most days he eats two. One Big Mac-less day was on Thanksgiving of 2000, when he forgot to stock up on Big Macs™ before the holiday, thinking that McDonald's™ would be open on that day. Another time was to grant his dying mother's wish that he would eat something other than the famous burger.

Gorske said that he does like other foods, including bratwursts—a German pork sausage—and lobster, but that he loves Big Macs™ and his wife Mary, a nurse, never has to worry about making him a meal. "I really do enjoy every Big Mac," he said. Gorske certainly isn't hiding his habit, and he's wary of going too far. He said his wife told him, "When she has to put them in a blender, it's over."

1. Which of the following statements is ***not*** true?

   A. There is a man in Italy who ate an airplane.

   B. A swimming pool was used to serve the largest bowl of spaghetti.

   C. All food eating records in the *Guinness Book of World Records*™ are very strange records.

   D. Don Gorske has eaten more Big Macs™ than anyone else in the world.

2. In what year did Don eat his 20,000th Big Mac™?

   A. 1972

   B. 2004

   C. 2005

   D. 2011

3. How many different food components make up a Big Mac™?

   A. two

   B. seven

   C. eight

   D. sixteen

4. What can be said about Don Gorske?

   A．He is fat, but healthy.

   B．He is fat and out of shape.

   C．He is not fat and in good health.

   D．He is not fat, but out of shape.

5. What can be said about Don's eating habits?

   A．He always gets French fries and a soft drink with his burger.

   B．He only eats burgers on weekdays.

   C．He only eats Big Macs™ on the days they are made.

   D．He has been eating Big Macs™ for nearly four decades.

6. How many Big Macs™ did Don eat on his first day?

   A．three

   B．five

   C．six

   D．nine

7. How many days between his 1st and 25,000th burger has Don not had a Big Mac™?

   A．two

   B．three

   C．eight

   D．nine

8．Why didn't Don eat a Big Mac™ on Thanksgiving of 2000?

    A．His mother was dying.

    B．He wanted to eat bratwursts and lobster instead.

    C．He thought McDonald's™ would be open, but it wasn't.

    D．His wife told him, "It's over."

9．Which of the following sentences is true?

    A．Don Gorske is a hard-working prison guard.

    B．Don Gorske doesn't do any kind of exercising.

    C．The Big Mac™ is the only kind of food that Don Gorske likes.

    D．Don Gorske bought a new car on the same day he ate his first Big Mac™.

10．Which of the following sentences is true?

    A．Don Gorske is 39 years old.

    B．Don Gorske's mother is alive.

    C．Don Gorske's wife is busy because she is a nurse and has to prepare Don's meals.

    D．A bratwurst is a kind of German sausage.

問題II

次の英文を読み、設問および空欄に最も適したものをそれぞれ選び、記号で答えなさい。

Flocking behavior in animals is an interesting phenomenon that has extremely high survival value. "Flocking" refers to the coordinated behavior of individuals when they are in a group. Good examples of flocking behavior are seen in animals such as birds flying together, fish swimming together, or a herd of animals running together. Even human beings have been noted to display flocking behavior when they conglomerate, and then mobilize in large groups to avoid a common danger such as a natural predator like a lion or tiger.

There have been several theories explaining the reason for the widespread occurrence of flocking behavior. The first reason is predator avoidance. When many animals are running together away from a predator, it makes it extremely difficult for the predator to pick out and attack one individual, especially when the prey are similar in appearance. The induced confusion from many bodies moving together gives the prey time to escape and means that the predator often has one less snack for dinner.

The second reason is food acquisition. It has been found, especially in fish, that it takes an individual much longer to track down a food source than it would for a group searching for food. The reason for this is simple; many sets of eyes are better than one set of eyes. Once a fish discovers a food source, its companions are quickly able to capitalize on the discovery and swim to the same area as that individual to gain access to the food. This means that the other members of the group, which are not in the immediate area of the discovery, are able to save on energy resources because their random movements are given a purpose. It certainly pays to be a "free rider" if you are in a large group.

The third reason is an increased efficiency in bodily movement. For example, imagine birds when they fly. If only one bird flies, then it must expend a lot of energy on the process of flapping its wings to keep aloft. However, if there is a formation of birds, then the birds following the leader can save on their flight energy because they are able to ride in the leader's wake. This "wake" is represented by an area of updraft created by the wing tips of the leader and is one reason for the "V" like formations seen clearly in birds such as Japanese cranes when they fly. Similarly, the same effect can be clearly seen when groups of animals move efficiently and speedily in the sea. Consider for example modern day encounters between people and dolphins. When a speedboat races by a pod of dolphins, they have often been found cleverly following in its wake. This is the area of maximum energy efficiency with the least amount of effort required for swimming.

From an outsider's perspective, flocking behavior looks magical because a group of individuals appear to behave like a single organism. The question that must be asked then is "how can large numbers of individuals communicate so rapidly that they are able to coordinate their behavior instantaneously?"

A famous computer simulation of the flocking behavior in birds, in a program called "boids", helps us to answer this question. It was found that flocking behavior results from visual cues coming from the other animals in a small area around each individual. Consequently, the boids in the computer simulation were given three basic rules to follow. First, they were told that they had to steer to avoid crowding local flock mates. Second, they had to steer towards the average heading of local flock mates. And third, they had to move towards the average position of local flock mates. When these parameters were followed, amazingly, the boids' behavior resembled that of "real" birds. Like birds, if the boid flock was separated by an obstacle, the two halves would rejoin into a single group after the obstacle had been passed. This information is important not only in helping to understand the locomotion of group-oriented animals, but also for future innovations in the field of robotics.

Current robotic technology follows a pattern similar to modern human reproductive strategies. That is to say, an enormous effort is made to invest all resources in one or two individuals. The risk is great because if these individuals become compromised, "everything" is lost. However, if the number of individuals is increased, miniaturized, and then programmed to exhibit flocking behavior, survival chances greatly increase.

The creation of herds of miniature robots may one day help us better explore the extreme environments on Earth and other planets by performing the physical side of exploration for us. Can you imagine hundreds of tiny robots swimming down a deep-sea trench in the Pacific, or flying through the gas clouds of Jupiter? These tiny robots may well imitate the flocking behavior found in organic animals, and in doing so survive long enough to expand the human knowledge base. Time will tell.

11. Animal behavior can be described as "flocking" when _____.

    A. an individual moves away from others by itself

    B. many individuals move together as a coordinated group

    C. a group separates into individuals

    D. individuals travel in an uncoordinated way with other individuals

12. Flocking behavior can _____(1)_____ an individual's _____(2)_____.

    A．(1) increase   (2) survival chances when there are predators nearby

    B．(1) decrease   (2) survival chances when there are no predators

    C．(1) expand   (2) energetic requirements when it is moving

    D．(1) reduce   (2) energetic requirements when it is stationary

13. Predator avoidance plays a _____(1)_____ role if the prey have _____(2)_____ physical characteristics with each other.

    A．(1) minor   (2) the same

    B．(1) major   (2) dissimilar

    C．(1) key   (2) similar

    D．(1) small   (2) personal

14. How does flocking behavior help schools of fish?

    A．The group is able to locate food less efficiently than the individual.

    B．The group has one eye to capitalize on the discovery.

    C．The free riders in the group can save on energy after other fish in the group locate the food.

    D．The leader fish gets all of the food.

15. In birds flying in formation, the leader must pay a stiff price for the privilege of being "a leader" because _____.

   A．the faster birds expend most of their energy following it

   B．the whole group uses up energy resources in competing to be the leader

   C．all of the birds in the group fly wing tip to wing tip

   D．it cannot save flight energy like the rest of the flock following it

16. Flocking behavior in birds is magical because _____.

   A．many birds can rapidly communicate and coordinate their behavior together

   B．many birds mobilize haphazardly as individuals even when they are together

   C．some birds become outsiders

   D．a group of individuals scatters to avoid a single organism

17. Boids are similar to _____.

   A．real birds that behave as individuals

   B．fake birds that move about freely

   C．real birds that flock

   D．computer-simulated birds that don't like overcrowding

18. Why are computer-generated animals important to science?

  A．Computer-generated animals steer towards their local flock mates, which often causes crowding and preventable collisions.

  B．Computer-generated animals physically resemble the real animals.

  C．Computer-generated animals may help people to physically swim down deep sea trenches in the Pacific or fly through the gas clouds of Jupiter.

  D．Computer-generated animals can help us simulate the behavior of real group-oriented animals, which one day may aid in robotic development.

19. If an obstacle is encountered while flying, then _____(1)_____ are able to _____(2)_____ because they steer _____(3)_____.

  A．(1) boids   (2) avoid it   (3) away from it and then re-form their flock

  B．(1) birds   (2) land on it   (3) into it and each other

  C．(1) dolphins   (2) hit it   (3) towards it as well as the other dolphins in their pod

  D．(1) people   (2) separate it   (3) up one half of the object and then down the other half

20. Extreme environments are _____.

  A．explored spots where human beings fear to go

  B．pleasant sights that robots are sent to research

  C．places that dolphins can explore more carefully than people can

  D．dangerous locations that robots may be able to swim or fly through

問題III

次の各文の（　）から、最も適当な語（句）を選び、記号で答えなさい。

21. Because there is no exact definition for biological aging, there is no way

    (A. be determining　　B. is determined　　C. being determined

    D. to determine) when the phenomenon begins.

22. Among the audience (A. was where the president　　B. the president was there

    C. were the president　　D. the president were) and his wife.

23. Telescopes make objects appear closer than (A. actually are　　B. are actually

    C. are they actually　　D. they actually are).

24. The Aswan High Dam, (A. completed　　B. was completed

    C. it was completed　　D. to be completed) in 1970, is located four miles above

    the Aswan Dam that was built in 1902.

25. Eighty percent of the people (A. formed　　B. interested　　C. recruited

    D. occupied) by the state government this year have some knowledge of a foreign

    language.

26. The university gives scholarships to students mainly (A. inclined to

    B. result of　　C. based on　　D. represented by) their high school grades and

    writing ability.

27. The managing director (A．was organized　　B．organize　　C．organizing

D．organized) a week-long workshop for those who wished to improve their communication skills.

28. The tour of Italy was very informative, but we (A．ever　　B．seldom

C．little　　D．rare) had free time to explore and shop on our own.

29. Unfortunately, (A．since　　B．although　　C．that　　D．because of) so few students expressed an interest in a work travel program, the university shelved the project.

30. The company president, (A．having delivered　　B．been delivered

C．delivered　　D．had delivered) record profits four quarters in a row, was rewarded with a big bonus.

問題IV

次の日本文の意味を表すように（　）内の語（句）を並べ換え、解答欄には2番目と5番目にくる語（句）の記号だけを答えなさい。ただし（　）内では、文頭にくる語（句）も小文字で示してある。

31. 最近の調査によると、日本国民の5分の4近くが、慈善団体に寄付をした。

（イ．fifths　　ロ．Japanese people　　ハ．survey　　ニ．four　　ホ．a recent

ヘ．nearly　　ト．of　　チ．that　　リ．suggests) donated money to charitable organizations.

32. 誰も人がいない孤立した環境はあなたに人生を考える良い機会を与えるだろう。

An (イ. no ロ. to ハ. isolated ニ. you ホ. with ヘ. a great

ト. seems チ. give リ. environment ヌ. people) opportunity to search

for the meaning of your life.

33. 世界のある地域には、まだ名前もつけられず、確認もされていない多くの種がある。

(イ. haven't ロ. are ハ. been ニ. many species ホ. even identified

ヘ. which ト. named チ. there リ. or) yet in some parts of the world.

34. ウエイト・トレーニングにエアロビクスを組み合わせてやると効果的なカロリーの消費に役立つ。

(イ. along ロ. with aerobics ハ. weight ニ. help ホ. training

ヘ. burn ト. you チ. doing リ. will) calories effectively.

35. バスに乗るときは、そのバスが目的地に行くかどうか注意しなさい。

When taking a bus, (イ. going ロ. it ハ. attention ニ. to

ホ. destination ヘ. whether ト. is チ. pay リ. to your).

数　学

問題　　25年度

第1期A日程

1．次の各問いに答えよ．

(1) 方程式 $2x^3-5x^2+6x+27=0$ の一つの解が $2-\sqrt{5}i$ であるとき，他の2つの解を求めよ．ただし，i は虚数単位である．

(2) $0 \leq x \leq \pi$ のとき，$y=\cos x+\sin\left(x+\dfrac{\pi}{3}\right)-\sin\left(x+\dfrac{2\pi}{3}\right)$ の最大値とそのときの x の値を求めよ．

(3) a, b は実数で $a>0$ とする．$y=x^3-4x$ と $y=ax^2+b$ の2曲線が1点で接し，この点で2曲線が共通の接線 $y=8x-16$ をもつときの a, b の値を求めよ．

(4) ある物質の量は時間の経過とともに一定の割合で減少し，T 時間後にはじめの量の半分になる．この物質の一定量をとって放置したところ，48時間後の量は24時間後の量の $\dfrac{1}{16}$ であった．この物質の T の値を求めよ．

(5) 放物線 $y=x^2+2$ 上を移動する点 P と点 $A(-2,-3)$, $B(6,1)$ で作られる △PAB の面積の最小値を求めよ．

(6) 4個のサイコロを同時に振るとき，出る目の一番大きなものが4である確率を求めよ．

2．図のように $BC=a$, $AB=b$ である直角三角形 ABC 内に，正方形 $S_1, S_2, S_3, \cdots\cdots$ が積み重なっている．$S_1, S_2, S_3, \cdots\cdots$ のそれぞれの1辺の長さを $x_1, x_2, x_3, \cdots\cdots$ とするとき，次の各問いに答えよ．

(1) x_1 を a, b で表せ．

(2) x_{n+1} を a, b, x_n で表せ．

(3) $h_n=x_1+x_2+x_3+\cdots\cdots+x_n$ を n, a, b で表せ．

(4) $b=9a$ のとき，$h_n \geq \dfrac{9}{10}b$ を満たす最小の整数 n を求めよ．
　　ただし，$\log_{10}3=0.4771$ とする．

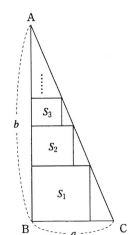

酪農学園大学（獣医）25 年度 （16）

3．1 辺の長さが 1 の正六角形 ABCDEF において，$\overrightarrow{AB}=\vec{a}$，$\overrightarrow{AF}=\vec{b}$，辺 BC を 3：1 に

内分する点を G とする．いま，H を辺 DE 上の点とし，$\overrightarrow{AH}$ と $\overrightarrow{FG}$ が垂直となるとき，

1）$\overrightarrow{AH}$，　　2）AH と FG の交点 P を終点とする $\overrightarrow{AP}$

を $\vec{a}$，$\vec{b}$ で表したい．次の文中の ☐ の中に適切な式または値を入れよ．

『 H は辺 DE 上の点であるから，実数 $t\,(0\leqq t\leqq 1)$ を用いて $\overrightarrow{DH}=t\overrightarrow{DE}$ とおく．

　$\overrightarrow{AH}$ と $\overrightarrow{FG}$ を $\vec{a}$，$\vec{b}$ を用いて表すと，

$$\overrightarrow{AH}=\boxed{}\;\vec{a}+\boxed{}\;\vec{b}\qquad\cdots\cdots ①$$

$$\overrightarrow{FG}=\boxed{}\;\vec{a}+\boxed{}\;\vec{b}\qquad\cdots\cdots ②$$

となる．$\overrightarrow{AH}$ と $\overrightarrow{FG}$ が垂直であるとき，①と②から式

$$\boxed{}\;|\vec{a}|^2+\boxed{}\;\vec{a}\cdot\vec{b}+\boxed{}\;|\vec{b}|^2=0\qquad\cdots\cdots ③$$

を得る．辺の長さが 1，$\vec{a}\cdot\vec{b}=\boxed{}$ であるから，③より t の値が

$$t=\boxed{}$$

と求まる．この t の値を①に代入すると，$\overrightarrow{FG}$ に垂直な $\overrightarrow{AH}$ は

$$\overrightarrow{AH}=\boxed{}\;\vec{a}+\boxed{}\;\vec{b}\qquad\cdots\cdots ④$$

であることがわかる．

　実数 $s\,(0\leqq s\leqq 1)$ を用いて GP：PF＝s：$(1-s)$ とすると，

$$\overrightarrow{AP}=\boxed{}\;\vec{a}+\boxed{}\;\vec{b}\qquad\cdots\cdots ⑤$$

と表される．また，正の実数 k を用いると

$$\overrightarrow{AP}=k\overrightarrow{AH}\qquad\cdots\cdots ⑥$$

である．よって，⑤と⑥から k の値が $\boxed{}$ と定まるので，求める $\overrightarrow{AP}$ は

$$\overrightarrow{AP}=\boxed{}\;\vec{a}+\boxed{}\;\vec{b}$$

となる．』

化　学

問題

25年度

第１期Ａ日程

(1) 以下の１）〜４）は実験の基本操作に関する記述であるが、それぞれ下線部のいずれか一つが明らかに誤っている。明らかに誤っている部分の記号を解答欄に記すとともに、その部分を修正せよ。修正の際は、文章の前後のつながりに留意すること。

１）液体を入れた試験管の加熱のしかた

　　試験管に液体を入れて加熱する時は、内容積は ア)5分の1以下とし、試験管口を イ)人のいない方に向け、ウ)液体の中ほどより少し上をガスバーナーの外炎にかざす。試験管は少し傾けて持ち、エ)振り混ぜずに加熱する。

２）メスシリンダーを使った液量のはかり方

　　所定の量をはかり取りたい時は、その量よりも少なめに入れ、ア)液面の中央が目盛り線と合うまで一滴ずつ加える。その際、液面を イ)見上げるように下から観察する。既存の液体の量を測定したい時は、目分量で１目盛りの ウ)10分の1まで読みとる。

３）ろ過のしかた

　　ろ紙を ア)四つ折りにして円錐形に開く。そのろ紙を漏斗（ろうと）に入れ、イ)乾いたままガラス棒で押さえて密着させる。ろ過する試料（不溶物を含む液体）を ウ)ガラス棒に伝わらせて、ろ紙の上に注ぎろ過する。漏斗の先は、ビーカー（受器）の エ)内壁に付ける。

４）試薬びんから試験管に試薬溶液を取る時の入れ方

　　試薬びんの栓を机に置く時は、ア)内側を上向きにして置く。イ)試験管を斜めにして ウ)内壁を伝わらせながら試薬溶液を入れる。試験管に試薬溶液を多く取ってしまった時は、エ)こぼさないように試薬びんに戻す。

(2) 次の文章を読み、続く問いに答えよ。

酪太郎：ニトロベンゼンを還元してアニリンを作るときには、粒状スズと塩酸を使うのですよね。

先　生：そうだね。正確にはアニリンの塩酸塩が生成するから、最後に強塩基で処理してアニ
　　　　リンを遊離させる操作があるけれどね。

酪太郎：教科書には、その反応の結果、$SnCl_4$ が生じると書いてありました。でも、以前、ス
　　　　ズにはスズ(II)イオンとスズ(IV)イオンがあると習いました。何故、$SnCl_2$ にはなら
　　　　ないんですか。

先　生：よい質問だね。スズ(II)イオンとスズ(IV)イオンを比べると、スズ(IV)イオンのほ
　　　　うが安定なんだ。だから、スズ(II)イオンはスズ(IV)イオンに変化しやすいんだ。つ
　　　　まり、（　①　）自身が還元剤になるということだね。

酪太郎：だからアニリン生成の反応では、$SnCl_2$ で止まらずに $SnCl_4$ まで反応が進むんですね。

先　生：そう。実際、ニトロベンゼンの還元に金属スズではなく、塩酸酸性の $SnCl_2$ を用い
　　　　ることもあるんだ。ちなみに鉛にも鉛(II)イオンと鉛(IV)イオンがあるけれども、こ
　　　　ちらは鉛(II)イオンのほうが安定なんだ。

酪太郎：それじゃあ、（　②　）は酸化剤として働くことができるんですね。同じ（　③　）
　　　　族の元素なのに、ずいぶん性質が違うんですね。

1）ニトロベンゼンとアニリンの構造式を、それぞれ描け。なお、必要があれば、ベンゼン環
　　については略記法を用いてもよい。

2）下線の化学変化で、ニトロベンゼンとスズはどのような物質量比（モル比）で反応する
　　か。最も簡単な整数比で答えよ。

3）（　①　）（　②　）にあてはまる語の組合せ
　　として正しいものを、右表a）〜d）の中から
　　選び記号で答えよ。

4）（　③　）にあてはまる整数を答えよ。

	（　①　）	（　②　）
a)	スズ(II)イオン	鉛(II)イオン
b)	スズ(II)イオン	鉛(IV)イオン
c)	スズ(IV)イオン	鉛(II)イオン
d)	スズ(IV)イオン	鉛(IV)イオン

(3) 次の文章を読んで、続く問いに答えよ。

　一般に、ア) 弱酸と強塩基から生じた形の塩は、加水分解されて塩基性を示し、弱塩基と強酸から生じた形の塩は、加水分解されて酸性を示す。このことについて、化学平衡をもとに以下のように考えてみよう。酢酸イオンは、水溶液中で次のように反応する。

$$CH_3COO^- + H_2O \rightleftharpoons CH_3COOH + OH^- \qquad 反応式 (1)$$

この平衡に化学平衡の法則を用い、水の濃度を一定として整理すると、次の式が得られる。

$$\frac{[CH_3COOH] \cdot [OH^-]}{[CH_3COO^-]} = K \cdot [H_2O] = K_h \qquad 式 (1)$$

この K_h を加水分解定数という。式 (1) の左辺の分子、分母ともに $[H^+]$ を乗じ、水のイオン積 K_w と酸の電離定数 K_a を用いて整理すると以下のようになる。

$$K_h = 【 \quad ① \quad 】 \qquad 式 (2)$$

濃度 c mol/L の酢酸ナトリウム CH_3COONa 水溶液の pH を以下に計算してみる。CH_3COONa は完全に電離するものと考える。しかし、水溶液中では反応式 (1) の平衡がなりたつから、$[OH^-] = x$ mol/L とすると、K_h は c と x を用いて以下のように表される。

$$K_h = 【 \quad ② \quad 】 \qquad 式 (3)$$

反応式(1)の加水分解で生じる $[OH^-]$ の濃度は酢酸ナトリウムの電離で生じた CH_3COO^- の濃度に比べて十分に少ないので、$(c-x) = c$ と近似すると、式 (2) と式 (3) から、水素イオン濃度 $[H^+]$ は、K_a、K_w および c を用いて次式で表される。

$$[H^+] = 【 \quad ③ \quad 】 \qquad 式 (4)$$

1）下線部ア）に関係して、次に挙げる塩 a）～ e）について、その水溶液が酸性を示すものには A、塩基性を示すものには B、中性を示すものには N を、それぞれの解答欄に記入せよ。

    a）$CaCl_2$　　b）$CuSO_4$　　c）$NaHCO_3$　　d）Na_3PO_4　　e）$(NH_4)_2SO_4$

2）定数 K_h、K_w、K_a に関する次の記述 a）～ d）より正しいものを 1 つ選び、記号で答えよ。

    a）温度と濃度によらず一定の値をもつ。

    b）温度によって変動するが、温度一定ならば濃度に関係なく一定の値をもつ。

    c）濃度によって変動するが、濃度一定ならば温度に関係なく一定の値をもつ。

    d）温度と濃度によって変動する値をもつ。

3）空欄【　①　】～【　③　】にあてはまる最も適切な数式を答えよ。

4）濃度 0.04 mol/L の酢酸ナトリウム水溶液の pH を求めよ。

    ただし、$K_w = 1.0 \times 10^{-14}$、$K_a = 2.8 \times 10^{-5}$、$\log 7 = 0.84$ とし、計算結果は小数点以下 2 桁まで示せ。

(4) 次の文章を読んで、続く問いに答えよ。ただし、水銀の比重は 13.6、気体定数は R＝8.3×10³ Pa・L/(mol・K)、原子量は Mg＝24 であるものとし、必要があれば 1.013×10⁵ Pa＝760 mmHg を用いよ。また、計算結果は有効数字 2 桁で表わせ。

金属マグネシウム 40.0 mg に 1.00 mol/L の HCl を 20.0 mL 加え、発生する水素の一部をメスシリンダーに捕集した。このとき、下図のようにメスシリンダー内の気体の体積は 41.5 mL であり、メスシリンダー内の水面は水槽の水面より 13.6 cm 高かった。

この実験を行なったときの気圧と温度は、それぞれ、1.013×10⁵ Pa、27℃であった。また、この温度における飽和水蒸気圧は 3.6×10³ Pa であることがわかっている。

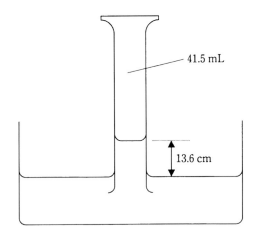

1) メスシリンダー内の水素の分圧は何 Pa か。
2) 捕集した水素は何 mol か。
3) この実験で捕集した水素の標準状態における体積は何 mL か。

4）この実験で捕集した水素の分子数として適切な値を、次のa）～e）の中から選び記号で
答えよ。

a）3.8×10^{20} 個

b）9.6×10^{20} 個

c）2.4×10^{23} 個

d）3.7×10^{23} 個

e）9.7×10^{23} 個

5）反応後の塩酸のモル濃度を求めよ。ただし、反応前後で溶液の体積変化はなかったものと
する。

生　物

問題　　25年度

第 1 期 A 日程

(1) 両生類の座骨神経を体外に切り出して乾燥しないように処理し、その神経に左図のように刺激用と導出用の細胞外電極を当てて電気刺激を行った。そのときモニターで観察された活動電位を右図に示す。右図は 0 ミリ秒目で刺激を行った後の時間経過を左から右に向かって示し、横軸の1目盛りは1ミリ秒を表す。下記の問に答えよ。

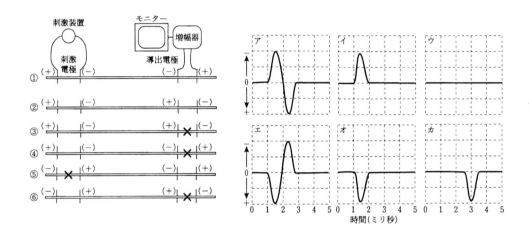

1) 左図①のような刺激電極および導出電極の配置で活動電位を導出したところ、右図アのような活動電位が観察された。電気刺激の条件は変えずに、電極を②～⑥のように変えた場合、活動電位はそれぞれどのように観察されるか。適当なものを右図から記号で選べ。なお、左図の×の部位では細胞質を電流は流れるが、神経の細胞膜は破壊されているので活動電位は伝わらない。

2) 左図①の刺激電極と導出電極の間隔をもっと長くした場合、右図アの活動電位は左右のどちらに移動するか記せ。

3) 左図①の刺激電極と導出電極を両者の中点からみて点対称に入れ替えた場合、観察結果は右図のうちどれになるか、記号で記せ。

4 ）左図①と⑤の結果を比較してわかることを16字以内で記せ。

5 ）左図④において（−）電極間の距離が4.25 cmであった場合、神経における活動電位の伝導速度（m/秒）を求めよ。

(2) 次の文章を読み、各問に答えよ。

　生物の分類体系には人間にとってわかりやすい特徴に基づく（　①　）分類と、分類群間の類縁関係を重視する（　②　）分類がある。いずれの分類体系においても基本単位は種であり、これより高次の分類階級には、属、科、目、綱、門、界などが定められている。これまで、ァ原核生物である（　③　）界および真核生物の（　④　）界、（　⑤　）界、（　⑥　）界と（　⑦　）界を最上位の階級とする分類体系が広く受け入れられてきた。これに対し、全生物をィ三つのグループに大別すべきという考え方が普及しつつある。1977年、（　⑧　）らは（　⑨　）の配列に基づき、（　⑩　）が枯草菌のような通常の原核生物と大きな隔たりがあることを示した。好熱性細菌や好塩性細菌の一部にも（　⑩　）と近縁関係を示すものがあることが分かり、これらの原核生物群は（　⑪　）と名づけられた。一方、同様の手法を用いて真核生物の分類を試みると、下線部アに基づく分類の矛盾点が少なからず露呈した。このため、界よりも上位の分類階級として、真核生物、（　⑪　）と（　⑫　）の三つの分類群が認められている。これらのうち、（　⑫　）が、その後の研究によって地球上の生物全体の共通祖先に最も近縁であることが推定されている。

　1）①～⑫に当てはまる語を入れよ。

　2）下線部アとイの分類体系は、それぞれ何と呼ばれるか。

　3）シアノバクテリアと呼ばれる生物群は、下線部アの分類体系における5グループと下線部イの3グループでは、それぞれどの分類群に分類されるか。

(3) 下記に示す植物の一生の過程で促進的に関与する植物ホルモンを下記の語群よりすべて選び、記号で答えよ。

　　1）種子休眠
　　2）種子発芽
　　3）頂芽優勢
　　4）花芽分化
　　5）子房成長
　　6）果実成熟
　　7）落葉・落果

語群
　　ア．オーキシン　　イ．ジベレリン　　ウ．アブシジン酸
　　エ．エチレン　　　オ．フロリゲン

(4) 次の文章を読み、下記の各問に答えよ。

1952 年アメリカの生物学者である（　①　）と（　②　）は細菌の一種である（　③　）とウイルスの一種である（　④　）を用いて実験を行った。当時、DNA が遺伝子であるという可能性が強く示唆される中、（　③　）に寄生して増殖することが知られていた（　④　）が、DNA とタンパク質からなる単純な構造であることが明らかになっていた。そこで遺伝子の本体が DNA かタンパク質かを決めるために（　④　）のァDNA とタンパク質をそれぞれ別々に特殊な方法で標識し、（　③　）に感染させた。その後 2〜3 分たってから激しくかくはんして直ちに遠心分離を行うと、上澄みには（　④　）のタンパク質が集まり、沈殿した（　③　）からは（　④　）の DNA も検出された。ィさらに 30 分後、沈殿した（　③　）からは多数の完全な状態の（　④　）が新たに出現した。これにより DNA が遺伝子の本体という考え方がほぼ決定された。

1）文中の①〜④に最も適当な語を記せ。

2）下線アの標識に使用した元素をそれぞれ記号で答えよ。

3）下線イで④のタンパク質はどこから来たのか。10 字以内で答えよ。

4）この実験の後、DNA の構造を明らかにし、その功績でノーベル賞を受賞した科学者を全員記せ。

(5) 生物学の実験に関する下記の文章のうち適切なものには〇、不適切なものには×を記せ。

① メダカや酵母の実験は特に季節を限定せず実験計画を立ててもよい。

② 実験に使う虫に指を刺されたので、薬品棚から1モル濃度のアンモニア水を出して患部にかけた。

③ ショウジョウバエが逃げないように、飼育用培地の筒状容器の口にさらしでくるんだ脱脂綿を詰めた。

④ 先生の許可をもらったので、高校の理科実験室の実験台で遺伝子組換え実験を行った。

⑤ 細菌培養に使用したプラスチック容器内の培地はふたで密封してあったので、そのまま廃棄した。

⑥ オートクレーブの終了ブザーが鳴ったので、駆けつけてすぐにふたを開けた。

⑦ 細菌培養用の培地を触る前に70％エタノールを浸した脱脂綿で手を拭いて消毒し、培地に菌液を塗るためにすぐに白金耳を持ってその先端をガスバーナーで火炎消毒を行った。

⑧ 友人が⑦の操作をしていたが、自分はマウスを麻酔する必要があったので隣の実験台でエチルエーテルの容器を開けた。

⑨ 同位体を用いてメセルソンとスタールの実験を再現した後、菌の抽出液をオートクレーブ処理してから医療用廃棄物として廃棄した。

⑩ PCRによって得たDNAを電気泳動した後、下から紫外線を照射し、それを直接真上から見ながら複数のバンドを切り出した。

英 語

問題

25年度

第2期

問題 I

次の英文を読み、設問および空欄に最も適したものをそれぞれ選び、記号で答えなさい。

Lord Kelvin was a Scottish mathematician and physicist who contributed to many branches of science. He was born William Thomson on June 26, 1824 in Belfast, Ireland. Thomson's father was a mathematics professor and he educated Thomson until the age of 10. In 1832, the Thomson family moved to Glasgow, Scotland, UK. Thomson entered Glasgow University at the age of 10. By his early twenties he had studied at institutions in London and Paris, and had graduated from Cambridge University. At Cambridge he won the university's top prize in mathematics. He also won the university's top prize for rowing and somehow also managed to start a musical society. He did this while publishing papers in English and French that were so brilliant that he had to publish them under a fake name for fear of embarrassing his superiors. When he was twenty-two, he returned to Glasgow University and became a professor of natural philosophy. He continued his professorship there for fifty-three years.

Kelvin had a very long and productive career. During his career he published 661 papers, was granted 69 patents that made him very rich, and became a leading figure in nearly every area of the physical sciences. Just a few of his numerous practical achievements were suggesting the method that led directly to the invention of refrigeration, working out the scale of absolute temperature (the Kelvin scale of temperature measurement), inventing the signal intensifying devices that allowed telegrams to be sent across oceans, and making many improvements to shipping and navigation such as the inventions of a popular marine compass and the first depth sounder. His theoretical work was just as impressive. Kelvin proposed theories in electromagnetism, thermodynamics, and the wave theory of light. In particular, he clarified the

Second Law of Thermodynamics. This law states that a little energy is always wasted. This law shows that a perpetual motion device—a machine that will run forever once started without adding any more energy—cannot exist. In addition to all this, Kelvin was the president of the Royal Society of London for Improving Natural Knowledge, or the Royal Society, from 1890 to 1895, and he is credited with creating the first physics laboratory in Britain.

For much of the second half of his career, Kelvin struggled to put an age on our planet. In this, he never came close. We now know the Earth to be four-and-half-billion years old. In 1862, Kelvin suggested in a paper that the Earth was ninety-eight-million years old. For the next thirty-five years his estimates fluctuated from a high of four-hundred-million years, to his final estimate in 1897 of twenty-four-million years old.

So, how do we get from the name William Thomson to Lord Kelvin? In 1866, Kelvin was knighted and became Sir William Thomson for his work in the laying of Atlantic Ocean telegraph cables. In 1892, Sir William Thomson was raised to the peerage, the British aristocracy or nobility, with the title Baron Kelvin of Largs. The Kelvin part of this name comes from a small river that flows near the Glasgow University, the River Kelvin. Presently, the full title, Baron Kelvin of Largs, is just shortened to Lord Kelvin. Lord Kelvin died on December 17, 1907 at the age of eighty-three and is buried in Westminster Abbey.

Bryson, Bill. *A Short History of Nearly Everything*. New York: Broadway, 2003. Print.

"Sir William Thomson, Lord Kelvin (1824-1907)." *BBC News*. BBC, n.d. Web. 26 June 2012. ⟨http://www.bbc.co.uk/history/historic_figures/kelvin_lord.shtml⟩.

1. A perpetual motion device is a machine _____.

    A. that can continue to do work indefinitely without drawing energy from some external source

    B. that cannot run forever unless energy is added

    C. that conforms to the Second Law of Thermodynamics

    D. Lord Kelvin invented while at Glasgow University

2. Where did Lord Kelvin's earliest education come from?

    A. Glasgow University

    B. Paris

    C. Cambridge

    D. his father

3. What achievement resulted in Lord Kelvin becoming Sir William Thomson?

    A. becoming the first knight of the round table

    B. contributions to the trans-Atlantic telegraph cables

    C. becoming a part of the peerage

    D. contributions to discovering the age of Earth

4. Which of the following happened last?

    A. Lord Kelvin went to work at Glasgow University.

    B. Lord Kelvin got a prize for rowing.

    C. Lord Kelvin graduated from Glasgow University.

    D. Lord Kelvin graduated from Cambridge University.

5. Before Lord Kelvin there had never been a _____.

A. Royal Society in Britain

B. perpetual motion device in Britain

C. physics lab in Britain

D. rowing club at Cambridge University

6. Lord Kelvin can be described as everything but _____.

A. a very good athlete

B. very smart at a young age

C. an unproductive worker

D. an inventor

7. How many of Kelvin's practical achievements are mentioned in the reading?

A. one

B. two

C. three

D. four

8. What did Lord Kelvin never get right?

A. the age of the Earth

B. the Second Law of Thermodynamics

C. the Royal Society of London for Improving Natural Knowledge

D. the Kelvin scale of temperature measurement

9．Why did William Thomson's name change?

　A．because of his move from Ireland to the UK

　B．because of his father's preference for the weather in Scotland

　C．because of his contributions to the laws of Britain

　D．because of his contributions to science

10．If absolute zero on the Kelvin scale (0K) is the coldest possible temperature, and water boils at 373.16K, at what temperature does water freeze on the Kelvin scale when it is exactly 100 degrees lower?

　A．0K

　B．100K

　C．273.16K

　D．473.16K

問題II

次の英文を読み、設問および空欄に最も適したものをそれぞれ選び、記号で答えなさい。

"Welcome to my nightmare!" Peter Kara yelled on Sunday referring to the infamous annual moving ritual as the faulty back door of his friend's van he was using closed on him once again while he was unloading a dresser drawer. This time it fell on his shoulder and not his head. Kara, 23, graduated from Fulton University earlier this year in May with a degree in engineering and now works as a cook at the Twister Blister, was moving with his girlfriend, Allison Vogel, 23, into an apartment on Gilford Street. They were among thousands of students and other campus-area renters moving between apartments this weekend. Peter and Allison decided to move in together so that they could save money for their wedding next year. This

may be the first time they have moved in together, but this is not the first time Peter has moved on "Moving Day". "Every year is like this," Kara said. "It's awful. You have to pull an **all-nighter** to pack and clean. I hate working all-night long with no sleep. This is a terrible idea that everyone is moving on the same day. On top of it all, it produces so much garbage all at once. Just look around, there's just garbage everywhere."

Around the corner, current student Justin Winters, 21, said, "Happy Holiday," to a friend who was helping him move to a new apartment only two blocks away. Winters calls the annual moving ritual "Hobo Christmas". Asked why, he replied, "Because there's a lot of stuff that gets thrown away that is just like new, or even actually new—never-been-used-before stuff—and the homeless hobos would love finding it. However, I think it gets picked over by the 'garbage gypsies' before the homeless get a chance to really cash in and find some valuable items. I just like the name 'Hobo Christmas' the best, so that's why I call it that, instead of the 'Gypsy Jamboree' which I think could be another good name for the day." When referring to the "garbage gypsies", Winters is talking about the people other than the homeless who sift through the garbage looking for discarded belongings worth keeping or selling.

Like Kara, Winters also despises "Moving Day"; many housing leases end some-time during the day on August 14 and new leases begin sometime the next day on August 15, giving landlords a few hours in between to clean, paint and make necessary repairs, while also giving movers no place to stay or put their belongings for the night. "I have no place in town to stay on Sunday, so I guess I'll go back home and see the folks for the night." Winters was planning to spend the night of the 14th at his family's home in his hometown, 160 km to the north, in order to avoid being homeless overnight. He was unaware of a nearby church's offer to let students sleep for free in its building and safely store their belongings in the guarded parking lot of the church.

Pastor Sheila Harold said that her church first made the offer last year and nobody took them up on it. By 9 p.m. Sunday, there were only seven people spending the night at the church and about eleven volunteer staff members were working in shifts until students stopped being let in it at 7 a.m. Monday. Only twelve students ended up spending the night and the only thing that is required of them before they are allowed to stay is that they show their student identification card and a copy of their new lease contract. The church cannot explain the lack of response by the obvious large number of students who need not only a place to stay for the night, but also somewhere to put their belongings. Harold does have one theory, "In the twenty-four years of my pastorship, I think this is one of the best community programs we have set up. This is a chance for us to reach out to the community and that's all we are doing here. Perhaps many of the kids think we will be preaching to them all night, but there is absolutely none of that, it's solely a free offering of a safe place to stay and keep your belongings on a homeless night for many students. I hope more students realize that next year."

Meanwhile, out in front of Justin Winters's apartment, Destiny Handel, 19, and Kia Holmes, 20, were sifting through his garbage and putting sample bottles of Old Spice body wash in their "gypsy bags". They said that they would give them to their boyfriends. "I'm just hunting for all the stuff that the rich college kids throw out," said Handel, who grew up near the university and says that she has been "dumpster diving" during apartment lease turnover days for six years. "They literally throw out brand new things worth money; lots of money." She went on to say that she has found valuable clothes, electronics, and books, but there are always some rare items you find that turn out to be the jackpot. "A couple of years ago, I found a Rolex watch. I don't think the owner meant to throw it out and I tried to find a name on one of the pieces of paper amongst the garbage, but there was nothing. I asked around the neighborhood if anyone knew who had lived in the apartment, but nobody knew because they had all just moved there themselves. I usually find enough valuable stuff to get at least five or six hundred dollars when I trade it in at the pawn shop."

The local recycling charity organization, St. Vincent de Paul, sent a truck out which was parked in a parking lot at 100 W. Johanson St. to collect donations of unwanted items from those who were moving. The organization partnered with the city and two student charity organizations, Student United Way and Dumpster Diving Revolution. "Our mission is to try to keep things out of the landfill," said Frank Kooistra, 69, who works for the university physical plant and is a collection day volunteer with the We Can Serve program. The program started in 2006 with a goal of reducing the university's energy bill for disposing garbage by 20 percent. Between 2006 and 2010, the program met its goal by reducing the university's utility bill by $13 million, or 20 percent, just by reducing the amount of garbage that had to be disposed of.

No matter if "Moving Day" is your nightmare, enterprising adventure, or chance to reach out to the community, it is surely a day that will bring you an abundance of chaos.

11. In the first line of the passage, what does the phrase *"Welcome to my night-mare!"* refer to?

    A. a broken van door

    B. his girlfriend, Allison Vogel

    C. "Moving Day"

    D. his job at the Twister Blister

12. What does the term *all-nighter* in the first paragraph mean?

    A. every night of the year

    B. staying awake for an entire night

    C. sleeping all-night long

    D. everyone moving on the same day

13. Why does Justin Winters refer to "Moving Day" as "Hobo Christmas"?

    A. He thinks it is December.

    B. He thinks gypsies find better stuff in the garbage than the homeless.

    C. He thinks that it would be a good chance for the homeless to find a lot of good things if the "garbage gypsies" didn't get them first.

    D. He thinks "Gypsy Jamboree" would be a bad name for "Moving Day".

14. Why was Justin planning to go back to his hometown?

    A. He didn't want to stay at the church.

    B. He needed to ask his parents for some money.

    C. He didn't want to be homeless on Sunday night.

    D. His parents told him to come home.

15. Why is there about a twenty-four-hour waiting period between moving out and moving in on "Moving Day"?

    A. so the students have enough time to clean their old apartments before moving out

    B. to make the students angry

    C. to create an abundance of chaos

    D. to allow building owners to get their places ready for their new tenants

16. Which of the following sentences is **not** true about Justin Winters and Peter Kara?

    A. They are both university students.

    B. They live in the same neighborhood.

    C. They both hate "Moving Day".

    D. Justin is not as old as Peter.

17. Which of the following can be said about Kia Holmes?

    A. She is a rich college kid.

    B. She is a hobo.

    C. She doesn't like "Moving Day".

    D. She has a boyfriend.

18. What can be said about Destiny Handel?

    A. She gives everything she finds to her boyfriend.

    B. She makes a lot of money from finding good garbage.

    C. She keeps everything she finds on "Moving Day".

    D. She never finds anything that is worth any money.

19. Which of the following statements is ***not*** true about Frank Kooistra?

   A．He wants to increase the amount of garbage created from "Moving Day".

   B．He is a university employee.

   C．He has helped the university save money.

   D．He doesn't get paid for his work with the We Can Serve program.

20. Which is the most appropriate title to this passage?

   A．Only Hobos Like Christmas

   B．Everyone Hates Moving Day

   C．With Moving Day Comes Mess and Confusion

   D．Garbage Gypsies in Cahoots with the Homeless Hobos

問題Ⅲ

　次の各文の（　　）から、最も適当な語（句）を選び、記号で答えなさい。

21. Our store guarantees all of its products for six months and will replace any defective ones (A．from　　B．over　　C．at　　D．by) no cost.

22. Travelers should be (A．aloft　　B．aware　　C．allowed　　D．alleged) that smoking is no longer permitted on international routes.

23. The newly appointed president felt that the company needed to be reorganized, so she drew up a plan (A．it　　B．this　　C．they　　D．that) reduced the workforce by 20 percent.

24. They cannot build their showroom close to the city because there is not (A. even B. much C. many D. the) land for sale at reasonable prices.

25. Today it is generally agreed (A. where B. until C. while D. that) a basic responsibility of government is to provide its citizens with medical care that will maintain a certain standard of health.

26. The boiling point of any liquid is determined (A. the pressure of B. of the pressure by C. the pressure and D. by the pressure of) the surrounding gases.

27. Most forms of life depend on plants (A. they have nourishment B. nourishment for them C. for their nourishment D. have their nourishment).

28. They moved their factory to that country (A. because B. in case C. unless D. despite) labor costs were much lower there.

29. If you have any problems with the equipment, please call your local service (A. representation B. represent C. representatively D. representative).

30. It took five years of research and (A. development B. conception C. prediction D. consumption) to produce this new software.

問題Ⅳ

次の日本文の意味を表すように（　　）内の語（句）を並べ換え、解答欄には２番目と５番目にくる語（句）の記号だけを答えなさい。ただし（　　）内では、文頭にくる語（句）も小文字で示してあり、一つ不要な語（句）がある。

31．ピカソは同世代に影響を与えた芸術家といわれる。

Picasso（イ．to　　ロ．who　　ハ．referred　　ニ．generation　　ホ．as

ヘ．an artist　　ト．is　　チ．influenced　　リ．given　　ヌ．his）.

32．彼女はあの名家との関係を最大限に利用するだろう。

She（イ．advantage　　ロ．full　　ハ．will　　ニ．of　　ホ．her

ヘ．the famous　　ト．connection　　チ．with　　リ．take　　ヌ．most）family.

33．約15分歩くと図書館へ着くでしょう。

（イ．will　　ロ．you　　ハ．about　　ニ．walk　　ホ．fifteen　　ヘ．go

ト．minutes'　　チ．to　　リ．the library　　ヌ．take）.

34．犬や猫をなでると人の血圧が下がることがわかってきた。

（イ．on　　ロ．a person's　　ハ．has　　ニ．petting　　ホ．blood

ヘ．a dog or a cat　　ト．to　　チ．found　　リ．reduce　　ヌ．been）pressure.

35．科学者たちは、どのように竜巻が発生し、より強くなり、消滅するかを明らかにするかもしれない情報を収集するために、竜巻を追跡する。

Scientists follow tornadoes（イ．can　　ロ．that　　ハ．they　　ニ．information

ホ．show　　ヘ．how　　ト．observe　　チ．gather　　リ．that may　　ヌ．so）

tornadoes form, become stronger, and then break up.

数 学

問題

第 2 期

1．次の各問いに答えよ．

(1) $a>0$, $0\leqq\theta\leqq\pi$ とする．2次方程式 $3x^2-6ax-2a-1=0$ の2つの解が $\sin\theta$, $\cos\theta$ のとき，$\sin\theta$ の値を求めよ．

(2) $x=2^{\frac{1}{6}}-2^{-\frac{1}{6}}$ のとき，$\left(x+\sqrt{4+x^2}\right)^6$ の値を求めよ．

(3) 定積分 $\displaystyle\int_{-1}^{2}|1-x^2|\,dx$ を求めよ．

(4) 数列 $1\cdot0^2$, $2\cdot1^2$, $3\cdot2^2$, $4\cdot3^2$, $5\cdot4^2$, $\cdots$ の初項から第 n 項までの和を求めよ．

(5) $z=\dfrac{1-2\sqrt{2}\,i}{3}$ とするとき，$\dfrac{z+\bar{z}}{\dfrac{1}{z}-\dfrac{1}{\bar{z}}}$ の値を求めよ．ただし，i は虚数単位，$\bar{z}$ は z と共役な複素数とする．

(6) 大，中，小の3つのサイコロを振るとき，出る目をそれぞれ a, b, c とする．このとき，$a-b=c$ となる確率を求めよ．ただし，$a>b\geqq c$ とする．

2．点 (x, y) が連立不等式 $8x-5y\geqq-12$, $2x+y\leqq6$, $x-4y\leqq12$ の表す領域 D 上を動くとする．次の各問いに答えよ．

(1) 領域 D を斜線を引いて図示せよ．ただし，各交点の座標を明示すること．

(2) x^2-8x+y^2 の最大値とそのときの x, y の値を求めよ．

(3) x^2-8x+y^2 の最小値とそのときの x, y の値を求めよ．

3．△ABC において AB=2，AC=4，∠A=$\frac{\pi}{3}$ とする．AB，BC，CA を $t:1-t$ $(0<t<1)$ の比に内分する点をそれぞれD，E，Fとし，$\overrightarrow{EF}$，$\overrightarrow{ED}$ のなす角が $\frac{\pi}{2}$ のとき，t の値と △DEF の面積を以下の手順で求める．空欄の(1)～(10)に式または値を入れよ．

『$\overrightarrow{ED}$ を $\overrightarrow{BC}$，$\overrightarrow{BA}$，t を用いて表すと，

$$\overrightarrow{ED}=\boxed{}\ \overrightarrow{BC}+\boxed{}\ \overrightarrow{BA}$$

となり，同様に，$\overrightarrow{EF}$ を $\overrightarrow{BC}$，$\overrightarrow{BA}$，t を用いて表すと，

$$\overrightarrow{EF}=\boxed{}\ \overrightarrow{BC}+\boxed{}\ \overrightarrow{BA}$$

である．また，辺 BC の長さは，BC=$\boxed{}$ であるので，

$\overrightarrow{BA}$ と $\overrightarrow{BC}$ の内積の値は $\overrightarrow{BA}\cdot\overrightarrow{BC}=\boxed{}$ である．

　よって，内積 $\overrightarrow{ED}\cdot\overrightarrow{EF}$ を t の2次式で表すと，

$$\overrightarrow{ED}\cdot\overrightarrow{EF}=\boxed{}$$

となり，

$$t=\boxed{}$$

と求まる．辺 EF の長さは EF=$\boxed{}$ であるので，△DEF の面積を S とおくと，

$$S=\boxed{}$$

と求まる．』

化 学

問題　第2期　25年度

(1) 下図は実験室でよく用いられるガスバーナーである。以下の問いに答えよ。

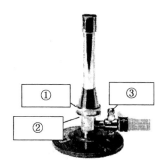

1) （ ① ）～（ ③ ）の名称を答えよ。
2) 次のa）～e）の中から、ガスバーナーの使い方として正しいものをすべて選び、記号で答えよ。
   a) ガスバーナーに点火する前に、まわりに引火物がないかガスが漏れていないか確認する。
   b) 点火する前に、バーナーのガス栓が閉じていて、2つの調節ネジが開いていることを確認して、ガスの元栓を開く。
   c) 点火後、まずガスの量を調節し、次に空気の量を調節する。
   d) 内炎が青色、外炎がオレンジ色になるように空気の量を調節する。
   e) 消火をするときは、最初にガス栓をしっかり締める。

(2) 市販の濃硫酸（98％、密度1.83 g/cm³）を水で薄めて3.0 mol/Lの希硫酸500 mLを作りたい。濃硫酸を何mLはかり取って500 mLに希釈すればよいか、整数値で答えよ。ただし、原子量は、H＝1.0、O＝16、S＝32とする。

(3) 次の文章を読んで、続く問いに答えよ。ただし、原子量は Cu＝63.5 であり、ファラデー定数は 9.65×10^4 C/mol であるとする。また、計算結果は有効数字 3 桁で表わせ。

電解質の水溶液に 2 本の電極を入れ（ ① ）電圧をかけると電流が流れると共に、ふだん自発的には起こらないような酸化還元反応が各電極で進むようになる。これを電気分解という。

塩化銅(II)の水溶液を炭素棒を電極として電気分解をすると、（ ② ）では還元反応が起こり、次式のように銅が析出する。

　　【　ア　】

（ ③ ）では酸化反応が起こり、次式のように塩素が生じる。

　　【　イ　】

一方、塩化ナトリウムの水溶液を炭素棒を電極として電気分解すると、（ ② ）でナトリウムの析出は起こらず、水素が発生する。

　　【　ウ　】

これは、ナトリウムの（ ④ ）が水素 H_2 よりも大きいため、ナトリウムイオンではなく溶媒である水の還元が起こるからである。

1)（ ① ）～（ ④ ）にあてはまる最も適切な語を以下の語群より選び、記号で答えよ。
　　a) 直流　　　b) 交流　　　c) 正極　　　　d) 陽極
　　e) 負極　　　f) 陰極　　　g) 電子親和力
　　h) イオン化エネルギー　　　i) イオン化傾向

2)【　ア　】～【　ウ　】にあてはまる最も適切なイオン反応式を記せ。

3) 下線の電気分解を、0.400 A で 3 分 13 秒おこなった場合、何 g の銅が析出するか。

(4) 多数のα-グルコースが枝分かれのない直鎖状に結合した多糖類をアミロースという。以下の文章を読み、続く問いに答えよ。ただし、原子量は H＝1.00、C＝12.0、O＝16.0、Cu＝63.5 とする。

　正確な容積目盛がついた容器に一定量のアミロースを入れ、撹拌（かくはん）しながら熱水を加えて溶かし、100.0 mL の溶液とした。この溶液の浸透圧を 27.0℃ で測定すると 6.23 mmHg（831 Pa）であった。この溶液に ア)希硫酸を加えて熱し、冷ました後に炭酸ナトリウムの粉末を泡が出なくなるまで加えた。次に、イ)十分な量のフェーリング液を加えたところ、酸化銅（I）が 1.43 g 析出した。

1) 水溶液中でグルコースは、α-グルコース（環状構造）だけでなく、鎖状構造となるために、下線イ)の反応が進行する。また、グルコースには別の環状構造を持つβ-グルコースも存在する。以下の図を正しく補って、グルコースの鎖状構造とβ-グルコース構造を示せ。

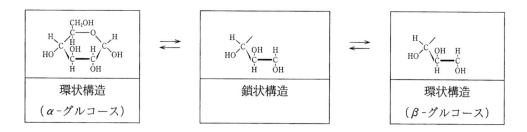

2) 下線イ)の反応は、一般に以下の反応式で表わすことができる。すなわち、グルコース 1 mol から酸化銅（I）が 1 mol 析出する。

　　　R-CHO + xCu^{2+} + yOH$^-$ ⟶ R-COO$^-$ + Cu$_2$O↓ + zH$_2$O

① 係数 x, y, z にあてはまる整数を、それぞれ答えよ。
② 下線ア)によって生成したグルコースは何 g であったか。ただし、計算結果は、有効数字 3 桁で表わせ。

3）重合度 n が大きいため、アミロース両端の H、OH を無視することにすれば、アミロースは $(C_6H_{10}O_5)_n$ と表わすことができる。したがって、アミロース 1 mol から、n mol のグルコース $C_6H_{12}O_6$ ができる。この実験に使用したアミロースは何 g であるか求めよ。ただし、計算結果は有効数字 3 桁で表わせ。

4）溶液の浸透圧 π Pa は、次式のように絶対温度 T K とモル濃度 c mol/L に比例する。ここで、比例定数 R は気体定数(8.31×10^3 Pa·L/(K·mol))である。

　　　$\pi = R \times c \times T$

①　この法則の名称を以下の a ）〜 e ）の中から選び、記号で答えよ。
　　　a ）シャルルの法則
　　　b ）ファントホッフの法則
　　　c ）ヘンリーの法則
　　　d ）ボイルの法則
　　　e ）ルシャトリエの法則

②　この法則を利用し、使用したアミロースの平均分子量を求めよ。計算結果は整数値で表わせ。

5）使用したアミロースの平均重合度 n を求めよ。計算結果は整数値で表わせ。

(5) 塩化ナトリウムの単位格子は、下図に示すように、Na^+とCl^-とが立方体の頂点を一つおきに占めた配列をしている。この単位格子の一辺の長さは$5.6×10^{-8}$ cmである。以下の各問いに答えよ。ただし、原子量はNa＝23.0、Cl＝35.5とし、平方根は$\sqrt{2}=1.41$、$\sqrt{3}=1.73$とする。また、計算結果は有効数字2桁で表わせ。

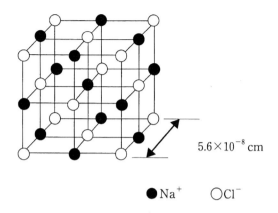

1) 単位格子中にNa^+は何個含まれるか。

2) この結晶の中で、異種イオン間の最も短い距離は、$2.8×10^{-8}$ cmである。2番目に短い異種イオン間の距離は何 cm か。

3) この結晶構造を基にしてアボガドロ数を求めよ。なお、塩化ナトリウムの密度は2.18 g/cm³であり、$5.6^3=175.5$としてよい。

4) 塩化ナトリウムと同じ型の結晶で、陰・陽イオンが接触すると同時に最も近い陰イオンどうしもちょうど接触する構造のイオン結晶がある。陰イオンの半径を$1.0×10^{-8}$ cmとすると、陽イオンの半径は何 cm になるか。

生物

問題　25年度

第2期

(1) 下記の問に答えよ。

1) 次のa〜dの細胞が最も感度よく検出できる波長を番号で選べ。
 a．かん体細胞　b．赤錐体細胞　c．青錐体細胞　d．緑錐体細胞

① 300−320 nm　② 400−420 nm　③ 490−510 nm　④ 520−540 nm
⑤ 550−570 nm　⑥ 620−640 nm

2) 上記1) の錐体細胞のうち名称の色の波長と、実際に細胞が最も感度よく検出できる波長が合致するものはどれか。記号で答えよ。

3) 上記1) の細胞のうち光に対する感度が最も高いものを記号で答えよ。

4) 視細胞の光に対する感度を決める色素の名称を記せ。

5) 網膜のうち、色を識別する視細胞が特に分布している部位の名称を記せ。

6) 下図はヒトの脳を示す。視覚の中枢がある部位を図中の記号で答えよ。

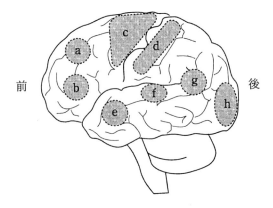

(2) 下図はキイロショウジョウバエの染色体地図の一部で、ⅠはＸ染色体を示す。この染色体地図には8種類の形質（すべて劣性）とその遺伝子記号が記されている。各問に答えよ。

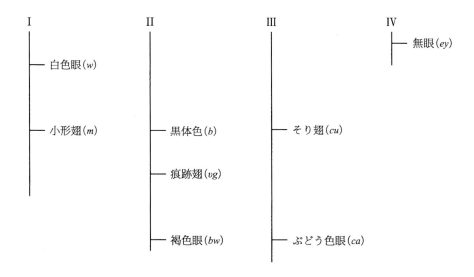

1) 組換え価にもとづいて作成した染色体地図を何と言うか。

2) 1) をはじめてつくった生物学者は誰か。

3) 図で連鎖しているすべての遺伝子を遺伝子記号で答えよ。

4) 黒体色・ぶどう色眼の雌と正常体色・正常眼の純系の雄を交配し、得られたF_1の雌雄の交配によって得られるF_2の表現型とその分離比を答えよ。

5) 白色眼・黒体色の雌と正常眼・正常体色の雄を交配して得られるF_1の表現型とその分離比を、雌雄別に答えよ。

6) 黒体色・痕跡翅の雌と正常体色・正常翅の雄を交配して得られたF_1の雄に黒体色・痕跡翅の雌を交配したら黒体色・痕跡翅：黒体色・正常翅：正常体色・痕跡翅：正常体色・正常翅が4：1：1：4の割合で生じた。遺伝子bとvgとの間の組換え価は何％か。

(3)　次の文章を読み、各問に答えよ。

　　食物に由来する血液中のグルコースは小腸粘膜の（　①　）によって取りこまれ、（　②　）
と呼ばれる血管を介して肝臓に運ばれる。肝臓に運ばれたグルコースの一部は（　③　）として
細胞内に蓄積され、必要なときにグルコースに分解されて血中に放出される。

　1）文中の①～③に当てはまる語を答えよ。

　2）体内では③を肝臓以外でも蓄積しているがその部位はどこか。

　3）肝臓の③は血糖の維持に使われ、2）の③はその組織内でエネルギー産生に用いられるが、
　　　この差は肝臓におけるある酵素の活性が高いことで説明できる。「ある酵素」とは何か答えよ。

　4）インスリン欠乏により高血糖となった際に見られる現象を以下のうちからすべて選び記号
　　　で答えよ。
　　　a．タンパク質合成の促進
　　　b．脂肪合成の促進
　　　c．筋および脂肪細胞へのグルコースの取り込みの抑制
　　　d．糸球体ろ過量の減少
　　　e．③合成の抑制
　　　f．脂肪分解の抑制
　　　g．アミノ酸生成の抑制
　　　h．③合成の促進

(4) 次の文章を読み、下記の各問に答えよ。

　人間に発見されたすべての生物は、その₇形や備わっている働きなどによってグループ分けが
なされ、生物界における位置づけが決定されているが、そのグループ分けは生物がどのように変
化してきたかも知ることができる。さらにᵢ進化の道筋を知る手がかりとして、近年はDNAの塩
基配列なども利用することで、より客観的なグループ分けがなされるようになってきたが、まだ
研究者によってグループ分けの考え方に違いがあり、統一されていない面も残されている。

　1）下線アについて、生物は最も大きなグループである「界」から個々の種類を指す「種」の
　　間に大きく5段階の階級が設けられている。そのすべてを大きな順に漢字で記せ。

　2）現在、一般的に用いられているヒトの分類上の位置づけを上位の階級から順にすべて日本
　　語で示せ。

　3）下線イと関連して動物の系統を明らかにするとき、その個体の発生がどのように行われて
　　いるのかを似たような種の間で比較し決定していた。このようにして動物の系統樹を表した
　　のはドイツの何という生物学者か。またその考え方は何説と言われ、どのような意味かそれ
　　ぞれ記せ。

(5) 下記の遺伝暗号表について各問に答えよ。

1番目の塩基	2番目の塩基				3番目の塩基
	U	C	A	G	
U	フェニルアラニン	セリン	チロシン	システイン	U
					C
	ロイシン		終止	終止	A
				トリプトファン	G
C	ロイシン	プロリン	ヒスチジン	アルギニン	U
					C
			グルタミン		A
					G
A	イソロイシン	トレオニン	アスパラギン	セリン	U
					C
	メチオニン		リシン	アルギニン	A
					G
G	バリン	アラニン	アスパラギン酸	グリシン	U
					C
			グルタミン酸		A
					G

1）対応するアンチコドンを持つ tRNA が存在しないコドンをすべて記せ。

2）硫黄（S）を含むため、翻訳されたタンパク質に S-S 結合を生じる可能性を持つアミノ酸のコドンを全て記せ。

3）コドン・アンチコドン間および、ペプチドの1次構造におけるアミノ酸間の結合をそれぞれ何と呼ぶか。

4）酸性のアミノ酸と塩基性のアミノ酸のコドンはそれぞれ何通りあるか。

5）tRNA のアンチコドンは 45 種類ほどしかない。これは、3 番目の塩基が変異しても翻訳されるアミノ酸が変化しない場合があり、このようなアミノ酸が結合する tRNA の中には、アンチコドンの第一塩基が合致しなくても mRNA に結合できるものが存在することによる。このような現象を何と呼ぶか。

6）下記の文章における空欄①〜③にあてはまる人名および語を記せ。

　　1960 年代はじめ、（　①　）らはUだけからなる RNA 鎖から（　②　）だけが翻訳されることをつきとめた。その後まもなく（　③　）らは、全ての生物で遺伝暗号が連続する三つの塩基で表されることを明らかにし、遺伝暗号表を完成した。

7）下記の細菌ゲノム DNA 配列は、対応する mRNA の開始コドンを含んでいる。翻訳されるアミノ酸の配列を示せ。ただし、記入するアミノ酸は始まりの五つとする。
　　…CAGAGAAGGACTTTTGGCCATGGTGGCGGCGTGA…
　　…GTCTCTTCCTGAAAACCGGTACCACCGCCGCACT…

英　語

解答

25年度

第1期A日程

Ⅰ　出題者が求めたポイント

内容把握選択問題。世界中で誰よりも多くのビッグマックを食べたDon Gorskeについての英文。設問の内容・観点を把握することが大切。

[解答のためのヒント]（参照箇所）
1. TF問題。（第1、2段落）
2. 「20,000個目のビッグマックを食べた年」（第2段落）
3. 「ビッグマックの構成要素」（第2段落）
4. 「Don Gorskeについて」（第3段落）
5. 「Donの食習慣」（第3段落）
6. 「食べ始めた日に食べたビッグマックの数」（第4段落）
7. 「ビッグマックを食べなかった日の数」（第4段落）
8. 「なぜ2000年の感謝祭の日にビッグマックを食べなかったか」（第4段落）
9. TF問題。（全般）
10. TF問題。（全般）

[語句]

＜第1段落＞
・essential：「絶対必要な」
・survive：「生き残る、生き延びる」
・on：《基本的な意味は「接触」》「…を常食として」
・efficient：「効率的な、効率の良い」
・recommended：「推奨[推薦]される[できる]」
・allowance：「割当量、許可量」
・vitamin：「ビタミン」
・mineral：「ミネラル、鉱物性の物質」
・It goes without saying that ～：「～は言うまでもない」
・sustenance：「〔生命を維持する〕栄養、滋養、食物」
・play a big part in ～：「～に大きな貢献をする」
・celebration：「祝典、称賛、式典、祝賀」
・festival：「祝祭、祭、定期的催し物、行事」
・take ～ to extremes：「～を極端にやる」
・the Guinness Book of World Records：「ギネスブック」《英ビール会社ギネスの子会社が1956年以来毎年発行している、さまざまな世界一の記録を集めた本》
・find out：「見いだす、気が付く」
・bowl：「（深い）はち、ボウル」
・serve：「（食事・飲み物を）出す」
・digest：「〔食べ物などを〕消化する」
・Cessna 150：「セスナ150」《1957年に初飛行をし、1958年に製造を開始したセスナ社の総メタル製2座席単発の軽量飛行機。》

＜第2段落＞
・when it comes to ～：「～のことになると」
・comprise：「〔部分〕から成る」

・ingredient：「〔特に料理の〕材料、原料、含有物」
・employee：「従業員、会社員、使用人、被雇用者」
・official：「役人、関係者、公務員、役員、職員」
・record-breaking：「記録破りの、新記録の」
・plan on ～ ing：「～することを考える、計画する」
・intention：「意図、意思、決意、心づもり」
・It's been ～ years since …：「…して～年だ」
・carton：「〔飲料用の紙製またはプラスチック製の〕大型容器」
・bite：「ひとかじり」
・It takes ～ for … to ―：「…が―するのに～かかる」
・which：《関係代名詞：前の情報を受ける。この場合、a quick speech、その内容を受ける。》
・proceed to ～：「次に[続けて]～する」
・patty：「パテ」《ひき肉などを平たい円盤状にしたもの、（複）patties》
・sesame seed：「ゴマ種子」
・bun：「丸いパン、（小さな）ロールパン」
・wonder：「疑問に思う、怪しむ」
・goods：「商品、物品、品物」
・ask for ～：「～を求める、～をくれと頼む」
・decline：「〔申し出などに対して丁重に〕断る」
・landmark：「画期的な出来事[作品]」

＜第3段落＞
・overweight：「重量[体重]超過（の）、太り過ぎ（の）」
・out of shape：「〔身体や機器など〕悪い」
・assume that ～：「当然～だと思う、～と仮定する」
・prison guard：「刑務所護衛官」
・lean：「ぜい肉のとれた」
・accompany：「～に添える、添付する、加える」
・regularly：「定期的に、規則通りに、通常は」
・exercise：「〔体力・知力などを〕使うこと、運動」
・trim：「〔体型が〕ほっそりした」
・pack：「～をパックする、包む、こん包する」
・fat：「脂肪、脂、脂質、油脂、ぜい肉」
・sodium：「《元素》ナトリウム、Na〔元素記号〕」
・binge：「どんちゃん騒ぎ」

＜第4段落＞
・normally：「普通は、いつもは、標準的に、通常は」
・freeze：「～を冷凍する」
・refrigerate：「〔食料・飲料など〕冷蔵する」
・purchase：「購入、購入品、買い物」
・Thanksgiving：「感謝祭」
・stock up on ～：「〔商品を〕まとめ買いしておく」
・holiday：「休日、祝日、休業日」
・grant：「〔願い・要求などを〕聞き入れる」
・dying：「臨終の、」

＜第5段落＞
・bratwurst：「ブラートヴルスト」《ドイツの焼いて食べるソーセージの総称》

・do：「本当に～する、実に～する」《強調》
・certainly：「確実に、確かに、必ず」
・be wary of ～：「～に注意する、～に慎重である」
・go too far：「〔人の言動などが〕度を超す」
・blender：「〈米〉(料理用)ミキサー」
＜設問＞
・component：「成分、(構成)要素」
[全訳]
＜第1段落＞
　食べることは生活のなかの絶対不可欠な部分だ。全ての動物、人間は飲んだり食べたりする必要がある。もちろん、私たちは水で何か月かは生き延びることができる。しかし、食べ物を食べることが日々摂取が推奨されている量のビタミンとミネラルを摂る最も効率の良い方法なのだ。食べることは我々の生活において大きな部分を占めている。生命を維持するのに必要な栄養のために我々は食べるのだ、ということは言うまでもないことなのだが、しかし食べることはお祝いや祭においても大きな役割を果たしている。食べることを極端にやるひともおり、ギネスブックはこのような人たちについて読めるひとつの場である。ギネスブックで、最も大きな一食のスパゲティは6,250キロだ、ということがわかる。そのスパゲティは、ロスアンゼルスのイタリア料理のレストランのシェフによって作られ、プールに盛り付けられたのだ。またガラスや金属を消化でき、最大の食事という記録—セスナ150一機—を保持しているイタリアの男性についても読むことができる。
＜第2段落＞
　食べ物と世界記録ということとなると、多くのものがある：とても奇妙なものもあれば、それほど奇妙でないものもある。Don Gorskeは読むことができる別の名であり、彼は食べたBig Macの世界最多記録を持っている。2011年の5月に、Don Gorskeはウィスコンシン州のフォンジュラックのマクドナルドにはいり、そして2万5千個目のビッグマックを食べた；ビッグマックは7つの主要な食材でできている人気のあるハンバーガーだ。世界に知られるファストフード店の従業員、ギネス関係者、知人、そして他の顧客は、新記録を樹立するハンバーガーを味わう前にDonがした手短なスピーチを聞いた。「死ぬまでビッグマックを食べていくつもりです。」とDonは語った。「変えるつもりはまったくありません。ビッグマックはいまだに私の好物の食べ物です、39年間何も変わっていません。」また彼は語った。「2万個目を食べてから7年です。今年も同じなのです、みなさん：入れ物は食べられませんし、多分いまでも私がひとつのビッグマックを食べ終えるのに16口必要です。」このスピーチのあと、彼は "ゴマ種子のパンにのせた牛肉だけの2枚のパテ、特製ソース、レタス、チーズ、ピクルス、玉ねぎ" でできているバーガーを食べた。Donの入れ物が気になるかもしれないが、マクドナルド関係の品物の収集家、そしてギネスブック関係者が、2万個目のバーガーの入れ物を欲しいと申し入れたが、Gorskeはその入れ物を誰にも譲るこ

とはないとした。というのも、彼は個人的な達成を表すようなバーガーの入れ物は自分で取っておくのだ。
＜第3段落＞
　Don Gorskeのことを見たことがないひとは、彼が太りすぎで、体調が悪い人だと思うかもしれないが、この59歳の退職した刑務所護衛官は贅肉もなく健康なのだ。健康の専門家Tara Gidusは、そのひとつの理由はDonが毎日ビッグマックを食べても、よくバーガーに添えるフライドポテトやソフトドリンクのような他のファーストフードを食べたり飲んだりしないことだ、と信じている。彼女はまた、運動のために規則的に彼が歩くこともまた彼がほっそりとしていることに役立っている、とも語った。マクドナルドのウェブサイトによると、それぞれのビッグマックは540カロリー、29グラムの脂肪、1,040ミリグラムのナトリウムを含んでいる。そのことは、Gorskeのほぼ40年間にわたる食べ放題で、彼は信じられないような1,350万カロリー、72万5千グラムの脂肪、そして2600万ミリグラムのナトリウムをビッグマックだけから摂取したことを意味する
＜第4段落＞
　Gorskeは、普通月曜日に6個、木曜日に8個のビッグマックを買って、食べる前にあたためるまで冷凍あるいは冷蔵する、と語った。1972年の5月17日—新しい車を購入したことを祝うために3個のビッグマックを買って、同じ日にもう2回行ってそれぞれ3個ずつ買ったのだが—にビッグマックを食べ始めて以来、ビッグマックを食べなかった日は8日だけで、たいていは日に2個食べている。ビッグマックを食べなかったある日というのは2000年の感謝祭の日で、感謝祭の日にもマクドナルドは営業するだろうと思って、感謝祭の祝日の前にビッグマックをまとめ買いしそこなったのだった。また、ビッグマックを食べなかった別のときは、その有名なバーガー以外のものを食べてほしいという臨終の母の願いを聞き入れたときだった。
＜第5段落＞
　ブラートヴルスト—ドイツの豚肉ソーセージ—やロブスターを含む他の食べ物も好きだとGorskeは語ったが、しかしビッグマックを愛しており、看護師の彼の妻Maryは彼のために食事を作ることについて心配しなくてもよい、とも語った。「ひとつひとつのビッグマックをほんとうに味わっています。」と彼は語った。Gorskeは確かに自分の習慣を隠すわけではなく、そして度を越すことを気を付けている。彼の妻が彼に「ビッグマックをミキサーに入れなくてはならなくてはなったら、終わり。」と告げた、とGorskeは語った。
[解答]
1.C　2.B　3.B　4.C　5.D
6.D　7.C　8.C　9.D　10.D

Ⅲ　出題者が求めたポイント
　内容把握選択問題。
　動物の群れを成す行動について。群れを成す行動の

意義、群れを成す行動についてのコンピュータによる
模擬実験の意義について、という内容。設問の内容を
把握することが大切。

[解答のためのヒント](参照箇所)
11.「群れ」の定義。(第1段落)
12.「群れを成す行動と生存の可能性」(第2段落)
13.「捕食動物を避けること」(第2段落)
14.「群れを成す行動の魚の集団における意味」(第3段落)
15.「鳥の群れのリーダーについて」(第4段落)
16.「群れを成す鳥が魔法のように見える」(第5段落)
17.「"boids" について」(第6段落)
18.「コンピュータによる模擬実験の意義」(第6段落)
19.「障害物がある場合の集団の動き」(第6段落)
20.「過酷な環境とは」(第8段落)

[語句]
＜第1段落＞
・flock：「集まる、群がる」
・behavior：「行動、行動様式、〔生物の〕行動、習性」
・phenomenon：「現象」《複数形：phenomena》
・extremely：「極度に、極めて、非常に」
・survival value：「《生物》生存価」
・refer to ～：「～を参照する、～に言及する」
・coordinate：「協調させる、調整する」
・herd：「〔家畜や野生動物の〕群れ」
・note：「～に気付く、～に注意する、指摘する」
・display：「～を表示する、(行動や振る舞いを)見せる」
・conglomerate：「〔いろいろな物が〕集まって固まる」
・mobilize：「〔軍隊などが〕動員される」
・natural predator：「天敵」
・predator：「捕食者、捕食動物、肉食動物」
＜第2段落＞
・theory：「学説、説、理論」
・widespread occurrence：「広範な発生」
・avoidance：「回避、避けること、忌避」
・pick out：「拾い出す、選び出す」
・prey：「犠牲、被害者、餌食、餌」
・similar in appearance：「見た目が似ている」
・appearance：「外見、見掛け、容姿；出現」
・induce：「人に勧めて～させる、誘発する」
・confusion：「混乱[当惑]させる[させられる]こと」
・escape：「逃げる、脱出する」
・snack：「軽食」
・track down：「見つけ出す、追い詰める」
＜第3段落＞
・acquisition：「〔企業の〕買収、取得、獲得」
・track down：「見つけ出す、追跡して捕らえる」
・source：「もと、源、起点、水源(地)」
・food source：「食物[食料]源、食物源、食糧供給源」
・once ～：「～するとすぐに、いったん～すると」
・discover：「～を発見する」

・companion：「仲間、友人」
・capitalize on ～：「～を十分に利用する」
・gain access to ～：「～に接近する、～を利用する」
・immediate：「即時の、じかに接している、接近した」
・immediate area：「隣接区域」
・save on ～：「～を節約する、～を軽減する」
・resource：「資源、供給源」
・random movement：「でたらめ運動、無作為運動」
・It pays to ～：「～して損はない、～することは有益だ」
・free rider：「ただ乗り行為、何もせずに[労せずして]利益を得る人」
＜第4段落＞
・increased：「増加した、増大した」
・efficiency：「能率(性)、効果的な働き、効率の良さ」
・bodily movement：「動作」
・expend：「～を費やす、消費する、浪費する」
・flap：「～をはためかせる、～を振り動かす」
・aloft：「空中に、空高く、上方へ、高い所に」
・formation：「形成、編成」
・wake：「水面にできる波紋、航跡、通った跡、伴流」
・represent：「～を表す、～を示す、～を描写する」
・Japanese crane：「《鳥》タンチョウ」
・consider：「考える、～を考慮[考察・検討]する」
・modern day：「現代の、今日の」
・encounter：「(思いがけない)出会い、遭遇」
・speedboat：「高速モーターボート」
・race：「全速力で走る」
・pod：「《海生動物》(少数の)群れ、小群」
＜第5段落＞
・outsider's perspective：「部外者の視点、第三者の観点」
・organism：「有機体、生命体、生物、有機的組織体」
・magical：「不思議な、魔法の、魅惑的な、魅力的な」
・rapidly：「迅速に」
・coordinate：「協調させる、調整する、統合する」
・instantaneously：「即座に、瞬間的に、瞬時に」
＜第6段落＞
・simulation：「模擬実験、シミュレーション」
・result from ～：「～に起因する、～に由来する」
・visual：「視覚の、視力の」
・cue：「〔動作開始の〕合図、きっかけ、手掛かり」
・It was found that ～：「～ということが分かった」
・consequently：「そのような事情で、それ故に」
・crowd：「～に押し寄せる、～に迫る」
・local：「地元の、特定の場所の、現地の、地場の」
・steer：「かじをとる、操縦する、案内する」
・heading：「《航空》機首方位」
・parameter：「パラメーター、要因、条件」
・obstacle：「障害(物)、妨害(物)、邪魔」
・rejoin：「再結合する、再接合する」

・locomotion：「移動(力)、運動」
・group-oriented：「集団志向の」
・innovation：「新手法、革新、新機軸、工夫したもの」
・field：「領域、分野」
・robotics：「ロボット工学」
＜第7段落＞
・current：「現在の、最新の、受け入れられている」
・pattern：「傾向、パターン、型、」
・reproductive strategy：「繁殖戦略」
・be similar to ～：「～と似ている、～と同じようである」
・that is to say：「すなわち、換言すると、つまり」
・enormous：「莫大な、非常に大きい、甚大な」、
・resource：「資源、資産、源泉、人的資源、情報資源」
・compromise：「危うくする、危険にさらす」
・miniaturize：「～を小型化する」
・chance：「チャンス、好機、機会；可能性、見込み」
＜第8段落＞
・miniature：「小規模の、小型の」
・physical：「物質の、身体の、物理的な、形而下の」
・extreme：「極度の、強烈な、非常に厳しい」
・trench：「(深い)溝、《地学》海溝」
・Jupiter：「《天文》木星」
・gas cloud：「ガス雲」
・may well ～：「～するのももっともだ、多分～だろう」
・organic：「有機(体)の、有機的な、有機物の」
・imitate：「～を模倣する、装う、まねる、手本にする」
・expand：「〔規模を〕拡大する、拡張する」
・knowledge base：「知識ベース、知識基盤」
・Time will tell.：「時間がたてば分かることだ。」
＜設問＞
・by oneself：「自分だけで、一人で、独りで、独力で」
・play a key role：「重要な役割を演じる」
・school：「〔魚などの〕群れ」
・locate：「〔～の場所を〕探す、見つける」
・stiff price：「極めて高い値段、代償」
・privilege：「〔個人や階層が享受する〕特権、名誉」
・haphazardly：「〔計画されたのではなくて〕行き当たりばったりに、取ってつけたように、やみくもに」
・scatter：「散り散りになる」
・collision：「衝突、激突」
・simulate：「～をシミュレートする、模擬実験する」
[全訳]
＜第1段落＞
　動物が群れを成すという行動は、極めて高い生存価を持つ興味深い現象である。"Flocking" というのは、集団にいるときの個々の調整された行動である。群れる行動の良い例は、鳥が一緒に飛行すること、魚がいっしょに泳ぐこと、動物の一群が共に走ること、のように動物において見られる。人間が集まって、そしてライオンやトラなどの自然の中の難敵のような共通の危険を避けるために大きな集団で行動する場合、人間でさえ群れる行動を示すことが指摘されている。
＜第2段落＞
　群れる行動が広い範囲で発生する理由を説明するいくつかの説が唱えられてきた。第一の理由は捕食動物を避けること。多くの動物が捕食動物から離れるように一緒に走ると、それはひとつの個体を選び出して攻撃することを著しく困難にする。特に餌食になりかねない動物が見た目が似ている場合困難になる。多くの体が一緒に動くことから誘発される混乱は、餌食にされそうな動物に逃げる時間を与えて、そして捕食動物の食事の食べ物がひとつ少なくなることを意味するのだ。
＜第3段落＞
　二つ目の理由は食べ物の獲得である。特に魚について言えるのだが、食べ物を探す集団よりも一つの個体が食料の供給源を探し出すのにずっと長い時間がかかることが明らかになった。この理由はシンプルだ；何組もの目の方が一組の目よりも良い、ということだ。魚がいったん食料源を見つけると、その仲間はすぐにその発見を十分に活かすことができ、その食料に近づくためにその個体(魚)と同じ領域まで泳いでいく。このことは、集団の中の他の仲間が、発見の場の隣接領域にはいなくても、魚の無作為な動きに目的が与えられるので、エネルギーの供給を節約できることを意味している。大きな集団にいるならば、確かに "ただ乗り" することには損はない。
＜第4段落＞
　3つ目の理由は、動作における増大した効率性だ。たとえば、飛んでいるときの鳥を想像してほしい。一羽の鳥だけが飛んでいるならば、その鳥は飛んでいるために羽ばたくという過程に、多くのエネルギーを費やさなければならない。しかしながら、鳥の編隊があるならば、リーダーに従う鳥たちはリーダーの飛んだ跡を飛ぶので飛ぶためのエネルギーを節約できるのだ。この "跡" はリーダーの羽の先によって作られた上昇気流の領域によって表せ、また飛ぶときに丹頂鶴のような鳥に明らかに見られる "V" の一つの理由なのだ。同様に、海で動物の集団が効率的に素早く動くときに、同様の効果がはっきりと見ることができる。たとえば今日の人間とイルカの出会いのことを考えてみよう。高速ボートがイルカの群れのそばを高速で走るとき、しばしばイルカが賢明にもボートの航跡を追っているのが観察される。これは泳ぐのに要求される最小限の努力と最大限のエネルギー効率の領域になる。
＜第5段落＞
　第三者の観点からみると、個体の集団がひとつの有機体のように振る舞うように見えるので、群れを成す行動は魔法のように見える。ここで問われなければならない問いというのは、"どのようにして多くの個体が迅速に意思疎通をして、行動を瞬時に調整できるの

か？"ということだ。

＜第6段落＞

　鳥の群れを成す行動の有名なコンピュータのシミュレーションが、"boids"とよばれるプログラムにおけるものだが、この質問に私たちが答えるのを助けてくれる。群れを成す行動は、それぞれの個体の周囲の小さな領域にいる他の動物からの視覚的な合図から起こる、ということが分かった。ということで、コンピュータのシミュレーションのboidsは従うべき3つの基本的なルールが与えられる。まず第一に、その場の群れを成す仲間に押し寄せることを避けるように進路を取るように言われる。二番目に、その場の群れを成す仲間の平均的な方向に向けて進路を取らなければならない。そして三番目として、その場の群れを成す仲間の平均的な位置に向かって動かなければならない。このような条件のとおりにされると、驚くことに、boidの行動は"本物の"鳥の行動に近いものとなった。鳥と同様に、boidの群れが障害物によって分けられると、半分になった2つの集団は障害物を通過したのちに再結合するのだった。この情報は、集団志向の動物の動きを理解するのに役に立つばかりでなく、ロボット工学の分野の将来における革新のためにも重要なのである。

＜第7段落＞

　現在のロボット工学の技術は、現代の人間の繁殖戦略と同様の傾向をたどっている。つまり、一つか二つの個体にすべての資源を投資するべく莫大な努力がなされているのだ。この個体が危険にさらされることになるとすべてが失われるのでリスクは大きい。しかしながら、個体の数が増えて小型化し、そして群れを成す行動を示すようにプログラミングすると、生存の可能性はおおいに増大する。

＜第8段落＞

　小型ロボットの集団を創造することは、我々人間のために探求の実際的な側面を行うことによって、いつの日か地球や他の惑星の過酷な環境をより良い形で探査するのに役立つだろう。何百もの小さなロボットが太平洋の深海の海溝に泳いでいくことを、あるいは木星のガス雲の飛んでいくことを想像できるだろうか？この小さなロボットが生きている動物に見いだされる群れを成す行動を真似て、そうする中で十分長く生存して人間の知識基盤を拡張することだろう。時間がたてば分かることだ。

[解答]

11.B　12.A　13.C　14.C　15.D
16.A　17.C　18.D　19.A　20.D

Ⅲ　出題者が求めたポイント

　文法・語法・語彙に関する選択問題。

[解答のためのヒント]

21.「生物学的老化の厳密な定義はないのであるから、その現象がいつ始まるかということを特定する方法はない。」to不定詞の形容詞的用法、There is no way to ～：「～する方法・可能性はない」。exact：

「正確な、的確な」、biological aging：「生物学的老化」、determine：「決定[確定・断定]する」。

22.「聴衆の中に大統領と夫人がいた。」倒置：場所・移動の副詞的表現が文頭にあるときに、主語と動詞が入れ替わる倒置が起こる。audience：「〔集合的に〕聴衆、観客、観衆」。

23.「望遠鏡は実際よりも物体が近くにあるように見せる。」than は接続詞。telescope：「望遠鏡」、object：「物、物体」、make＋O＋原形：「Oに～させる」。

24.「アスワン・ハイ・ダムは、1970年に完成し、1902年に建設されたアスワン・ダムよりも4マイル上に位置している。」受け身の分詞構文が主語と動詞の間に置かれている。主語と動詞の間は通例主語の説明が置かれる。
Aswan High Dam：「アスワン・ハイ・ダム、エジプト・ナイル川。1960年建設。できた湖がナセル湖」、complete：「～を完了する、完成する」、locate：「〔～の場所を〕決める、〔特定の場所に〕～を置く」、mile：「《単位》マイル、約1609m」。

25.「今年州政府によって採用された人の80％が外国語に関して何らかの知識を持っている。」過去分詞による後置修飾。recruit：「(人)を採用する」、have some knowledge of ～：「～に関して何らかの知識を持つ」。

26.「その大学は、主に高校の成績と作文能力に基づいて学生に奨学金を出している。」based on ～：「～に基づいている」。scholarship：「奨学金」、grade：「成績の評点、評価」。

27.「その担当責任者は、コミュニケーション能力を向上させることを願うひとのために1週間にわたるワークショップを企画した。」時制に要注意。manage：「管理する」、organize：「〔催し・計画などを〕準備する」、wish to ～：「～したいと願う」、communication skill：「コミュニケーション能力、意思疎通を行う能力」。

28.「イタリア旅行は大変にためになるものだったが、自分で探索したり買い物をする自由な時間がほとんどなかった。」seldom：「めったに～しない、ほとんど～ない」。
informative：「情報を与える、〔情報が〕参考になる」、explore：「～を探検[探索]する」、on one's own：「自力で、自分の責任で」。

29.「残念なことに、仕事をしながら旅をするというプログラムに関心を示す学生があまりにも少なく、大学はその計画を棚上げにした。」since：「～なので、～だから」。
unfortunately：「不幸にも、残念ながら」、program：「計画」、shelve：「〔問題・計画などを〕棚上げする、見送る」

30.「その会社社長は、連続4期で史上最高の利益を上げて、多額のボーナスで見返りを得た。」完了形の分詞構文。

deliver：「引き渡す、交付する、実現させる、業務を遂行する」、reward：「～に報いる」。

[解答]

21.D　22.C　23.D　24.A　25.C
26.C　27.D　28.B　29.A　30.A

Ⅳ　出題者が求めたポイント

整序英文完成問題。文法の基礎力が問われる。

[解答のためのヒント]

31. "A recent survey suggests that nearly four fifths of Japanese people"　主語＋動詞の構造をどう作るかがカギ。survey：「概観、調査」、suggest：「～を提案する、示唆する」、nearly：「ほとんど、ほぼ」、four fifths：「5分の4」、donate：「寄付する」、charitable organization：「慈善団体」。

32. "isolated environment with no people seems to give you a great"　主語と動詞の間は主語の説明が置かれる。isolated：「孤立した」、environment：「環境、周囲(の状況)」、opportunity：「機会」、search for ～：「～を捜す」。

33. "There are many species which haven't been named or even identified"
There is/are …の形が文の骨格であり、関係代名詞 which による後置修飾がカギ。
species：「〔生物学の〕種」、not ～ or …：「～も…もない」、identify：「〔正体・身元などを〕確認[特定]する」。

34. " Doing weight training along with aerobics will help you burn" 動名詞～ing が主語となる。along with ～：「～と一緒に」、help：「助ける」〈「～するのを手伝う」と言う場合、help someone to do の to は省略されることが多い〉。

35." pay attention to whether it is going to your destination"　whether の節を作る。when ～ ing：「～しているとき」〈when 節の主語＋be 動詞は省略されることが多い。〉、pay attention to ～：「～に注意を払う」、destination：「目的地」。

[解答]

31.2番目：ハ　　5番目：ヘ
32.2番目：リ　　5番目：ヌ
33.2番目：ロ　　5番目：イ
34.2番目：ハ　　5番目：ロ
35.2番目：ハ　　5番目：ロ

第2期

Ⅰ　出題者が求めたポイント

内容把握選択問題。英国の科学者 William Thomson(ケルビン卿)についての英文。設問の内容・観点を把握することが大切。

[解答のためのヒント](参照箇所)

1.「永久機関について」(第2段落)
2.「ケルビン卿の受けた最初の教育」(第1段落)
3.「どのような業績で称号を与えられたか」(第4段落)
4.「ケルビン卿の経歴」(第1段落)
5.「ケルビンが初めて作ったもの」(第2段落)
6.「ケルビンは決して～でなはかった」(第1・2段落)
7.「本文中の具体的な業績」(第2段落)
8.「ケルビンが正解を出せなかったこと」(第3段落)
9.「名前の変化」(第4段落)
10.「ケルビンの温度の尺度」(第2段落)

[語句]

＜第1段落＞
・Lord：「～卿」《イギリスの貴族の尊称》
・mathematician：「数学者」
・physicist：「物理学者、自然科学者」
・contribute to ～：「～に貢献する」
・branch：「部門、分科」
・mathematics：「数学」
・professor：「大学教授、教授、教師」
・institution：「〔特殊な目的を持つ〕(公共)機関」
・row (a boat)：「(船[ボート]を)漕ぐ」
・somehow：「どうしたものか、どうにかして」
・society：「社会、協会、クラブ」
・manage to ～：「何とか～する、思いがけず～する」
・while ～ ing：「～しながら」
・publish：「～を出版する、(正式に)発表する」
・brilliant：「素晴らしい、才気あふれた」
・fake name：「偽の名前」
・for fear of ～ ing：「～することを恐れて」
・embarrass：「～を狼狽させる、～の顔をつぶす」
・superior：「目上の人」
・natural philosophy：「自然哲学」
・professorship：「教授の職[地位]」

＜第2段落＞
・productive：「産出力のある、生産的な」
・career：「経歴、職歴」
・grant：「〔権利などを〕許諾する、供与する、与える」
・patent：「特許(権)、専売特許証、(専売)特許品」
・physical science：「物理科学」《物理学だけでなく、工学、天文学、地学などの自然科学分野を含む場合がある。》
・leading figure：「中心人物」
・numerous：「非常に[数えきれないほど]多くの」
・practical：「実用的な」
・achievement：「達成したこと、業績、達成」
・lead to ～：「～につながる、結果として～に導く」
・refrigeration：「冷却、冷凍」

・invention：「発明(品)、考案、創案」
・work out：「〔方法・規則・理論などを〕考え出す」
・scale：「尺度、基準」
・absolute temperature：「絶対温度」《物理・低温工学で使われる温度単位系。単位＝K(Kelvin)。0 K(elvin)＝-273.15℃》
・measurement：「計測、測定」
・improvement：「改良(点)、進歩、改善」
・telegram：「電報、電信」
・navigation：「航海(術)、航海学、航行、航法」
・compass：「コンパス、羅針盤、方位磁石」
・depth sounder：「測深器」
・theoretical：「理論の、理論上の、理論的な」
・impressive：「強い印象を与える、目覚ましい」
・electromagnetism：「電磁気学」
・thermodynamics：「熱力学」
・wave theory of light：「光の波動説」
・in particular：「特に、とりわけ」
・the second law of thermodynamics：「熱力学の第2法則」
・clarify：「～を明確にする、はっきりさせる、解明する」
・state：「〔公式に〕述べる、はっきり言う、提示する」
・waste：「～を無駄にする、空費する、浪費する」
・perpetual motion：「永久運動」《機械がエネルギーなしで動き続けること。実際には不可能。》
・in addition to ～：「～に加えて」
・the Royal Society of London for Improving Natural Knowledge：「ロイヤルソサイエティ」
・the Royal Society：「英国学士院、英国王立協会」
・be credited with ～：「～で高い評価を得る、～の功績[効果・資質]があると思われている」
・physics laboratory：「物理研究所」
＜第3段落＞
・struggle to ～：「必死で～しようとする」
・come close：「近づく、接近する、一歩のところである」
・know O to be ～：「Oが～だと知っている」
・estimate：「見積もり、概算、推定値」
・fluctuate：「変動する、上下する、不安定である」
＜第4段落＞
・knight：「～をナイト爵に叙する」
・telegraph cable：「電信線」
・lay：「〔基礎などを〕築く、～を配管する」
・peerage：「貴族(の地位)、貴族階級、貴族名鑑」
・aristocracy：「貴族政治(の国)、貴族社会」
・nobility：「貴族(院)階級、気高さ、高潔(さ)」
・presently：「現在、やがて、間もなく、目下、ただ今」
・Westminster Abbey：「ウェストミンスター寺院」
＜設問＞
・indefinitely：「無制限に、いつまでも、永久に」
・external：「外の、外側の、外部にある、外部の」
・conform to ～：「～に適合する」
・everything but ～：(cf.) anything but ～：「～どころではない、～とは程遠い、決して～ではない」

・get right：「正しくなる」
・absolute zero：「絶対零度《物質が到達可能な最低温度(-273.15℃)》」

[全訳]
＜第1段落＞
　ケルビン卿は、多くの科学分野に貢献したスコットランドの数学者であり物理学者であった。1824年7月26日に、アイルランドのベルファストでウィリアム・トムソンとして生まれたトムソンの父親は数学の教授で、10歳まで彼を教育した。1832年に、トムソン一家は、英国スコットランドのグラスゴーに引っ越した。トムソンは10歳のときにグラスゴー大学に入学した。20代前半までに、ロンドンやパリの教育機関で学び、ケンブリッジ大学を卒業した。ケンブリッジ大学では、数学で一等賞を獲得した。また、ボートで一等賞を取り、またどうしたものか音楽クラブを設立をしたりもした。彼はこのようなことを英語とフランス語で論文を発表しながらしたのだ。その論文はあまりにも素晴らしく、目上の人々の顔をつぶすことを恐れて、偽名で発表しなければならなかった。22歳のときに、グラスゴー大学に戻り、自然哲学の教授になった。その大学で55年間教授の職を務め続けた。
＜第2段落＞
　ケルビンはたいへん長く、生産的な経歴を持っている。その経歴において、ケルビンは661の論文を発表し、彼を裕福にした69の特許権を与えられ、物理科学のほとんどすべての領域の第一人者となった。彼の数々の実用的な業績の中のほんのいくつかは次のようなものだ。直接的に冷凍技術の発明につながる方法を提案したこと。絶対温度の尺度を創出したこと(温度測定のケルビン温度)。海を越えて電報を送ることを可能にした信号強度を増強する装置を発明したこと。よく知られている海洋羅針盤や最初の測深器の発明のような海運、航海についての多くの改善をもたらしたこと。彼の理論的な仕事も同様に目覚ましいものだ。ケルビンは、電磁気学、熱力学、そして光の波動説の理論を提案した。とりわけ、ケルビンは熱力学の第2法則を明確に示した。この法則は少量のエネルギーが常に浪費されることを明示している。この法則は、永久運動装置―いったん動き始めたらエネルギーを加えることなく動く機関―は存在しえないことを示している。このようなことすべてに加えて、ケルビンは、1890年から1895年まで、ロイヤルソサイエティ、英国学士院の会長を務め、また、英国初の物理研究所を設立した功績も認められている。
＜第3段落＞
　研究人生の後半のかなりの期間、ケルビンは我々の惑星の年齢を定めようと努力した。このことにおいては、今一歩というところまでも行かなかった。我々は今、地球は年齢が45億年だということを知っている。1862年にある論文でケルビンは、地球の年齢が9,800万年であると提言した。その後の35年間、彼の推定値は、高い推定値の4億年から彼の18971年の最終の推定値の

2,400万年まで変動した。

＜第4段落＞

　それではいったいどのようにしてウィリアム・トムソンという名からケルビン卿になったのだろう？ 1866年に、大西洋に電信線を設置した彼の業績のために、ケルビンはナイトの称号を与えられてウィリアム・トムソン卿になった。1892年に、ウィリアム・トムソン卿は、ラーグスのケルビン男爵という称号と共に、貴族階級、英国の貴族社会、貴族院階級に叙された。この名のケルビンの部分は、グラスゴー大学の近くを流れる小川のケルビン川から来ている。現在では、ラーグのケルビン男爵という完全な称号はケルビン卿というように短くされている。ケルビン卿は1907年の12月17日に、83歳という年齢でこの世を去り、ウェストミンスター寺院に葬られた。

[解答]
1. A　2. D　3. B　4. A　5. C
6. C　7. D　8. A　9. D　10. C

Ⅲ　出題者が求めたポイント

　内容把握選択問題。

　学生が一斉に引っ越す日のことについて。高価なものが捨てられること、大量のごみがでること、などの問題点が語られる。

　設問が概ね本文の流れの順で並んでいる。設問の内容を把握することが大切。

[解答のためのヒント](参照箇所)
11.「"Welcome to my nightmare！" の意味」(第1段落)
12.「all-nighter の意味」(第1段落)
13.「"Hobo Christmas" という呼び名」(第2段落)
14.「Winters が生まれ故郷の町に戻ろうとしている理由」(第3段落)
15.「24時間の待ち時間がある理由」(第3段落)
16.「Justin Winters と Peter Kara について」(第1、2、3段落)
17.「Kia Holmes について」(第5段落)
18.「Destiny Handel について」(第5段落)。
19.「Frank Kooistra について」(第6段落)。
20.「この文章の表題」(全体)

[語句]
＜第1段落＞
・nightmare：「恐ろしい夢、悪夢；悪夢のような経験」
・yell：「怒鳴る、大声を上げる」
・refer to ～：「～に言及する」
・infamous：「悪名高い、評判の悪い、恥ずべき」
・annual：「年に1度の、例年の、毎年恒例の」
・ritual：「儀式、儀式的な行事」
・faulty：「欠点のある、誤った、不完全な、欠陥のある」
・unload：「(荷を) 降ろす、取り外す」
・dresser drawer：「化粧だんすの引き出し」
・earlier this year：「今年これまでに、今年既に」
・engineering：「工学、工業技術、エンジニアリング」
・twister：「〈米〉竜巻」
・blister：「〔航空機の〕ブリスター」《観測用または戦闘機の攻撃用に機体から丸く突き出た風防構造。》
・renter：「貸し出す人、賃借人、借地人、借家人」
・awful：「大変な、ひどい、嫌な、すさまじい」
・pull an all-nighter：「徹夜する」
・terrible idea：「ひどい[とんでもない]考え」
・on top of ～：「～より優位に立って、～に加えて」
・all at once：「一度にそろって、いっせいに」
＜第2段落＞
・around the corner：「角を曲がった所に、すぐ近くに」
・current student：「在校生」
・Happy holidays：「楽しいホリデーシーズンをお過ごしください。」
・hobo：「ホーボー」《アメリカで19世紀後半から1930年代の不景気の時代に、仕事を求めて渡り歩いた貧しい労働者を指す。》
・cash in：「現金化する、利用する」
・pick over：「細かく[念入りに・一つ一つ] 調べる[調査する]、選び分ける、選り抜く」
・That's why ～：「それが～の理由である、だから～なのだ、～はそのせいだ」
・instead of ～：「～の代わりに」
・jamboree：「ジャンボリー」《大規模のにぎやかなパーティーや催し物》
・other than ～：「～以外の」
・sift through ～：「～をより分ける、～をふるいにかける、取捨選択する」
・discarded：「捨てられた、廃棄された、不要な」
・belonging：「所持品、所有物、」
＜第3段落＞
・despise：「軽蔑する、嫌う、嫌悪する」
・lease：「賃貸、賃貸契約書、賃貸期間」
・folks：「人々、親しい人、両親、家族」
・guarded：「保護された」
・store：「～を蓄える、保管する、保存する」
・offer：「申し出、申入れ、提案」
・be unaware of ～：「～に気付いていない」
＜第4段落＞
・pastor：「牧師」
・take up on ～：「～を利用する、～を受け入れる」
・in shifts：「交代で」
・end up ～ing：「結局[最後には]～すること[羽目]になる、～するのが落ちだ」
・identification card：「IDカード、身元証明書、身分証明書」
・set up「綿密に準備する、設立する、始動する」
・community program：「地域活動」
・reach out：「援助[救い]の手を差し伸べる」
・preach：「説教する」
・absolutely：「完全に(perfectly)」
・solely：「もっぱら、単に」

<第5段落>
・meanwhile：「それと同時に、その一方で、その間」
・out in front of one's house：「家の前へ[に・で]」
・sift through ～：「～をより分ける」
・body-wash：「ボディソープ[シャンプー・ウォッシュ]」
・sample bottle：「試供品の瓶」
・hunt for ～：「～を探し回る」
・dumpster diving：「ごみ箱あさり」
・turnover：「交代数、《生物》代謝回転」
・literally：「文字通り(に)、誇張なしに、まさに」
・brand new：「新品の、真新しい」
・go on to ～：「続いて～する」
・valuable：「金銭的価値が高い、高価な」
・electronics：「電子機器[装置]」《複数扱い》
・turn out to be ～：「～と判明する」
・jackpot：「賭け事の大当たり、大成功」
・mean to ～：「～するつもりである、故意に～する」
・trade in：「～を下取りに出す、～の商売をする」
・pawn shop：「質屋」
<第6段落>
・recycling：「リサイクリング、再生利用」
・charity organization：「慈善団体」
・partner with ～：「～とパートナーになる、～と手を
　結ぶ、～と組む」
・mission：「〔派遣された人の〕任務、特別任務、使命」
・landfill：「埋め立てごみ(処理地)、ごみ廃棄場」
・physical plant：「施設」
・energy bill：「光熱費」
・dispose：「処置[処分・処理]する」
・dispose of ～：「〔不要物など〕を捨てる[廃棄する・
　処分する]」
・utility bill：「ガス電気水道代」
・meet one's goal：「目標を達成する」
<第7段落>
・no matter if ～：「たとえ～でも」
・enterprising：「進取的な、積極的な」
・an abundance of ～：「多数の～、豊富な～」
<設問>
・tenant：「賃借人、借家人、住人」
・appropriate：「適した、適切な、」
・passage：「〔文章などの〕一節」
[全訳]
<第1段落>
　「私の悪夢にようこそ！」とPeter Karaは日曜日に叫んだ。年に一度の悪名高き引越しの儀式のことを言っているのだ。化粧ダンスの引き出しを降ろそうとしていたときに、彼が使っていた友人のバンの後部ドアがまた閉じて彼にあたった。今回は頭ではなく肩だった。Kara、23歳は、今年の5月に工学技術の学位をとってフルトン大学を卒業して、今現在the Twister Blisterでコックとして働き、恋人のAllison Vogel、23歳とGilford通りのアパートに引っ越すところだった。彼らは、この週末にアパートからアパートに引っ越す何千もの学生、キャンパス周辺地域の借家人のなかの2人だ。PeterとAllisonは、来年の結婚のためにお金を貯めることができるように一緒に引っ越すことにした。一緒に引っ越すのはこれが初めてであるのだろうが、Peterが"引越しの日"に引っ越すのは初めてではない。「毎年こんなかんじだ」とKaraは言う。「ひどいものだ。荷造りして掃除するのに徹夜しなければならない。眠らず一晩中働くのは嫌だ。同じ日にみんなが引っ越すなんてとんでもない考えだ。何より、一度に大量のごみが出る。見てごらんよ、いたるところごみばかりだ。」
<第2段落>
　すぐ近くで、現役の学生のJustin Winters、21歳は、「楽しい休暇を！」と、彼がたった2ブロック先の新しいアパートに引っ越すのを手伝ってくれている友人に言った。Wintersはこの年に一度の引越しの行事を"ホーボーのクリスマス"と呼んでいる。なぜかと問われて、彼は答えた。「新品のような、実際新品で使われていないようなもので、捨てられるものがたくさんあり、そしてホームレスの路上生活者が喜んで探すから。だけど、ホームレスのひとが実際に機会を活かして価値のあるものを見つける前に、'ゴミジプシー'によって選り分けられてしまう、と思う。僕はただ"ホーボーのクリスマス"という呼び方が気に入っていて、だからその日の名前としていいかもしれないと思う'ジプシージャンボリー'ではなくそんな風に呼ぶんだ。」'ゴミジプシー'について話すときは、Wintersはホームレス以外の、取っておいたり売る価値のある捨てられたものを探してゴミを選り分けるひとのことを言っている。
<第3段落>
　Karaと同様に、Wintersも"引越しの日"を嫌悪している；多くの賃貸契約が8月14日のどの時点でかで終わり、新たな賃貸契約が翌日の8月15日のどの時点でかで始まり、その間で家主に掃除、塗装、必要な修繕をする数時間を与え、また一方では引っ越すひとにはその晩泊まるところも荷物を置く場所もない。「日曜日は街には居場所がないので、だからその夜は家に帰って家族に会おうかと思っている。」Wintersは14日の夜を、その晩ホームレスになることを避けるために、160km北の生まれ故郷の彼の家族の家で過ごそうと計画している。近くにある教会が教会の建物で無料で学生を寝かせてくれて、荷物を監視された教会の駐車場に安全に置かせてくれるという申し出を彼は認識していなかった。
<第4段落>
　牧師のSheila Haroldは、彼女の教会は初めてそうした申し出を昨年して、誰も利用しなかった、と語った。日曜日の午後9時までに、教会で夜を過ごす人はわずか7人で、月曜の朝7時に学生の受け入れが終わるまで11人ほどのボランティアのスタッフが交代で働いていた。わずか12名の学生がその夜を過ごすこととなった。滞在が許可される前に要求されたものは、学生証と新し

い賃貸契約のコピーを提示することだった。教会は、その晩宿泊する場所ばかりでなく荷物を置く場所を必要としていた否定しようのない多数の学生たちから反応がなかったことを教会は説明することができない。Haroldにはひとつの確信が間違いなくある。「24年間の牧師としての活動の中で、これは私たちが始めた地域活動の中で最善のものの一つだと思います。これは地域に対して働き掛ける機会ですし、そのことが私たちがここで行っていることのすべてなのです。もしかしたら若者の多くは一晩中私たちが彼らに説教をすると思ったかもしれません。が全くそのようなことはありませんし、それは多くの学生にとってホームレスとなってしまう夜の安全な宿泊場所と持ち物を置く場所の無料の提供にすぎないのです。来年はより多くの学生がそのことを理解してくれればと思います。」

＜第5段落＞

　一方で、Justin Winterのアパートの前で、Destiny Handel、19歳とKia Holmes、20歳は、彼が出したごみを選り分けて、Old Spiceのボディソープの試供品の瓶を彼らの "gypsy bags" に入れた。彼らはそれを男友達にあげると言った。「ただお金持ちの大学生が捨てたものをあさっているだけ」とHandelは語る。彼女は大学の近くで育ち、6年間契約切り替えの日に "ごみ箱あさり" をやっていると言う。「学生たちは何ドルもするようなまさに新品のものを捨てるの。」続けて彼女は、高価な服、電子機器、そして書籍を見つけてきて、そしていつも見つけたもので大当たりということになる珍しいものがある、と語る。「何年か前、Rolexの腕時計を見つけたの。持ち主は捨てるつもりではなかったのだと思い、ごみの中の紙のどれか一枚に書いてある名前を見つけようとしたのだけど、何もなかったの。そのアパートに誰が住んでいたかだれか知らないかと近所を尋ねたのだけど、みんな自分たち自身引っ越して来たところなのでだれも知らなかったの。質屋で質に入れると、少なくとも5、6百ドルにはなるくらいの価値があるものをたいてい見つけるわ。」

＜第6段落＞

　地域のリサイクルの慈善団体St. Vincent Paulは、引っ越す人たちから不要なものの寄付を集めるためにトラックを100 W. Johanson St.の駐車場に出した。その団体は、市と2つの学生の慈善団体Student United Way、Dumpster Diving Revolutionと提携していた。「我々の使命は、ごみの廃棄場にものがいかないようにすることです。」と、Frank Kooistraは語る。彼は大学の施設で働き、We Can Serve計画のごみ収集日のボランティアなのだ。その計画は、大学のごみ処理の光熱費を20パーセント削減することを目標に2006年に始まった。2006年から2010年まで、単に廃棄するごみの量を減らすだけで大学の光熱費を1,300ドルつまり20パーセント削減して、目標を達成した。

＜第7段落＞

　たとえ "引越しの日" があなたにとって、悪夢、積極的な活動、あるいは地域と関わる機会だとしても、

その日は大変な混乱をあなたにもたらす日なのだろう。

[解答]

11. C　12. B　13. C　14. C　15. D
16. A　17. D　18. B　19. A　20. C

Ⅲ　出題者が求めたポイント

文法・語法・語彙に関する選択問題。

[解答のためのヒント]

21.「私たちの店は全ての製品を6か月間保証し、欠陥のあるどのような製品も無料で交換します。」at no cost：「無料で」。guarantee：「保証する」、product：「製品」、replace：「交換する」、defective：「欠陥のある」、one：《既出の可算名詞の代わりに用いられる不定代名詞。この場合はones = products》。

22.「旅行者は喫煙はもはや国際線においては許されないということを認識するべきだ。」be aware that ～：「(that 以下)だと承知している」、aloft：「空中に」、allege that ～：「～と主張する」、no longer：「もはや～でない」、permit：「許可する」、international route：「国際線」。

23.「新たに任命された社長はその会社は再編成される必要があると感じたから、だから彼女は従業員を20％削減する計画を立案した。」関係代名詞that(主格)。appoint：「任命する」、reorganize：「～を再編成する」、so：「だから」《接続詞》、draw up：「〔計画などを〕練る、立案する」、：workforce：「従業員(総数)」。

24.「彼らはその都市の近くにショールームを作ることができなかった。というのも手ごろな値段で売りに出されている土地が多くはなかったからだ。」landはこの場合不可算名詞。showroom：「ショールーム、展示室」、for sale：「売るために[の]」、at reasonable prices：「手ごろな値段で」。

25.「今日では、政府の基本的な責任はある一定の水準の健康を保つ医療を市民に提供することだ、と一般的には合意されている。」It is … to ～：「～することは…だ」《形式主語Itがthat節の内容を受ける。》generally：「一般に」、provide (人) with [もの]：「( )に[ ]を与える」、medical care：「医療」、maintain：「～を保持する」、certain：「一定の、ある」、standard：「水準」。

26.「どのような液体であれその沸点は、周囲にある気体の圧力によって決まる。」boiling point：「沸点」《液体が気体になる温度》。determine：「決定[確定・断定]する」、surrounding：「取り囲んでいる、周囲の」。

27.「多くの生命の形態はその栄養を植物にたよっている。」depend on ～ for …：「…を～にたよる」、most：「最も多くの、ほとんどの」、nourishment：「食物、栄養」。

28.「彼らは彼らの工場をその国に移した。というのはその国では人件費がずっと低いからだ。」in case

～：「万が一(～する場合)の用心に」、unless：「～でない限り、～である場合を除いて」、despite ～：「～にもかかわらず」《前置詞》。labor cost：「人件費」、much＋比較級：「ずっと～」《比較級の強調》。

29.「その装置について何か問題がある場合には、地域のカスタマーサービス担当者に電話をかけてください。」representation：「表現」、represent：「～を表す」、representatively：「典型的に」、representative：「代表(者)」。equipment：「装置、機器」、local：「現地の、その地域の」。

30.「この新しいソフトウェアを作り出すのに研究開発の5年間を要した。」It takes … to ～：「～するのに…が必要だ」。development：「発達、開発」、conception：「受胎、思考、理解」、prediction：「予言、予報」、consumption：「消費」。research and development：「研究開発」《【略】R＆D》。

[解答]
21. C　22. B　23. D　24. B　25. D
26. D　27. C　28. A　29. D　30. A

Ⅳ　出題者が求めたポイント
整序英文完成問題。文法の基礎力が問われる。

[解答のためのヒント]

31. "is referred to as an artist who influenced his generation" (given不要) 群動詞の受け身。refer to ～をひとつの動詞として扱う。be referred to as ～：「～といわれる」、generation：「同時代の人々、世代」。

32. "will take full advantage of her connection with the famous" (most不要) take advantage of ～の使い方。take full advantage of ～：「～を十分に利用する」、connection：「つながり、関係」。

33. "About fifteen minutes' walk will take you to the library" (go不要) 無生物主語が文の主語となる場合。

34. "Petting a dog or a cat has been found to reduce a person's blood" (on不要) 動名詞が主語になる文。また、現在完了の受け身の形が、文の動詞の部分にある。petting：「〔手で動物をやさしく〕なでること」、reduce：「減らす」、blood pressure：「血圧」。

35. "so that they can gather information that may show how" (observe不要) so that S' can ～：「S'が～できるように」、関係代名詞that、how S'V'：「どのようにS'はV'するか」。tornado：「《気象》(陸上の)竜巻」《複数形：tornadoes；tornados》、gather：「集める」。

[解答]
31. 2番目：ハ　5番目：ヘ
32. 2番目：リ　5番目：ニ
33. 2番目：ホ　5番目：イ

34. 2番目：ヘ　5番目：チ
35. 2番目：ロ　5番目：チ

数　学

第1期A日程

1 出題者が求めたポイント

(1)（数学Ⅱ・方程式）

$x-2=-\sqrt{5}\,i$ として両辺2乗して，$2-\sqrt{5}\,i$ を解にもつ2次方程式にし，両辺にどんな因数をかけたらもとの3次方程式になるか考える。

(2)（数学Ⅱ・三角関数）

$\sin(\alpha+\beta)=\sin\alpha\cos\beta+\sin\beta\cos\alpha$

$r=\sqrt{a^2+b^2}$，$\dfrac{a}{r}=\cos\theta$，$\dfrac{b}{r}=\sin\theta$ のとき，

$a\sin x+b\cos x=r\sin(x+\theta)$

$x+\theta$ の範囲から $\sin(x+\theta)$ の最大値をみる。

(3)（数学Ⅱ・微分法）

$y=x^3-4x$ から $y'=8$ となる x を求め，接線の方程式を調べて，接点を求める。$y=ax^2+b$ も接点を通り，接点で $y'=8$ となるような a，b を求める。

(4)（数学Ⅱ・指数関数）

初めの量を x，t 時間後に $k^t x$（k は比例定数）として，立式する。

(5)（数学Ⅱ・図形と方程式）

2点を $A(x_1, y_1)$，$B(x_2, y_2)$ としたとき，

$AB=\sqrt{(x_2-x_1)^2+(y_2-y_1)^2}$

直線ABの方程式は，$y=\dfrac{y_2-y_1}{x_2-x_1}(x-x_1)+y_1$

点 (x_0, y_0) と直線 $ax_0+by_0+c=0$ との距離は

$\dfrac{|ax+by+c|}{\sqrt{a^2+b^2}}$（| | の中の正負を判断する。）

△PABの底辺をAB，高さがPと直線ABとの距離で，高さを平方完成して最小値をみる。

(6)（数学A・確率）

一番大きなものが4の場合の数は，すべてが1～4の場合の数から，すべてが1～3の場合の数を引いたものになっている。

〔解答〕

(1) $x=2-\sqrt{5}\,i$ より $x-2=\sqrt{5}\,i$

両辺2乗すると，$x^2-4x+4=-5$

よって，$x^2-4x+9=0$, 解は，$x=2\pm\sqrt{5}\,i$

左辺に，x^2-4x+9 という因数がある。

$2x^2-5x^3+6x+27=(ax+b)(x^2-4x+9)$

これより，$a=2$，$b=3$

よって，$(2x+3)(x^2-4x+9)=0$

他の解は，$-\dfrac{3}{2}$，$2+\sqrt{5}\,i$

(2) $y=\cos x+\sin x\cos\dfrac{\pi}{3}+\sin\dfrac{\pi}{3}\cos x$

$\qquad -\sin x\cos\dfrac{2\pi}{3}-\sin\dfrac{2\pi}{3}\cos x$

$\quad =\sin x+\cos x$

$\sqrt{1^2+1^2}=\sqrt{2}$ より

$y=\sqrt{2}\left(\dfrac{1}{\sqrt{2}}\sin x+\dfrac{1}{\sqrt{2}}\cos x\right)=\sqrt{2}\sin\left(x+\dfrac{\pi}{4}\right)$

$\dfrac{\pi}{4}\leqq x+\dfrac{\pi}{4}\leqq\dfrac{3\pi}{4}$ より $x+\dfrac{\pi}{4}=\dfrac{\pi}{2}$ ∴ $x=\dfrac{\pi}{4}$

最大値 $\sqrt{2}$ で $x=\dfrac{\pi}{4}$

(3) $y'=3x^2-4$ より $3x^2-4=8$

$x^2=4$ より $x=\pm2$

$x=2$ のとき，$y=8(x-2)+8-8=8x-16$

$x=-2$ のとき，$y=8(x+2)-8+8=8x+16$

よって，接点の座標は $(2, 0)$

$y'=2ax$

$x=2$，$y'=8$ より $4a=8$ ∴ $a=2$

$(2, 0)$ を通るので，$0=2\cdot2^2+b$ ∴ $b=-8$

(4) 最初の物質の量を x，比例定数を k とする。

t 時間後の物質の量は，$k^t x$

$k^T x=\dfrac{1}{2}x$ より $k^T=\dfrac{1}{2}$

$k^{48}x=\dfrac{1}{16}k^{24}x$ より $k^{24}=\dfrac{1}{16}=\left(\dfrac{1}{2}\right)^4=k^{4T}$

従って，$4T=24$ ∴ $T=6$

(5) $AB=\sqrt{(6+2)^2+(1+3)^2}=\sqrt{80}=4\sqrt{5}$

直線AB：$y=\dfrac{1+3}{6+2}(x+2)-3=\dfrac{1}{2}x-2$

よって，$-x+2y+4=0$

$P(t, t^2+2)$ とすると，Pと直線の距離は，

放物線が直線の上側なので，$-t+2t^2+4+4>0$

$\dfrac{-t+2t^2+4+4}{\sqrt{(-1)^2+2^2}}=\dfrac{2}{\sqrt{5}}\left(t^2-\dfrac{1}{2}t+4\right)$

$\qquad =\dfrac{2}{\sqrt{5}}\left\{\left(t-\dfrac{1}{4}\right)^2+\dfrac{63}{16}\right\}\geqq\dfrac{63}{8\sqrt{5}}$

従って，△PABの面積の最小値は，

$\dfrac{1}{2}4\sqrt{5}\dfrac{63}{8\sqrt{5}}=\dfrac{63}{4}$

(6) 4個が1～4である場合の数は，$4^4=256$

4個が1～3である場合の数は，$3^4=81$

従って，$\dfrac{256-81}{6^4}=\dfrac{175}{1296}$

（答）

(1) $-\dfrac{3}{2}$，$2+\sqrt{5}\,i$　　(2) $\sqrt{2}$，$x=\dfrac{\pi}{4}$

(3) $a=2$，$b=-8$　　(4) 6　　(5) $\dfrac{63}{4}$　　(6) $\dfrac{175}{1296}$

2 出題者が求めたポイント

（数学B・数列，数学Ⅱ・対数関数）

正方形 S_n のA側の辺と辺AB，辺ACの交点を，P_n，Q_n とする。

(1) △ABC∽△AP₁Q₁ より AB:BC=AP₁:P₁Q₁
(2) △AP_nQ_n∽△AP_{n+1}Q_{n+1} より
 AP_n:P_nQ_n=AP_{n+1}:P_{n+1}Q_{n+1}
(3) $\sum_{k=1}^{n} r^{k-1} = \frac{1-r^n}{1-r}$
(4) $x^n \geq y$ の形に変形し両辺常用対数にとる。

〔解答〕
正方形S_nのA側の辺と辺AB, 辺ACの交点をP_n, Q_nとする。

(1) $b:a=b-x_1:x_1$ より
 $bx_1=ab-ax_1$
 従って, $x_1=\frac{ab}{a+b}$

(2) $\frac{b}{a}x_n:x_n=\frac{b}{a}x_n-x_{n+1}:x_{n+1}$
 $\frac{b}{a}x_nx_{n+1}=x_n\left(\frac{b}{a}x_n-x_{n+1}\right)$
 $bx_{n+1}=bx_n-ax_{n+1}$
 従って, $x_{n+1}=\frac{b}{a+b}x_n$

(3) $x_n=\frac{ab}{a+b}\left(\frac{b}{a+b}\right)^{n-1}$
 $h_n=\sum_{k=1}^{n}\frac{ab}{a+b}\left(\frac{b}{a+b}\right)^{k-1}$
 $=\frac{ab\left\{1-\left(\frac{b}{a+b}\right)^n\right\}}{(a+b)\left(1-\frac{b}{a+b}\right)}$
 $=b\left\{1-\left(\frac{b}{a+b}\right)^n\right\}$

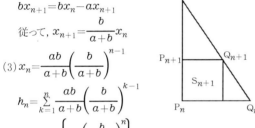

(4) $a+b=10a$
 $9a\left\{1-\left(\frac{9a}{10a}\right)^n\right\}\geq \frac{9^2}{10}a$
 $1-\left(\frac{9}{10}\right)^n\geq\frac{9}{10}$ より $\left(\frac{9}{10}\right)^n\geq\frac{1}{10}$
両辺常用定数にとる。
 $n(2\log_{10}3-1)\leq -1$ より $-0.0458n\leq -1$
 $n\geq 21.83\cdots$ 従って最小のnは, 22
(答)
(1) $\frac{ab}{a+b}$ (2) $\frac{b}{a+b}x_n$ (3) $b\left\{1-\left(\frac{b}{a+b}\right)^n\right\}$
(4) 22

3 出題者が求めたポイント (数学B・ベクトル)
BCを$m:n$に内分する点をGとすると,
 $\vec{AG}=\frac{n\vec{AB}+m\vec{AC}}{m+n}$
 $\vec{AH}\perp\vec{FG}\Leftrightarrow\vec{AH}\cdot\vec{FG}=0$
 $\vec{a}\cdot\vec{b}=|\vec{a}||\vec{b}|\cos\theta$ (θは$\vec{a}$と$\vec{b}$のなす角)
文意に沿って計算していく。

〔解答〕
$\vec{AD}=2\vec{a}+2\vec{b}$, $\vec{DE}=-\vec{a}$
$\vec{AH}=\vec{AD}+\vec{DH}=(2-t)\vec{a}+2\vec{b}$
$\vec{AF}=\vec{b}$, $\vec{AC}=2\vec{a}+\vec{b}$, $\vec{AB}=\vec{a}$
$\vec{AG}=\frac{\vec{a}+3(2\vec{a}+\vec{b})}{4}=\frac{7}{4}\vec{a}+\frac{3}{4}\vec{b}$
$\vec{FG}=\vec{AG}-\vec{AF}=\frac{7}{4}\vec{a}-\frac{1}{4}\vec{b}$
$\{(2-t)\vec{a}+2\vec{b}\}\cdot\left(\frac{7}{4}\vec{a}-\frac{1}{4}\vec{b}\right)=0$
$\left(-\frac{7}{4}t+\frac{7}{2}\right)|\vec{a}|^2+\left(\frac{1}{4}t+3\right)\vec{a}\cdot\vec{b}-\frac{1}{2}|\vec{b}|^2=0$
$\vec{a}\cdot\vec{b}=1^2\cos 120°=-\frac{1}{2}$, $|\vec{a}|=|\vec{b}|=1$
$-\frac{7}{4}t+\frac{7}{2}-\frac{1}{8}t-\frac{3}{2}-\frac{1}{2}=0$ より
$-\frac{15}{8}t=-\frac{3}{2}$ 従って, $t=\frac{4}{5}$
$\vec{AH}=\frac{6}{5}\vec{a}+2\vec{b}$
$\vec{AP}=\vec{AG}+s\vec{GF}$ より
$\vec{AP}=\frac{7}{4}\vec{a}+\frac{3}{4}\vec{b}-\left(\frac{7}{4}s\vec{a}-\frac{1}{4}s\vec{b}\right)$
$=\left(-\frac{7}{4}s+\frac{7}{4}\right)\vec{a}+\left(\frac{1}{4}s+\frac{3}{4}\right)\vec{b}$
$\vec{AP}=k\vec{AH}$ より
$\vec{AP}=\frac{6}{5}k\vec{a}+2k\vec{b}$
よって, $\frac{6}{5}k=-\frac{7}{4}s+\frac{7}{4}$, $2k=\frac{1}{4}s+\frac{3}{4}$
2式より $k=\frac{35}{76}$, $s=\frac{13}{19}$
$\vec{AP}=\frac{42}{76}\vec{a}+\frac{70}{76}\vec{b}=\frac{21}{38}\vec{a}+\frac{35}{38}\vec{b}$

(答)
(1) $2-t$ (2) 2 (3) $\frac{7}{4}$ (4) $-\frac{1}{4}$ (5) $-\frac{7}{4}t+\frac{1}{2}$
(6) $\frac{1}{4}t+3$ (7) $-\frac{1}{2}$ (8) $-\frac{1}{2}$ (9) $\frac{4}{5}$
(10) $\frac{6}{5}$ (11) 2 (12) $-\frac{7}{4}s+\frac{7}{4}$ (13) $\frac{1}{4}s+\frac{3}{4}$
(14) $\frac{35}{76}$ (15) $\frac{21}{38}$ (16) $\frac{35}{38}$

酪農学園大学（獣医）25 年度 （68）

第2期

1 出題者が求めたポイント

(1)（数学Ⅱ・2次方程式, 三角関数）

2次方程式 $ax^2+bx+c=0$ の解を α，β とすると，

$$\alpha+\beta=-\frac{b}{a},\ \alpha\beta=\frac{c}{a}$$

$(\sin\theta+\cos\theta)^2=1+2\sin\theta\cos\theta$　より立式する。
θ の範囲から $\sin\theta>0$

(2)（数学Ⅱ・指数関数）

$2^{\frac{1}{6}}=a$ として，$x=a-\dfrac{1}{a}$ を代入する。$(a>1)$

(3)（数学Ⅱ・積分法）

$|f(x)|=f(x)(f(x)\geqq0),\ -f(x)(x<0)$
-1 から 1 と 1 から 2 に分けて定積分する。

(4)（数学B・数列）

$$\sum_{k=1}^{n}k^3=\left\{\frac{n(n+1)}{2}\right\}^2,\ \sum_{k=1}^{n}k^2=\frac{n(n+1)(2n+1)}{6}$$

(5)（数学Ⅱ・複素数）

$z+\bar{z},\ z\bar{z},\ \bar{z}-z$ を計算しておく。
通分して，値を代入する。

(6)（数学A・確率）

$a-b=c\ (a>b\geqq c)$ となる場合をあげて数える。

〔解答〕

(1) $\sin\theta+\cos\theta=2a,\ \sin\theta\cos\theta=-\dfrac{2a+1}{3}$

$(\sin\theta+\cos\theta)^2=1+2\sin\theta\cos\theta$　より

$$4a^2=1-\frac{4}{3}a-\frac{2}{3}\qquad\therefore12a^2+4a-1=0$$

$(6a-1)(2a+1)=0,\ a>0$　より　　$a=\dfrac{1}{6}$

方程式は　$9x^2-3x-4=0$　$\therefore x=\dfrac{1\pm\sqrt{17}}{6}$

θ の範囲より　$\sin\theta>0$　従って，$\sin\theta=\dfrac{1+\sqrt{17}}{6}$

(2) $a=2^{\frac{1}{6}}$ とする。$x=a-\dfrac{1}{a}$

$$x+\sqrt{4+x^2}=a-\frac{1}{a}+\sqrt{4+\left(a-\frac{1}{a}\right)^2}$$

$$=a-\frac{1}{a}+\sqrt{\left(a+\frac{1}{a}\right)^2}=a-\frac{1}{a}+a+\frac{1}{a}=2a$$

従って，
$(x+\sqrt{4+x^2})^6=(2a)^6=2^6\cdot a^6=2^7=128$

(3) $1-x^2=0$ とすると，$x=\pm1$

$$\int_{-1}^{1}(1-x^2)\,dx+\int_{1}^{2}(x^2-1)\,dx$$

$$=\left[x-\frac{x^3}{3}\right]_{-1}^{1}+\left[\frac{x^3}{3}-x\right]_{1}^{2}$$

$$=\frac{2}{3}-\left(-\frac{2}{3}\right)+\frac{2}{3}-\left(-\frac{2}{3}\right)=\frac{8}{3}$$

(4) $S=0+2\cdot1^2+3\cdot2^2+\cdots+n(n-1)^2$

$$S=\sum_{k=1}^{n-1}(k+1)k^2=\sum_{k=1}^{n-1}(k^3+k^2)$$

$$=\left\{\frac{(n-1)n}{2}\right\}^2+\frac{1}{6}(n-1)n(2n-1)$$

$$=\frac{1}{12}n(n-1)\{3n(n-1)+2(2n-1)\}$$

$$=\frac{1}{12}n(n-1)(n+1)(3n-2)$$

(5) $z+\bar{z}=\dfrac{1-2\sqrt{2}\,i}{3}+\dfrac{1+2\sqrt{2}\,i}{3}=\dfrac{2}{3}$

$z\bar{z}=\left(\dfrac{1+2\sqrt{2}\,i}{3}\right)\left(\dfrac{1-2\sqrt{2}\,i}{3}\right)=\dfrac{1+8}{9}=1$

$\bar{z}-z=\dfrac{1+2\sqrt{2}\,i}{3}-\dfrac{1-2\sqrt{2}\,i}{3}=\dfrac{4\sqrt{2}\,i}{3}$

$\dfrac{1}{z}-\dfrac{1}{\bar{z}}=\dfrac{\bar{z}-z}{z\bar{z}}=\bar{z}-z$　より

与式 $=\dfrac{z+\bar{z}}{\bar{z}-z}=\dfrac{2}{3}\cdot\dfrac{3}{4\sqrt{2}\,i}=-\dfrac{\sqrt{2}}{4}i$

(6) $a=b+c$ で $a>b\geqq c$

$(a,b,c)=(2,1,1),\ (3,2,1),\ (4,3,1)$
$(4,2,2),\ (5,4,1),\ (5,3,2),\ (6,5,1)$
$(6,4,2),\ (6,3,3)$
の9通り

確率は，$\dfrac{9}{216}=\dfrac{1}{24}$

（答）

(1) $\dfrac{1+\sqrt{17}}{6}$　　(2) 128　　(3) $\dfrac{8}{3}$

(4) $\dfrac{1}{12}n(n-1)(n+1)(3n-2)$　(5) $-\dfrac{\sqrt{2}}{4}i$　(6) $\dfrac{1}{24}$

2 出題者が求めたポイント（数学Ⅱ・領域）

$y\geqq mx+n$ は直線 $y=mx+n$ とこの上側の点
$y\leqq mx+n$ は直線 $y=mx+n$ とこの下側の点

(1) 直線と直線を連立させて交点を求める。各直線より上か下かを判断し領域を示す。

(2) $(x-a)^2+(y-b)^2-r^2$ の値は，(a,b) からの距離が大きいと最大値，小さいと最小値となる。

(3) 点 (x_0,y_0) と直線 $ax+by+c=0$ の距離は，

$$\frac{|ax_0+by_0+c|}{\sqrt{a^2+b^2}}$$

〔解答〕

(1) 各不等式を左辺を y だけにすると

$$y\leqq\frac{8}{5}x+\frac{12}{5},\ y\leqq-2x+6,\ y\geqq\frac{1}{4}x-3$$

各境界の頂点は，

$\dfrac{8}{5}x+\dfrac{12}{5}=-2x+6$　より　$\dfrac{18}{5}x=\dfrac{18}{5}$

$x=1,\ y=4$　　$\therefore(1,4)$

$-2x+6=\dfrac{1}{4}x-3$　より　$9=\dfrac{9}{4}x$

$x=4, y=-2$　　∴ $(4, -2)$

$\frac{8}{5}x+\frac{12}{5}=\frac{1}{4}x-3$　より　$\frac{27}{20}x=-\frac{27}{5}$

$x=-4, y=-4$　　∴ $(-4, -4)$
(答)

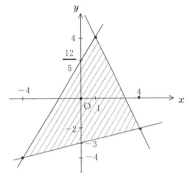

(境界を含む)

(2) $r=x^2-8x+y^2$ とすると, $r=(x-4)^2+y^2-16$
より r は $(4, 0)$ からの距離が大きいほど値は大きい。
よって, r が最大となる点は $(-4, -4)$
最大値は, $(-4)^2-8(-4)+(-4)^2=64$

(3) $r=(x-4)^2+y^2-16$ は $(4, 0)$ からの距離が小さいほど値は小さい。
　$(4, 0)$ を通って, $y=-2x+6$ と直交する直線 ℓ を引いて, $y=-2x+6$ との交点が $(4, 0)$ との距離が一番小さい。
直線 ℓ の傾きを m とすると, $-2m=-1$
$m=\frac{1}{2}$ より, ℓ は, $y=\frac{1}{2}(x-4)+0=\frac{1}{2}x-2$

$\frac{1}{2}x-2=-2x+6$　より　$\frac{5}{2}x=8$

$x=\frac{16}{5}, y=-\frac{2}{5}$　　$\left(\frac{16}{5}, -\frac{2}{5}\right)$

最小値は, $\left(\frac{16}{5}\right)^2-8\left(\frac{16}{5}\right)+\left(-\frac{2}{5}\right)^2=-\frac{380}{25}=-\frac{76}{5}$
(答)

(2) $64\ (x=-4, y=-4)$　(3) $-\frac{76}{5}\left(x=\frac{16}{5}, y=-\frac{2}{5}\right)$

3 出題者が求めたポイント (数学B・ベクトル)

$\overrightarrow{BE}, \overrightarrow{BD}$ を $\overrightarrow{BC}, \overrightarrow{BA}, t$ で表わす。
$\overrightarrow{ED}=\overrightarrow{BD}-\overrightarrow{BE}$
線分CAを $m:n$ に内分する点Fは,
$\overrightarrow{BF}=\frac{n\overrightarrow{BC}+m\overrightarrow{BA}}{m+n}$

$BC^2=AB^2+AC^2-2AB\cdot AC\cos\angle A$

$\cos\angle B=\frac{BA^2+BC^2-AC^2}{2BA\cdot BC}$

$\overrightarrow{BA}\cdot\overrightarrow{BC}=BA\cdot BC\cos\angle ABC$
文意に沿って計算していく。

〔解答〕
$\overrightarrow{BE}=t\overrightarrow{BC}, \overrightarrow{BD}=(1-t)\overrightarrow{BA}$
$\overrightarrow{ED}=\overrightarrow{BD}-\overrightarrow{BE}=-t\overrightarrow{BC}+(1-t)\overrightarrow{BA}$
$\overrightarrow{BF}=(1-t)\overrightarrow{BC}+t\overrightarrow{BA}$
$\overrightarrow{EF}=\overrightarrow{BF}-\overrightarrow{BE}=(1-2t)\overrightarrow{BC}+t\overrightarrow{BA}$
$BC^2=2^2+4^2-2\cdot2\cdot4\cos\frac{\pi}{3}=12$
$BC=2\sqrt{3}$
$\cos\angle B=\frac{2^2+12-4^2}{2\cdot2\cdot2\sqrt{3}}=0$
従って, $\overrightarrow{BA}\cdot\overrightarrow{BC}=2\cdot2\sqrt{3}\cdot0=0$
$\overrightarrow{ED}\cdot\overrightarrow{EF}=\{-t\overrightarrow{BC}+(1-t)\overrightarrow{BA}\}$
$\qquad\cdot\{(1-2t)\overrightarrow{BC}+t\overrightarrow{BA}\}$
$=-t(1-2t)|\overrightarrow{BC}|^2+(1-3t+t^2)\overrightarrow{BA}\cdot\overrightarrow{BC}$
$\qquad+t(1-t)|\overrightarrow{BA}|^2$
$=-12t(1-2t)+4t(1-t)$
$=20t^2-8t$
$\overrightarrow{ED}\perp\overrightarrow{EF}$ より $\overrightarrow{ED}\cdot\overrightarrow{EF}=0$
$20t^2-8t=0$ より $4t(5t-2)=0$
$0<t<1$ より $t=\frac{2}{5}$

$\overrightarrow{EF}=\frac{1}{5}\overrightarrow{BC}+\frac{2}{5}\overrightarrow{BA}$

$|\overrightarrow{EF}|^2=\frac{1}{25}|\overrightarrow{BC}|^2+\frac{4}{25}\overrightarrow{BA}\cdot\overrightarrow{BC}+\frac{4}{25}|\overrightarrow{BA}|^2=\frac{28}{25}$

従って, $EF=\frac{2\sqrt{7}}{5}$

$\overrightarrow{ED}=-\frac{2}{5}\overrightarrow{BC}+\frac{3}{5}\overrightarrow{BA}$

$|\overrightarrow{ED}|^2=\frac{4}{25}|\overrightarrow{BC}|^2-\frac{12}{25}\overrightarrow{BA}\cdot\overrightarrow{BC}+\frac{9}{25}|\overrightarrow{BA}|^2=\frac{84}{25}$

よって, $ED=\frac{2\sqrt{21}}{5}$

$S=\frac{1}{2}\cdot\frac{2\sqrt{21}}{5}\cdot\frac{2\sqrt{7}}{5}=\frac{14\sqrt{3}}{25}$
(答)

(1) $-t$　(2) $(1-t)$　(3) $(1-2t)$　(4) t

(5) $2\sqrt{3}$　(6) 0　(7) $20t^2-8t$

(8) $\frac{2}{5}$　(9) $\frac{2\sqrt{7}}{5}$　(10) $\frac{14\sqrt{3}}{25}$

化 学

解答　25年度

第1期A日程

1　出題者が求めたポイント……実験の基本操作

1) (ア), (イ), (ウ)は正。　(エ)軽く振り混ぜて, 液体が均一に加熱されるようにする。
2) (ア), (ウ)は正　(イ)液面は真横から水平に見る。
3) (ア), (ウ), (エ)は正　(イ)沪紙は溶媒で湿らせて漏斗に密着させる。
4) (ア), (イ), (ウ)は正　(エ)一度試薬瓶から取り出した試薬は変質している可能性があるので瓶に戻してはいけない。試薬に応じた方法で廃棄などの処理をする。

[解答]
1) エ, 軽く振り混ぜながら
2) イ, 真横から水平に
3) イ, 少量の溶媒で湿らせガラス棒を用いて
4) エ, 試薬びんに戻さず, 指示された方法で処理する。

2　出題者が求めたポイント……ニトロベンゼンの還元とスズ

スズと濃塩酸を用いてニトロベンゼンからアニリンをつくる反応は次式で表される

$2C_6H_5-NO_2 + 3Sn + 14HCl$
　　$\to 2C_6H_5-NH_3Cl + 3SnCl_4 + 4H_2O$

$C_6H_5-NH_3Cl + NaOH \to C_6H_5-NH_2 + NaCl + H_2O$

アニリンは弱塩基なので, 塩酸塩に強塩基を作用するとアニリンが遊離する。

スズにはSn^{2+}とSn^{4+}があるが, 空気中ではSn^{4+}になり易い。　$Sn^{2+} \to Sn^{4+} + 2e^-$
よってSn^{2+}は還元剤として働く。
一方同じ14族元素のPbもPb^{2+}, Pb^{4+}の2種のイオンをつくるがPb^{2+}の方が安定なので, Pb^{4+}は酸化剤として働く。　$Pb^{4+} + 2e^- \to Pb^{2+}$

[解答]
1)　ニトロベンゼン　　アニリン

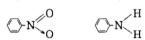

2) ニトロベンゼン：スズ = 2 : 3　　3) b　　4) 14

3　出題者が求めたポイント……塩の加水分解

1) (a) 強酸HClと強塩基$Ca(OH)_2$の塩なので, 水溶液中では電離するだけで水溶液は中性を示す。
　　$CaCl_2 \to Ca^{2+} + 2Cl^-$
(b) 強酸H_2SO_4と弱塩基$Cu(OH)_2$の塩なので, 水溶液中では弱塩基由来の陽イオンが水と反応してH^+を生じ, 酸性を示す。この場合弱塩基由来の陽イオンのCu^{2+}が水和しているH_2O分子からH^+を放出している。
　　$[Cu(H_2O)_4]^{2+} + H_2O \to [Cu(H_2O)_3(OH)]^+ + H_3O^+$
(c) 弱酸H_2CO_3と強塩基NaOHの塩なので, 弱酸由来の陰イオンであるHCO_3^-が水と反応してOH^-を生じ, 塩基性を示す。HCO_3^-にはHが残っているが, H_2CO_3が弱酸であるため　$HCO_3^- \to H^+ + CO_3^{2-}$　と電離する傾向より, HCO_3^-がH_2OからのH^+を受け取る傾向の方が強い。
　　$HCO_3^- + H_2O \to H_2CO_3 + OH^-$
(d) 中程度の強さの酸H_3PO_4と強塩基NaOHの塩なので, リン酸イオンがH_2OよりH^+を受け取りOH^-が生じ, 水溶液は塩基性を示す。
　　$PO_4^{3-} + H_2O \to HPO_4^{2-} + OH^-$
なお, H_3PO_4とNaOHの塩のうちNa_2HPO_4は塩基性を示し, NaH_2PO_4は酸性を示す。
(e) 強酸H_2SO_4と弱塩基NH_3の塩であるから, 弱塩基由来の陽イオンであるNH_4^+がH_2Oと反応してH_3O^+が生じるので, 水溶液は酸性を示す。
　　$NH_4^+ + H_2O \to NH_3 + H_3O^+$

2) 平衡定数は反応物の濃度によらず, 温度により変化する定数である。

3) 酢酸ナトリウムの加水分解は次の式で表される。
　　$CH_3COO^- + H_2O \rightleftarrows CH_3COOH + OH^-$
この式に質量作用の法則を適用すると

平衡定数 $K = \dfrac{[CH_3COOH][OH^-]}{[CH_3COO^-][H_2O]}$

加水分解反応のときの$[H_2O]$の変化は極めて小さいので$[H_2O]$＝一定としてKに含めた式

$K_h = \dfrac{[CH_3COOH][OH^-]}{[CH_3COO^-]}$　のK_hを加水分解定数という。

K_hの式の分子・分母に$[H^+]$を掛けて整理すると

$K_h = \dfrac{[CH_3COOH][OH^-][H^+]}{[CH_3COO^-][H^+]}$

$= \dfrac{[H^+][OH^-]}{[CH_3COO^-][H^+]/[CH_3COOH]} = \dfrac{K_w}{K_a}$ ……①

一方c[mol/L]の酢酸ナトリウムが加水分解してx[mol/L]のOH^-が生じたとき, $[CH_3COOH]$もx[mol/L]であり, $[CH_3COONa]$は$(c-x)$[mol/L]になっているから　$K_h = \dfrac{x^2}{c-x}$ [mol/L] ……②

cに比べてxが小さいから, $c-x \fallingdotseq c$ とすると

$K_h \fallingdotseq \dfrac{x^2}{c} = \dfrac{[OH^-]^2}{c} = \dfrac{K_w}{K_a}$　　$[OH^-] = \sqrt{\dfrac{K_w c}{K_a}}$

$[H^+] = \dfrac{K_w}{[OH^-]} = K_w \times \sqrt{\dfrac{K_a}{K_w c}} = \sqrt{\dfrac{K_a K_w}{c}}$ …③

4) $[H^+] = \sqrt{\dfrac{2.8 \times 10^{-5} [mol/L] \times 1.0 \times 10^{-14} [mol^2/L^2]}{0.04 [mol/L]}}$

$= \sqrt{7.0} \times 10^{-9}$ [mol/L]

$pH = -\log_{10}(\sqrt{7} \times 10^{-9}) = 9 - 1/2 \log_{10} 7$
　　$= 8.58$

[解答]
1) (a) N　(b) A　(c) B　(d) B　(e) A　　2) b

3) ① $\dfrac{K_w}{K_a}$　② $\dfrac{x^2}{c-x}$　③ $\sqrt{\dfrac{K_a K_w}{c}}$　4) 8.58

4 出題者が求めたポイント……水素の量と塩酸の濃度

1) メスシリンダー内の，水槽の水面と同じ深さの位置にかかる圧力は，水素の圧力 p [Pa]，水の飽和蒸気圧 3.6×10^3 Pa，水柱13.6 cmの重力による圧力の和であり，これはパスカルの原理により大気圧に等しい。
水銀の比重より，水柱13.6 cmの圧力は水銀柱1 cmの圧力と同じであり，Pa単位に換算すると，

$$1.013 \times 10^5 \,[Pa] \times \dfrac{10\,[mm]}{760\,[mm]} \fallingdotseq 1.3 \times 10^3 \,[Pa]$$

よって　$p\,[Pa] + 3.6 \times 10^3\,[Pa] + 1.3 \times 10^3\,[Pa]$
$$= 1.013 \times 10^5\,[Pa]$$
$$p\,[Pa] = 9.64 \times 10^4 \fallingdotseq 9.6 \times 10^4\,[Pa]$$

2) 水素は 9.64×10^4 Pa，27℃で41.5 mLであるから，気体の状態方程式より

$$9.64 \times 10^4\,[Pa] \times 41.5 \times 10^{-3}\,[L]$$
$$= n\,[mol] \times 8.3 \times 10^3\,[Pa \cdot L/(K \cdot mol)]$$
$$\times (273 + 27)\,[K]$$
$$n = 1.61 \times 10^{-3} \fallingdotseq 1.6 \times 10^{-3}\,[mol]$$

3) $22.4 \times 10^3\,[mL/mol] \times 1.61 \times 10^{-3}\,[mol]$
$$\fallingdotseq 36\,[mL]$$

4) $6.02 \times 10^{23}\,[/mol] \times 1.61 \times 10^{-3}\,[mol]$
$$\fallingdotseq 9.7 \times 10^{20}\,[個]$$

5) $Mg + 2HCl \rightarrow MgCl_2 + H_2$
最初のHClは
$$1.00\,[mol/L] \times 20.0 \times 10^{-3}\,[L] = 2.00 \times 10^{-2}\,[mol]$$
反応したHClの物質量は発生した H_2 の2倍で，3.22×10^{-3} mol。よって残ったHClの濃度は

$$\dfrac{(2.00 \times 10^{-2} - 3.22 \times 10^{-3})\,[mol]}{20.0 \times 10^{-3}\,[L]} = 0.84\,[mol/L]$$

[解答]
1) 9.6×10^4 Pa　　2) 1.6×10^{-3} mol　　3) 36 mL
4) b　　5) 0.84 mol/L

第2期

1 出題者が求めたポイント……ガスバーナー

1) ①は空気量を調節するねじ，②はガス量を調節するねじ，③はバーナーへガスを供給するコックである。

2) (a)正　安全にガスを使用するための必須条件である。

(b) 2つの調節ねじが開いている→閉じている。ガスが漏れたり，空気が入る状態でバーナーの栓を開けるのは危険である。

(c)正　最初から空気を入れると，小爆発により火が消えてしまう。

(d) 炎がオレンジ色になるのは，不完全燃焼で生じた炭素粒子が光っているためで，火力は弱い。また熱する器具にススがつくので，オレンジ色の炎は使用しない。空気を入れて無色になった炎を使用する。

(e) 点火をするときは上から下へ順にコックを開け，消火するときは逆に下から上へ順に閉じる。最初にガスの元栓を閉じるとバーナー内でガスと空気が混じり，小爆発を起こしたり，次回使用するときガスと空気の混合物が生じたりして操作がスムーズに進まない。

[解答]
1)①空気調節ねじ　②ガス調節ねじ　③ガス栓
2) a, c

2 出題者が求めたポイント……濃硫酸の希釈

濃硫酸 x [mL] を希釈して希硫酸500 mLにしたとき，溶質の H_2SO_4 の量は変らない。

濃硫酸 x [mL] は　$1.83\,[g/cm^3] \times x\,[cm^3] = 1.83\,x$ [g]，この中の H_2SO_4 が98%なので，H_2SO_4 の物質量は

$$\dfrac{1.83x\,[g] \times 0.98}{98\,[g/mol]} = 1.83 \times 10^{-2}x\,[mol]$$

3.0 mol/L 希硫酸500 mL中の H_2SO_4 も $1.83 \times 10^{-2}x$ [mol] であるから

$$3.0\,[mol/L] \times 500 \times 10^{-3}\,[L] = 1.83 \times 10^{-2}x\,[mol]$$
$$x \fallingdotseq 82\,[mL]$$

[解答]
82 mL

3 出題者が求めたポイント……電気分解

1), 2) 直流電源の正極に接続した電極が陽極，負極に接続した電極が陰極であるから，電子は陽極→正極，負極→陰極と流れる。従って陽極では電子が奪われる反応＝酸化反応，陰極では電子が与えられる反応＝還元反応　が起こる。
　よって　$CuCl_2$ 水溶液の電気分解で起こる反応は
陰極（②）　$Cu^{2+} + 2e^- \rightarrow Cu$
陽極（③）　$2Cl^- \rightarrow Cl_2 + 2e^-$
一方 NaCl 水溶液の電気分解では，陰極での反応は
　$Na^+ + e^- \rightarrow Na$　ではなく
　$2H_2O + 2e^- \rightarrow H_2 + 2OH^-$　である。
　これは Na のイオン化傾向が大きく，すなわち e^- を与える傾向が強く，電極で還元され難いため，代りに

H₂Oが還元されるのである。
3) 流れた電気量は $0.400(A)\times(60\times 3+13)(s)$ で，電子の物質量は
$$\frac{0.400(A)\times 193(s)}{9.65\times 10^4 (C/mol)}=8.00\times 10^{-4} (mol)$$
析出した銅の物質量は電子の1/2であるから
$63.5 (g/mol)\times 8.00\times 10^{-4} (mol)\times 1/2$
　　$=0.0254 (g)$

[解答]
1) ① a　② f　③ d　④ i
2) (ア) $Cu^{2+}+2e^-\rightarrow Cu$
　 (イ) $2Cl^-\rightarrow Cl_2+2e^-$
　 (ウ) $2H_2O+2e^-\rightarrow H_2+2OH^-$
3) 0.0254 g

4　出題者が求めたポイント……糖類の構造と反応
1) α-グルコースとβ-グルコースでは，1位のC原子につくHとOHの向きが逆である。鎖式構造では，環中のO原子と1位の炭素原子間の結合が切れ，O原子は-OHに，C原子は-CHOになっている。
2) ① Cuの数より $x=2$
　　　Hの数より $1+y=2z$
　　　Oの数より $1+y=2+1+z$
　　　これより $y=5, z=3$
　② グルコース 1 mol から Cu₂O 1 mol が生じるから
$$\frac{x (g)}{180 (g/mol)}=\frac{1.43 (g)}{143 (g/mol)}=0.0100 (mol)$$
$x=1.80 (g)$
3) $(C_6H_{10}O_5)_n+nH_2O\rightarrow nC_6H_{12}O_6$
生じたグルコースは2)より 0.0100 mol であるから
$$\frac{y (g)}{162n (g/mol)}\times n=0.0100 (mol) \quad y=1.62 (g)$$
4) ① 浸透圧に関する式 $\Pi=cRT$ で表わされる関係を，発見者の名に因んでファントホッフの法則という。
溶液 $V (L)$ 中に溶質 $n (mol)$ が含まれているとき
$c=n/V$ であるから $\Pi V=nRT$ と表される。
また溶質の分子量が M，質量が $w (g)$ のとき
$n=w/M$ であるから $\Pi V=(w/M)RT$ と表される。
② ファントホッフの法則より
$831 (Pa)\times 100.0\times 10^{-3} (L)$
$=\frac{1.62 (g)}{M (g/mol)}\times 8.31\times 10^3 (Pa\cdot L/(K\cdot mol))$
$\qquad\qquad\qquad\times(273+27.0)(K)$
$M=4.86\times 10^4 (g/mol)$　分子量 4.86×10^4
5) $4.86\times 10^4=162n$　$n=300$

[解答]
1)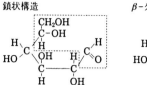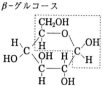
　が補う部分である。
鎖状構造　　　　　　　β-グルコース
2) ① $x=2, y=5, z=3$　② 1.80 g
3) 1.62 g　4) ① b　② 48600　5) 300

5　出題者が求めたポイント……NaClの結晶
1) 辺の中央の Na^+ は4個の単位格子に共有されるから単位格子1個あたり1/4個と数える。よって
$1/4\times 12(辺)+1(単位格子の中心)=4 (個)$
2) 2番目に短い部分は一辺 2.8×10^{-8} cm の小立方体の体対角線(右図)であるから
$2.8\times 10^{-8} (cm)\times\sqrt{3}$
$\fallingdotseq 4.8\times 10^{-8} (cm)$
3) 単位格子の頂点の Cl^- は8個の単位格子に共有され，面の中央の Cl^- は2個の単位格子2個に共有されるから，単位格子あたりの Cl^- は
$1/8\times 8(頂点)+1/2\times 6(面)=4$ 個
よって単位格子の質量は，アボガドロ定数を N_A (/mol) とすると
$\left(\frac{23.0 (g/mol)}{N_A (/mol)}+\frac{35.5 (g/mol)}{N_A (/mol)}\right)\times 4$ である。
また 質量=密度×体積 であるから
$\frac{58.5\times 4}{N_A} (g)=2.18 (g/cm^3)\times(5.6\times 10^{-8} (cm))^3$
$N_A=\frac{58.5\times 4\times 10^{24}}{2.18\times 175.5}\fallingdotseq 6.1\times 10^{23} (/mol)$
4) 設問の結晶の面は右図で表されるから，陰イオン○の半径を R，陽イオン●の半径を r とすると
$2R+2r=2R\times\sqrt{2}$
$r=(\sqrt{2}-1)R$
　$=1.0\times 10^{-8} (cm)\times 0.41=4.1\times 10^{-9} (cm)$

[解答]
1) 4個　2) 4.8×10^{-8} cm　3) 6.1×10^{23}/mol
4) 4.1×10^{-9} cm

生　物

解答　25年度

基本的な問題。

第1期A日程

1　出題者が求めたポイント(Ⅰ・神経)

活動電位の測定と伝導速度の計算に関する標準的な問題。

1) 刺激電極の−極側で脱分極が起こり活動電位を生じる。導出電極は細胞外電極で+極と−極があることに注意する。
2) 活動電位が観察されるまでの時間が長くなる。
3) 点対称に入れ替えると、刺激装置や増幅器などは上下左右が逆になるが、電極の距離は変わらない。
5) 刺激後1ミリ秒で活動電位が生じているので、伝導速度は4.25cm/ミリ秒である。

【解答】
1) ②エ　③オ　④イ　⑤ウ　⑥カ
2) 右　　3) ア
4) 刺激電極の−極で活動電位が生じる(16字)
5) 42.5m/秒

2　出題者が求めたポイント(Ⅱ・分類)

生物の分類、五界説と三ドメイン説に関する基本的な問題。

1) 真核細胞に近いのは真正細菌ではなく古細菌であることが推定されている。
2) 五界説はホイタッカーによって提唱された。三ドメイン説はウーズによって提唱された。
3) シアノバクテリアは原核細胞からなる真正細菌の一種である。

【解答】
1) ①人為　②系統　③モネラ　④原生生物
　　⑤菌　⑥植物　⑦動物(④〜⑦順不同)
　　⑧ウーズ　⑨rRNA　⑩メタン細菌
　　⑪古細菌　⑫真正細菌
2) ア. 五界説　　イ. 三ドメイン説
3) ア. 原核生物　　イ. 真正細菌

3　出題者が求めたポイント(Ⅰ・植物ホルモン)

植物ホルモンのはたらきに関する基本的な問題。それぞれのホルモンの主なはたらきは次の通り。

オーキシン：伸長成長促進、発根促進、頂芽優勢、落葉落枝抑制、子房成長促進
ジベレリン：伸長成長促進(オーキシンとともに)、単為結実促進、休眠打破
アブシジン酸：気孔閉、休眠維持、落葉・落枝促進
サイトカイニン：気孔開、側芽成長促進、葉の老化抑制
エチレン：落葉・落枝促進、果実成熟促進、肥大成長促進

【解答】
1) ウ　2) イ　3) ア　4) オ　5) ア、イ
6) エ　7) ウ、エ

4　出題者が求めたポイント(Ⅰ・遺伝子)

遺伝子の本体がDNAであることを解明したハーシーとチェイスのバクテリオファージを用いた実験に関する

---

1) バクテリオファージは頭部の外殻と尾部はタンパク質でできており、頭部の内側にDNAをもつ。大腸菌に感染し大腸菌内で子ファージを増殖する。
2) DNAの構成元素はC、H、O、N、Pであり、タンパク質の構成元素はC、H、O、N、Sである。DNAとタンパク質のそれぞれ片方にだけ含まれる元素PとSを放射性同位体に置き換えたバクテリオファージを用いて、大腸菌に感染させ、子ファージに受け継がれる元素を調べた。
4) ハーシーは1969年にノーベル賞を受賞している。DNAの構造に関しては、X線回折でらせん構造を明らかにしたウィルキンスと二重らせん構造を示したワトソン、クリック(1962年)である。

【解答】
1) ①ハーシー　②チェイス(①②は順不同)
　　③大腸菌　④バクテリオファージ
2) DNA：P　　タンパク質：S
3) 大腸菌内のリボソーム
4) ウィルキンス、ワトソン、クリック

5　出題者が求めたポイント(Ⅰ・Ⅱ・実験操作)

実験に関する操作を中心にその適否を判断する問題。判断に迷う設問も見られる。

①メダカに関しては生殖の時期など季節を考えて実験計画を立てる必要性もある。
②アンモニア水は皮膚のタンパク質を変性させる。また、直接かけると吸引することになり危険である。
③脱脂綿は湿気を吸収するのであまり適さない。スポンジや布団綿をさらしにくるんで使うのがよい。
④平成16年2月から、カルタヘナ法(遺伝子組換え生物等規制法)で定めるルールにより実施することとなっている。実験の種類にもよるが、このルールに従い「拡散防止措置」をとることで、教育目的の遺伝子組換え実験であれば、教員の指示のもと、高校の理科実験室の実験台でも実施することは可能である。この設問は生徒が勝手に実施するイメージである。
⑤オートクレーブにかけてから廃棄する。
⑥吹き出す可能性があるので危険である。温度が下がってからふたを開ける。
⑦エタノールが気化してしまう前ではやけどをする恐れがある。
⑧エチルエーテルは揮発性の有機溶媒で発火点が低く危険である。
⑨放射性同位体が付着した器具や廃液は、放射線障害防止法に基づいて決められたとおりに処理する必要がある。
⑩紫外線を直接目に入れて見ることは危険である。

【解答】
①×　②×　③×　④×　⑤×　⑥×
⑦×　⑧×　⑨×　⑩×

第2期

1　出題者が求めたポイント(Ⅰ・視細胞)
ヒトの視細胞と視覚に関する基本的な問題。
2)視細胞の感度が高い波長と色が表わす波長が一致するのは緑錐体細胞である。
3)4)弱い光ではたらくのは桿体細胞。視物質としてロドプシンをもつ。
【解答】
1) a.③　　b.⑤　　c.②　　d.④
2) d　　3) a　　4)ロドプシン　　5)黄斑　　6) h

2　出題者が求めたポイント(Ⅰ・遺伝)
遺伝に関する基本的な問題。
3)同一染色体上に存在する遺伝子が連鎖している遺伝子。
4)遺伝子bと遺伝子caは独立の関係にああるので、優性ホモ接合体と劣性ホモ接合体のF₂は9：3：3：1となる。
5)遺伝子wはX染色体に存在するので伴性遺伝である。性染色体は雌XX、雄XYなので、X、Yを省略すると雌(wwbb)×雄(WBB)となり、F₁は雌(WwBb)、雄(wBb)となる。
6)組換えで生じた個体は、黒体色・正常翅と正常体色・痕跡翅である。
組換え価は(1＋1)/(4＋1＋1＋4)×100＝20％
【解答】
1)遺伝学的地図
2)モーガン
3)w－m、b－vg－bw、cu－ca
4)正常体色・正常眼：正常体色・ぶどう色眼：黒体色・正常眼：黒体色・ぶどう色眼＝9：3：3：1
ミトコンドリア
5)雌.正常眼・正常体色のみ
雄.白色眼・正常体色のみ
6) 20％

3　出題者が求めたポイント(Ⅰ・恒常性)
グルコースの吸収や運搬、貯蔵や消費に関する問題。
1)消化され小腸に届いたグルコースは、柔毛の上皮細胞にある微柔毛から毛細血管へ吸収される。この血流は肝門脈を介して肝臓に運ばれ、一部はグリコーゲンとして細胞内に蓄積される。
3)グリコーゲンは分解過程で、グルコース－6－リン酸となる。肝臓はグルコース－6－ホスファターゼの活性が高く、グルコース－6－リン酸からリン酸部分を除去し、細胞膜の膜タンパク質を経由して細胞外へ放出できる形にする。
【解答】
1)①微柔毛　　②肝門脈　　③グリコーゲン
2)筋肉
3)グルコース－6－ホスファターゼ
4)c、e

4　出題者が求めたポイント(Ⅱ・分類、進化)
生物の分類段階とヘッケルの発生反復説についての基本的な問題。
1)必要に応じて、亜門、亜綱、上科など中間の段階を設ける。
3)脊椎動物の発生初期の胚は形が似ていることや、鳥類の窒素排出物は発生が進むにつれてアンモニア、尿素、尿酸と変化していくなど、ヘッケルは「個体発生は系統発生を繰り返す」とした。
【解答】
1)門、綱、目、科、属
2)動物界　脊椎動物門　ほ乳綱　霊長目　ヒト科　ヒト属　ヒト
3)名：ヘッケル　説：発生反復説
意味：個体発生の間に進化の過程が繰り返される。

5　出題者が求めたポイント(Ⅱ・遺伝情報の発現)
遺伝暗号表を用いた基本的な問題。
1)遺伝暗号表はmRNAのコドンとアミノ酸の組合せを表にしたもの。mRNAのコドンに対応するtRNAの3塩基がアンチコドン。終止コドンに対応するアンチコドンはない。
2)側鎖にSH基をもつシステインがS-S結合(ジスフィルド結合)を生じる。
3)塩基間の結合は水素結合。
4)酸性のアミノ酸は、アスパラギン酸とグルタミン酸。塩基性のアミノ酸は、リシン、アルギニン、ヒスチジン。
5)コドンの3番目の塩基が変わっても同じアミノ酸を指定することが多くある。tRNAの中にはアンチコドンの第一塩基(5'側)がコドンの三番目の塩基(3'側)と合致しなくてもmRNAと結合できるものがあり、ゆらぎ(塩基対のゆらぎ)として知られる。
7)開始コドンはAUGでメチオニンを指定する。これに対応するDNAの塩基はTACとなる。問題のDNA配列を見ると、下段のDNA鎖を左から右へ読み20塩基目から、上段のDNA鎖を右から左に読み14塩基目からがTAC…となっている。下段のDNA鎖は5番目のコドンが終止コドンとなっているのでアミノ酸が4個しかつながらない。そのため、上段からmRNAに転写されていることが分かる。
【解答】
1) UAA、UAG、UGA
2) UGU、UGC
3)コドン・アンチコドン間：水素結合
アミノ酸間：ペプチド結合
4)酸性：4　　塩基性：10
5)ゆらぎ
6)①ニーレンバーグ　　②フェニルアラニン
③コラーナ
7)メチオニン、アラニン、リシン、セリン、プロリン

酪農学園大学　獣医学科入試問題と解答

平成 30 年 7 月 3 日　初 版第 1 刷発行
平成 30 年 12 月 3 日　第二版第 1 刷発行

編　集　みすず学苑中央教育研究所
発行所　株式会社ミスズ　　　　　　　　　　定価　本体 3,600 円＋税
　　　　〒167−0053
　　　　東京都杉並区西荻南２丁目１７番８号
　　　　　　　　　　ミスズビル１階
　　　　電　話　０３（５９４１）２９２４(代)
印刷所　タカセ株式会社

本書の一部又は全部の複製、転写、コピーは著作権に触れるので禁止する。

● 本シリーズ掲載の入試問題について、万一、掲載許可手続きに遺漏や不備があると思われる
　ものがありましたら、当社までお知らせ下さい。
● 乱丁・落丁等につきましてはお取り替えいたします。
● 本書の内容についてのお問合せは、具体的な質問内容を明記のうえ、ハガキ・封書を当社宛
　にお送りいただくか、もしくは下記のメールアドレスまでお問合せ願います。
〈 お問合せ用メールアドレス : info-mgckk@misuzu-gakuen.jp 〉